AF898901

Reiter, Fenzl, Gottschling, Aiglesberger, Paminger

**Pflegefachassistenz**

Monika Reiter
Ruth M. Fenzl
Isabel Gottschling
Michael Aiglesberger
Martina Paminger

# Pflegefachassistenz

## Lehrbuch für das 2. Jahr der Pflegefachassistenz

2., überarbeitete Auflage

facultas

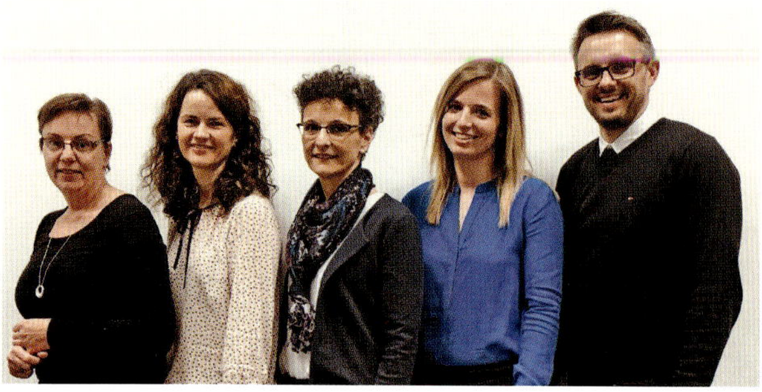

von l. nach r.: Reiter, Paminger, Fenzl, Gottschling, Aiglesberger

**Monika Reiter, MBA:** DGKP, Fachpflegerin für Anästhesiepflege, Lehrerin für Gesundheitsberufe, akad. Gesundheitsbildnerin, gerichtlich beeidete Pflegesachverständige, Mediatorin, Ethikberaterin im Gesundheitswesen (AEM).

**Ruth M. Fenzl, MA, MBA:** DGKP, Lehrerin für Gesundheitsberufe, Gerontologin, Sachverständige des BMGF, Ethikberaterin im Gesundheitswesen (AEM).

**Isabel Gottschling BEd., MEd., MBA:** DGKP, Lehrerin für Gesundheitsberufe, Kommunikationstrainerin, Praxisbegleiterin für Basale Stimulation® in der Pflege.

**Mag. Michael Aiglesberger, BScN, MBA:** Direktor der Schule für GuKP am Ordensklinikum Linz Barmherzige Schwestern, Lehrer für Gesundheitsberufe, Fachpfleger für Intensivpflege.

**Martina Paminger:** DGKP, Lehrerin für Gesundheitsberufe, Palliativpflegefachkraft, Lebens- und Sozialberaterin in Ausbildung unter Supervision, Leitung der Weiterbildung Palliative Care am BFI OÖ.

Trotz größter Bemühungen ist es nicht gelungen, alle Abbildungsquellen zu eruieren.
Sollten Ansprüche gestellt werden, bitten wir darum, sie dem Verlag mitzuteilen.

**Bibliografische Information der Deutschen Nationalbibliothek**

Die Deutsche Nationalbibliothek verzeichnet diese Publikation in der Deutschen Nationalbibliografie; detaillierte bibliografische Angaben sind im Internet über http://dnb.d-nb.de abrufbar.
Alle Angaben in diesem Fachbuch erfolgen trotz sorgfältiger Bearbeitung ohne Gewähr, eine Haftung der AutorInnen oder des Verlages ist ausgeschlossen.
Alle Rechte, insbesondere das Recht der Vervielfältigung und der Verbreitung sowie der Übersetzung, sind vorbehalten.

2. Auflage 2024
Copyright © 2019 Facultas Verlags- und Buchhandels AG
facultas Verlag, Wien, Österreich
Umschlagbild: © monkeybusinessimages & © Designer, istockphoto.com
Lektorat: Katharina Schindl, Wien
Satz und Abbildungen: Florian Spielauer, Wien
Druck: finidr
Printed in the E. U.
ISBN 978-3-7089-2444-1
E-ISBN 978-3-99111-847-3

# Inhalt

# Hinweise zum Gebrauch des Buches

**Wichtige Worte** im Text sind **fett** gedruckt.

**Kernaussagen** sind orange hinterlegt.

**Aufgaben**, **Beispiele** sind blau hinterlegt.

Am Ende jedes Abschnitts finden Sie eine Übersicht zur Wissensüberprüfung.

# Vorwort

Dieses Lehrbuch ergänzt das Band „Pflegeassistenz Lehrbuch für die Pflegeassistenz und das 1. Jahr der Pflegefachassistenz“ und dient als Lerngrundlage für das 2. Ausbildungsjahr in der Pflegefachassistenzausbildung.

Die 2. Auflage wurde inhaltlich erweitert und umstrukturiert. Grundlage dafür stellt das Curriculum für die Pflegeassistenzausbildung dar.

Die Inhalte der Themenfelder des 2. Ausbildungsjahres laut GuKG 2016 (BGBl. Nr. 75/2016) wurden in zehn Lernfeldern dargestellt, um die Förderung der Vernetzungskompetenz zu unterstützen.

Die Zusammensetzung der zehn Lernfelder beinhaltet einerseits eine Vertiefung der Inhalte des ersten Bandes und andererseits zusätzliche Inhalte, die zum Kompetenzerwerb für die Ausübung des Berufes Pflegefachassistenz erforderlich sind.

Die Autorinnen und der Autor im Frühjahr 2024

## Lernfeld 1

# Berufliche Identität als PFA entwickeln und Verantwortung übernehmen

**Die rechtlichen Grundlagen sind im Buch „Pflegeassistenz" (Reiter et al. 2024) in Lernfeld 1 beschrieben. Die folgenden Inhalte beleuchten zusätzliche relevante Themen und/oder setzen sich vertieft mit bereits behandelten Themen auseinander.**

# Rechtliche Grundlagen

## Erwachsenenschutz-Gesetz (ErwSchG)

Das 2. Erwachsenenschutz-Gesetz (ErwSchG) trat mit 1. Juli 2018 in Kraft und löste die bisherige Sachwalterschaft ab. Die Möglichkeiten der Autonomie und Selbstbestimmung von Menschen mit psychischen Krankheiten oder vergleichbaren Beeinträchtigungen ihrer Entscheidungsfähigkeit werden dadurch erweitert. Wenn ein Mensch nicht mehr selbst entscheiden kann, mit welcher medizinischen Behandlung er einverstanden ist, benötigt er eine/n rechtliche/n StellvertreterIn.

### Vertretungsmöglichkeiten

Je nachdem, wie eingeschränkt die Entscheidungsfähigkeit der betroffenen Person ist, sieht das ErwSchG vier Möglichkeiten der Vertretung vor (vgl. BMASGK 2018a; HELP.gv.at 2018a):

**1. Vorsorgevollmacht**
Mit einer Vorsorgevollmacht kann eine Person das Recht auf Selbstbestimmung wahrnehmen und im Vorhinein festlegen, wer als Bevollmächtigte/r für sie entscheiden bzw. sie vertreten soll. Die Vorsorgevollmacht kommt im Fall des Verlusts der Geschäftsfähigkeit, der Einsichts- und Urteilsfähigkeit (z. B. Demenzerkrankung) oder der Äußerungsfähigkeit (z. B. längere Bewusstlosigkeit) zur Anwendung. Eine Vorsorgevollmacht muss bestimmte formale und rechtliche Voraussetzungen erfüllen.

Eine Vorsorgevollmacht kann auf folgende Arten erstellt werden:

- vollständig eigenhändig geschrieben und unterschrieben,
- vor einem Notar/einer Notarin, einem Rechtsanwalt/einer Rechtsanwältin oder bei Gericht erstellt, oder
- durch Ausfüllen eines Formulars bzw. die Vorsorgevollmacht wird von einer anderen Person geschrieben. Dann muss die Vorsorgevollmacht vom/von der VollmachtgeberIn selbst und von drei ZeugInnen unterschrieben werden.

Eine Vorsorgevollmacht kann im Österreichischen Zentralen Vertretungsverzeichnis (ÖZVV) gegen eine Gebühr registriert werden. Die Vorsorgevollmacht gilt unbefristet, sie kann jederzeit widerrufen oder gekündigt werden. Der Widerruf/die Kündigung muss zur Wirksamkeit im ÖZVV eingetragen werden.

In einer Vorsorgevollmacht werden die Angelegenheiten, für die eine Vollmacht erteilt wird, genau geregelt. Beispielsweise kann geregelt werden: Vertretung bei Behörden, Bankgeschäften, Vermögensverwaltung, Wohnungsangelegenheiten, Gesundheitsbelangen.

**2. Gewählte Erwachsenenvertretung**
Mit einer gewählten Erwachsenenvertretung kann eine Person mit eingeschränkter Entscheidungsfähigkeit eine/n VertreterIn für bestimmte Angelegenheiten wählen, diese Vertretungsform ist neu. Sie wurde für jene Fälle geschaffen, in denen nicht rechtzeitig vorgesorgt wurde. Denn hier kann, im Unterschied zur Vorsorgevollmacht, auch eine nicht mehr voll handlungsfähige Person eine/n gewählte/n ErwachsenenvertreterIn bestimmen. Voraussetzung ist, dass die betreffende Person die Tragweite der Bevollmächtigung noch in Grundzügen verstehen und sich entsprechend verhalten

kann. Als VertreterIn kann eine nahestehende Person, die nicht verwandt sein muss, gewählt werden. Es können auch mehrere nahestehende Personen als gewählte VertreterInnen für jeweils einen anderen Wirkungsbereich bestimmt werden. Die gewählte Erwachsenenvertretung gilt ab der Eintragung im ÖZVV. Die Errichtung und Eintragung kann bei NotarInnen, RechtsanwältInnen oder bei einem Erwachsenenschutzverein erfolgen.

Die gewählte Erwachsenenvertretung gilt ebenfalls unbefristet, sie kann jederzeit widerrufen oder gekündigt werden. Der Widerruf/die Kündigung muss zur Wirksamkeit im ÖZVV eingetragen werden.

**3. Gesetzliche Erwachsenenvertretung**

Die gesetzliche Erwachsenenvertretung löste am 1. Juli 2018 die „Vertretungsbefugnis nächster Angehöriger" ab. Sie wird dann eingesetzt, wenn keine Vorsorgevollmacht oder gewählte Erwachsenenvertretung mehr möglich ist. Diese Vertretungsbefugnis tritt nur in Kraft, wenn sie im ÖZVV eingetragen wurde. Die Eintragung kann bei NotarInnen, RechtsanwältInnen oder bei einem Erwachsenenschutzverein erfolgen.

Gesetzliche ErwachsenenvertreterInnen können Personen aus dem Kreis der nächsten Angehörigen sein, dazu zählen: (Groß-)Eltern, volljährige (Enkel-)Kinder und PartnerInnen (Ehe, eingetragene Partnerschaft, im gemeinsamen Haushalt lebende LebensgefährtInnen) sowie Geschwister, Nichten und Neffen und in einer Erwachsenenvertreter-Verfügung genannte Personen.

Die gesetzliche Erwachsenenvertretung verschafft Angehörigen Befugnisse in gesetzlich definierten Bereichen. Die Angehörigen sind in den Bereichen, die ausgewählt werden, vertretungsbefugt. Es können sich mehrere Angehörige für unterschiedliche Bereiche eintragen lassen. Die Angehörigen unterliegen in ihrer Tätigkeit der gerichtlichen Kontrolle und die Vertretung ist auf maximal drei Jahre befristet. Spätestens nach diesem Zeitraum wird geprüft, ob die Vertretung noch nötig ist oder ob für die/den Betroffene/n eine andere Form der Vertretung oder Unterstützung besser geeignet wäre.

**4. Gerichtliche Erwachsenenvertretung**

Die gerichtliche Erwachsenenvertretung ersetzt die bisherige Sachwalterschaft. Die Befugnisse des/der gerichtlichen Erwachsenenvertreters/-vertreterin werden auf bestimmte und aktuell zu besorgende Vertretungshandlungen eingegrenzt. Eine gerichtliche Erwachsenenvertretung für alle Angelegenheiten kann es künftig nicht mehr geben.

Alle bestehenden Sachwalterschaften werden automatisch in gerichtliche Erwachsenenvertretungen umgewandelt. Bis zum 1.1.2024 musste bei allen automatisch übergeleiteten Sachwalterschaften überprüft werden, ob sie noch benötigt werden oder ob es Alternativen dazu gibt.

Die gerichtliche Erwachsenenvertretung ist bis zur Erledigung der Aufgabe oder längstens mit drei Jahren befristet. Sie kann aber verlängert oder in eine andere Vertretungsform (gewählte oder gesetzliche Erwachsenenvertretung) umgeändert werden.

Es gibt Entscheidungen, die nicht von einem/einer Erwachsenenvertreter/In getroffen werden können. Dazu gehören: Testamentserrichtung, Errichtung einer Patientenverfügung oder einer Vorsorgevollmacht, Eheschließung, Adoption eines Kindes und Anerkennung der Vaterschaft.

Das Gericht kann bei der Bestellung eines/einer gerichtlichen Erwachsenenvertreters/-vertreterin anordnen, dass bestimmte Rechtsgeschäfte nur mit dessen/deren Genehmigung wirksam sein sollen, wenn das für die Abwendung einer ernstlichen und erheblichen Gefahr für die betroffene Person notwendig ist.

RechtsanwältInnen und NotarInnen können grundsätzlich maximal 15 Personen vertreten. Nur durch die Eintragung in die „Liste besonders qualifizierter Rechtsanwälte bzw. Notare“ ist eine Vertretung von mehr als 15 Personen möglich.

## ErwSchG in der medizinischen und pflegerischen Praxis

Durch das Inkrafttreten des Erwachsenenschutz-Gesetzes ergeben sich in der Praxis folgende Konsequenzen (vgl. HELP.gv.at 2018b; Wallner 2018a):

- Wenn es fraglich ist, ob ein Mensch entscheidungsfähig ist, muss sich der Arzt/die Ärztin nachweislich darum bemühen, den Patienten/die Patientin in seiner/ihrer Urteilsbildung zu unterstützen.
- Die bisher gängige Unterscheidung zwischen „einfachen“ und „schwerwiegenden“ medizinischen Behandlungen fällt weg. Damit dürfen auch nächste Angehörige, die als gesetzliche ErwachsenenvertreterInnen eingetragen sind, über PEG-Sonden, Chemotherapien, Operationen in Vollnarkose etc. entscheiden.
- Es wird klargestellt, dass auch pflegerische, therapeutische, geburtshilfliche und andere gesundheitsberufliche Handlungen an PatientInnen denselben Stellvertretungsregeln unterliegen wie ärztliche Handlungen.
- Nicht entscheidungsfähige PatientInnen müssen von einem/einer Vorsorgebevollmächtigten oder (gewählten, gesetzlichen oder gerichtlichen) ErwachsenenvertreterIn vertreten werden. Der/die StellvertreterIn hat sich am (mutmaßlichen) Willen des Menschen zu orientieren.
- Auch nicht entscheidungsfähigen (aber kommunikationsfähigen) PatientInnen sind Grund und Bedeutung einer medizinischen Behandlung zu erklären.
- Jede medizinische Zwangsbehandlung (d.h. Behandlung gegen den Willen des Menschen) bedarf weiterhin einer gerichtlichen Genehmigung.
- Wenn für den Menschen Lebensgefahr, die Gefahr einer schweren Schädigung seiner Gesundheit oder starker Schmerzen besteht („Gefahr im Verzug“), darf eine medizinisch indizierte Behandlung weiterhin auch ohne Zustimmung eines Stellvertreters/einer Stellvertreterin oder Genehmigung des Gerichts begonnen werden. Sobald die Gefahr abgewendet ist, benötigt die Fortsetzung der Behandlung aber die Zustimmung bzw. Genehmigung.
- Ein/e (gewählte/r, gesetzliche/r oder gerichtliche/r) ErwachsenenvertreterIn darf einem dauerhaften Wohnortwechsel (z.B. in ein Pflegeheim) des nicht entscheidungsfähigen Menschen nur dann zustimmen, wenn er/sie dafür eine gerichtliche Genehmigung hat. Ein/e Vorsorgebevollmächtigte/r benötigt eine gerichtliche Genehmigung nur bei einem dauerhaften Wohnortwechsel ins Ausland.
- Die Sterilisation von und medizinische Forschung an nicht entscheidungsfähigen Personen ist weiterhin äußert restriktiv geregelt.

Für die reibungslose Umsetzung des 2. Erwachsenenschutz-Gesetztes wurden Konsenspapiere mit involvierten Institutionen verfasst. Diese Leitfäden für Banken, Angehörige von Gesundheitsberufen und Heime wurden zwischen dem Bundesministerium für Verfassung, Reformen, Deregulierung und Justiz, den Erwachsenenschutzvereinen und weiteren Institutionen ausgearbeitet und sind online abrufbar (vgl. BMVRDJ 2018).

Der Entscheidungsbaum zeigt, wie das Erwachsenenschutz-Gesetz in der Praxis in den jeweiligen Situationen anzuwenden ist.

Das Erwachsenenschutz-Gesetz in geltender Fassung können Sie hier einsehen.

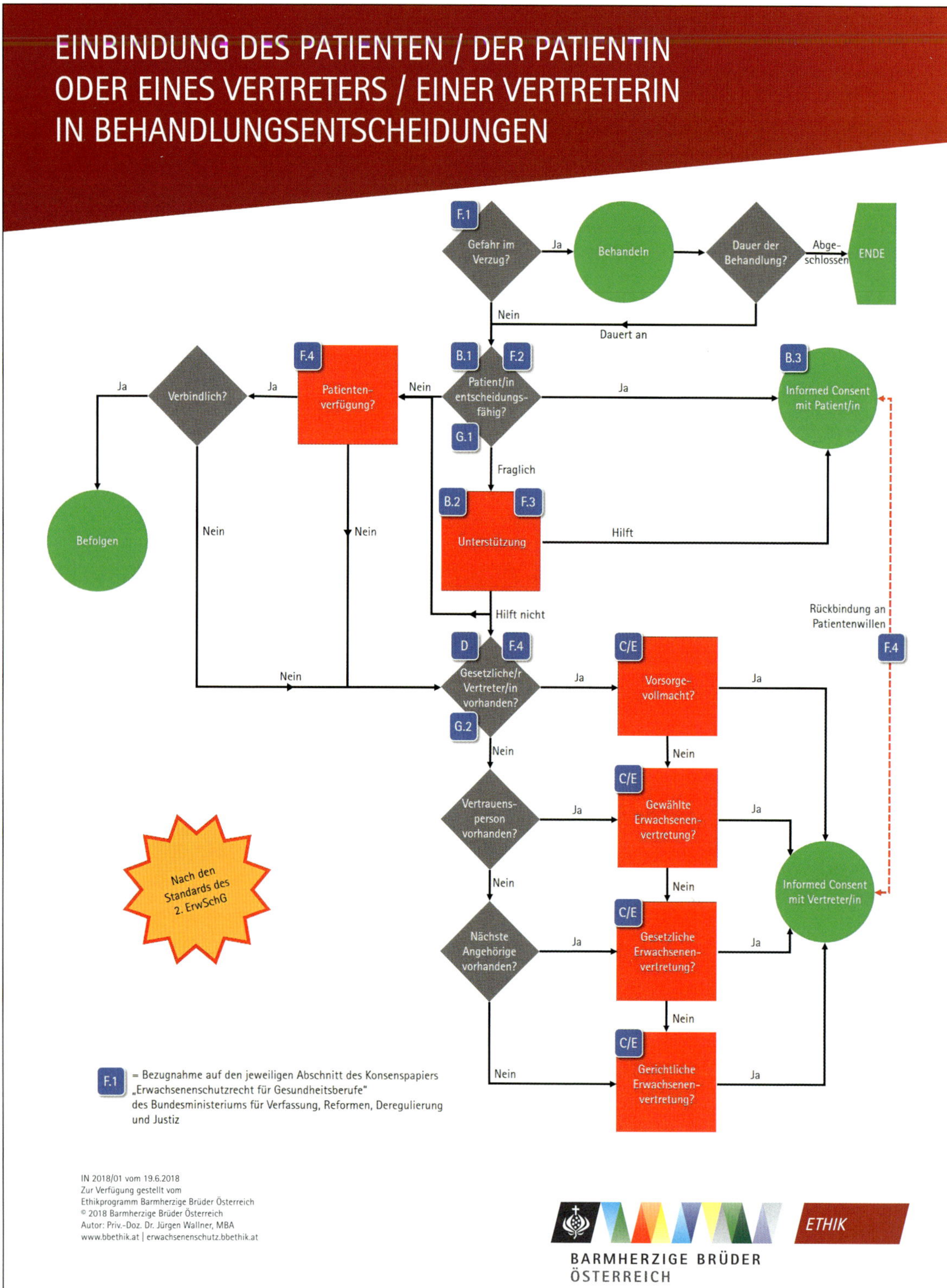


Abb. 1: **Entscheidungsbaum Erwachsenenschutz-Gesetz** (Wallner 2018)

# Heimaufenthaltsgesetz (HeimAufG) – Vertiefung

Im Folgenden wird auf mögliche Arten der Freiheitsbeschränkung und die Schritte der Meldung einer freiheitsbeschränkenden Maßnahme näher eingegangen. Die grundlegenden Informationen zum HeimAufG finden sich im Fachbuch „Pflegeassistenz" im Kapitel „Heimaufenthaltsgesetz (HeimAufG)" (Reiter et al. 2024).

## Geltungsbereich

Das HeimAufG hat seinen Geltungsbereich in Alten- und Pflegeheimen, in Behinderteneinrichtungen (stationäre und nicht stationäre) und anderen Einrichtungen (wie Pflegeplätzen oder Tagesstätten), in denen mindestens drei psychisch oder intellektuell beeinträchtigte Personen ständig betreut oder gepflegt werden. In Krankenanstalten kommt das HeimAufG zur Anwendung, wenn bei PatientInnen eine ständige Pflege- und Betreuungsbedürftigkeit bereits bei der Aufnahme ins Krankenhaus besteht oder sie eine solche während des Krankenhausaufenthalts entwickeln. Auf psychiatrischen Abteilungen kommt das UBG (Unterbringungsgesetz) zur Anwendung.

## Arten der Freiheitsbeschränkung

Grundsätzlich werden mechanische, elektronische und medikamentöse Freiheitsbeschränkungen unterschieden.

> **Merke:** Eine Freiheitsbeschränkung liegt bereits dann vor, wenn diese nur angedroht wird! Als Androhung ist bereits zu werten, wenn der/die BewohnerIn aus dem Gesamtbild des Geschehens den Eindruck gewinnt, dass er/sie seinen/ihren Aufenthaltsort nicht mehr verlassen kann. Daher ist eine Freiheitsbeschränkung auch dann gegeben, wenn die Person einen unversperrten Ort nicht verlässt, weil sie damit rechnen muss, am Verlassen gehindert oder zurückgeholt zu werden. Die Dauer einer Freiheitsbeschränkung ist unerheblich.

Zu den mechanischen Freiheitsbeschränkungen zählen beispielsweise:

- Hindern am Verlassen eines Bereiches
- versperrte Zimmer-, Stations-, Eingangstüren, um das Verlassen eines Bereichs unmöglich zu machen
- Drehknöpfe bzw. komplizierte Türöffnungsmechanismen
- labyrinthartige Gänge und Gärten
- Festhalten
- „Auszeit-Raum" (Isolierraum)
- Entfernen von Gehhilfen bzw. diese außer Reichweite stellen
- Hindern am Aussteigen aus dem Rollstuhl oder am Aufstehen von einer Sitzgelegenheit
- Fixieren im Rollstuhl mit Gurten, Sitzhose, Sitzweste oder Leintuch
- Tisch vor einem Rollstuhl mit angezogenem Bremspedal, wenn die Person die Bremsvorrichtung nicht selbst lösen kann
- Tisch vor einem Sessel, den die Person aus eigener Kraft nicht verrücken kann
- Therapieplatte am Rollstuhl

**Dokumentation/ Meldung über die** gemäß HeimAufG

1 ☐ **Vornahme** 2 ☐ **Aufhebung einer Freiheitsbeschränkung/-einschränkung**
☐ **Verlängerung einer Freiheitsbeschränkung gem § 19** 3

www.bewohnervertretung.at

**BewohnerIn/PatientIn/KlientIn:** BITTE IN BLOCKSCHRIFT AUSFÜLLEN!

Nachname | Titel | ☐ weibl. ☐ männl.

Vorname(n) | Geburtsdatum (Tag-Monat-Jahr: zB 15.01.1960)

Einrichtung | Postleitzahl | Pavillon/Abteilung/Station/Wohnung

**Beginn** 4 Datum: Uhrzeit:

**Voraussichtliche Dauer der Freiheitsbeschränkung**
☐ < 48 Stunden ☐ 3 - 7 Tage ☐ > 7 Tage ☐ > 6 Monate

☐ **Zustimmung der einsichts- und urteilsfähigen BewohnerIn/PatientIn (Freiheitseinschränkung)** 5

**Grund der Freiheitsbeschränkung**
☐ Psychische Krankheit ☐ Geistige Behinderung 6

Medizinische Diagnose:

ICD 10 (optional)

Vorliegen einer ernstlichen und erheblichen
☐ Selbstgefährdung ☐ Fremdgefährdung 7

Konkrete Beschreibung der Gefährdung:

Angaben zum ärztlichen Dokument gem § 5 Abs 2 HeimAufG 8

Art des ärztlichen Dokuments:
☐ Gutachten ☐ Zeugnis ☐ Sonstige ärztliche Aufzeichnungen

Name d. ausstellenden ÄrztIn:

Datum der Erstellung:

Zur Abwehr der Gefahr unerlässlich und geeignet sowie in ihrer Dauer und Intensität angemessen und die Gefahr kann nicht durch andere Maßnahmen abgewendet werden 9

Versuchte gelindere Maßnahmen

Nachname Einrichtungsleiter/in 10

Vorname Einrichtungsleiter/in | Unterschrift/Paraphe

**Ende** 11 Datum: Uhrzeit:

**Grund:** ☐ entlassen/ verlegt ☐ verstorben ☐ Sonstiger Aufhebungsgrund

**Art der Freiheitsbeschränkung/-einschränkung**

**Hindern am Verlassen eines Bereichs mittels:** 12
☐ Elektronisches Überwachungssystem und Anordnung des Zurückhaltens
☐ Androhung/Anordnung des Zurückhaltens
☐ Verschlossene Tür ☐ Codierung ☐ Drehknopf

Andere Freiheitsbeschränkung/-einschränkung

**Hindern an d. Fortbewegung mit / am Aufstehen aus dem Rollstuhl mittels:** 13
☐ Gurten ☐ Tisch ☐ Therapietisch ☐ Bremsen
☐ Sitzhose

Andere Freiheitsbeschränkung/-einschränkung

**Hindern am Aufstehen einer Sitzgelegenheit mittels:** 14
☐ Gurten ☐ Tisch ☐ Therapietisch

Andere Freiheitsbeschränkung/-einschränkung

**Hindern am Verlassen des Betts mittels:** 15
☐ Seitenteilen ☐ Gurten ☐ Handmanschetten

Andere Freiheitsbeschränkung/-einschränkung

☐ **Durch Medikamente** 16

Medikation (Bezeichnung/Dosierung)

**Angeordnet von** ☐ ÄrztIn ☐ DGKS/P ☐ Pädagogische/r LeiterIn 17

Nachname der anordnenden Person

Vorname der anordnenden Person | Unterschrift/Paraphe

Nachname der anordnenden Person

Vorname der anordnenden Person | Unterschrift/Paraphe

**gesendet an:** ☐ Bewohnervertretung ☐ Vertrauensp… 18
☐ gesetzliche/r VertreterIn ☐ selbst gewählte/r Vertre…

DVR-Nr 0689530 Version 2 www.bewohnervertretung.at

Abb. 2: **Formular zur Meldung einer freiheitsbeschränkenden Maßnahme nach HeimAufG**

- Hindern am Verlassen des Bettes durch
  - Seitenteile
  - Gurte im Bett
  - Gegenstände wie z. B. Nachtkästchen, die als Hindernis vor das Bett gestellt werden
  - Fixierung der Arme am Bett (z. B. damit sich Betroffene keine Kanülen, Sonden, Katheter entfernen können)

Zu den elektronischen Freiheitsbeschränkungen zählen beispielsweise Türcodes, Alarm-/Überwachungssysteme und Personenortungssysteme, die die Auffindung einer Person erleichtern.

Eine Freiheitsbeschränkung durch Medikamente kann vorliegen, wenn die Verabreichung von Medikamenten (z. B. Sedativa) die Bewegungsmöglichkeiten verringert bzw. den Willen zur Fortbewegung schwächt. Bei bewegungsdämpfenden Nebenwirkungen eines Medikaments, das aus eindeutigen therapeutischen Gründen indiziert ist, liegt keine Freiheitsbeschränkung vor. Laut oberstem Gerichtshof ist bei mehreren gleichwertigen therapeutischen Möglichkeiten jenes Medikament zu wählen, das die Bewegungsfreiheit am wenigsten beeinträchtigt. Grundsätzlich ist, falls möglich, immer auf eine Medikation zurückzugreifen, deren sedierende Nebenwirkung möglichst gering ist (vgl. Bürger 2014, S. 4–20).

## Meldung einer freiheitsbeschränkenden Maßnahme

Die Meldung von freiheitsbeschränkenden Maßnahmen hat ehestmöglich durch den/die EinrichtungsleiterIn zu erfolgen. Meist erfolgt die Meldung bzw. Aufhebung freiheitsbeschränkender Maßnahmen via Web-Applikation. Abb. 2 zeigt, welche Informationen zur Meldung erforderlich sind und wie die jeweiligen Felder zu befüllen sind.

Informationen zum Ausfüllen des Meldeformulars finden Sie nachstehend und unter:

Wie die jeweiligen Felder auszufüllen sind, ist nachfolgend beschrieben:

1. Anzukreuzen, wenn eine Freiheitsbeschränkung oder eine Freiheitseinschränkung vorgenommen wird. Unter einer Freiheitsbeschränkung versteht man die Beschränkung der Bewegungsfreiheit ohne oder gegen den Willen der Betroffenen. Unter einer Freiheitseinschränkung versteht man die Beschränkung der Bewegungsfreiheit mit Willen der für diese Frage einsichts- und urteilsfähigen Person. Im Falle einer Freiheitseinschränkung ist unbedingt das Feld 5 („Zustimmung der einsichts- und urteilsfähigen BewohnerIn/PatientIn/KlientIn") anzukreuzen. ACHTUNG: Werden zu einem späteren Zeitpunkt noch andere freiheitsbeschränkende Maßnahmen gesetzt, so sind auch diese mittels Formular zu dokumentieren und zu melden!
2. Anzukreuzen, wenn eine Freiheitsbeschränkung oder -einschränkung aufgehoben wird. Jede Freiheitsbeschränkung ist bei Wegfall bereits einer der Voraussetzungen oder mit Ende der gerichtlich festgesetzten Frist aufzuheben. Siehe auch Punkt 11.
3. Anzukreuzen, wenn eine bereits durch das Gericht für zulässig erklärte Freiheitsbeschränkung über die vom Gericht festgesetzte Frist verlängert werden soll. ACHTUNG: Die Nichtaufhebung der Freiheitsbeschränkung ist spätestens 14 Tage vor Fristablauf zu melden. Als Beginn der Verlängerung ist der dem letzten Tag der vom Gericht festgesetzten Frist folgende Kalendertag anzugeben.
4. Beginn: Hier ist das Datum einzugeben, an dem die freiheitsbeschränkende Maßnahme das erste Mal gesetzt wurde. Bei der Verlängerung einer Freiheitsbeschränkung gem. § 19 HeimAufG (siehe Erläuterungen zu 3) ist als Beginn der Verlängerung der dem letzten Tag der gerichtlich festgesetzten Frist folgende Kalendertag anzugeben.

| | |
|---|---|
| | Dauer: Hier muss die geschätzte voraussichtliche Dauer angegeben werden <unter 48 Stunden>; <über 48 Stunden oder wiederholt>; <Freitextfeld> für eine individuelle Eingabe. Dauert die freiheitsbeschränkende Maßnahme bei der ersten Vornahme länger als 48 Stunden, ist die Einrichtungsleitung für die Einholung der erforderlichen ärztlichen Dokumente gem.<br>§5 Abs 2 HeimAufG verantwortlich. Siehe auch Punkt 8, 9. |
| 5 | Dieses Feld ist anzukreuzen, wenn eine Freiheitseinschränkung (d.h. Einschränkung der Bewegungsfreiheit auf Wunsch der einsichts- und urteilsfähigen Person) gemeldet wird. Da auch bei Freiheitseinschränkung auf Wunsch der einsichts- und urteilsfähigen Person der Grund gem. §6 Abs. 2 HeimAufG dokumentiert werden muss, soll die diesbezügliche Angabe in Feld 12 erfolgen (bspw. „Bewohnerin fürchtet in der Nacht aus dem Bett zu fallen"). |
| 6 | Für die Zulässigkeit einer Freiheitsbeschränkung muss eine psychische Erkrankung oder geistige Behinderung vorliegen. Dies ist hier zu dokumentieren. |
| | Freitextfeld zur Nennung der medizinischen Diagnose |
| 7 | Für die Zulässigkeit einer Freiheitsbeschränkung muss eine ernstliche und erhebliche Selbst- und/oder Fremdgefährdung vorliegen. Ernstlich bedeutet, dass eine hohe Wahrscheinlichkeit des Schadenseintrittes gegeben ist und die vage Möglichkeit einer Selbst- oder Fremdgefährdung nicht genügt. Erheblich ist eine Gefährdung dann, wenn ein gesundheitlicher Schaden eintritt, der eine längere Genesungsdauer als 24 Tage nach sich zieht (z.B. Knochenbruch, Gehirnerschütterung oder massive Beeinträchtigung des Heilungsverlaufs). |
| | Freitextfeld zur Beschreibung der aus der Diagnose der psychischen Erkrankung und/oder geistigen Behinderung erwachsenden Selbst- und/oder Fremdgefährdung. |
| 8 | Angaben zu den ärztlichen Dokumenten gem. §5 Abs 2 HeimAufG: Wenn ein/e BewohnerIn länger als 48 Stunden oder über diesen Zeitraum hinaus wiederholt beschränkt wird, hat die Einrichtungsleitung unverzüglich ein ärztliches Gutachten, ein ärztliches Zeugnis (§55 Ärztegesetz 1998) oder sonstige ärztliche Aufzeichnungen (§51 Ärztegesetz 1998) einzuholen, welche belegen, dass der/die BewohnerIn psychisch krank oder geistig behindert ist und im Zusammenhang damit ihr/sein Leben oder ihre/seine Gesundheit oder das Leben oder die Gesundheit anderer ernstlich und erheblich gefährdet. Achtung: Diese ärztlichen Dokumente müssen zum Zeitpunkt der Vornahme aktuell sein! |
| 9 | Freitextfeld zur Beschreibung des Verhaltens der betroffenen Person, für weitere Ausführungen zu Gefährdung und zu Situationen, die zur Notwendigkeit der freiheitsbeschränkenden Maßnahmen geführt haben, sowie um weitere Informationen anzugeben. Da die freiheitsbeschränkende Maßnahme das gelindeste Mittel sein muss, sind insbesondere jene Alternativen zur freiheitsbeschränkenden Maßnahme anzuführen, die zuvor versucht wurden, aber zum Schutz nicht ausreichten. |
| 11 | Freiheitsbeschränkungen sind sofort aufzuheben, wenn eine der (materiellen) Voraussetzungen wegfällt oder die gerichtlich festgesetzte Zulässigkeitsfrist ausläuft. Dieses Feld ist immer dann auszufüllen, wenn Feld 2 angekreuzt wurde. Es ist das Beendigungsdatum auszufüllen und ein Aufhebungsgrund anzukreuzen:<br>▸ wegen des Einsatzes von Alternativen ist eine Beschränkung nicht mehr nötig<br>▸ Wegfall der Gefährdung: die betroffene Person zeigt kein gefährdendes Verhalten<br>▸ innerhalb der Einrichtung übersiedelt/verlegt: die betroffene Person wird weiterhin in der Einrichtung betreut, hält sich aber nicht mehr in dem Bereich auf, für den die Beschränkung gemeldet wurde<br>▸ entlassen/verzogen: die betroffene Person wird nicht mehr in der Einrichtung betreut<br>▸ verstorben: die betroffene Person ist verstorben<br>▸ sonstiger Aufhebungsgrund: anzukreuzen, wenn keiner der genannten Gründe vorliegt |

| | |
|---|---|
| 16 | Einzelfallmedikation (= früher sogenannte „Bedarfsmedikation", vgl. Durchführungserlass zu § 15 GuKG), die zugleich eine Freiheitsbeschränkung darstellt. Textfeld zur Nennung der Indikation, des Therapieziels, des Medikamentennamens und der Dosierung. |
| | Auf Dauer eingesetzte medikamentöse Therapie, die zugleich eine Freiheitsbeschränkung darstellt. Textfeld zur Nennung der Indikation, des Therapieziels, des/der Medikamentennamen/s und der Dosierung. |
| 15 | Jede Maßnahme, die es der Bewohnerin/dem Bewohner unmöglich macht das Bett zu verlassen:<br>▸ Seitenteile<br>▸ Bauchgurt<br>▸ elektronische Maßnahme<br>▸ 1 bzw. 2 Hand-/Armgurte<br>▸ 1 bzw. 2 Fuß-/Beingurte<br>▸ das Feld „Andere Maßnahme" dient der Angabe von Freiheitsbeschränkungen, die nicht zur Auswahl vorgegeben sind. Das Freitextfeld ist zu befüllen. |
| 13<br>14 | Jede Maßnahme, die es der Bewohnerin/dem Bewohner unmöglich macht, den Rollstuhl oder die Sitzgelegenheit zu verlassen:<br>▸ Sitzhose<br>▸ Bauchgurt<br>▸ Brustgurt<br>▸ Therapietisch<br>▸ Tisch<br>▸ 1 bzw. 2 Hand-/Armgurte<br>▸ 1 bzw. 2 Fuß-/Beingurte<br>▸ das Feld „Andere Maßnahme" dient der Angabe von Freiheitsbeschränkungen, die nicht zur Auswahl vorgegeben sind. Das Freitextfeld ist zu befüllen. |
| 12 | Freiheitsbeschränkungen durch Hindern am Verlassen eines Bereichs können Maßnahmen sein, die es einer Bewohnerin/einem Bewohner unmöglich machen, Teile der Einrichtung, die Einrichtung selbst oder den Garten zu verlassen:<br>▸ Zurückhalten/Androhung des Zurückhaltens<br>▸ versperrter Bereich<br>▸ Tür/Raumgestaltung Barriere<br>▸ Desorientiertenfürsorgesystem/Sensor<br>▸ versperrtes Zimmer<br>▸ Hindern am Fortbewegen mit dem Rollstuhl (Bremsen, ...)<br>▸ das Feld „Andere Maßnahme" dient der Angabe von Freiheitsbeschränkungen, die nicht zur Auswahl vorgegeben sind. Das Freitextfeld ist zu befüllen. |
| 17 | Berufsgruppenzugehörigkeit, Name und Unterschrift der anordnungsbefugten Person/en gem. § 5 Abs 1 HeimAufG. |
| 10 | Unterschrift der Einrichtungsleitung, die gem. § 7 Abs 2 HeimAufG für die Meldung der vorgenommenen Freiheitsbeschränkung an die Bewohnervertretung verantwortlich ist. |

(VertretungsNetz 2016)

## Alternativen zu freiheitsbeschränkenden Maßnahmen

Im Folgenden werden sogenannte „gelindere Maßnahmen", die eine geeignete Alternative zu freiheitsbeschränkenden Maßnahmen darstellen können, zusammengefasst. Meist bietet nicht eine einzige Maßnahme, sondern die Anwendung verschiedener, aufeinander abgestimmter Maßnahmen eine erfolgreiche Alternative zu körpernahen beschränkenden Maßnahmen.

Bei einer Hin-/Weglauf-Tendenz:

- Herausfinden, wohin die Person will und warum (z. B. durch Biografiearbeit, Validation)
- Tagesstruktur anbieten (Bastelgruppen, Bewegungsrunden, ...)
- Präsenz in den Wohngruppen
- Weglaufschutz ohne verschlossenen Wohnbereich
- Bewegung unterstützen und Ruhephasen ermöglichen (Sitz-/Liegegelegenheiten im Aufenthaltsbereich)
- Beschäftigung je nach Biografie fördern
- Besuchsdienst anbieten
- Abschiednehmen vom ehemaligen Zuhause ermöglichen
- Bei der Gefahr, aus dem Rollstuhl/der Sitzgelegenheit zu rutschen:
  - Gelkissen mit Abduktionskeil, Positionierungskissen, um aufrechte Sitzposition zu ermöglichen
  - One Way Slide
  - individuell angepasster Rollstuhl
- Bei wiederholten Aufstehversuchen:
  - Geh- und Balancetraining
  - Hüftprotektorhose, Sicherheitshelm
  - Sensorkissen
  - Mobilitätstraining mit dem Rollstuhl (Fußstützen entfernen, Radhandschuhe)
  - Anti-Rutsch-Socken
  - Bewegungs- und physiotherapeutische Angebote zur Verbesserung der Gangsicherheit
  - exakte medikamentöse Einstufung zur Vermeidung von Gangunsicherheit

Bei der Tendenz, ständig das Bett verlassen zu wollen:

- individuellen Schlaf-Wach-Rhythmus beachten
- bei nächtlicher Aktivität Mobilisation ermöglichen
- Leibschüssel oder -stuhl anbieten
- Niederflurbett verwenden
- Sturzmatratze/Sensormatte/Sensorbalken
- randzonenverstärkte Matratze
- ggf. Bodenpflege ermöglichen

(vgl. Schlaffer 2015, S. 5–8)

Tipp: Nähere Informationen, kompakt zusammengefasst, hat die Bewohnervertretung in einer Broschüre veröffentlicht.

Auf der Homepage des VertretungsNetzes stehen Informationen zum HeimAufG auch in verschiedenen Sprachen zur Verfügung.

Das Heimaufenthaltsgesetz in geltender Fassung können Sie online einsehen.

## Unterbringungsgesetz (UbG)

Werden Menschen in psychiatrischen Stationen „untergebracht", kommt das Unterbringungsgesetz (UbG, Bundesgesetz vom 1. März 1990 über die Unterbringung psychisch Kranker in Krankenanstalten, StF: BGBl. Nr. 155/1990, BGBl. I Nr. 12/1997, BGBl. I Nr. 18/2010, BGBl. I Nr. 59/2017, BGBl. I Nr. 131/2017) zur Anwendung.

## Voraussetzungen für eine Unterbringung

Eine Unterbringung im Sinne des Unterbringungsgesetzes liegt dann vor, wenn PatientInnen in einem psychiatrischen Krankenhaus oder einer psychiatrischen Abteilung in einem geschlossenen Bereich angehalten oder sonstigen Beschränkungen in der Bewegungsfreiheit unterworfen werden.

Eine Unterbringung ist nur bei Vorliegen folgender Voraussetzungen zulässig:

1. Der/die PatientIn leidet an einer psychischen Erkrankung.
2. Es besteht eine ernste und erhebliche Gefahr für Leben und/oder Gesundheit.
3. Es gibt keine andere Behandlungs- oder Betreuungsmöglichkeit.

Das UbG legt fest, dass Einschränkungen in die persönliche Freiheit und Selbstbestimmung nur unter klar definierten Voraussetzungen möglich sind. Die Einschränkungen müssen auf das Notwendigste reduziert sein und regelmäßig durch das Gericht überprüft werden. Untergebrachte PatientInnen haben das Recht auf parteiliche Vertretung und Beratung durch einen vom Krankenhaus unabhängigen Patientenanwalt. Durch den behandelnden Arzt/die behandelnde Ärztin muss täglich geprüft werden, ob die Voraussetzungen für eine Unterbringung noch gegeben sind (vgl. Fehr 2017, S. 4–5).

**Merke:** Die Patientenanwaltschaft ist eine eigenständige Institution der Länder. Sie unterstützt bei der Vertretung der Patientenrechte im Gesundheits- und Spitalsbereich. Auch die Patientenombudsstelle unterstützt unabhängig und weisungsfrei, um betroffenen PatientInnen zu ihrem Recht und zu einer besseren Betreuung zu verhelfen.

## Voraussetzungen für eine Einweisung

Ein Mensch kann nur dann gegen seinen Willen in ein psychiatrisches Krankenhaus bzw. auf eine psychiatrische Station eingewiesen werden, wenn die oben beschriebenen Voraussetzungen für eine Unterbringung vorliegen. Diese müssen vom Arzt/von der Ärztin in einer persönlichen Untersuchung festgestellt und mit einer schriftlichen Bescheinigung (siehe Abb. 3) bestätigt werden. Dabei muss auch festgestellt werden, ob durch gelindere Mittel, wie beispielsweise eine ambulante Behandlung, eine Einweisung verhindert werden kann.

In Ausnahmefällen bei „Gefahr im Verzug“ (das Leben oder die Gesundheit des/der Betroffenen ist ernsthaft gefährdet) kann die Polizei eine Einweisung ohne ärztliche Bescheinigung vornehmen. Die Betroffenen sind so schonend wie möglich zu behandeln. So sollte die Untersuchung des/der Betroffenen möglichst vor Ort und ohne polizeiliche Vorführung vorgenommen werden.

Der/die Betroffene hat ein Recht auf Einsicht in alle Aufzeichnungen und Bescheinigungen, die die Einweisung betreffen (vgl. Fehr 2017, S. 4–6).

## Weitere Schritte im Krankenhaus

Im Krankenhaus wird durch einen Facharzt/eine Fachärztin für Psychiatrie unverzüglich festgestellt, ob die Voraussetzungen für eine Unterbringung erfüllt sind. Sind alle drei Voraussetzungen (siehe Kapitel „Voraussetzungen für eine Unterbringung“) erfüllt, werden die Gründe schriftlich in einem ärztlichen Zeugnis vermerkt und der/die PatientIn wird nachweislich darüber informiert.

# § 8 Unterbringungsgesetz
## Bescheinigung

**Untersuchte Person:**

Name: ______ Geburtsdatum: ______
Adresse: ______ Geschlecht: ______
Beruf: Staatsbürgerschaft:
Angehörige: ______ Telefon: ______

**Untersuchung:**

Datum: Uhrzeit: Ort:
wurde veranlasst durch:

**Außenanamnese und Sachverhaltsdarstellung:**

**Hinweise auf eine psychische Krankheit bei der Untersuchung**

**Störung:**

☐ des Bewusstseins ☐ der Orientierung ☐ der Aufmerksamkeit
☐ des Gedächtnisses ☐ des Gedankenablaufs ☐ der Verstandestätigkeit
Stimmungslage ☐ normal ☐ agitiert ☐ getrieben ☐ aggressiv ☐ dysthym ☐ depressiv
Affektlage ☐ normal ☐ abgeschwächt ☐ nur im negativen Bereich affizierbar

**Auffälligkeiten:**

☐ in der Erscheinung ☐ im Verhalten
☐ in der aktuellen Beziehung zum Arzt ☐ im sozialen Verhalten allgemein

**Sonstiges:**

☐ Wahnideen ☐ Sinnestäuschungen
☐ Verfolgungswahn ☐ religiös ☐ politisch ☐ optisch ☐ akustisch ☐ taktil

**Auffälligkeiten des körperlichen Zustandes:**

☐ verwahrlost ☐ Suchtgiftbeeinträchtigung ☐ alkoholisiert ☐ Verletzung

**Gefährdung des Lebens/der Gesundheit der betroffenen Person selbst durch:**

☐ Suizidversuch oder Selbstverletzung ☐ Suizid-Gedanken
☐ sonstiges aktuelles selbstschädigendes Verhalten

**Gefährdung des Lebens/der Gesundheit anderer Personen durch:**

☐ unbestimmte Drohungen ☐ Tätlichkeiten ☐ aktuell andere Personen gefährdende Verhaltensweisen

**Vorläufige Diagnose (laut Schema)**

**Welche Alternativen zur Unterbringung wurden versucht:**

☐ ambulante Therapie/Versorgung durch Facharzt/PSD derzeit nicht ausreichend
☐ derzeit stationär aufgenommen, keine ausreichende psychiatrische Versorgung möglich

**Es wird bescheinigt, dass eine ärztliche Untersuchung gemäß § 8 Unterbringungsgesetz durchgeführt wurde. Die Voraussetzungen zur Unterbringung**

☐ **liegen vor** (siehe vorherige Beschreibung) ☐ **liegen nicht vor**

☐ **An die Anstalt:** **Anmerkung für die Polizei:**

**Anmerkungen für die Anstalt:**

______ ______
(Datum, Uhrzeit) (Arzt/Ärztin, Stempel, Unterschrift)

Abb. 3: **Bescheinigung Unterbringung** (Hummelbrunner 2018, S. 19)

Der/die untergebrachte PatientIn hat das Recht, eine zweite Untersuchung durch eine/n andere/n Facharzt/-ärztin für Psychiatrie zu verlangen oder über die Patientenanwaltschaft einen entsprechenden Antrag stellen zu lassen. Sind nicht alle drei Unterbringungsvoraussetzungen erfüllt oder hat die zweite Untersuchung ergeben, dass die Unterbringungsvoraussetzungen nicht vorliegen, kann der/die PatientIn selbst über den weiteren Aufenthalt bzw. die Behandlung im Krankenhaus entscheiden. Eine Unterbringung kann auch nach einer freiwilligen Aufnahme oder während eines Aufenthalts angeordnet werden. Gründe dafür können sein, dass sich der Gesundheitszustand verschlechtert hat oder der/die PatientIn die Behandlung trotz erheblicher Gefährdung beenden möchte.

Das Krankenhaus ist verpflichtet, die Unterbringung unverzüglich an das zuständige Gericht und an die Patientenanwaltschaft weiterzuleiten. Weiters muss das Krankenhaus, mit Zustimmung des Patienten/der Patientin, eine/n Angehörige/n verständigen.

**Erste Anhörung:**
Das zuständige Gericht muss den/die untergebrachte/n Patienten/Patientin im Krankenhaus innerhalb von vier Tagen aufsuchen, um über die vorläufige Rechtmäßigkeit der Unterbringung zu entscheiden.

Der/die RichterIn nimmt Einsicht in die Krankengeschichte. Weiters werden der/die PatientIn, der/die Patientenanwalt/-anwältin und der/die zuständige Facharzt/-ärztin angehört. Sind die Unterbringungsvoraussetzungen nach Ansicht des Richters/der Richterin nicht erfüllt, ist eine weitere Unterbringung nicht zulässig. Der/die PatientIn kann nun selbst über den weiteren Aufenthalt/die Behandlung im Krankenhaus entscheiden, ggf. muss er/sie auf eigenen Wunsch entlassen werden. Gegen diese Gerichtsentscheidung kann der/die behandelnde Facharzt/-ärztin Einspruch („Rekurs") erheben.

Erklärt das Gericht die Unterbringung für vorläufig zulässig, findet spätestens nach zwei Wochen eine mündliche Verhandlung (Tagsatzung) statt.

**Schriftliches Gutachten:**
Nach der Erstanhörung beauftragt das Gericht einen/eine vom Krankenhaus unabhängigen Facharzt/-ärztin. Diese/r hat den Patienten/die Patientin persönlich zu untersuchen und ein schriftliches Gutachten über die Voraussetzungen einer Unterbringung zu erstellen. Dieses muss rechtzeitig vor Durchführung der mündlichen Verhandlung an das Gericht, den/die behandelnde/n Facharzt/-ärztin, den/die Patientenanwalt/-anwältin und den Patienten/die Patientin übermittelt werden. Auf die Aushändigung des Gutachtens an den Patienten/die Patientin darf verzichtet werden, wenn dadurch eine Verschlechterung seines/ihres Gesundheitszustands zu erwarten wäre.

**Mündliche Verhandlung:**
Bei der mündlichen Verhandlung (Tagsatzung) haben alle Beteiligten (PatientIn, Patientenanwalt/-anwältin, behandelnde/r Facharzt/-ärztin, Sachverständige/r sowie Angehörige, Vertrauenspersonen mit Zustimmung des Patienten/der Patientin) die Möglichkeit, zu den Gründen der Unterbringung Stellung zu nehmen und Fragen an den/die Sachverständige/n zu stellen. Am Ende der mündlichen Verhandlung trifft das Gericht die Entscheidung, ob die Unterbringung weiter rechtmäßig ist. Ist das der Fall, wird vom Gericht eine Höchstfrist für die Zulässigkeit der Unterbringung festgelegt (Unterbringungsfrist). Der/die RichterIn muss dem Patienten/der Patientin die Entscheidung erklären und diese begründen.

Der schriftliche Beschluss über die Zulässigkeit und Dauer der Unterbringung wird dem Patienten/der Patientin, dem/der Patientenanwalt/-anwältin und dem/der behandelnden Facharzt/-ärztin innerhalb von sieben Tagen zugestellt. Gegen diesen Beschluss können der/die PatientIn, der/die Patientenanwalt/-anwältin oder ein/e Angehörige/r binnen zwei Wochen ein Rechtsmittel (Rekurs) erheben.

Liegen die Voraussetzungen für eine Unterbringung nicht vor, muss das Gericht die Unterbringung für nicht zulässig erklären. Auch hier kann der/die PatientIn dann selbst über den weiteren Aufenthalt bzw. die Behandlung im Krankenhaus entscheiden und muss ggf. auf seinen/ihren Wunsch entlassen werden.

Wird vom/von der behandelnden Facharzt/-ärztin noch in der Verhandlung ein Rechtsmittel gegen die Unzulässigkeit angemeldet, muss das Gericht entscheiden, ob die Unterbringung dennoch aufgehoben wird oder bis zur Entscheidung des Landesgerichts weiter aufrecht bleibt (aufschiebende Wirkung des Rekurses).

**Aufhebung der Unterbringung vor Fristablauf:**
Verbessert sich der Gesundheitszustand des Patienten/der Patientin im Laufe der Behandlung, sodass die Voraussetzungen für eine Unterbringung nicht mehr vorliegen, muss der/die behandelnde Facharzt/-ärztin die Unterbringung bereits vor der festgelegten Frist aufheben.

**Verlängerung der Unterbringung:**
Ist keine ausreichende Besserung des Zustandes des Patienten/der Patientin eingetreten, hat der/die behandelnde Facharzt/-ärztin die Möglichkeit, bei Gericht eine Verlängerung der Unterbringung zu beantragen. Dann finden wiederum eine Anhörung und eine Tagsatzung statt.
(vgl. Fehr 2017, S. 7–12)

Das Unterbringungsgesetz in geltender Fassung können Sie online einsehen.

## Kinder und Jugendliche im Krankenhaus

Müssen Kinder ins Krankenhaus, ist das für alle Beteiligten eine spezielle Situation. Zur Vorbereitung gibt es zahlreiche kindgerechte Informationsbroschüren und Bücher. Krankenhäuser halten für Kinder und Jugendliche immer wieder Aktionstage ab, an denen die BesucherInnen einen Einblick in den Krankenhausalltag bekommen. So soll den Kindern die Angst vor einem möglichen Aufenthalt genommen werden.

Für die optimale Versorgung von Kindern und Jugendlichen stehen in Kinderkliniken oder auf Kinderstationen spezialisierte MedizinerInnen und Pflegekräfte zur Verfügung. Die Bereiche sind kindgerecht ausgestattet (Kindermöbel, bunte Wandfarben, Spielbereiche, ...) und bieten auch die Möglichkeit der Schulbildung während des Krankenhausaufenthalts (wenn der Gesundheitszustand des Kindes das erlaubt).

Auch für Gesundheitseinrichtungen und Ausbildungsstätten gibt es hilfreiche Literatur, die dabei unterstützen soll, dass Kinder und Jugendliche adäquat versorgt werden können. Über den Verein „KiB children care" (www.kib.or.at) ist beispielsweise ein Handbuch mit dem Titel „Mitwirkung von Kindern im Krankenhaus. Ein Handbuch für die Praxis" verfügbar (Dedding et al. 2012).

### Allgemeines zum Umgang mit Kindern und Jugendlichen

Wesentliche Punkte bei der Unterstützung und Pflege von Kindern und Jugendlichen sind:

- Das Kind ernst nehmen und kindgerecht informieren – keine Fachtermini verwenden, dem Kind beim Blutdruckmessen das Stethoskop selbst in die Cubita legen lassen, ...
- Das Kind soll alles, was es selbst machen kann, auch selbst durchführen.

- Einbindung der Familie (Eltern, Großeltern, Geschwister) – Angehörige können zur Übernahme/Unterstützung bei pflegerischen Tätigkeiten angeleitet werden.
- Die Bezugspersonen müssen informiert sein, dass sie die Aufsichtspflicht haben, wenn sie sich um das Kind kümmern.
- Die Pflegeperson ist ggf. „Vermittlerin" im multiprofessionellen Team und sorgt dafür, dass die Bedürfnisse des Kindes von allen Beteiligten wahrgenommen werden.
- Für die Bezugspersonen sollte es eine uneingeschränkte Besuchszeit geben und ggf. auch die Möglichkeit, beim Kind zu bleiben (Mutter-Kind-Zimmer, Klappbett, ...).

## EACH-Charta

Die „European Association for Children in Hospital" (Europäische Vereinigung für Kinder im Krankenhaus, EACH) setzt sich dafür ein, dass für alle Kinder in den europäischen Ländern die bestmögliche Behandlung als fundamentales Recht verwirklicht wird. Die zehn Punkte der EACH-Charta wurden auf der 1. Europäischen Konferenz „Kind im Krankenhaus" in Leiden (Niederlande) im Mai 1988 verabschiedet. Sie stehen mit den in der Kinderrechtskonvention der Vereinten Nationen 1989 vereinbarten Rechten, die sich auf Kinder und Jugendliche im Alter von 0 bis 18 Jahren beziehen, im Einklang.

Die zehn Punkte der EACH-Charta sollen Eltern und Kinder auf ihre Rechte aufmerksam machen:

- Kinder sollen nur dann in ein Krankenhaus aufgenommen werden, wenn die notwendige medizinische Behandlung nicht ebenso gut zu Hause oder in einer Tagesklinik erfolgen kann.
- Kinder im Krankenhaus haben das Recht, ihre Eltern oder eine andere Bezugsperson jederzeit bei sich zu haben.
- Bei der Aufnahme eines Kindes ins Krankenhaus soll allen Eltern die Mitaufnahme angeboten werden. Sie sollen unterstützt und zum Bleiben ermutigt werden. Den Eltern sollen daraus keine zusätzlichen Kosten oder Einkommenseinbußen entstehen. Um an der Pflege ihres Kindes mitwirken zu können, sollen Eltern über die Grundpflege und den Stationsalltag informiert werden. Ihre aktive Teilnahme soll unterstützt werden.
- Kinder und Eltern haben das Recht, in angemessener Art ihrem Alter und ihrem Verständnis entsprechend informiert zu werden. Es sollen Maßnahmen ergriffen werden, um körperlichen und seelischen Stress zu mildern.
- Kinder und Eltern haben das Recht, in alle Entscheidungen, die ihre Gesundheitsfürsorge betreffen, einbezogen zu werden. Jedes Kind soll vor unnötigen medizinischen Behandlungen und Untersuchungen geschützt werden.
- Kinder sollen gemeinsam mit Kindern betreut werden, die von ihrer Entwicklung her ähnliche Bedürfnisse haben. Kinder sollen nicht in Erwachsenenstationen aufgenommen werden. Es soll keine Altersuntergrenze für die BesucherInnen von Kindern geben.
- Kinder haben das Recht auf eine Umgebung, die ihrem Alter und Zustand entspricht und die ihnen umfangreiche Möglichkeiten zum Spielen, zur Erholung und Schulbildung gibt. Die Umgebung soll für Kinder geplant, möbliert und ausgestattet sein.
- Kinder sollen von Personal betreut werden, das durch Ausbildung und Einfühlungsvermögen befähigt ist, auf die körperlichen, seelischen und entwicklungsbedingten Bedürfnisse von Kindern und ihren Familien einzugehen.
- Die Kontinuität in der Pflege kranker Kinder soll durch ein Team sichergestellt sein.

- Kinder sollen mit Takt und Verständnis behandelt werden und ihre Intimsphäre soll jederzeit respektiert werden.

Die aktuelle Fassung der EACH-Charta ist online abrufbar.

## Rechtliche Situation

Im Allgemeinen bürgerlichen Gesetzbuch (ABGB) sind in § 173 wesentliche rechtliche Grundlagen, die Kinder und Jugendliche betreffen, verankert:

„(1) Einwilligungen in medizinische Behandlungen kann das einsichts- und urteilsfähige Kind nur selbst erteilen; im Zweifel wird das Vorliegen dieser Einsichts- und Urteilsfähigkeit bei mündigen Minderjährigen vermutet. Mangelt es an der notwendigen Einsichts- und Urteilsfähigkeit, so ist die Zustimmung der Person erforderlich, die mit der gesetzlichen Vertretung bei Pflege und Erziehung betraut ist.

(2) Willigt ein einsichts- und urteilsfähiges minderjähriges Kind in eine Behandlung ein, die gewöhnlich mit einer schweren oder nachhaltigen Beeinträchtigung der körperlichen Unversehrtheit oder der Persönlichkeit verbunden ist, so darf die Behandlung nur vorgenommen werden, wenn auch die Person zustimmt, die mit der gesetzlichen Vertretung bei Pflege und Erziehung betraut ist.

(3) Die Einwilligung des einsichts- und urteilsfähigen Kindes sowie die Zustimmung der Person, die mit Pflege und Erziehung betraut ist, sind nicht erforderlich, wenn die Behandlung so dringend notwendig ist, dass der mit der Einholung der Einwilligung oder der Zustimmung verbundene Aufschub das Leben des Kindes gefährden würde oder mit der Gefahr einer schweren Schädigung der Gesundheit verbunden wäre.“ (RIS 2018a)

## Begriffsdefinitionen (vgl. RIS 2018a)

Im ABGB finden sich folgende Begriffe, die hier näher definiert werden:

**Minderjährige** (Kinder) sind Personen, die das 18. Lebensjahr noch nicht vollendet haben. Der Begriff „Kind“ ist rechtlich ident mit dem Begriff „Minderjährige/r“. **Unmündige Minderjährige** sind Minderjährige, die das 14. Lebensjahr noch nicht vollendet haben. **Mündige Minderjährige** sind Minderjährige, die zwar das 14., aber noch nicht das 18. Lebensjahr vollendet haben.

Damit eine Person in eine Behandlung einwilligen kann, muss sie einwilligungsfähig sein. Dazu muss diese Person einsichts- und urteilsfähig sein. **Einsichts- und Urteilsfähigkeit** besteht dann, wenn die Person Grund und Bedeutung der Behandlung einsehen und nach dieser Einsicht ihren Willen bestimmen kann. Zur Beurteilung der Einsichts- und Urteilsfähigkeit werden Kriterien wie Alter, Reife, Gesundheitszustand und Persönlichkeit der Minderjährigen herangezogen. Zu berücksichtigen sind aber auch die Schwere des Eingriffs, die mit seiner Vornahme (oder seinem Unterbleiben) verbundenen Risken und mögliche Spätfolgen auf Grundlage des aktuellen wissenschaftlichen Standes.

Der Begriff der **medizinischen Behandlung** umfasst nicht nur die medizinische Heilbehandlung (therapeutische Maßnahmen), sondern auch diagnostische, prophylaktische und schmerzlindernde Maßnahmen. Dazu gehören auch medizinisch nicht anerkannte Methoden, wie alternativ- bzw. komplementärmedizinische Verfahren. Weiters gehören dazu auch die Verabreichung von Arzneimitteln, Transfusionen, Transplantationen und kosmetische Operationen.

Zu den Berufsgruppen, die an der medizinischen Behandlung beteiligt sind, gehören neben den Angehörigen medizinischer Gesundheitsberufe auch Personen, die – etwa im Rahmen von Erster Hilfe – medizinische Maßnahmen durchführen.

# Krankenanstalten-Arbeitszeitgesetz, Arbeitszeit- und Arbeitsruhegesetz

In Österreich ist die Arbeitszeit in verschiedenen Rechtsvorschriften gesetzlich geregelt. Für die ArbeitnehmerInnen im Gesundheits- und Sozialbereich gelten, neben dem Krankenanstalten-Arbeitszeitgesetz (KA-AZG) und anderen gesetzlichen Richtlinien, das Arbeitszeitgesetz (AZG) und das Arbeitsruhegesetz (ARG). Meist sind zusätzlich in Kollektivverträgen und Betriebsvereinbarungen spezielle Regelungen vereinbart. Im Folgenden wird auf die Regelungen im KA-AZG bzw. im AZG und im ARG eingegangen.

Das Arbeitszeitgesetz (AZG) regelt grundsätzlich die höchste zulässige Arbeitsdauer während eines Tages (Tagesarbeitszeit) und innerhalb einer Woche (Wochenarbeitszeit). Im AZG ist auch die Mindestdauer der erforderlichen Ruhephasen innerhalb eines Arbeitstages (Ruhepausen) und zwischen zwei Arbeitstagen (Ruhezeit) festgelegt. Die wöchentliche Ruhezeit (Wochenruhe oder Wochenendruhe) und die Feiertagsruhe werden im Arbeitsruhegesetz (ARG) geregelt. Alle Arbeitszeitbestimmungen verlangen die Führung von Aufzeichnungen über die geleisteten Arbeitszeiten (z. B. Dienstplan).

Das österreichische Krankenanstalten-Arbeitszeitgesetz (Bundesgesetz) ist die Rechtsgrundlage zur Regelung der Arbeitszeit für Angehörige von Gesundheitsberufen in Kranken-, Pflegeanstalten und ähnlichen Einrichtungen. Davon zu unterscheiden sind die Krankenanstaltengesetze der jeweiligen Bundesländer (Landesgesetze). Auf diese wird im Folgenden nicht näher eingegangen.

Das KA-AZG definiert in §2 die Begriffe Arbeitszeit, Tages- und Wochenarbeitszeit wie folgt:

- **Arbeitszeit** ist die Zeit vom Dienstantritt bis zum Dienstende ohne die Ruhepausen.
- **Tagesarbeitszeit** ist die Arbeitszeit innerhalb eines ununterbrochenen Zeitraums von 24 Stunden.
- **Wochenarbeitszeit** ist die Arbeitszeit innerhalb des Zeitraums von Montag bis einschließlich Sonntag.

Laut §3 KA-AZG darf eine Tagesarbeitszeit von 13 Stunden nicht überschritten werden, außer es liegen Gründe vor, die eine verlängerte Dienstzeit rechtfertigen. Die durchschnittliche Wochenarbeitszeit darf (im Durchrechnungszeitraum von bis zu 17 Wochen) bis zu 48 Stunden betragen, allerdings in den einzelnen Wochen des Durchrechnungszeitraums 60 Stunden nicht überschreiten. Ist es zur Aufrechterhaltung der Versorgung erforderlich, können in Ausnahmefällen auch **verlängerte Dienste** geleistet werden.

Ausnahmefälle liegen vor, wenn:

- die Betreuung von PatientInnen nicht unterbrochen werden kann oder
- eine sofortige Betreuung von PatientInnen unbedingt erforderlich wird und durch andere organisatorische Maßnahmen keine Abhilfe geschaffen werden kann.

Die Dauer eines verlängerten Dienstes darf maximal 25 Stunden betragen. Die Wochenarbeitszeit darf innerhalb eines Durchrechnungszeitraums von 17 Wochen im Durchschnitt 48 Stunden und die Arbeitszeit in den einzelnen Wochen des Durchrechnungszeitraums 72 Stunden nicht überschreiten.

Laut KA-AZG liegt Überstundenarbeit vor, wenn die Tagesarbeitszeit acht Stunden bzw. bei einer anderen Verteilung der Arbeitszeit innerhalb der Woche neun Stunden, oder die Wochenarbeitszeit 40 Stunden übersteigt. Es ist allerdings auch möglich, dass im Kollektivvertrag abweichende Regelungen getroffen werden. Für Krankenanstalten, die keinen Kollektivvertrag haben, können abweichende Regelungen in Betriebsvereinbarungen getroffen werden. DienstnehmerInnen dürfen außerhalb der festgelegten Arbeitszeiteinteilung nur zu Überstundenarbeit herangezogen werden, wenn keine berücksichtigungswürdigen Interessen der DienstnehmerInnen bestehen. Für Überstundenarbeit gebührt VollzeitmitarbeiterInnen ein Zuschlag von 50 %. Grundlage für die Berechnung dieses Zuschlags ist der auf die einzelne Arbeitsstunde entfallende Normallohn.

DienstnehmerInnen, die Teilzeit arbeiten, unterliegen ebenfalls dem AZG. Das Arbeitszeitgesetz sieht vor, dass teilzeitbeschäftigte ArbeitnehmerInnen zur Arbeitsleistung über das vereinbarte Arbeitszeitausmaß (Mehrarbeit) nur insoweit verpflichtet sind, als

- gesetzliche Bestimmungen, Normen der kollektiven Rechtsgestaltung oder der Arbeitsvertrag dies vorsehen,
- ein erhöhter Arbeitsbedarf vorliegt oder die Mehrarbeit erforderlich ist, und
- berücksichtigungswürdige Interessen des Arbeitnehmers/der Arbeitnehmerin der Mehrarbeit nicht entgegenstehen.

Für Mehrarbeitsstunden, die teilzeitbeschäftigte ArbeitnehmerInnen leisten, gebührt ein Zuschlag von 25 %. Dieser entfällt, wenn die Mehrarbeitsstunden innerhalb des Kalendervierteljahres oder eines anderen festgelegten Zeitraums von drei Monaten, in dem sie angefallen sind, durch Zeitausgleich im Verhältnis 1:1 ausgeglichen werden oder bei Gleitzeit innerhalb der Gleitzeitperiode im Durchschnitt nicht überschritten werden. Weiters kann eine Abgeltung von Mehrarbeitsstunden durch Zeitausgleich vereinbart werden. Teilzeitbeschäftigte ArbeitnehmerInnen dürfen wegen der Teilzeitarbeit gegenüber vollzeitbeschäftigten ArbeitnehmerInnen nicht benachteiligt werden.

§ 19c des AZG regelt mögliche Abweichungen von der Normalarbeitszeit seitens des Arbeitgebers. Dazu müssen folgende Kriterien erfüllt sein:

- Die Abweichung muss aus objektiven Gründen sachlich gerechtfertigt sein.
- Dem Arbeitnehmer/der Arbeitnehmerin muss die Lage der Normalarbeitszeit für die jeweilige Woche mindestens zwei Wochen im Vorhinein mitgeteilt werden. Davon kann abgewichen werden, wenn dies in unvorhersehbaren Fällen zur Verhinderung eines unverhältnismäßigen wirtschaftlichen Nachteils erforderlich ist und andere Maßnahmen nicht zumutbar sind.
- Berücksichtigungswürdige Interessen des Arbeitnehmers/der Arbeitnehmerin bzw. andere Vereinbarungen dürfen dieser Einteilung nicht entgegenstehen.

Zur **Nachtarbeit** ist im KA-AZG Folgendes festgelegt:
Als Nacht gilt die Zeit zwischen 22 und 5 Uhr. NachtdienstnehmerInnen sind DienstnehmerInnen, die regelmäßig oder in mindestens 48 Nächten im Kalenderjahr während der Nacht mindestens drei Stunden arbeiten (sofern in der Betriebsvereinbarung oder im Einvernehmen mit der Personalvertretung nichts anderes vereinbart wurde). NachtdienstnehmerInnen haben Anspruch auf unentgeltliche Untersuchungen ihres Gesundheitszustands (gemäß § 51 ArbeitnehmerInnenschutzgesetz idgF). Diese Untersuchungen erfolgen vor Aufnahme der Tätigkeit, danach in Abständen von zwei Jahren bzw. nach Vollendung des 50. Lebensjahres oder nach zehn Jahren als NachtdienstnehmerIn in jährlichen Abständen (vgl. § 5b KA-AZG).

Weiters haben NachtdienstnehmerInnen auf Verlangen Anspruch auf Versetzung auf einen geeigneten Tagesarbeitsplatz entsprechend den betrieblichen Möglichkeiten, wenn die weitere Verrichtung von Nachtarbeit die Gesundheit nachweislich gefährdet oder die Bedachtnahme auf unbedingt notwendige Betreuungspflichten gegenüber Kindern bis zu zwölf Jahren dies erfordert. Der Dienstgeber hat auch sicherzustellen, dass NachtdienstnehmerInnen über wichtige Betriebsgeschehnisse informiert werden.

Bzgl. **Ruhepausen und Ruhezeiten** finden sich folgende Regelungen im KA-AZG: Beträgt die Gesamtdauer der Arbeitszeit mehr als sechs Stunden, so ist die Arbeitszeit durch eine Ruhepause von mindestens 30 Minuten zu unterbrechen. Ruhepausen sind nicht am Beginn oder Ende der Arbeitszeit zu nehmen und zählen nicht zur Arbeitszeit.

Weiters ist nach Beendigung der Tagesarbeitszeit oder eines verlängerten Dienstes eine ununterbrochene Ruhezeit von mindestens elf Stunden einzuhalten. Die Ruhezeit ist eine Periode der Ruhe zwischen zwei Tagesarbeitszeiten oder einer Tagesarbeitszeit und einem verlängerten Dienst. Ruhezeiten lassen sich in tägliche, wöchentliche und Ausgleichsruhezeiten einteilen.

Die tägliche Ruhezeit ist eine nach jedem Dienst ununterbrochene elfstündige Mindestruhezeit. Ausgleichsruhezeit bezeichnet jene Ruhestunden, die als Ausgleich für eine 8 Stunden übersteigende Arbeitszeit zu gewähren sind und über die elfstündige tägliche Ruhezeit hinausgehen. Beträgt die Tagesarbeitszeit zwischen acht und 13 Stunden, ist jeweils innerhalb der nächsten zehn Kalendertage eine Ruhezeit um vier Stunden zu verlängern. Nach verlängerten Diensten ist die folgende Ruhezeit um jenes Ausmaß zu verlängern, um das der verlängerte Dienst 13 Stunden überstiegen hat, mindestens jedoch um elf Stunden.

Die wöchentliche Ruhezeit ist im ARG geregelt und sieht für jede/n DienstnehmerIn eine ununterbrochene Ruhezeit von 36 Stunden pro Kalenderwoche vor. Wird an einem Wochenende nicht gearbeitet, ist die 36-stündige wöchentliche Ruhezeit im Anschluss an die Freitagsarbeitszeit zu gewähren. Dadurch entfällt am Freitag die tägliche Ruhezeit. Wird am Wochenende gearbeitet, so ist die wöchentliche Ruhezeit bereits während der Woche zu gewähren, da als Kalenderwoche ein Zeitraum von Montag bis Sonntag definiert wird.

Ein Kollektivvertrag oder eine Betriebsvereinbarung kann die wöchentliche Ruhezeit und die Ruhezeit an Feiertagen abweichend von den angeführten Vorgaben regeln. In Einrichtungen, in denen eine Personalvertretung eingerichtet ist, erfolgen die Regelungen im Einvernehmen mit der Personalvertretung (vgl. RIS 2018b, 2018c).

# Der Pflegeprozess

Im Band „Pflegeassistenz" wurden bereits der Aufbau des Pflegeprozesses und die Grundlagen zur praktischen Anwendung beschrieben (vgl. Reiter et al. 2024). Im Folgenden wird auf die Anforderungen der Pflegedokumentation und die einzelnen Schritte des Pflegeprozesses näher eingegangen.

Grundsätzlich macht die Pflegedokumentation das pflegerische Handeln transparent, nachvollziehbar und überprüfbar. Neben der Qualitätssicherung dient sie ggf. auch der Beweissicherung und der Rechenschaftslegung. Die Pflegedokumentation ist ein rechtsgültiger Beweis für die geleistete Pflege und kann in zivil- oder strafrechtlichen Verfahren beispielsweise von Sachverständigen, Patientenanwaltschaft, Versicherungen und Gerichten herangezogen werden. Sie muss vollständig, richtig, zeitnah, chronologisch, der verantwortlichen Person zuordenbar und lesbar sein. Detaillierungsgrad und Umfang der Dokumentation wird von Faktoren wie dem Allgemeinzustand des Pflegeempfängers/der Pflegeempfängerin, dem individuellen gesundheitlichen Risiko, dem mit einer Maßnahme verbundenen Gefährdungspotenzial, der erforderlichen Zusammenarbeit und Abstimmung mit Angehörigen anderer Gesundheitsberufe und der Aufenthaltsdauer beeinflusst. Daher sind Detaillierungsgrad und Umfang settingspezifisch anzupassen. Die Pflegedokumentation soll möglichst einfach und effizient sein. Welche Pflegeprozessschritte aus fachlicher Sicht erforderlich sind, hängt von den konkreten Erfordernissen ab, die Entscheidung darüber liegt im Verantwortungsbereich der planenden Pflegefachkraft. Ggf. gibt das jeweilige Unternehmen einen Mindestumfang der Pflegedokumentation vor. Das Führen des Pflegeprozesses (Pflegeassessment, Pflegeplanung, Durchführen von Pflegeinterventionen, Evaluierung) fällt in den Bereich der pflegerischen Kernkompetenzen. Der Prozess beginnt mit der Aufnahme und endet mit der Entlassung des Pflegeempfängers/der Pflegeempfängerin. Die Endverantwortung für den Pflegeprozess liegt beim gehobenen Dienst der Gesundheits- und Krankenpflege. Allerdings sind alle professionell Pflegenden in den Prozess miteingebunden und haben eigenverantwortlich Änderungen weiterzuleiten oder ggf. Vorschläge einzubringen. Weiters ist der Pflegeempfänger/die Pflegeempfängerin in den Planungsprozess zu involvieren (vgl. Rappold et al. 2017, S. 5–8).

## Pflegeassessment

„To assess“ bedeutet beurteilen, bewerten, einschätzen. Das zentrale Ziel von Assessments ist der systematische und umfassende Informationserwerb zur Einschätzung eines Zustands. In der Pflege werden Erstassessments, Reassessments und fokussierte Assessments durchgeführt. Die in der Pflege eingesetzten Assessments können aus mehreren Teilen bestehen und mithilfe verschiedener Instrumente (Skalen, Screeninginstrumente, …) durchgeführt werden. Die durch Assessments gewonnenen Daten dienen der informationsbasierten Entscheidungsfindung und bilden die Basis für den pflegediagnostischen Prozess. Assessmentinstrumente unterstützen die pflegerische Entscheidung. Die Endentscheidung über die weiteren erforderlichen Schritte liegt aber bei der planenden Pflegefachkraft.

### Erstassessment

Das pflegerische Erstassessment beginnt im Rahmen des Erst-/Aufnahmegesprächs. Neben der Beobachtung des Gesundheitszustands durch die Pflegefachkraft können unterstützend Assessmentinstrumente eingesetzt werden, beispielsweise um den Verdacht eines Sturzrisikos durch eine Sturzrisikoskala zu be- oder widerlegen. Inhalt und Umfang des Erstassessments orientieren sich an der individuellen Pflege- und ggf. auch an der medizinischen Situation.

Zum Erstassessment gehören die Einschätzung des Ist-Zustands inklusive Risiken, vorhandenen Ressourcen, individuellen Verhaltensweisen, Bedürfnissen und Beeinträchtigungen im Bereich der Lebensaktivitäten, Ängsten, Sorgen und Wünschen bzw. Gewohnheiten des Pflegeempfängers/der Pflegeempfängerin. Weiters erfolgt eine pflegerische Beurteilung des körperlichen und kognitiven Zustands, der psychischen Situation und des sozialen Umfelds sowie der Pflegevorgeschichte (Pflegeanamnese). Auch die medizinischen Diagnosen bzw. Therapien sind zu berücksichtigen. In welchem Umfang eine Risikoeinschätzung erforderlich ist, hängt vom Zustand des Pflegeempfängers/der Pflegeempfängerin ab und liegt im Ermessen der Pflegefachkraft. Sind Risiken vorhanden, sind diese zu dokumentieren.

Bei mangelnder oder fehlender Auskunftsfähigkeit des Pflegeempfängers/der Pflegeempfängerin können Informationen auch von An- und Zugehörigen bzw. unter Berücksichtigung sekundärer Daten (Aussagen anderer Berufsgruppen, Krankengeschichten, Dokumentation anderer Einrichtungen, Entlassungs-/Transferierungsberichte, ...) erhoben werden.

Der konkrete Inhalt und Umfang der gesammelten Daten hängt von der geplanten bzw. absehbaren pflegerischen Beziehung ab. Je länger die Pflege- und Betreuungsdauer ist, desto umfangreicher wird das pflegerische Erstassessment sein und ggf. auch soziobiografische Erhebungen beinhalten.

Die Dauer der geplanten Pflegebeziehung bestimmt auch den zeitlichen Rahmen, in dem das Erstassessment abgeschlossen werden soll. Generell ist festzuhalten, dass die Informationen, die unmittelbar relevant sind, sofort erhoben werden müssen. Alle weiteren relevanten Informationen sollten in akutstationären bzw. rehabilitativen Settings innerhalb von 24 bis 48 Stunden erhoben werden. Im Langzeit- und Behindertenbereich sind relevante Informationen innerhalb der ersten 14 Tage bis zu maximal einem Monat zu erheben, in der mobilen Pflege und Betreuung innerhalb der ersten 14 Tage bzw. der ersten fünf Hausbesuche. Nach dieser ersten Informationserhebung wird die laufende Informationssammlung weitergeführt.

## Reassessment

Gibt es relevante Veränderungen, so ist eine Neueinschätzung der Pflegesituation durchzuführen. Diese sollte je nach Anlass individuell und bedarfsorientiert erfolgen. Kriterien für ein Reassessment können beispielsweise sein: Veränderung des Gesundheitszustands des Pflegeempfängers/der Pflegeempfängerin, Veränderung des Pflegebedarfs oder Rückkehr in die Langzeitpflegeeinrichtung nach einem Krankenhaus- oder Reha-Aufenthalt.

Für den stationären und mobilen Langzeitpflegebereich/Behindertenbereich wird alle sechs bis zwölf Monate eine Neueinschätzung des Ist-Zustandes empfohlen.

## Fokussiertes Assessment

Fokussierte Assessments und Risikoeinschätzungen können für spezifische Phänomene zur Unterstützung der pflegefachlichen Einschätzung eingesetzt werden. Dazu gehören settingspezifische Erhebungen wie geriatrische Basisassessmentinstrumente (z. B. Timed „Up & Go“-Test, Barthel-Index, MNA – Mini Nutritional Assessment), Instrumente zur Erfassung der psychischen Situation (Depressionseinschätzung, Einschätzung des Suizidrisikos, ...) oder Erhebungen der Alltagsfähigkeiten (FIM – Functional Independence Measure, ...) (vgl. Rappold et al. 2017, S. 9–11).

Die Anwendung von Assessmentinstrumenten durch PflegefachassistentInnen erfolgt nach Anordnung/Delegation durch den gehobenen Dienst oder andere im Betreuungsprozess involvierte Berufsgruppen. Dazu ist es erforderlich, dass die durchführende Pflegekraft mit dem Assessment vertraut ist. Ggf. ist vor der Anwendung eines Assessmentinstruments eine Schulung erforderlich. Die Ergebnisse und eventuelle Vorschläge für weiterführende Interventionen werden an den gehobenen Dienst weitergegeben.

## Pflegeplanung

Der zweite Schritt des Pflegeprozesses ist die Pflegeplanung. Darunter wird der kognitive Planungsprozess verstanden, der auf der Fähigkeit des kritischen Denkens basiert. Dieser Prozess findet immer statt, egal ob alle Schritte des Pflegeprozesses im schriftlich festgelegten Pflegeplan abgebildet werden oder nicht. Die Pflegeplanung besteht aus der Pflegediagnostik und dem Festlegen von Pflegezielen und Pflegeinterventionen. In Abb. 4 ist der Planungsprozess grafisch dargestellt.

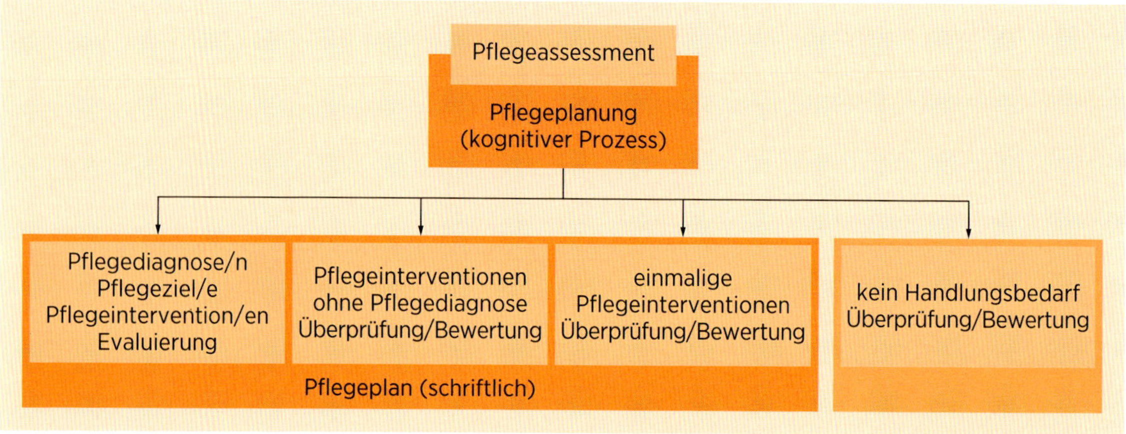


Abb. 4: **Pflegeplanung und Pflegeplan** (Rappold et al. 2017, S. 9)

**Merke:** Nicht aus jedem Pflegeplanungsprozess muss ein schriftlicher Pflegeplan hervorgehen!

### Pflegediagnostik

In diesem Schritt der Pflegeplanung werden die relevanten Daten aus dem Assessment mit dem vorhandenen Fachwissen der planenden Pflegefachkraft und der individuellen Situation des Pflegempfängers/der Pflegeempfängerin in Beziehung gesetzt, priorisiert und beurteilt. Gegebenenfalls leiten sich daraus Pflegediagnosen und/oder Pflegeinterventionen ab.

Pflegediagnosen sind das Ergebnis einer systematischen Beurteilung oder Einschätzung pflegerelevanter Zustände eines Individuums, einer Familie oder einer Gemeinde/Gemeinschaft, das systematisch verschriftlicht wird. Pflegediagnosen beziehen sich auf pflegerelevante Aspekte, die der Aufrechterhaltung, Verbesserung und Wiederherstellung des Gesundheitszustands bzw. der Lebensqualität oder der Gesundheitsförderung dienen oder zur Linderung von Symptomen beitragen.

In Österreich kommen unterschiedliche Pflegeklassifikationssysteme zum Einsatz (z. B. NANDA, POP, ENP). Unabhängig vom eingesetzten Pflegeklassifikationssystem hat sich bei uns das PÄSR-Schema etabliert, das heißt, Pflegediagnosen beinhalten die Beschreibung des Pflegebedarfs (**P**flegephänomen), wenn ersichtlich, der zugrunde liegenden Ursache/n (Ätiologie) bzw. Risikofaktoren (bei Risikodiagnosen) und der vorhandenen **S**ymptome und **R**essourcen. So ist die Mindestanforderung für das Formulieren von Pflegediagnosen: Pflegediagnosentitel mit Risikofaktoren bzw. Symptomen und, wenn bekannt, Angabe der Ursachen (z. B. ärztlich gestellte Diagnosen) (vgl. Rappold et al. 2017, S. 14).

Ob bzw. wie viele Pflegediagnosen formuliert werden, hängt davon ab, ob im Rahmen des Aufenthalts/der Betreuungsdauer ein pflegerisch beeinflussbarer Bedarf vorhanden ist. Liegen mehrere Pflegephänomene parallel vor, wird eruiert, welche innerhalb des geplanten Aufenthalts beeinflusst werden können bzw. welche die wichtigsten sind oder zueinander in Beziehung stehen. Wichtig zu berücksichtigen ist auch, dass medizinische Diagnosen bzw. Therapien allein nicht zwingend zu einer Pflegediagnose führen müssen. Jedes individuell erhöhte Risiko erfordert eine Risikodiagnose und einen schriftlichen Pflegeplan. Generelle Risiken, die durch die Anwendung allgemeiner Standards/Leitlinien/SOPs abgedeckt werden können, erfordern keine Pflegediagnose. Liegt jedoch zusätzlich ein individuell erhöhtes Risiko vor (z. B. Immunsuppression im Zusammenhang mit Infektionsrisiko; demenzielle Beeinträchtigung im Zusammenhang mit Flüssigkeitsdefizit), ist die Verwendung einer Pflegediagnose zielführend.

So sind beispielsweise in folgenden Situationen Pflegediagnosen nicht zwingend notwendig:

- bei Pflegeinterventionen, die sich primär aus der Folge der medizinischen Behandlung bzw. der multiprofessionellen Versorgung ergeben (z. B. postoperative Unterstützung bei der Körperpflege oder Ausscheidung)
- bei entwicklungsphysiologisch bedingter Pflege (z. B. Baden eines Säuglings)
- bei einmaligen Pflegeinterventionen
- bei Pflegesituationen, die im Rahmen des Aufenthaltes/der Betreuung nicht beeinflussbar sind
- bei generellen Risiken

(vgl. Rappold et al. 2017, S. 14–16)

## Pflegeziele

Im nächsten Schritt werden für den/die PflegeempfängerIn individuelle, erreichbare und evaluierbare Ziele gesetzt.

Pflegeziele sind bewertbare (evaluierbare) Zustände, Verhaltensweisen, Wahrnehmungen, Fähigkeiten oder Wissen des Pflegeempfängers/der Pflegeempfängerin zu einem bestimmten Zeitpunkt in der Zukunft. Diese Zustände werden durch individuell auf den Pflegeempfänger/die Pflegeempfängerin abgestimmte pflegerische Interventionen innerhalb der Aufenthalts-/Betreuungsdauer erreicht. Pflegeziele werden vor der Beschreibung der dazu notwendigen Interventionen formuliert. Sie dienen dazu, die Wirksamkeit der durchgeführten Interventionen zu beurteilen (evaluieren).

Pflegeziele können sich auf das Erhalten, Verbessern und Fördern des Gesundheitszustands bzw. der Lebensqualität sowie das Bewältigen von Pflegebedürftigkeit und Krankheit beziehen. Ziele sind so zu formulieren, dass sie für alle Beteiligten relevant, eindeutig, klar, nachvollziehbar, erreichbar und verständlich sind. Damit Ziele bewertbar werden, müssen sie qualitative und quantitative Indikatoren enthalten. Dazu gehören beispielsweise Angaben wie Strecken in Metern, Mengen in Litern, Gewicht in Kilogramm, Häufigkeiten in Zahlen, aber auch Angaben wie „unter Anleitung", „unter Anwesenheit und Aufsicht" oder „selbstständig". In Pflegezielen zu unterlassende Formulierungen sind sehr allgemeine Aussagen, wie z. B. „gut", „ausreichend" oder „besser". So formulierte Ziele lassen sich nicht evaluieren, da die Angaben nicht zu messen sind.

Zu jeder Pflegediagnose muss mindestens ein Ziel nach folgenden Anforderungen formuliert sein:

- passend: auf die Pflegediagnose bezogen
- pflegeempfängerorientiert: die Ziele werden, abhängig von der Situation des Pflegeempfängers/der Pflegeempfängerin, mit diesem/dieser vereinbart
- erreichbar: für den pflegebedürftigen Menschen
- bewertbar: enthält eine Zeitangabe, bis wann das Ziel erreicht sein bzw. evaluiert werden soll, und eine präzise Beschreibung des bis dahin erreichten Zustands

Hilfreich für die Formulierung von Pflegezielen ist die SMART-Regel:

| | |
|---|---|
| **S** – spezifisch | Ist das Ziel präzise formuliert? |
| **M** – messbar | Ist die Zielerreichung überprüfbar/evaluierbar? |
| **A** – attraktiv/akzeptiert | Bringt das Ziel einen Nutzen? |
| **R** – realistisch | Ist das Ziel erreichbar? |
| **T** – terminiert | Ist ein klarer Endtermin für die Zielerreichung vorgegeben? |

(vgl. Rappold et al. 2017, S. 14–16)

## Pflegeinterventionen

Unter Pflegeinterventionen werden Handlungen verstanden, die in der pflegerischen Kernkompetenz des gehobenen Dienstes für Gesundheits- und Krankenpflege liegen.

Die geplanten Pflegeinterventionen sind für alle Pflegepersonen verbindlich. So wird die Kontinuität der Pflege gewährleistet und ist so lange bindend, bis eine veränderte Situation des Pflegeempfängers/der Pflegeempfängerin eine neue Beurteilung und Planung erforderlich macht. Je nach Komplexitätsgrad der Pflegeintervention bzw. Pflegesituation werden die geplanten Interventionen vom gehobenen Dienst für Gesundheits- und Krankenpflege selbst durchgeführt oder entsprechend rechtlicher und fachlicher Grundlagen an andere Berufsgruppen übertragen bzw. delegiert. Alle in den Betreuungsprozess eingebundenen Pflegekräfte sind dafür verantwortlich, Veränderungen, die eine Änderung des schriftlichen Pflegeplans notwendig machen, an die zuständige Diplompflegekraft weiterzuleiten und sich mit Vorschlägen in den Planungsprozess einzubringen.

Ärztlich angeordnete Maßnahmen und Tätigkeiten unterliegen nicht dem Pflegeprozess, da sie in den Kompetenzbereich der medizinischen Diagnostik und Therapie fallen. Sie sind daher nicht im schriftlichen Pflegeplan enthalten. Die Durchführung dieser Maßnahmen ist an anderer Stelle, wie in der Therapie-/Fieberkurve oder im Medikamentenblatt, zu dokumentieren.

Pflegeinterventionen müssen nachvollziehbar und handlungsleitend formuliert werden. Das kann

- unter konkreten Angaben von Maßnahmen (z. B. Anleiten zur Teilkörperwäsche von Gesicht und Oberkörper am Waschbecken),
- unter Angabe eines Handlungsspielraums (z. B. Unterstützung bei der Teilkörperwäsche je nach Wunsch/Allgemeinzustand des Pflegeempfängers/der Pflegeempfängerin) oder
- mit Bezug auf Leitlinien/SOPs/Standards (z. B. laut SOP Vollbad)

erfolgen.

Plant man die Pflegeinterventionen mit der „5-W-Regel", ist sichergestellt, dass diese alle wesentlichen Informationen beinhalten:

1. **W**as ist zu tun?
2. **W**ie ist es durchzuführen?
3. **W**ie oft ist es zu tun?
4. **W**omit ist es zu tun?
5. **W**er führt es aus?

Werden Interventionen laut organisationsspezifischen Vorgaben durchgeführt, so müssen diese für die Pflegekräfte nachlesbar sein. Eventuelle Abweichungen müssen im Pflegeplan angeführt werden. Nicht im individuellen schriftlichen Pflegeplan zu erfassen sind Handlungsschemata sowie die grundsätzliche Vor- und Nachbereitung von Pflegeinterventionen. Diese wurden im Rahmen der Ausbildung und/oder Einschulung erlernt und sind Inhalt von Lehrbüchern und/oder Einschulungsmappen der jeweiligen Organisationen. Erfordert die pflegeempfängerorientierte individuelle Pflege eine spezielle Vor-/Nachbereitung, ist diese im schriftlichen Pflegeplan zu vermerken.

Neben der Anleitung, Unterstützung oder stellvertretenden Übernahme von Handlungen umfassen pflegerische Interventionen das kontinuierliche Beobachten und Sammeln bzw. Analysieren von Daten, das Fördern und Unterstützen in den Aktivitäten des täglichen Lebens, das Vermitteln von Informationen und Fertigkeiten, das Koordinieren und Organisieren von Prozessen sowie die Beratung, Anleitung und Beaufsichtigung des Pflegeempfängers/der Pflegeempfängerin.

Einmalige Pflegeinterventionen, die aufgrund eines punktuellen Bedarfs gesetzt werden, werden nach organisationsspezifischer Vorgabe (als Ad-hoc-Leistung oder im Pflegebericht) dokumentiert. Auch wiederkehrende Pflegeinterventionen ohne Pflegediagnosen sind Bestandteil des schriftlichen Pflegeplans.

Die Einhaltung von Prinzipien und Grundhaltungen, die handlungsleitend für Pflegeinterventionen sind (z. B. Wahren der Intimsphäre, Informieren von Betroffenen, angemessene Kommunikation, sterile Arbeitsweise), sind bei ausgebildeten Pflegepersonen vorauszusetzen, daher nicht zu planen und die Durchführung auch nicht zu bestätigen. Sogenannte Hotel-, Logistik- und Serviceleistungen müssen ebenfalls nicht geplant werden. Dazu gehören beispielsweise das Aufbereiten von Betten, das Essensservice, die Reinigung und Routinedesinfektion oder Material- und Wäschegebarung (vgl. Rappold et al. 2017, S. 19–21).

## Durchführen von Pflegeinterventionen

Wie schon erwähnt, ist die Durchführung der im schriftlichen Pflegeplan vermerkten Interventionen für alle Pflegepersonen verbindlich. Die Dokumentation der erbrachten Pflegeinterventionen sowie der Maßnahmen und Tätigkeiten im Rahmen von medizinischer Diagnostik und Therapie erfolgt im Durchführungsnachweis. Dieser kann als Leistungsnachweis herangezogen werden. Durch die Dokumentation wird bestätigt, dass die geplanten bzw. angeordneten Maßnahmen auch tatsächlich erbracht wurden.

Die durchführende Person bestätigt die Durchführung der Maßnahme mit Handzeichen oder bei elektronischer Dokumentation mit digitaler ID und Angabe von Datum sowie Zeitpunkt oder Zeitraum. Je relevanter der Zeitpunkt der Durchführung einer Pflegeintervention ist (z. B. Positionierung, Medikamentengabe), desto genauer muss der Durchführungszeitpunkt erfasst werden, unabhängig vom Dokumentationszeitpunkt.

Die Durchführungsdokumentation soll möglichst einfach und effizient sein. Die erbrachten Leistungen sollen nur einmal und an der dafür vorgesehenen Stelle dokumentiert werden (Vermeidung von Doppeldokumentation). Die Leistungsdokumentation soll möglichst unmittelbar, das heißt zeitnah erfolgen. Zeitnah bedeutet möglichst knapp nach dem Ereignis, der Beobachtung oder erbrachten Leistung, spätestens aber bis Dienstende bzw. Übergabe des Pflegeempfängers/der Pflegeempfängerin an einen anderen Bereich (vgl. Rappold et al. 2017, S. 27).

**Merke:** Je akuter oder relevanter das Ereignis, desto rascher muss der Eintrag erfolgen (z. B. Sturzgeschehen)!

## Evaluierung

Die Evaluation ist die systematische Bewertung und Überprüfung der Zielerreichung. Das geplante Pflegeziel (Soll) wird mit dem Pflegeergebnis (Ist) verglichen und bewertet.

Die Evaluierung kann stattfinden:

- zum festgelegten Evaluationszeitpunkt,
- bei Veränderung des Pflegezustandes oder
- bei Beendigung des Betreuungsverhältnisses.

Grundsätzlich ist die fortlaufende Evaluation von der intermittierenden Evaluation zu unterscheiden. Unter **fortlaufender Evaluation** wird die permanente Überprüfung der Pflegeinterventionen während oder direkt nach einer Pflegeintervention verstanden. Hier wird die Reaktion des Pflegeempfängers/der Pflegeempfängerin auf die Intervention beobachtet und ggf. eine Anpassung der Pflegeinterventionen vorgenommen. Die **intermittierende Evaluation** findet zu einem bestimmten, im Planungsprozess bereits festgelegten Zeitpunkt statt.

Bei der Evaluierung sollten folgende Fragen berücksichtigt werden:

- Wie ist der aktuelle Zustand des Pflegeempfängers/der Pflegeempfängerin?
- Welche Wirkung hatten/haben die Pflegeinterventionen (hat sich der Zustand verbessert, verschlechtert, ist er gleich geblieben)?
- Wie ist die subjektive Sicht des Pflegeempfängers/der Pflegeempfängerin (typische Aussagen)?
- Wurden die gesetzten Ziele erreicht (ja, nein, teilweise)?
- Sind Veränderungen in den formulierten Pflegediagnosen, Bedürfnissen und Fähigkeiten erforderlich?
- Wurden die Interventionen wie geplant durchgeführt?
- Warum konnten die Interventionen evtl. nicht wie geplant durchgeführt werden (unvorhergesehene Ereignisse oder Komplikationen)?
- Wurden eventuell zusätzliche Interventionen durchgeführt, die anschließend nicht im Pflegeplan eingetragen wurden (Durchsicht des Pflegeberichts)?

Die Evaluation der Zielerreichung kann zu folgenden Konsequenzen führen:

- Beenden der Pflegediagnose – das Ziel ist erreicht, die Pflegediagnose hat keine Gültigkeit mehr
- Änderung der Pflegediagnose, da sie nicht passend war
- Pflegeziel, Pflegediagnose und Pflegeinterventionen bleiben bestehen – das Ziel wird verändert, da die Zielformulierung nicht passend war
- Pflegediagnose und Pflegeziel bleiben bestehen – die Pflegeinterventionen werden angepasst (Pflegesituation hat sich verändert, Pflegeinterventionen waren nicht zielführend, ...)
- Keine Veränderung im Pflegeplan – Interventionen wirken, Pflegediagnose(n) und Ziel(e) bleiben bestehen

Das Ergebnis und die Begründung für eventuell vorgenommene Veränderungen werden in der Pflegedokumentation vermerkt. Die geplanten wiederkehrenden Pflegeinterventionen ohne Pflegediagnose werden im Rahmen der Evaluierung ebenfalls auf ihre Aktualität, Angemessenheit und Wirksamkeit überprüft und gegebenenfalls angepasst.

Bei Beendigung des Betreuungsverhältnisses werden die formulierten Pflegeziele evaluiert und das Ergebnis wird ggf. in den pflegerischen Verlegungsbericht/Pflegesituationsbericht übernommen (vgl. Rappold et al. 2017, S. 22).

**Aufgabe:** Herr Franz K., 82 Jahre alt, ist vor einigen Wochen ins Alten- und Pflegeheim eingezogen. Er hat bis zu seiner Pensionierung am Bauamt gearbeitet. Dort war er für Bauschäden zuständig. Ursprünglich hat Herr K. eine Lehre als Schlosser gemacht. Herr K. ist verwitwet, lebte zuletzt mit seiner Lebensgefährtin, die ihn mindestens einmal wöchentlich besucht.

Herr K. war bereits mehrere Male auf einer Gerontopsychiatrie. Er leidet seit 8 Jahren an einer Demenz des Alzheimertyps. Beim letzten Krankenhausaufenthalt war die Erkrankung in einem fortgeschrittenen Stadium mit Desorientierung. Herr K. ist zeitlich, örtlich und zur Person desorientiert und springt in den Zeiten. Seit er im Alten- und Pflegeheim lebt, ist häufig zu beobachten, dass er die baulichen Gegebenheiten beobachtet und über mögliche Bauschäden und Pfusch bei der Arbeit schimpft. Herrn K.s Stimmung schwankt sehr stark. Er zeigt eine psychomotorische Unruhe und Umtriebigkeit, kann kaum still sitzen und sich auf etwas konzentrieren.

Herrn K.s Gattin starb vor 15 Jahren, sie ist auf dem Friedhof in der Nähe begraben. Zu den Kindern hat Herr K. keinen Kontakt mehr, seitdem er eine neue Lebenspartnerin gefunden hat. Herr K. zeigt Weglauftendenzen, er ist dann am Grab seiner verstorbenen Ehefrau zu finden.

Herr K. hat Merk- und Gedächtnisbeeinträchtigungen. Er kann sich z. B. nach dem Frühstück nicht mehr daran erinnern, gegessen zu haben. Herr K. war laut Lebensgefährtin ein lustiger Mensch und hat gerne mit der Mundharmonika und Quetsche mit Freunden gespielt. Er hat mit seiner Lebensgefährtin in den letzten Jahren vor dem Heimeintritt viele Urlaube in Österreich gemacht. Er ist sehr naturverbunden und hat in Garten und Haus immer etwas „gewerkelt".

Herr K. benötigt besonders bei der Körperpflege Unterstützung/Anleitung, beim Waschen entwickelte er minutenlange stereotype Waschbewegungen, er kennt den Ablauf der Körperpflege nicht. Die Zahnprothesen kann er selbst nicht einsetzen, er kann mit der Haftcreme nicht umgehen.

Eine selbstständige Nahrungsaufnahme ist nicht möglich, Herr K. braucht immer wieder aktivierende Impulse und die Speisen müssen mundgerecht vorbereitet sein. Ohne Aufforderung würde Herr K. nichts trinken. Er weiß mit den Gegenständen wie Besteck und den Speisen auf dem Teller häufig nichts anzufangen. Wird er bei Nahrungs-/Flüssigkeitsaufnahme unterstützt, beginnt er teilweise selbstständig weiterzuessen.

Herr K. kann sich zwischen einfachen Angeboten nur schwer entscheiden (z. B. „Wollen Sie eine Weste anziehen oder reicht das Hemd?"). Er ist sehr früh wach, läuft dann im Schlafanzug im Wohnbereich herum und sucht nach Bauschäden.

Den Toilettengang verrichtet Herr K. selbstständig. Findet er die Toilette nicht rechtzeitig, nässt er ein.

Kontakt zu anderen Menschen kann Herr K. nicht aufbauen. Die Interaktion ist durch die verwaschene Sprache und inadäquaten Sprachinhalte stark beeinträchtigt. Herr K. zieht sich vom sozialen Geschehen zurück, es besteht das Risiko der Vereinsamung. Da er Gesprächen kaum folgen kann, meidet er Kontakt mit anderen.

**Versuchen Sie anhand des Fallbeispiels folgende Fragen zu beantworten und stellen Sie Ihre Ergebnisse im Plenum vor:**

1. Welchen Pflegebedarf können Sie anhand des Fallbeispiels ableiten?
2. Welche Pflegediagnose würden Sie vordergründig auswählen?
3. Formulieren Sie für die gewählte Pflegediagnose vorhandene Ressourcen, Risikofaktoren/Ätiologie und Symptome.
4. Formulieren Sie Pflegeziele nach der SMART-Regel.
5. Welche Pflegeinterventionen sind erforderlich, um die gesetzten Ziele zu erreichen?
6. Welcher Zeitraum ist für die Erreichung der Ziele realistisch?
7. Welche Fragen stellen Sie sich bei der Evaluierung?

Zeitrahmen Bearbeitung: 60 min

Zeitrahmen Präsentation: 5 min

Diskussion im Plenum: 5 min

# Delegation

Im Rahmen der Mitwirkung bei Diagnostik und Therapie dürfen im Einzelfall nach schriftlicher ärztlicher Anordnung und unter Aufsicht von Angehörigen des gehobenen Dienstes für Gesundheits- und Krankenpflege oder von Ärzten/Ärztinnen bestimmte Tätigkeiten durchgeführt werden. Dazu gehören beispielsweise das Absaugen der oberen Atemwege sowie bei Tracheostoma in stabilen Pflegesituationen und der Ab- und Anschluss laufender Infusionen bei liegendem periphervenösem Gefäßzugang.

## Stabile Pflegesituation

Von einer stabilen Pflegesituation spricht man, wenn pflegerische und/oder therapeutische Maßnahmen prozesshaft zu planen sind. Dabei muss die Pflegesituation über lange Zeit unverändert geblieben und frei von krisenhaften Entwicklungen bzw. Notfällen sein. Solche Situationen ergeben sich einerseits in der Lebens- und Entwicklungsphase des Älterwerdens und andererseits in Verbindung mit chronischen Erkrankungen, Unfallereignissen oder Krankheiten. Die Situation ist also vertraut und erwartbar. Die Interventionen sind gleichbleibend, wiederkehrend und in hohem Maße vertraut.

### Delegation, Subdelegation und Anordnung im Einzelfall

Prinzipiell haben Delegation und Subdelegation an Pflegeassistenzberufe dem Komplexitäts-, Stabilitäts- und Spezialisierungsgrad der Pflegesituation entsprechend zu erfolgen.

Die ärztliche Anordnung im Einzelfall bedeutet, dass die Delegation der therapeutischen Verrichtungen nicht generell erfolgen darf, sondern auf den/die PflegeempfängerIn und die konkrete Behandlungssituation abgestimmt werden muss. Das heißt, bestimmte ärztliche Tätigkeiten bzw. Maßnahmen an einem/einer PflegeempfängerIn sind nur für einen bestimmten, zu definierenden Zeitraum durchzuführen. Keinesfalls ist bei der Delegation „im Einzelfall" ein PatientInnenkollektiv bzw. eine generelle Verschiebung von Tätigkeiten an die Berufsgruppe der Pflegeassistenz gemeint.

Werden Tätigkeiten delegiert, ist auf eine korrekte Dokumentation besonderes Augenmerk zu legen. Aus der Pflegedokumentation muss klar hervorgehen, **wer was wann und warum** angeordnet und durchgeführt hat.

Bei der Delegation ist zu beachten, dass die einschulende Person (Angehörige des gehobenen Dienstes für Gesundheits- und Krankenpflege oder Ärzte/Ärztinnen) die Fähigkeiten des Pflegefachassistenten/der Pflegefachassistentin überprüft und mittels Unterschrift bestätigt. Die schulende Person übernimmt damit die Verantwortung, dass die geschulte Person im Normalfall diese Tätigkeiten auch durchführen kann. Die geschulte Person übernimmt die unmittelbare Durchführungsverantwortung und entscheidet im Einzelfall, ob sie die Tätigkeiten, die an sie delegiert wurden, in der jeweiligen Situation übernehmen kann oder nicht.

## Betriebliche Gesundheitsförderung (BGF)

Die Betriebliche Gesundheitsförderung wurde in Österreich 1993 unter der Leitung der Oberösterreichischen Gebietskrankenkasse (OÖGKK), heute Österreichische Gesundheitskasse (ÖGK), in einem Linzer Betrieb gestartet. Anfangs handelte es sich um einzelne Pilotprojekte, zwei Jahre später wurde das Europäische Netzwerk Betriebliche Gesundheitsförderung (ENWHP) gegründet und nationale Kontaktstellen wurden in den Mitgliedsländern eingerichtet. In Österreich erhielt die OÖGKK den Auftrag zur Errichtung einer nationalen Kontaktstelle. Nach und nach wurde die BGF weiterentwickelt und mit Unterstützung der Sozialversicherungsträger in den einzelnen Betrieben integriert. Die Thematik konnte anhand von Pilotprojekten erlernt werden, gleichzeitig wurden Strukturen und Unterstützungsangebote entwickelt und geschaffen. Durch Informationsveranstaltungen konnte die BGF publik gemacht werden und Unternehmen für das Thema sensibilisieren. Um den Betrieben den Einstieg in die BGF zu ermöglichen, wurden die Konzepte in den folgenden Jahren laufend verbessert. Einen besonderen Beitrag leisteten das ENWHP mit seinen Initiativen und die Träger der österreichischen Sozialversicherungen mit Kooperationsprojekten (vgl. Heigl 2017, S. 465–466).

## Definition

Den Begriff Betriebliche Gesundheitsförderung zu interpretieren ist schwierig, da es inzwischen eine Reihe von Termini dafür gibt, welche synonym oder auch zu Abgrenzungszwecken verwendet werden (vgl. Faller 2017b, S. 27). Gerade in Bezug auf psychische Belastungen ist sie nur unscharf von der betrieblichen Prävention abzugrenzen (vgl. Schigutt/Püringer 2017, S. 78). Nach der Luxemburger Deklaration zur Betrieblichen Gesundheitsförderung wird der Begriff folgendermaßen definiert: „Betriebliche Gesundheitsförderung umfasst alle gemeinsamen Maßnahmen von Arbeitgebern, Arbeitnehmern und Gesellschaft zur Verbesserung von Gesundheit und Wohlbefinden am Arbeitsplatz." (Infoline Gesundheitsförderung 2018)

Gemäß der Luxemburger Deklaration ist die BGF ein Gesamtkonzept, bestehend aus:

- gesundheitsfördernden Unternehmensgrundsätzen und Leitlinien, in denen die Beschäftigten als Erfolgs- und nicht als Kostenfaktor gesehen werden;
- einer Unternehmenskultur und entsprechenden Führungsleitlinien, in denen die Beschäftigten mitbeteiligt sind und angespornt werden, Verantwortung zu übernehmen;
- einer Arbeitsorganisation, die so strukturiert ist, dass ein ausgeglichenes Verhältnis zwischen Arbeitsanforderungen und den eigenen Fähigkeiten besteht, die soziale Unterstützung gewährt und es den Beschäftigten ermöglicht, auf die Arbeit Einfluss zu nehmen;
- einem integrierten Arbeits- und Gesundheitsschutz sowie
- einer Personalpolitik, welche die Gesundheitsförderungsziele aktiv verfolgt.

Des Weiteren bezieht die BGF das Handeln inner- und außerhalb des Betriebes für die Gesundheit am Arbeitsplatz mit ein. Sie baut Ansätze ein, die ein individuelles Gesundheitsverhalten der Beschäftigten ermöglichen, und enthält Ansätze zur gesundheitsfördernden Gestaltung am Arbeitsplatz und den Arbeitsbedingungen in Form von Verhaltens- und Verhältnisprävention (vgl. Faller 2017b, S. 27, 29). Die BGF muss sich laufend mit dem Setting der MitarbeiterInnen auseinandersetzen, dazu gehört auch, zu hinterfragen, wie das Setting gestaltet werden kann, damit es einen gesundheitsfördernden Charakter bekommt. Dabei ist nicht nur die arbeitsmedizinische Basis zu berücksichtigen, sondern alle lebensweltlichen Aspekte dieses Settings (vgl. Steinbach 2018a, S. 64).

## Grundprinzipien

**Die Grundprinzipien der BGF sind:**

- **Ganzheitliches Gesundheitsverständnis:** Besteht darin, die Verhältnisse im Betrieb und das Verhalten der Menschen neu zu gestalten. Es werden die Rahmenbedingungen, z. B. Arbeitsabläufe und Strukturen am Arbeitsplatz, aber auch die individuellen Verhaltensweisen der MitarbeiterInnen gesünder gestaltet.
- **Partizipation (Teilhabe):** Bedeutet, dass alle ArbeitnehmerInnen in die Maßnahmen zur BGF eingebunden werden und diese auch gemeinsam umsetzen. Wesentlich ist, dass sowohl die Unternehmensführung als auch die Belegschaft mitarbeitet.
- **Projektmanagement:** Hier kommt es zu einer systematischen Vorgehensweise, die sich von der Analyse des Ist-Standes über die Zielsetzung, die systematische Planung der Maßnahmen, die strukturierte und zielorientierte Vorgehensweise (Durchführung der Maßnahmen) bis hin zur Auswertung (Evaluation) erstreckt.

- **Beteiligte und Betroffene:** Darunter ist die aktive Beteiligung des Unternehmens an der BGF zu verstehen. Kompetenzen und Fähigkeiten der Beschäftigten werden durch die BGF dauerhaft erhöht. Durch externe Unterstützung können sich neue Sichtweisen eröffnen (vgl. gesundheit.gv.at 2018).

## Ziele

Im Mittelpunkt steht die gesunde, gesundheitsfördernde, menschengerechte Gestaltung der Arbeit (vgl. Faller 2017b, S. 26). Dementsprechend ist die Zielsetzung sehr umfassend, da sie sich nicht nur auf die körperliche Arbeitsbelastung, wie Belastung des Skelettapparates oder Risiken für Arbeitsunfälle, beschränkt, sondern auch gesundheitspsychologische Ziele mit einschließt. Auf dieser Ebene finden sich laut einer Studie der deutschen Gesundheitskasse acht der zehn größten Belastungsfaktoren, wie Lärm, hohes Arbeitstempo, Termin- und Leistungsdruck sowie ständige Konzentration (vgl. Weideneder 2018).

Daher müssen die Ziele der BGF breit gestreut sein:

- Die Rahmenbedingungen am Arbeitsplatz sind zu optimieren, gesundheitsgerecht und menschenwürdig zu gestalten.
- Es sind Vorgehensweisen zu erarbeiten, welche die Arbeitszufriedenheit und das Betriebsklima verbessern, wie z. B. die Etablierung eines gesundheitsgerechten Führungsstils.
- Die physische und psychische Gesundheit der MitarbeiterInnen ist zu erhalten und zu fördern, z. B. durch bewegungsfördernde Arbeitsumgebung, Methoden zur Stressbewältigung und Stressprävention.
- Es sind Möglichkeiten zu schaffen, um die Lebensgewohnheiten der MitarbeiterInnen möglichst gesund zu gestalten, z. B. gesundes Essen in der Betriebskantine oder verhaltens- und verhältnisbezogene Suchtprävention.
- Die Einbindung und Mitbestimmung der MitarbeiterInnen bei der BGF, bei der Arbeitsplatzgestaltung und den Arbeitsabläufen.

Von der Betrieblichen Gesundheitsförderung profitieren Betrieb und MitarbeiterInnen gleichermaßen. Es ist durch Studien des deutschen Fachverbands AOK (Bundesverband der deutschen Betriebskassen) belegt, dass Betriebliche Gesundheitsförderung bei der Belegschaft zu weniger Krankenständen, Arbeitsunfällen, einem erhöhten Wohlbefinden, einer höheren Arbeitszufriedenheit, Motivation und einer effektiveren Dienstleistungsqualität führt, außerdem können sich ArbeitnehmerInnen besser mit dem Unternehmen identifizieren (vgl. Weideneder 2018).

## Akteure

Die österreichische Sozialversicherung gliedert sich in die Kranken-, Pensions- und Unfallversicherung. Die **Krankenversicherung** sichert die Gesundheitsversorgung der Bevölkerung und finanziert die Hälfte der Gesundheitsleistungen. Eine wesentliche Aufgabe der Sozialversicherungsträger ist die Gesundheitsförderung. Je nach finanzieller Möglichkeit der einzelnen Sozialversicherungsträger können noch zusätzlich freiwillige Leistungen erbracht werden (vgl. Kuhn 2017, S. 48).

Die BGF ist eine Pflichtleistung der **Krankenkassen**. Diese fördern besonders den Aufbau und die Stärkung der gesundheitsförderlichen Strukturen. In Zusammenarbeit mit den ArbeitnehmerInnen, den Führungspersonen, dem betriebsärztlichen Dienst und den Arbeitssicherheitskräften erheben sie die gesundheitliche Situation am Arbeitsplatz und entwickeln Vorschläge zur Verbesserung. Sie haben eine unterstützende Funktion bei der Durchführung der Maßnahmen (vgl. Lenhardt 2017, S. 203).

**Arbeitgeber-Betriebsmanagement**: Die Führungsebenen haben den bedeutendsten Part bei der BGF. Setzt sich eine Unternehmensleitung für die BGF ein, kann sich dies für das Unternehmen positiv auswirken, indem die Krankenstandstage der ArbeitnehmerInnen rückläufig werden, die Arbeitszufriedenheit und die Motivation steigen und die Produktivität zunimmt (vgl. Lehnardt 2017, S. 205).

Die **Belegschaftsvertretung** nimmt Einfluss auf die Planung und Durchführung der BGF. Ihre Rechte betreffen beinahe alle Bereiche der ArbeitgeberInnen- sowie der ArbeitnehmerInnen-Beziehungen wie Personalmaßnahmen (z. B. Kündigungen), Leistungs- und Entgeltregelungen, Arbeitszeitgestaltung, Betriebs- und Arbeitsorganisation.

**ArbeitnehmerInnen** kommt eine wichtige Funktion bei der BGF zu, vorausgesetzt, sie dürfen aktiv an den Prozessen mitwirken. Dann können sie Einfluss auf die Verbesserung der Arbeitsbedingungen nehmen (vgl. Lenhardt 2017, S. 207, 209).

**ArbeitspsychologInnen** bilden eine weitere Unterstützung zur Durchführung des ArbeitnehmerInnenschutzes. Sie unterstützen Menschen, die am Arbeitsplatz psychischen Belastungen ausgesetzt sind, und finden Wege zur Vermeidung von psychischen Belastungen (vgl. Schigutt/Püringer 2017, S. 83–84).

**Arbeitssicherheitspersonal und arbeitsmedizinischer Dienst**: Ihr Aufgabenbereich bei der BGF erstreckt sich von der technischen Unfallverhütung, Sicherheitsbelehrungen, der Gestaltung der Arbeitsorganisation und der Arbeitszeit bis hin zur menschengerechten Arbeitsgestaltung. Sie nehmen auch immer öfter Aufgaben im präventiven Management wahr (vgl. Lenhardt 2017, S. 211–212).

## Österreichisches Netzwerk für Betriebliche Gesundheitsförderung (ÖNBGF)

Im Jahr 2000 wurde das Österreichische Netzwerk für Betriebliche Gesundheitsförderung (ÖNBGF) gegründet, um die Gesundheitsförderung österreichweit zu verbreiten (vgl. Kuhn 2017, S. 51). Bezüglich Gesundheitsförderung sind besonders das **Gesundheitsförderungsgesetz** (1998) und der **Fonds Gesundes Österreich** hervorzuheben, zu dessen Aufgaben die Förderung praxisorientierter und wissenschaftlicher Projekte der BGF gehört. Information, Aufklärung und Öffentlichkeitsarbeit sollen einen Beitrag zur Gesundheitsförderung und Prävention bei der Bevölkerung leisten. Es wurden die **Bundesgesundheitsagentur** und der **Landesgesundheitsfonds** auf Bundesländerebene mit den **Gesundheitsplattformen** als oberste Organe eingerichtet. Die Aufgaben der Gesundheitsplattformen bestehen in der Planung, Finanzierung und Steuerung des extra- und intramuralen Gesundheitswesens sowie in der Entwicklung von Gesundheitsförderprojekten. Mit dem Gesundheitsreformgesetz von 2013, dessen oberstes Ziel es ist, eine nachhaltige qualitätsgesicherte, effektive und effiziente Gesundheitsversorgung der gesamten Bevölkerung zu gewährleisten, aber auch deren langfristige Finanzierbarkeit sicherzustellen, wurde ein weiterer Meilenstein in der BGF gesetzt (vgl. Kuhn 2017, S. 48–50).

Das ÖNBGF mit seinen Mitgliedern ist wesentlich für den derzeitigen Entwicklungsstand der Betrieblichen Gesundheitsförderung in unserem Land verantwortlich. Die Leistungen des ÖNBGF bestehen in der Entwicklung von ganzheitlichen Angeboten, prozessunterstützenden Mitteln, der Begleitung und Unterstützung von Vorgängen sowie der Festlegung von Standards und Qualitätskriterien. Weitere Aufgaben sind die Bekanntmachung, Stärkung und Vernetzung der BGF. Die Krankenkassen, die Bundesarbeiterkammer, die Wirtschaftskammer, der Österreichische Gewerkschaftsbund und die Österreichische Industriellenvereinigung unterstützen den ÖNBGF. Eine enge Zusammenarbeit mit dem Interessenvertreter der ArbeitnehmerInnen und den ArbeitgeberInnen ermöglicht den Kontakt sowie den Wissensaustausch zur Arbeitswelt. Als Regionalstellen des ÖNBGF fungieren die Gebietskrankenkassen der jeweiligen Bundesländer. Eine Ausnahme bildet die Vorarlberger GKK, diese Regionalstelle wird vom **Fonds Gesunde Betriebe Vorarlberg** geführt. Des Weiteren gibt es im ganzen Bundesgebiet Servicestellen, wie die Versicherungsanstalt für Eisenbahnen und Bergbau sowie die Versicherungsanstalt der öffentlich Bediensteten. Am Netzwerk sind auch der Hauptverband der österreichischen Sozialversicherungsträger, die Allgemeine Unfallversicherung und die Sozialversicherungsanstalt der Gewerblichen Wirtschaft beteiligt, sie haben sich als überregional tätige Versicherungsträger dem Netzwerk angeschlossen (vgl. Heigl 2017, S. 466–468).

## Ottawa-Charta

Die Ottawa-Charta ist ein Dokument, das bei der Internationalen Konferenz zur Gesundheitsförderung am 21. November 1986 in Ottawa (Kanada) von der Weltgesundheitsorganisation (WHO) veröffentlicht wurde. Damit wurde ein Aufruf zum aktiven Handeln getätigt, mit dem Ziel, bis zum Jahr 2000 und darüber hinaus „Gesundheit für alle“ zu erreichen. Die Konferenz verstand sich hauptsächlich als eine Antwort auf die steigenden Erwartungen an eine neue öffentliche Gesundheitsbewegung. Den Ausgangspunkt bildete die Deklaration von Alma-Ata aus dem Jahr 1978 über die gesundheitliche Grundbetreuung und das WHO-Dokument „Gesundheit für alle“. Die Konferenz rief die Staaten und die internationalen Organisationen auf, die Mitgliedsländer bei der Umsetzung der Pläne für gesundheitsförderndes Verhalten und Programme zur Gesundheitsförderung zu unterstützen, wobei nicht nur die Gesundheitseinrichtungen verantwortlich sein sollten, sondern alle Bereiche der Politik, die neben der Entwicklung einer gesünderen Lebensweise auch die Förderung des Wohlbefindens der Menschen zum Ziel haben sollten. Die Ottawa-Charta dient auch heute noch als Leitfaden sowie als konzeptionelle Empfehlung und Inspiration der Gesundheitsförderung (vgl. Kuhn 2017, S. 39–40).

## Arbeitsmedizin und BGF

Arbeitsmedizin und Betriebliche Gesundheitsförderung haben die Aufgabe, die Gesundheit aller im Betrieb beschäftigten Personen positiv zu beeinflussen, indem sie die Besonderheiten und Bedingungen der jeweiligen Settings bedenken und in ihre Aktionen miteinbeziehen.

Unter dem Begriff **Setting** wird in der Gesundheitsförderung ein definierter Lebensraum (z. B. ein soziales System wie Schule, Betrieb, Familie oder Krankenhaus) verstanden, in dem sich das alltägliche Leben eines Menschen abspielt. Dieser Lebensraum hat einen wesentlichen Einfluss auf die Gesundheit.

Die Grundlagen der Arbeitsmedizin sind in Österreich durch das Bundes-Bedienstetenschutzgesetz und das ArbeitnehmerInnenschutzgesetz geregelt. Die Arbeitsmedizin arbeitet eng mit Vorgesetzten und mit der Personalvertretung zusammen. Als wichtiger Bestandteil der betrieblichen Sicherheit kann sie als präventive Disziplin im Rahmen des ArbeitnehmerInnenschutzes gesehen werden. Ihre Aufgaben sind die Verminderung von Risiken und Gefahren am Arbeitsplatz, z. B. Verhinderung von Arbeitsunfällen oder Berufskrankheiten, sowie die Durchführung präventiver Maßnahmen zur Gesunderhaltung der MitarbeiterInnen, z. B. das Zur-Verfügung-Stellen von Schutzkleidung, Einschulungen und Unterweisungen in die Arbeitsabläufe, Vorschreiben von bestimmten Arbeitsmitteln, Überprüfung von Sicherheitsmaßnahmen, Festsetzen und Überprüfen von Grenzwerten und Arbeitsruhezeiten oder verpflichtende prophylaktische Untersuchungen für das Personal.

In die Kompetenz der Arbeitsmedizin fallen auch die regelmäßige Besichtigung der Arbeitsplätze, die laufende Kontaktaufnahme mit der Belegschaft sowie die Zusammenarbeit mit den Sicherheits- und anderen Fachkräften. ArbeitsmedizinerInnen haben darauf zu achten, dass die geltenden Standards und Rechtsvorschriften eingehalten werden (vgl. Steinbach 2018, S. 62–63).

Große Betriebe sind vom Gesetz aus angehalten, ArbeitsmedizinerInnen zu bestellen, in kleinen Betrieben übernimmt dies kostenlos die AUVA (Allgemeine Unfallversicherungsanstalt). Die AUVA hat noch weitere gesetzliche Aufträge zu erfüllen, so z. B. die Unfallverhütung und die Bekämpfung von Berufskrankheiten nach dem ASVG (Allgemeines Sozialversicherungsgesetz), außerdem ist sie für die arbeitsmedizinische und sicherheitstechnische Prävention nach dem ArbeitnehmerInnenschutzgesetz verantwortlich (vgl. AUVA).

Um die Gesundheit zu schützen, ist es ein Muss, dass die Rechtsvorschriften und Mindestanforderungen des arbeitsmedizinischen Dienstes von den Führungskräften gefordert und von den Beschäftigten befolgt werden (vgl. Steinbach 2018, S. 62–63).

## Merkmale einer qualitätsvollen BGF

Die Abläufe und die Zielsetzungen der BGF sind sehr umfassend, das hat auch Konsequenzen für die Qualitätsanforderungen, die sich an der Struktur, am Prozess und am Ergebnis orientieren. Die Merkmale einer qualitativ hohen BGF richten sich im Wesentlichen nach den Qualitätskriterien, welche von den deutschen Betriebskrankenkassen entwickelt wurden und eine Leitlinie bilden. Nach diesen Kriterien wird auch in Österreich vorgegangen (vgl. BGF Netzwerk 2018a, S. 2).

Betriebe und öffentliche Verwaltungen sind vom Gesetz aus verpflichtet, die Gesundheit ihrer Beschäftigten zu schützen und zu fördern. Sie haben die Arbeit nach gesicherten wissenschaftlichen Erkenntnissen menschengerecht zu gestalten. Daraus lassen sich zwei handlungsleitende Aspekte ableiten (vgl. Pieck 2017, S. 179):

- Bedeutsame arbeitsbedingte Belastungen, welche die Gesundheit der Belegschaft gefährden, sind zu reduzieren.
- Die gesundheitsfördernden Einflüsse am Arbeitsplatz sind zu stärken.

**Betriebliche Einbindung:** BGF muss in allen Ebenen eines Unternehmens angesiedelt sein. Sie wird nach und nach in die betrieblichen Strukturen und Abläufe integriert, denn sichere Arbeitsplätze und die Gesundheit der Beschäftigten sollen das Ziel des gesamten Unternehmens sein.

**Zusammenarbeit:** Eine Voraussetzung der BGF ist die hierarchieüberschreitende (z. B. von der Leitung bis zum/zur Auszubildenden) und berufsübergreifende (z. B. Arzt/Ärztin, Pflegepersonal, RöntgenassistentIn, PhysiotherapeutIn, Reinigungspersonal) Zusammenarbeit und das Fachwissen aller im Betrieb beschäftigten Personen. Das

Projektmanagement für die BGF übernehmen in der Regel die Unternehmensführung, die Belegschaftsvertretung und die Präventivdienste des Unternehmens.

**Bestandsaufnahme:** Um ein Gesundheitsförderprogramm zu erstellen, ist eine Bestandsaufnahme und Analyse der Faktoren, welche die Arbeitsumwelt beeinflussen, unerlässlich. Außerdem muss eine Gesundheitsanalyse der Beschäftigten, bezogen auf die tätigkeitsbezogenen Anforderungen und Belastungen, erstellt werden.

**Beobachtbare, messbare Ziele:** Die betrieblichen gesundheitspolitischen Ziele sowie Teilziele werden vom Projektmanagement festgelegt. Es muss für die Beschäftigten sichtbar sein, dass Unternehmensleitung und Belegschaftsvertretung hinter dem Gesundheitsförderprojekt stehen.

**Offenheit und Beteiligung:** Auch in der BGF gibt es zwischen den verschiedenen Akteuren unterschiedliche Meinungen. Daher sollte darauf geachtet werden, dass Entscheidungen und Informationen so rasch wie möglich und umfassend an alle Beschäftigten weitergeleitet werden. Ebenso ist es maßgeblich, dass MitarbeiterInnen in Gesundheitszirkeln mitwirken.

**Kontinuität:** Betriebliche Gesundheitsförderung ist ein ständiger Prozess, der in die betrieblichen Arbeitsabläufe und in die organisatorischen Belange eingebaut ist und die laufenden Veränderungen im Betrieb erkennt. BGF soll die Beschäftigten als physische, psychische und soziale Wesen ansprechen, welche selbst gesundheitsförderliche Verhaltensweisen anstreben.

**Stärkung persönlicher Gesundheitskompetenzen bei den einzelnen Zielgruppen:** Der Betrieb orientiert sich an den unterschiedlichen Bedürfnissen seiner Beschäftigten, ob dies nun Lehrlinge, Vollzeit-, Teilzeitbeschäftigte oder Menschen im Schichtdienst sind. Bei allen Personen ist darauf zu achten, dass ihre Gesundheitskompetenz gestärkt wird.

**Gesundheitsgerechte Arbeitsgestaltung:** Der Arbeitsplatz und die Arbeitsbedingungen sind so zu gestalten oder zu verändern, dass den Beschäftigten kein gesundheitlicher Schaden entsteht. Wesentlich ist, dass sie zu den verhaltenspräventiven Maßnahmen eine positive Einstellung haben und diese auch anwenden.

**Vorteile für die Beschäftigten:** Bei allen Beschäftigten soll das gesundheitliche Befinden verbessert, das Wohlbefinden und die Arbeitszufriedenheit gesteigert werden. Damit entsteht eine Win-win-Situation für das Unternehmen und die Beschäftigten, dies kann sich in einer Senkung der Krankenstandstage oder in einer Produktionssteigerung auswirken.

**Öffentlichkeitsarbeit:** Betriebliche Gesundheitsförderung und ihre Maßnahmen sollen im Betrieb und außerhalb des Arbeitsplatzes durch eine möglichst breit gestreute Öffentlichkeitsarbeit publik gemacht werden.

**Qualitätssicherung und Evaluation:** Qualitätssicherung orientiert sich an der Struktur, am Prozess und am Ergebnis eines Betriebes. Sie dient nicht nur dem Nachweis des gesundheitlichen Nutzens der Beschäftigten, sondern auch der Betrieb erfährt dadurch einen Nutzen. Um diesen Nachweis zu erbringen, müssen gesundheitsfördernde Maßnahmen bezüglich Zielerreichung (Was wurde tatsächlich erreicht, was war die Zielvorgabe, gab es unerwünschte Nebeneffekte?) laufend sach- und fachgerecht bewertet werden.

**Effizienzorientierung:** Auch bei der Betrieblichen Gesundheitsförderung wird die betriebswirtschaftliche Effizienz angedacht. Ein Gewinn an Gesundheit kann durch einen möglichst wirksamen Einsatz von Personal und einen wirksamen Einsatz wirtschaftlicher Ressourcen erreicht werden.

**Die aktive Beteiligung:** Die Mitwirkung der MitarbeiterInnen an Projekten zur Betrieblichen Gesundheitsförderung wirkt sich positiv aus. Sie haben die Möglichkeit, an Verbesserungsvorschlägen und/oder bei Problemlösungen mitzuentscheiden, und übernehmen damit die ExpertInnen-Rolle (vgl. BGF Netzwerk 2018b, S. 2–3).

**Merke:** Betriebliche Gesundheitsförderung sollte so gestaltet sein, dass sowohl die Arbeitsbedingungen verbessert als auch die (Gesundheits-)Kompetenzen der MitarbeiterInnen gestärkt werden (vgl. Pieck 2017, S. 180).

### Ansprüche der Betriebe und der Beschäftigten an die BGF

**Ansprüche der Betriebe:** Je nach Art und Größe eines Unternehmens entstehen verschiedene arbeitsbezogene Gesundheitsbelastungen und unterschiedliche Gesundheitsressourcen. Daraus entwickelt sich für die BGF ein spezifischer Handlungsbedarf, daneben erwachsen für die Betriebe eigene Bedürfnisse und Erwartungen an die BGF. Laut einer repräsentativen Schweizer Studie von Bauer und Schmid 2006 ist es Betrieben wichtig, als externes Ziel die gesetzlichen Auflagen zu erfüllen (im Speziellen den Arbeitsschutz), als interne Ziele nannten sie die Zufriedenheit der ArbeitnehmerInnen mit 60 %, gefolgt von der Steigerung der Geschäftsergebnisse (48 %) und der Übernahme gesellschaftlicher Verantwortung (45 %) (zit. nach Bauer/Jenny 2017, S. 98–99).

**Ansprüche der ArbeitnehmerInnen:** Aus einer Studie von Zok (2009) geht hervor, dass über 60 % der Befragten Gesundheitsuntersuchungen, Arbeitsplatzgestaltung, Hilfe bei Mobbing und anderen Konflikten, MitarbeiterInnenbefragungen, Rückenschulen und die Ermittlung psychosozialer Fragen als sehr wichtig empfinden. Jedoch waren 63 % der Befragten der Meinung, dass ihr Betrieb mehr für die Gesundheit der ArbeitnehmerInnen tun könnte. Zu bedenken ist, dass die Beschäftigten die Wichtigkeit der BGF bezüglich Verbesserung ihrer Gesundheit erst erkennen konnten, wenn sie im Unternehmen Erfahrung mit BGF sammeln konnten (vgl. Bauer/Jenny 2017, S. 98–99).

## Arbeitsspezifische Belastungen am Beispiel des Pflegepersonals

Es ist unumstritten, dass die Arbeit einen großen Einfluss auf die Gesundheit hat. Ein Drittel des Tages verbringen die Menschen an ihrem Arbeitsplatz, gibt es dort Probleme oder Belastungen, leidet die Gesundheit darunter (vgl. Steinbach 2022, S. 48).

Die Ursachen für Arbeitsbelastungen können an den Umgebungsbedingungen und in der Arbeitsaufgabe liegen oder sich aus den Strukturen, Regeln oder der Zusammenarbeit mit Vorgesetzten und KollegInnen ergeben (vgl. Pieck 2017, S. 179–180). Belastungen resultieren aus problematischen Verhältnissen, z. B. wenn es zu Unstimmigkeiten bezüglich der geforderten Leistung kommt. Typische Beispiele liefern Pflegetätigkeiten sowohl im intra- als auch im extramuralen Bereich, z. B. wenn die Pflegequalität aufgrund von Unterbesetzung nicht gewährleistet werden kann. Treffen mehrere belastende Situationen aufeinander, etwa wenn bei Pflegetätigkeiten unvorhergesehene Ereignisse eintreten (z. B. erleidet eine Patientin bei der Mobilisation einen Kreislaufkollaps), kann durch den dadurch anfallenden Arbeitsmehraufwand das vorgegebene Arbeitspensum nicht mehr fachgerecht erledigt werden. Die verbliebene Arbeit wird nur mehr teilweise oder sehr oberflächlich ausgeführt und infolgedessen entsteht für die Pflegeperson ein psychischer Konflikt, der auf Dauer gesundheitliche Schäden auslöst (vgl. Moldaschl 2017, S. 148).

Es ist jedoch ein Phänomen der gesamten aktuellen Arbeitswelt, dass die betrieblichen Anforderungen und Belastungen an die Menschen immer größer werden. Personalabbau, erschwerte Arbeitsbedingungen durch ständig höher werdende Leistungsanforderungen und steigende Verantwortung tragen dazu bei. Hinzu kommt, dass der Anteil älter Personen am Arbeitsmarkt zugenommen hat (vgl. Buchberger et al. 2011, S. 19–20).

Speziell Pflegepersonal ist häufig unterschiedlichsten Belastungen ausgesetzt. In der Langzeitpflege haben es Pflegepersonen immer häufiger mit sehr alten, dementen und pflegeintensiven Personen zu tun. Permanenter Pflegekräftemangel und der Umstand, dass der Pflegebedarf an die täglichen Anforderungen wenig angepasst ist, führen zu gravierenden gesundheitlichen Problemen (vgl. Brause et al. 2010, S. 1–2). Neben emotionalen Belastungen wie z. B. der Konfrontation mit Leid und Tod kommt noch schwere körperliche Arbeit (z. B. häufiger Positionswechsel und laufendes Mobilisieren bei oftmals übergewichtigen PatientInnen) hinzu. Diese Tätigkeiten müssen oft unter Zeitdruck und ohne ausreichende Hilfsmittel durchgeführt werden. Auch nörgelnde oder aggressive PatientInnen und fordernde Angehörige stellen eine psychische Belastung dar. Hinzu kommt das Fehlen von entsprechenden Handlungs- und Entscheidungsräumen. Negativen Einfluss hat auch die fehlende Kompetenz des Pflegepersonals, hervorgerufen durch den Einsatz von Hilfskräften, anstatt professionell ausgebildetes Personal einzustellen, welches die Anforderungen an die Arbeit wesentlich besser bewältigen könnte (vgl. Brause et al. 2010, S. 5–7).

Eine weitere Gesundheitsbelastung stellen der Umgang mit infektiösen Materialien (z. B. kontaminierte Ausscheidungen, Chemikalien wie Desinfektionsmittel), Konflikte mit KollegInnen und Vorgesetzten, mangelndes Führungsverhalten mit fehlender Leistungsanerkennung der MitarbeiterInnen, fehlende Kooperationsbereitschaft, keine oder zu geringe Einarbeitungszeit sowie unklar definierte Arbeitsaufgaben dar (vgl. Menche 2019, S. 384 ff). Häufig gibt es Probleme mit der Kommunikation, mangelnde Entfaltungsmöglichkeiten, Über- bzw. Unterforderung. Ein besonderes gesundheitliches Risiko haben Arbeitsbereiche mit wenig Mitspracherecht. Hier kommt es bei den MitarbeiterInnen zu einem hohen Stresserleben. Durch die rasch weiterentwickelte Technik, welche ständiges Lernen und Reagieren verlangt, werden Versagensängste geschürt, die Folgen sind Angst, Depressionen oder Sucht. Auch ein Migrationshintergrund kann bei den Belastungen eine Rolle spielen. So sind Menschen mit Migrationshintergrund im Berufsleben und in der Gesellschaft nicht immer gut integriert. Diese Tatsachen wirken sich auf die psychische Gesundheit aus (vgl. Steinbach 2022, S. 48–49).

Gravierende gesundheitliche Auswirkungen auf die ArbeitnehmerInnen haben Wechsel-, Nacht-, Sonn- und Feiertagsdienste sowie Überstunden, die aufgrund des ansteigenden Arbeitspensums geleistet werden müssen. Diese Belastungen führen nicht nur zu physischen und psychischen Schäden, sondern fördern auch das Suchtverhalten. Speziell Schichtdienste und Überstunden führen zu einem erhöhten Alkohol-, Zigaretten- und Medikamentenkonsum (vgl. Müller o. J., S. 99).

## Risikoverhalten

Bei all diesen gesundheitsgefährdenden Risiken am Arbeitsplatz darf daher das eigene Risikoverhalten nicht außer Acht gelassen werden. Menschen sind nicht nur am Arbeitsplatz, sondern auch in ihrem unmittelbaren Lebensumfeld oder bei Freizeitaktivitäten Gesundheitsgefährdungen ausgesetzt. Eine wesentliche Gegenmaßnahme ist, dass sich die Menschen dessen bewusst sind und sich damit auseinandersetzen, um diese Risiken zu verhindern.

Gesundheitsrisiken können sein:

- Persönlichkeitsmerkmale (individuelle Verhaltensweisen, riskante Sportarten, genetische Disposition)
- gesellschaftliche Faktoren (Arbeitslosigkeit)

- Arbeitsbedingungen (Über-/Unterforderung, Konflikte)
- private Lebensformen (Familienstand, Geschlechterrolle)

Diese Risiken werden bei der Gesundheitsförderung miteinbezogen. Es ist jedoch zu bedenken, dass gewisse Risikofaktoren und Umstände vom einzelnen Menschen nicht beseitigt werden können. Bei manchen Arbeitsplätzen besteht von vorn herein ein hohes Gesundheitsrisiko, gegen das nur bedingt gegengesteuert werden kann. Können die Risikofaktoren am Arbeitsplatz nicht vermieden werden, muss der/die Betroffene überlegen, welche Möglichkeiten es gibt, um gesund zu bleiben (vgl. Steinbach 2018, S. 49–50).

**Merke:** „Die Überzeugung, Kontrolle über sich selbst zu haben und die eigene Umwelt beeinflussen und mitgestalten zu können, ist von größter Bedeutung für die Aufrechterhaltung der Gesundheit." (Steinbach 2022, S. 49)

### Folgen arbeitsbedingter Belastungen

Große Belastungen und ungesunde Arbeitsbedingungen führen zu längeren Krankenständen beim Personal. Laut Statistik Austria entfielen im Jahr 2015 in Österreich auf eine/n Erwerbstätige/n durchschnittlich 12,7 Krankenstandstage (vgl. Steinbach 2022, S. 14).

Die häufigsten gesundheitlichen Probleme, welche im Besonderen das Pflegepersonal betreffen, sind (vgl. Brause et al. 2010, S. 12):

- Herz-Kreislauf-Belastungen
- Atemwegserkrankungen
- Verdauungsstörungen
- Schäden am Haltungsapparat
- Unfälle und Verletzungen (z. B. Nadelstichverletzungen)
- psychische Störungen (Depression, Burn-out)
- psychosomatische Erkrankungen
- Verhaltensstörungen

## Gesundheitsfördernde Arbeitsbedingungen schaffen

Die Verantwortung im Unternehmen, gesundheitsfördernde, menschengerechte Arbeitsbedingungen nach dem ArbeitnehmerInnenschutzgesetz zu schaffen, die Gesundheit der Beschäftigten zu fördern und zu erhalten, liegt bei den ArbeitgeberInnen. Die Pflicht der ArbeitnehmerInnen besteht darin, bei den Maßnahmen mitzuwirken (vgl. Pieck 2017, S. 180). Bei der Verteilung der Maßnahmen zur BGF ist es wesentlich, dass jene Menschen Zugang dazu bekommen, die diese Maßnahmen besonders benötigen. Daher geht es darum, die Ressourcen gerecht zu verteilen. Zu berücksichtigen sind neben dem sozioökonomischen Status auch noch die Situation im privaten Umfeld und die Arbeitsabläufe. Durch die unterschiedlichen Einflüsse kann davon ausgegangen werden, dass nicht bei allen Personen die gleichen Aussichten zur Förderung und Erhaltung der Gesundheit gegeben sind (vgl. gesundheit.gv.at 2018). Damit die Maßnahmen auch greifen können, sind entsprechende Strukturen zu schaffen und Gesundheitsressourcen zur Verfügung zu stellen, die es beiden Seiten ermöglichen, sich an den Abläufen nutzbringend zu beteiligen (vgl. Pieck 2017, S. 180). Es ist empirisch belegt, dass die Führungsebene durch ihr Führungsverhalten einen wertvollen Beitrag zur Gesunderhaltung ihrer Beschäftigten leistet, indem sie eine Vorbildfunktion ausübt, freundlich und respektvoll mit ihren MitarbeiterInnen umgeht, gute Arbeitsbedingungen schafft, indem sie z. B. Handlungs- und Entscheidungsräume ermöglicht und konstruktive Rückmeldungen an ihre Beschäftigten gibt. Als positive Faktoren haben sich die soziale Unterstützung und die Möglichkeiten der Beteiligung für die MitarbeiterInnen herausgestellt (vgl. Pieck 2017, S. 180).

Bei der BGF soll der Mensch im Betrieb **ganzheitlich** betrachtet werden, d. h., die gesamte Umwelt, der Lebensraum und die Lebensbedingungen des Menschen werden miteinbezogen (vgl. Steinbach 2018, S. 64). Laut neuen Erkenntnissen wird eine effektive und nachhaltige Wirkung der BGF dann erreicht, wenn sie nach dem **partizipatorischen Ansatz** handelt (vgl. Peter 2017, S. 120). Dieser unterstützt die Beschäftigten zur weitgehenden Selbstbestimmung im Umgang mit ihrer Gesundheit und mit den Bedingungen, welche einen gesunden Lebensraum schaffen. Sie übernehmen Verantwortung für die eigene Gesundheit und treffen diesbezüglich selbst Entscheidungen (vgl. Hurrelmann et al., zit. nach Steinbach 2018, S. 33). Um gesundheitsförderliches Handeln zu unterstützen, bedarf es oftmals individueller Angebote zur Unterstützung der Beschäftigten bei den arbeitsbedingten Aufgaben im Umgang mit Belastungen. Ein wesentlicher Ansatz der BGF besteht in der **Entwicklung der Gesundheitskompetenz** (vgl. Pieck 2017, S. 180).

## Gesundheitskompetenz

Gesundheitskompetenz ist die Fähigkeit des Menschen, selbstbestimmt über gesundheitsförderndes und präventives Verhalten zu entscheiden (vgl. Steinbach 2022, S. 55). Gesundheitskompetenz ist eine sehr junge Wissenschaft, die immer mehr an Bedeutung gewinnt. Die richtigen Entscheidungen bezüglich gesundheitsfördernder Maßnahmen erkennen und jene herausfiltern können, die für die eigene Gesundheit förderlich sind, um sie dann für sich selbst anzuwenden, ist für viele Menschen schwierig. Der Mensch benötigt dazu persönliche Verantwortung bezüglich der eigenen Gesundheit, ein umfassendes Wissen über Gesundheit und Krankheit und die Fähigkeit, Informationen kritisch zu hinterfragen (vgl. Steinbach 2022, S. 53–54).

Eine bessere Gesundheitskompetenz hat zum Ziel, dass Menschen die Fähigkeit erlangen, im Gesundheitssystem mitzuentscheiden, ihre eigenen Lebensbedingungen zu verstehen, diese selbst zu beeinflussen und mit ihrer Gesundheit verantwortungsvoll umzugehen. Die Stärkung von Gesundheitskompetenz ist Teil des Empowerment-Prozesses (vgl. Steinbach 2022, S. 55).

Nach Kickbusch wird Gesundheitskompetenz in fünf Bereiche eingeteilt (vgl. Kickbusch 2006, zit. nach Steinbach 2022, S. 55):

- **Kompetenz für die persönliche Gesundheit:** Die Person verfügt über Grundkenntnisse über gesundheitsfördernde Handlungsweisen. Zu dieser Sparte gehören die Betreuung der Familie und Erste-Hilfe-Maßnahmen.
- **Kompetenz zur Orientierung im Gesundheitssystem:** Die Person hat die Eignung und das Wissen, sich selbstständig im Gesundheitssystem zurechtzufinden, kann sich einen Überblick verschaffen und ist fähig, gegenüber Gesundheitsberufen ihren Standpunkt darzulegen.
- **Gesundheitskompetente KonsumentInnen:** Die Person kann selbst entscheiden, welche Produkte oder Dienstleistungen sie bezüglich ihrer Gesundheit in Anspruch nimmt.

- **Kompetenz am Arbeitssektor:** Die Person schützt sich selbst vor gesundheitsschädigenden Einflüssen und tritt für arbeitssichernde und gesundheitsfördernde Maßnahmen am Arbeitsplatz ein, dazu gehört auch die Verhütung von Arbeitsunfällen und Berufskrankheiten.
- **Gesundheitspolitische Kompetenz:** Die Person ist gesundheitspolitisch informiert und arbeitet bei Stellungnahmen zu Gesundheitsthemen oder in PatientInnenorganisationen mit.

Nutbeam teilt die Gesundheitskompetenz zusätzlich in drei Ebenen ein (vgl. Nutbeam 2000, zit. nach Steinbach 2018, S. 52):

- **Funktionale Gesundheitskompetenz**: umfasst Grundvoraussetzungen im Lesen und Schreiben, um Gesundheitsinformationen verstehen und anwenden zu können, z. B. Packungsbeilagen oder Dosiervorschriften von Medikamenten.
- **Interaktive Gesundheitskompetenz**: Die kognitiven und sozialen Fähigkeiten einer Person sind so gut ausgebildet, dass diese unter den für sie nutzbaren gesundheitsrelevanten Informationen auswählen kann.
- **Kritische Gesundheitskompetenz**: Die kognitiven und sozialen Fähigkeiten einer Person sind so weit ausgebildet, dass sie Informationen kritisch hinterfragen kann. Sie besitzt die Fähigkeit, Entscheidungen zu treffen, wobei sie Nutzen und Risiko abwägen kann.

Personen mit **hoher Gesundheitskompetenz** können mit dem Fachpersonal im Gesundheitssystem in Kontakt treten, finden sich im Gesundheitssystem zurecht, können ihre Bedürfnisse klar darlegen und vertreten ihre Standpunkte bei Entscheidungsprozessen. Menschen mit niedrigem Einkommen, Arbeitslose, Unterstandslose, Personen mit mangelhaftem Bildungsgrad oder Verständigungsproblemen, aber auch ältere Menschen zählen zu den Risikogruppen mit **niedriger Gesundheitskompetenz**. Daraus wird ersichtlich, dass Gesundheitskompetenz eng mit Bildung und Einkommen verknüpft ist. Menschen mit geringer Gesundheitskompetenz weisen meist einen schlechteren Gesundheitszustand auf und nutzen das Gesundheitssystem weniger. Eine deutsche Studie der AOK (Gesundheitskasse) kam zu dem Ergebnis, dass 7 % der Versicherten eine ausgezeichnete Gesundheitskompetenz haben, bei 33 % ist sie ausreichend, bei 45 % problematisch und bei 14,5 % nicht ausreichend (vgl. Steinbach 2022, S. 55–57).

**Möglichkeiten zur Förderung der Gesundheitskompetenz im Gesundheitsbereich**

Um selbstpflegerische, therapeutische, gesundheitsfördernde und präventive Maßnahmen zu verstehen und diese umzusetzen, bedarf es der Gesundheitskompetenz (vgl. Steinbach 2022, S. 57). Um die Herausforderungen, welche mit der Gesundheitskompetenz verbunden sind, zu bewerkstelligen, bedarf es nicht nur der Zusammenarbeit von PolitikerInnen, Fachkräften, privaten Organisationen und der Bevölkerung, sondern es erfordert auch Engagement und Führungskompetenz.

Eine große Aufgabe hierbei trifft den Gesundheitsbereich, denn die Fachkräfte können in verschieden Bereichen aktiv werden und mit gutem Beispiel vorangehen, um das PatientInnen-Empowerment zu verwirklichen. Dazu ist es notwendig, die Fachpersonen des Gesundheitsbereiches in ihrer Kommunikationskompetenz zu stärken und die Gesundheitskompetenz der PatientInnen zu fördern. Weiterbildungsmöglichkeiten im Gesundheitssektor sind zu forcieren, damit mehr Fachkräfte sowohl im ambulanten als auch im stationären Bereich den PatientInnen beratend zur Seite stehen und diese die Kompetenz erlangen, verantwortungsvoll mit ihrer Gesundheit umzugehen.

PatientInnen- und Verbraucherorganisationen müssen sich dafür einsetzen, dass PatientInnen-Empowerment und Gesundheitskompetenz auch im Gesundheitswesen gefragt sind. Staatliche Gesundheitsdienste und Sozialversicherungsgesellschaften können Anreize für die Förderung und Durchsetzung der Maßnahmen im Gesundheitsbereich schaffen. Medien sollten es sich zur Aufgabe machen, gesundheitsspezifische Informationen an ihre VerbraucherInnen zuverlässiger zu gestalten. Der Zugang zu gesundheitsfördernden Informationen muss vereinfacht und so gestaltet werden, dass sie auch verstanden werden.

Die Schaffung von Netzwerken wie gesunde Schule, gesunde Arbeitsplätze und gesundheitsfördernde Krankenhäuser kann ebenfalls zu einem Kompetenzerwerb beitragen. Durch gezielte Initiativen sollen sozial benachteiligte Menschen in ihrer Gesundheitskompetenz gefördert werden, um so dem gesundheitlichen Ungleichgewicht entgegenwirken zu können (vgl. Kickbusch et al. 2016, S. 79–81).

**Empowerment**
Gesundheitsförderung setzt ein gewisses Maß an Selbstbestimmung und eigenständiger Lebensführung voraus, daher ist sie mit dem Begriff des Empowerments eng verknüpft. Empowerment kommt vom englischen Wort „to empower“ und bedeutet „ermächtigen“, „befähigen“. Mit Empowerment sind Strategien und Maßnahmen gemeint, welche Personen oder Gemeinschaften befähigen, ihr Leben und ihre Lebensbedingungen weitgehend autonom und selbstbestimmt zu gestalten. Sie sollen ihre Ziele eigenmächtig, selbstverantwortlich und selbstbestimmt vertreten können (vgl. Steinbach 2022, S. 73–74).

Empowerment wirkt auf verschiedenen Ebenen (vgl. Steinbach 2022, S. 74):

- Auf der **individuellen Ebene** werden die Menschen gefördert, es werden Ressourcen erkannt und genutzt, dadurch wird das Selbstwertgefühl der Betroffenen gestärkt.
- Auf der **Ebene der Organisation** werden alle Personen in das Geschehen miteingebunden, Entscheidungen werden gemeinsam getroffen.
- Auf der **strukturellen Ebene** werden Rahmenbedingungen für Entscheidungen und deren Durchführung geschaffen.

Laut Studienaussagen geht es Menschen physisch und psychisch besser, wenn sie die Voraussetzungen haben, das eigene Leben zu kontrollieren (vgl. Steinbach 2022, S. 75).

**Merke:** Empowerment legt das Augenmerk auf die Förderung der Fähigkeiten für ein selbstbestimmtes und selbstständiges Leben (vgl. Steinbach 2022, S. 74).

## Programme der BGF

Das Personal in den Betrieben besteht aus den unterschiedlichsten Personen (z. B. Auszubildende, Hilfs- und Fachpersonal, jüngere und ältere MitarbeiterInnen) und z. B. in Krankenhäusern auch aus unterschiedlichen Berufsgruppen. Daher müssen die Angebote zur BGF ressourcenorientiert und bedarfsgerecht gestaltet sein. BGF sollte gezielt Personen ansprechen, die diese Maßnahmen benötigen, z. B. ältere Beschäftigte oder MitarbeiterInnen mit Migrationshintergrund. Es kann aber auch sinnvoll sein, bestimmte Maßnahmen für alle zugänglich zu machen (vgl. gesundheit.gv.at 2018).

## Beratung

Eine professionelle Beratung kommt dann zum Einsatz, wenn eine Person nicht mehr in der Lage ist, die anfallenden Probleme ohne fremde Hilfe zu meistern. Dabei wird versucht, auf therapeutischer Basis Verhalten, Gefühle und Gedanken eines Menschen zu eruieren, zu verstehen und eventuell zu verändern, um so dem/der Betreffenden zu einer befriedigenden und erfüllten Lebensweise zu verhelfen. Die Beratung kann einen wertvollen Beitrag zur Lösung innerer Konflikte leisten oder zur Verbesserung von Beziehungen beitragen. Keinesfalls ist es die Aufgabe der Beratung, Ratschläge, Empfehlungen und Verhaltensregeln zu geben oder Überzeugungsarbeit zu leisten. In der Beratung werden auch keine Analysen durchgeführt. Sie soll lediglich ein Weg zur Selbsthilfe sein (vgl. Steinbach 2018, S. 69–70). Zur Unterstützung ist es jedoch notwendig, dass der/die Betreffende auch selbst einen Beitrag dazu leistet. Ihm/ihr wird durch die Beratung ermöglicht, seine/ihre Situation richtig einzuschätzen, er/sie kann Einsicht und Wissen gewinnen, Handlungsmöglichkeiten erkennen und kann selbst etwas zur Verbesserung der Situation beitragen. Dadurch wird auch das Selbstwertgefühl gestärkt. Letztendlich soll die Person das Gefühl haben, die Situation bewältigen zu können (vgl. Steinbach 2018, S. 79–80).

## Gesundheitszirkel

Unter einem Gesundheitszirkel wird eine innerbetriebliche Workshop-Reihe oder ein Arbeitskreis verstanden, der von einer kompetenten Person begleitet (moderiert) wird (vgl. Friczewski 2017, S. 244). Gesundheitszirkel werden von der Steuergruppe der BGF in Auftrag gegeben. Da die Zirkel im Interesse des Betriebs stattfinden, finden die Zusammenkünfte in der Freizeit statt. Die Vorgesetzten werden von der Steuergruppe informiert, damit die Dienstfreistellung der Beschäftigten auch funktioniert und alle vorgesehenen Personen daran teilnehmen können, denn ein Ausfall oder Wechsel der TeilnehmerInnen würde die Arbeitsfähigkeit beeinträchtigen. Die Workshops finden in regelmäßigen Abständen, z. B. einmal wöchentlich, statt, sollten aber von der Steuergruppe in ihrer Dauer von vornherein festgelegt sein.

Das **Ziel** der Gesundheitszirkel besteht einerseits in der Identifizierung der Faktoren, welche die Gesundheit und Sicherheit der Belegschaft negativ beeinflussen, und andererseits in der Analyse der Faktoren sowie der Erarbeitung von Vorschlägen zur Verbesserung der Situation.

Die personelle Zusammensetzung des Gesundheitszirkels kann auf zwei Ebenen erfolgen:

- **Auf gleicher hierarchischer Ebene** nach dem Berliner bzw. Hannoveraner Modell: Es werden ausgewählte Beschäftigte einer Arbeitsgruppe oder Abteilung zum Gesundheitszirkel ausgewählt. Es handelt sich hier um einen homogen zusammengesetzten Arbeitskreis. Üblicherweise sind bei diesem keine Vorgesetzten anwesend. Hier können die Beschäftigten ohne Druck Erfahrungen austauschen. Dieses Modell eignet sich besonders gut für Problembeschreibungen aus der Sicht der Betroffenen.
- **Auf hierarchieübergreifender Ebene** nach dem Düsseldorfer Modell: Hier arbeiten auch Vorgesetzte mit. Das Ziel ist eine quantitative Behandlung aller sich negativ auf die Gesundheit auswirkenden Arbeitsanforderungen. Der Nachteil des Düsseldorfer Modells besteht darin, dass aufgrund von Vorurteilen oder Vorbehalten der verschiedenen Hierarchieebenen nicht alle Sachverhalte angesprochen oder offen diskutiert werden können.

Innerhalb des österreichischen Netzwerkes BGF hat sich das Berliner Modell bewährt (vgl. BGF Netzwerk 2018a, S. 2–4). Falls Vorgesetzte und Fachleute, z. B. arbeitssicherheitsbeauftragte Personen, an diesem Zirkel mitwirken, sollte das von Beginn an mit den Beteiligten geklärt werden. Gesundheitszirkel haben aus der Sicht der ArbeitnehmerInnen eine Feedbackfunktion für Vorgesetzte und für all jene Personen, welche im Unternehmen Entscheidungen treffen. Sie sind eine Möglichkeit, Belastungen aus der Sicht der Beschäftigten zur Sprache zu bringen. Damit sich alle Beteiligten adäquat einbringen können, bedarf es einer professionellen Moderation.

Die Aufgabe dieser Gesundheitszirkel besteht darin, gesundheitsbezogene Belastungen wie soziale und psychische Belastungen, aber auch arbeitstechnische und organisatorische Probleme zu erkennen und Verbesserungsvorschläge zu formulieren. Diese werden der Betriebsführung vorgelegt, welche über die Umsetzung entscheidet. Ist eine Umsetzung nicht möglich, muss dies mit den Betroffenen besprochen und begründet werden (vgl. Friczewski 2017, S. 244). Damit konstruktiv an den Problemen gearbeitet werden kann, sollte die Größe der Gruppe fünf bis zehn Personen nicht überschreiten. Zum konzentrierten Arbeiten ist ein geschlossener, ruhiger Raum notwendig.

Außerdem bedarf es für die Gruppenarbeit einiger Regeln (vgl. BGF Netzwerk 2018a, S. 5–6):

- Alle TeilnehmerInnen sind ExpertInnen auf ihrem Gebiet. Es sollten Regeln gegen besonders autoritäres Verhalten aufgestellt werden.
- Der/die TeilnehmerIn hat die Möglichkeit, seine/ihre Meinung frei zu äußern und darf ausreden.
- Was in der Gruppe besprochen wird, bleibt auch in der Gruppe.
- Während der Gruppenarbeit wird nur das Thema behandelt, es werden keine Nebendiskussionen geführt.
- Meinungen werden begründet.
- Es soll von vornherein klargestellt sein, dass nicht alle geäußerten Vorschläge verwirklicht werden können.
- Das Team soll gemeinsame Vorschläge erarbeiten. Praxisnahe Vorschläge haben größere Chancen, umgesetzt zu werden.

## Projekte

In Projekten werden meist unterschiedliche Sichtweisen oder Konflikte bearbeitet. Die **Steuerungsgruppe** hat die Aufgabe, das Projekt zu lenken. Diese Gruppe sollte im Idealfall aus unterschiedlichen Interessengruppen bestehen, damit sichergestellt wird, dass die unterschiedlichen Interessen und Perspektiven auch Gehör finden. Für die Projektgestaltung ist es wesentlich, dass die Unternehmensleitung, die Belegschaftsvertretung und Fachkräfte wie Sicherheitsbeauftragte, Suchtbeauftragte, SozialarbeiterInnen usw. am Projekt mitwirken. Oft ist es notwendig, die Führungsebene direkt in das Projekt mit einzubeziehen, denn ohne deren Einbindung können bestimmte Probleme nicht gelöst werden. Handelt es sich um Veränderungen von Arbeitsabläufen, sind die Beschäftigten des jeweiligen Bereiches an dem Projekt zu beteiligen (vgl. Pieck 2017, S. 183).

**Beispiele für Projekte:**
**Abbau suchtfördernder Arbeitseinflüsse:** Betriebliche Suchtprävention legt ihren Schwerpunkt auf einen **verantwortlichen Umgang** mit Suchtmitteln. Jede/r Einzelne trägt selbst die Verantwortung, vor und während der Arbeitszeit keine Suchtmittel zu konsumieren (**eigenverantwortlicher Konsumverzicht**), um die Arbeitssicherheit und Arbeitsqualität

nicht zu gefährden. Mittels **Suchtpräventionsprogrammen** wird Aufklärungsarbeit geleistet, außerdem werden damit die persönlichen **Ressourcen und Bewältigungspotenziale** der Beschäftigten gestärkt. Bei riskantem Alkoholkonsum bieten Betriebe in Zusammenarbeit mit den Krankenkassen spezielle Programme für Betroffene an. Ähnliche Angebote beziehen sich auf Nichtrauchertrainings, Hilfestellungen zur Überwindung von Essstörungen, aber auch Hilfe bei Spielsucht (vgl. Wienemann 2017, S. 347–348). Bei Verstößen gegen Betriebsregeln, Konflikten mit MitarbeiterInnen, Kundenbeschwerden, Fehlzeiten, körperlichen Auffälligkeiten wie Alkoholgeruch etc. erfolgt im Rahmen der Frühintervention ein **Fürsorge- und/oder Klärungsgespräch** mit dem/der Vorgesetzten. Kommt es in weiterer Folge wieder zu Auffälligkeit, tritt der Stufenplan in Aktion. Hier handelt es sich um eine Reihe von Interventionsgesprächen (**Stufengespräche**) mit dem Ziel, eine Verhaltensänderung bei dem/der Betroffenen zu erwirken (vgl. Wienemann 2017, S. 349–350). Kommen Personen zum dritten Stufengespräch, ist davon auszugehen, dass sie mit ihrer Situation allein nicht zurechtkommen und Unterstützung durch fachliche Beratung und Therapie benötigen. Spätestens beim dritten Gespräch sollte der Person eine **Fallbegleitung** angeboten werden. Entscheidet sich die Person beim letzten Stufengespräch gegen das Unterstützungsangebot und kommen weiterhin arbeits- und dienstrechtliche Verstöße vor, wird das Kündigungsverfahren eingeleitet. Betriebliche Suchtprävention sollte in jedem Unternehmen integriert sein. Kleine Betriebe können zur Unterstützung bei der Suchtprävention auf Institutionen, wie z. B. die Krankenkassen oder Unfallversicherungsträger, zurückgreifen. Eine weitere Möglichkeit besteht darin, sich den Netzwerken zur Gesundheitsförderung und Suchtprävention anzuschließen (vgl. Wienemann 2017, S. 352–353).

**Burnout-Prophylaxe:** Die **Primärprävention** zur Burn-out-Prophylaxe fällt in den Aufgabenbereich der BGF. Zu den primärprophylaktischen Maßnahmen zählen die Aufklärung und Frühsensibilisierung der Beschäftigten (vgl. WIFI Unternehmerservice der Wirtschaftskammer Wien 2017, S. 23), die Risiko- und Belastungsminimierung sowie die Förderung gesunderhaltender Ressourcen. Als wesentliche Ressource gilt die soziale Unterstützung. Gute soziale Bindungen helfen, mit belastenden Situationen besser fertigzuwerden (vgl. Menche 2011, S. 210). Die **Sekundärprophylaxe** dient der Früherkennung und Gesundheitssicherung. Neben Arbeitsentlastung und arbeitspsychologischen Überlegungen bedarf es noch zusätzlicher professioneller Betreuung durch externe Fachkräfte (vgl. WIFI Unternehmerservice der Wirtschaftskammer Wien 2017, S. 23). Eine weitere Möglichkeit der Prävention bietet die Supervision. Sie erfolgt durch speziell ausgebildete Personen. Teamsupervision kann die Unternehmensleitung und die MitarbeiterInnen darin unterstützen, die Zusammenarbeit zu verbessern und Risiken für Burn-out zu erkennen. MitarbeiterInnen können auch Einzelsupervision in Anspruch nehmen, um über die eigene berufliche Rolle, Arbeitszufriedenheit oder Karriereplanung nachzudenken (vgl. Menche 2019, S. 390). Die **tertiärprophylaktischen Maßnahmen** übersteigen die Möglichkeiten eines Unternehmens. Der/die Betreffende benötigt medizinische und psychotherapeutische Behandlung, um gesund zu werden (vgl. WIFI Unternehmerservice der Wirtschaftskammer Wien 2017, S. 23).

**Merke:** Burn-out-Prophylaxe ist umso wirkungsvoller, je früher sie einsetzt (vgl. Menche 2019, S. 391).

**Rückengerechte Arbeitsweise:** Diesbezüglich gibt es spezielle Schulungsprogramme, in denen z. B. Rückenschulungen, richtiges Heben, Tragen und Bücken, aber auch Entspannungsmöglichkeiten erlernt werden. Der Bewegungsapparat ist bei vielen Menschen, speziell auch bei Pflegenden, zahlreichen Belastungen ausgesetzt. Daher ist es wesentlich, dass sich diese Personen physiologisch bewegen und eigenverantwortlich auf ihren Rücken achten. Rückenbelastende Tätigkeiten sollten schon im Vorfeld erkannt und vermieden werden. Um Rückenproblemen bzw. Problemen am Skelett- und Muskelapparat durch falsche Bewegungsmuster, Über- und Fehlbelastung vorzubeugen, ist es notwendig, frühzeitig entlastende, physiologische Bewegungsabläufe zu erlernen. Wesentlich ist auch, Hilfsmittel (z. B. Patientenlifter zum Umlagern benutzen oder Bett auf Arbeitshöhe stellen) richtig einzusetzen. Das Einüben von Entspannungstechniken, Bewegungsschulungen, Ausgleichssport und Muskelkräftigung helfen ebenfalls, Schäden entgegenzuwirken (vgl. Menche 2019, S. 393–394).

## Verhältnisprävention und Verhaltensprävention

„In der Public-Health-Terminologie hat sich zur Beschreibung unterschiedlicher präventiver Ansatzpunkte die Differenzierung nach Verhaltens- und Verhältnisprävention etabliert." (Faller 2017b, S. 34)

Betriebliche Gesundheitsförderung stützt sich sehr häufig auf **verhaltens- und verhältnisorientierte präventive Maßnahmen** oder **Prozesse**, obwohl eine rein verhältnis- und verhaltensorientierte Vorgehensweise zur BGF als überholt gilt. Eine verhältnispräventive Maßnahme wäre z. B. die Anschaffung ergonomischer Stühle, eine verhaltenspräventive Maßnahme, welche speziell das Verhalten der MitarbeiterInnen betrifft, wäre z. B. die Information über die richtige Einstellung des Stuhls zur richtigen Arbeitshöhe. Nur ist hier noch lange nicht geklärt, ob die Stühle wirklich das gesundheitliche Problem für den/die Betroffene/n darstellen. Verhaltens- und Verhältnisprävention sollten daher besser nur in Zusammenhängen verwendet werden, in denen eine am Präventionsmuster orientierte Ursachenzuordnung von Krankheitseinflüssen möglich ist (vgl. Faller 2017b, S. 35).

**Verhältnisse** betreffen vorwiegend die Struktur eines Betriebes und basieren hauptsächlich auf Rechtsvorschriften. Eine gesetzliche Festlegung bezüglich der Leistungsmodalitäten gibt es nicht, die Maßnahmen werden in aller Regel freiwillig durchgeführt. Die Umsetzung der Maßnahmen kann durch Projekte oder einzelne Maßnahmen erfolgen und ist darauf ausgerichtet, die Belegschaft physisch und psychisch gesund zu erhalten sowie deren Arbeitszufriedenheit und Motivation zu steigern, wobei das Augenmerk auf eine ganzheitliche Betrachtungsweise und auf die Befähigung zur aktiven Teilhabe der Beschäftigten bei den Abläufen und Maßnahmen zu legen ist (vgl. Steinbach 2018, S. 63–64).

Die **Verhaltensprävention** hat andere Ansätze, denn sie unterliegt derzeit noch keiner gesetzlichen Regelung. Sie geht von der Freiwilligkeit des einzelnen Menschen aus. Die Verhaltensprävention versucht, gefährliche gesundheitsbeeinflussende Verhaltensweisen, Krankheiten und Folgeschäden zu minimieren oder zu vermeiden (vgl. arbeitssicherheit.de).

Es gibt viele Diskussionspunkte bezüglich der Verhältnis- oder Verhaltensprävention. Dabei ist unklar, ob direkt am Verhalten der Menschen Änderungen vorgenommen werden sollen oder ob die Verhältnisse so geändert werden müssen, dass eine Verhaltensveränderung besser angenommen wird. Das Ziel wäre, dass sich beide Ansätze sinnvoll ergänzen. Menschen ändern ihr Verhalten jedoch meist nur dann, wenn sie einen Sinn und einen Nutzen für sich erkennen können. Ein wesentlicher Punkt besteht auch darin, das von den Menschen erwartete Verhalten auch vorzuleben (vgl. Menche 2019, S. 380 ff).

## Verhältnisprävention

Die Verhältnisprävention ist zum Großteil durch gesetzliche Vorgaben geregelt. Das Ziel besteht darin, Gesundheitsrisiken zu minimieren oder zu beseitigen. Die Präventionsmaßnahmen betreffen äußere Einflüsse, welche verändert werden, wie z. B. die Wasserverunreinigung einzudämmen oder die Abgaswerte von Kraftfahrzeugen zu senken (vgl. Steinbach 2018, S. 27). Verhältnisprävention möchte mit bestimmten Aktivitäten Einfluss auf die Lebensbedingungen der Bevölkerung nehmen. Die Aktionen beziehen sich auf sämtliche Lebensbereiche, wie Freizeit, Arbeit und Familie, aber auch auf die Umwelt. Es werden Maßnahmen für gesundheitsfördernde Arbeitsplätze entwickelt oder ein Rauchverbot in öffentlichen Einrichtungen (vgl. Fonds Gesundes Österreich) sowie ein Verbot für Alkohol- und Rauchwarenverkauf an Jugendliche geschaffen. Bezogen auf die Umwelt wurden Maßnahmen und Vorgaben zur Müllvermeidung, zum Umweltschutz (z. B. zur Bekämpfung der Luftverschmutzung und Vermeidung der Verschmutzung des Wassers) durchgeführt (vgl. Steinbach 2022, S. 65–66). Um die Luftverschmutzung und deren schädliche Auswirkungen auf die Gesundheit der Menschen, das Ökosystem und die Vegetation zu bekämpfen, wurden in Österreich Grenz-, Ziel- und Schwellenwerte festgelegt, die auf europäischen Richtlinien basieren. Es wurden Grenzwerte sowohl für den Außenbereich als auch den Innenbereich, hier insbesondere für spezielle Arbeitsbereiche, festgelegt. Die Schadstoffgrenzwerte der Luft beruhen auf Empfehlungen der Weltgesundheitsorganisation (vgl. Umweltbundesamt). Alle diese Maßnahmen unterliegen staatlichen Einflüssen, sie werden von Land, Bund oder Gemeinden vorgegeben. Die Verhältnisprävention übt auch eine Kontrollfunktion aus. Häufig kommt es erst nach der Aufdeckung von Gesundheitsschäden durch Umweltfaktoren zu Diskussionen auf politischer Ebene, welche zur Folge haben, dass Gesetze verabschiedet werden. Manchmal bedarf es auch einer Gesetzesanpassung, um den gewünschten Effekt zu erhalten (vgl. Steinbach 2022, S. 65–66).

**Merke:** Verhältnisprävention erfolgt weitgehend durch gesetzliche Maßnahmen und Kontrollen, mit dem Ziel der Reduktion von Gesundheitsrisiken (vgl. Steinbach 2018, S. 27).

**Beispiele für verhältnispräventive Maßnahmen im Betrieb** (vgl. gesundheit.gv.at 2018):

- **Betriebliche Arbeitsgestaltung:** z. B. Arbeitsabläufe sinnvoll gestalten, neue Arbeitsmodelle einbringen, Über- bzw. Unterforderung vermeiden, neue MitarbeiterInnen einarbeiten, Entscheidungsräume erweitern, Zusammenarbeit fördern
- **Betriebliche Rahmenbedingungen:** z. B. gesundes Kantinenessen bereitstellen, Ruhe- und Pausenräume, Waschräume, ergonomisch gestaltete Arbeitsräume, rauchfreie Arbeitsplätze schaffen
- **Betriebskultur verbessern:** z. B. durch Betriebsvereinbarungen zur Suchtmittelprävention, Mobbingprävention, Maßnahmen zur Erhaltung der physischen und psychosozialen Gesundheit
- **Personal- und Organisationsentwicklung:** z. B. Programme über Führungsverhalten, Seminare und Workshops für leitende MitarbeiterInnen zur Verbesserung der Führungsqualitäten, Programme für Auszubildende

## Verhaltensprävention

Verhaltenspräventive Maßnahmen beziehen sich auf Vorgehensweisen, welche die Gesundheit verbessern und fördern (z. B. ausreichend Schlaf, Bewegung). Anderseits sollen Faktoren, welche die Gesundheit gefährden (z. B. risikoreiche Sportarten), minimiert oder vermieden werden. Auch eine Änderung des Verhaltens (z. B. Einschränkung des Rauchens oder des Alkoholkonsums) kann durch Verhaltensprävention erreicht werden (vgl. Steinbach 2022, S. 64).

Zu den verhaltenspräventiven Maßnahmen zählen Aufklärung und Beratung in Form von Informationsveranstaltungen, Bekanntmachen und Veröffentlichen von Gesundheitsthemen sowie Gesundheitssprechtage. Einen weiteren Schwerpunkt bildet das Informieren über Bewältigungstechniken und Verhaltensänderungen. Hierzu gehören NichtraucherInnenseminare, Beratungskurse über gesunde Ernährung, Bewegungsprogramme (z. B. Rückenschulung, Entspannungstechniken) und Kurse zum Abbau von Stress. All diese Seminare und Kurse zielen darauf ab, das gesundheitsschädigende Verhalten zu ändern (vgl. arbeitssicherheit.de).

Verhaltenspräventive Maßnahmen werden auch in Krankenhäusern für Kranke oder behinderte Menschen und deren Angehörige angeboten. Es handelt sich dabei um Informationsangebote sowie Beratungs- und Schulungsprogramme, die speziell auf eine bestimmte Krankheit oder Behinderung abzielen und den PatientInnen einen besseren Umgang mit ihrer Krankheit ermöglichen sollen (vgl. Menche 2009, S. 374 ff).

Ideal wäre, diese Maßnahmen durch Gesundheitserziehung zu unterstützen. Für die Bevölkerung wird es immer problematischer, aus der Fülle gesundheitsbezogener Informationen (z. B. aus dem Internet) die für sie richtigen herauszufinden. Um die Informationen richtig zu deuten und auf die eigene Situation anwenden zu können, ist ein gehöriges Maß an Gesundheitskompetenz erforderlich. Daher ist es notwendig, die Bevölkerung flächendeckend mit Gesundheitsinformationen zu versorgen und die Verhältnisprävention miteinzubeziehen (vgl. Steinbach 2022, S. 64–65). Informationen allein sind nicht immer ausreichend, um eine nachhaltige Änderung im Gesundheitsverhalten zu erreichen. Den Menschen muss das richtige Verhalten vorgelebt werden, außerdem müssen sie einen Nutzen für ihre Gesundheit darin erkennen können (vgl. Menche 2019, S. 374 ff).

**Merke:** Verhaltensprävention zielt einerseits auf Strategien zu gesundheitsfördernden Verhaltensweisen, wie z. B. gesunde Ernährung, ab, andererseits sollen durch Strategien gesundheitsgefährdende Verhaltensweisen, wie z. B. Rauchen, vermieden werden (vgl. Steinbach 2018, S. 27).

**Beispiele für verhaltenspräventive Maßnahmen im Betrieb** (vgl. gesundheit.gv.at 2018):

- **Kurse, Vorträge, Seminare, Informationsveranstaltungen, Schulungen** und **Workshops:** z. B. über Hygieneverhalten, gesunde Ernährung, Anti-Rauch-Seminare, Umgang mit Drogen, Maßnahmen zur körperlichen Entspannung (z. B. Yoga)
- **Sportliche Aktivitäten in der Gemeinschaft oder Gruppe:** z. B. Laufgruppen, Wandertage, Kegelabende
- **Angebote zur persönlichen Kompetenzerweiterung:** z. B. Seminare zu Teambildung und -entwicklung, Umgang mit Konflikten oder Stress, Zeitmanagement, Kommunikation, Führungsverhalten, Persönlichkeitsbildung
- **Präventive Angebote:** Vorsorgeuntersuchungen, Burn-out-Prävention, Impfungen, Erholungsaufenthalte, Verwendung von Schutzausrüstung

## Das BGF-Handbuch (vgl. Blattner/Mayer 2018)

Das Netzwerk BGF bietet Unterstützung bei der Implementierung von BGF in Betrieben und stellt zahlreiche Informationen und Dokumente kostenlos zur Verfügung.

Im BGF-Handbuch werden die Grundlagen der BGF, Umsetzungsphasen, Qualitätskriterien des Netzwerks BGF und Best-Practice-Beispiele beschrieben. Zusatzmaterialien wie ein Werkzeugkoffer und Checklisten sind ebenfalls im Handbuch enthalten.

# Das kann ich!

| | ✓ |
|---|---|
| Ich kenne das Erwachsenenschutz-Gesetz und kann die einzelnen Vertretungsmöglichkeiten unterscheiden. | |
| Ich kann Beispiele zum Einsatz des Erwachsenenschutz-Gesetzes in der medizinischen und pflegerischen Praxis nennen. | |
| Ich kenne den Geltungsbereich des Heimaufenthaltsgesetzes und kann die Arten der Freiheitsbeschränkung unterscheiden. | |
| Ich kann Alternativen zu freiheitsbeschränkenden Maßnahmen nennen. | |
| Ich weiß, wie die Meldung bzw. Abmeldung einer freiheitsbeschränkenden Maßnahme zu erfolgen hat. | |
| Ich kenne die Grundlagen des Unterbringungsgesetzes und die Voraussetzungen einer Einweisung bzw. Unterbringung. | |
| Ich weiß, welche weiteren Schritte bei einer Unterbringung nach UbG im Krankenhaus erforderlich sind. | |
| Ich weiß, was im Umgang mit Kindern und Jugendlichen im Krankenhaus zu berücksichtigen ist. | |
| Ich kenne die EACH-Charta und ihre wesentlichen Inhalte. | |
| Ich kenne die grundlegenden Inhalte des Arbeitszeit-, des Arbeitsruhe- und des Krankenanstalten-Arbeitszeitgesetzes. | |
| Ich kann die vier Stufen des Pflegeprozesses nennen. | |
| Ich kann die Arten des Pflegeassessments unterscheiden. | |
| Ich weiß über die Grundlagen der Pflegediagnostik Bescheid. | |
| Ich weiß, was bei der Formulierung von Pflegezielen zu berücksichtigen ist. | |
| Ich kann den Begriff Evaluierung erklären und weiß, welche pflegerischen Konsequenzen eine Evaluierung haben kann. | |
| Ich kann die Arten der Delegation definieren und kenne die Rolle der PFA in diesem Zusammenhang. | |
| Ich kann die erforderlichen Kriterien für eine Delegation nennen. | |
| Ich kann den Begriff Betriebliche Gesundheitsförderung definieren. | |
| Ich kann die Ziele der Betrieblichen Gesundheitsförderung nennen. | |
| Ich kenne die Grundprinzipien der Betrieblichen Gesundheitsförderung. | |
| Ich kann Aspekte zur Förderung der Gesundheitskompetenz nennen. | |
| Ich kann den Unterschied zwischen Verhältnisprävention und Verhaltensprävention erklären. | |
| Ich kann Maßnahmen zur Verhaltens- und Verhältnisprävention nennen. | |

## Lernfeld 2

# Ein fachliches Thema nachvollziehbar bearbeiten

Der Umgang mit unseren PatientInnen, die Betreuung unserer KlientInnen sowie die Pflege und Begleitung von BewohnerInnen sind Herausforderungen, die im Spannungsfeld der Ökonomisierung und dem Wunsch nach menschlicher Zuwendung stehen. Eine professionelle Pflegepraxis nimmt die Verantwortung gegenüber den zu Pflegenden ernst und grenzt sich klar und deutlich von der Laienpflege ab. Dies wird jedoch erst möglich, wenn die Pflegepraxis verstärkt auf wissenschaftliche Erkenntnisse zurückgreift.

Aus wissenschaftlicher Erfahrung gewonnenes Wissen wird als **empirisches Wissen** bezeichnet und ist ein wesentlicher Bestandteil des Pflegewissens. Dieses mit System gewonnene Wissen löst rein intuitives oder erfahrungsbezogenes Wissen ab. Pflege versteht sich nach und nach als Wissenschaft und kann in Österreich seit mehr als 20 Jahren studiert werden. Die Pflegeforschung ist ein wichtiger Bestandteil aller Pflegeausbildungen im universitären Sektor (vgl. Mayer 2022, S. 10–11).

Professionelle Pflege, die sich auf wissenschaftliche Erkenntnisse stützt, betrifft jedoch nicht nur den gehobenen Dienst für Gesundheits- und Krankenpflege. Auch der Tätigkeitsbereich der Pflegeassistenzberufe umfasst Aufgaben, die sich auf wissenschaftliche Erkenntnisse beziehen. Daher ist ein Grundverständnis für die Pflegewissenschaft und Pflegeforschung unumgänglich. Die nachfolgenden Kapitel stellen einen Einstieg in die Thematik der Pflegeforschung dar und sollen helfen, die Grundlagen der Forschung zu verstehen. Dadurch wird auch ein Grundverständnis für die Literaturrecherche geschaffen, die im Rahmen der schriftlichen Abschlussarbeit von Bedeutung ist.

# Wissenschaft und Forschung

Eine zentrale Eigenschaft des Menschen ist der Wunsch, Dinge zu hinterfragen. Schon Kinder wollen ihre Welt mit Fragen erkunden und erforschen. Die Frage nach dem Warum ist ein wesentlicher Entwicklungsschritt im Leben eines Kindes.

Im Laufe der Geschichte konnten schon viele Fragen beantwortet werden. Je nach Zeitalter verwendete man unterschiedliche Wege zum Lösen dieser Fragen. Beispielsweise erklärten Menschen im Mittelalter Fremdes mit Magie und Zauber. In anderen Epochen orientierte man sich an Autoritäten oder versuchte durch logisches Denken und systematisches Forschen Antworten zu bekommen. Aus diesen verschiedenen Lösungsansätzen entstanden unterschiedliche Wissensquellen (unstrukturierte und strukturierte), aus denen die Menschheit bis heute ihr Wissen schöpft (vgl. Menche et al. 2023, S. 1456).

Zu den **unstrukturierten Wissensquellen** zählen **Intuition, Erfahrung, Versuch und Irrtum bzw. Tradition und Autorität**. Die Intuition ist eine rasch abrufbare Wissensquelle, die mehr oder weniger auf unbewusstem Weg zustande kommt. Wer intuitiv handelt, analysiert eine Situation nicht und stellt auch keine theoretischen Überlegungen an. Die Person handelt „aus dem Bauch heraus". Durch die **Erfahrung**, die nicht auf Richtigkeit geprüft wird, ist es möglich, von einem Problem auf ein anderes zu schließen. Dies geschieht durch einen Erfahrungsreichtum, der sich im Laufe der Zeit aufbaut. Bei der Methode von **Versuch** und **Irrtum** werden verschiedene Möglichkeiten eines Problems so lange ausprobiert, bis man erfolgreich ist. Für die Pflegepraxis ist dies nur bedingt geeignet. Der Patientin/Dem Patienten könnte dadurch Schaden zugefügt werden. **Tradition** und **Autorität** finden oftmals in der Praxis Anwendung. Diese Wissensquellen sind durchaus hilfreich. Beim tradierten Wissen werden Erkenntnisse von Generation zu Generation weitergegeben. Diese Erkenntnisse hält man oft für richtig, weil sie schon lange existieren. Es muss daher ein kritischer Umgang damit angedacht werden.

Zu den **strukturierten Wissensquellen** zählen das **logische Denken** und **das regelgeleitete Forschen.** Durch die Logik kann man zu einer korrekten Schlussfolgerung gelangen. Hierbei gibt es Regeln, die unbedingt eingehalten werden müssen. Verschiedene Phänomene (z. B. Angst vor einer Untersuchung) können entsprechend durchdacht und beurteilt werden. In weiterer Folge ist ein gezieltes Handeln möglich. Die Logik erlaubt uns, Zusammenhänge zu erschließen und Muster zu erkennen (z. B. Menschen sind sterblich, Sokrates ist ein Mensch, Sokrates ist sterblich). Das logische Schlussfolgern ist auch die Grundlage für Wissenschaft und Forschung. Beim logischen Schlussfolgern unterscheidet man die Deduktion, die Induktion und die Abduktion:

- Bei der **Deduktion** wird vom Allgemeinen auf das Besondere geschlussfolgert. Dabei geht man von einer Theorie oder theoretischen Annahme aus und leitet davon Einzelerkenntnisse ab. Beispiel: Es ist bekannt, dass PatientInnen nach einer gewissen Zeit wundliegen können. Der Druck auf entsprechende Körperstellen ist die Ursache (= Theorie). Pflegepersonen ziehen daher den logischen Schluss, dass ein Druckgeschwür bei Frau Mayr verhindert werden kann, wenn man den Druck auf die entsprechenden Stellen vermindert (= Einzelerkenntnis).
- Bei der **Induktion** wird vom Besonderen auf das Allgemeine geschlussfolgert. Dabei geht man von einer Einzelbeobachtung aus und leitet davon eine theoretische Annahme oder Theorie ab. Beispiel: Die Genesung eines älteren Patienten macht kaum Fortschritte (= Einzelbeobachtung). Er wirkt depressiv, hat keinen Appetit und ist sehr passiv (= weitere Einzelbeobachtung). Die medizinischen Daten zeigen jedoch, dass er körperlich fast völlig wiederhergestellt ist. Die Pflegenden schließen daraus, dass die verzögerte Genesung mit seiner depressiven Stimmung zusammenhängt (= theoretische Annahme bzw. Verallgemeinerung).
- Bei der **Abduktion** wird von einem Ergebnis über eine Regel auf einen Fall geschlussfolgert. Sie stützt sich auf induktiv und deduktiv gewonnenes Wissen, erweitert jedoch die Erkenntnis. Die Abduktion deutet darauf hin, dass etwas sein kann (z. B. bei klinischen Diagnosen) (vgl. Mayer 2022, S. 19–26; Steinert/Thiele 2008, S. 47). Beispiel: Die PatientInnen werden nach der Operation in Zimmer 108 überwacht (= Ergebnis). Zuvor erfolgte bei allen PatientInnen ein chirurgischer Eingriff (= Regel). Alle Patienten im Raum 108 hatten diesen Eingriff (= Fall).

**Aufgabe:** Finden Sie Beispiele von unstrukturierten und strukturierten Wissensquellen, die im täglichen Leben eingesetzt werden.

**Regelgeleitetes Forschen** ist durch seine Genauigkeit der Ergebnisse der zuverlässigste Pfad, Wissen zu generieren, und dadurch der häufigste Weg des Erkenntnisgewinns in der Wissenschaft. Regelgeleitete Forschung baut auf logischem Denken auf. Genau genommen handelt es sich dabei um eine Weiterentwicklung des logischen Denkens. Dadurch können Ahnungen, Vermutungen, Gewohnheiten, Aussagen von Autoritäten und sogar logische Schlussfolgerungen systematisch überprüft, bewiesen oder widerlegt werden. Diese Methode ist zwar nicht unfehlbar, generell aber verlässlicher als alle anderen Strategien zur Wissensgenerierung. Der wissenschaftliche Prozess, also regelgeleitetes Forschen, enthält Hürden, die unsystematisches Vorgehen verhindern sollen. Bei diesen Hürden sollen Vorlieben, Abneigungen, Befangenheit, aber auch Denkfehler ausgeschaltet werden. Darüber hinaus hat die Wissenschaft die Möglichkeit, sich selbst zu überprüfen. Auf diese Weise können wissenschaftliche Ergebnisse einer genauen und jederzeit wiederholbaren Prüfung unterzogen werden (vgl. Mayer 2022, S. 27–28).

WissenschaftlerInnen beschäftigen sich systematisch mit Wissenschaft und ihrer Weiterentwicklung durch die Forschung. Das dabei entstandene Wissen wird nicht zufällig, sondern mit System und Methode gewonnen. Bei diesem systematischen Vorgehen wird Logik bzw. regelgeleitetes Forschen eingesetzt und angewandt. Demnach sind alle **Aktivitäten**, die auf **wissenschaftliche Erkenntnis** abzielen (z. B. die Forschung), und die daraus gewonnenen Resultate (= Ergebnisse), als „Wissenschaft" zu verstehen (vgl. Mayer 2022, S. 28–29). Die Wissenschaft hat jedoch niemals das Ziel, endgültige Antworten zu geben. Neue Fragen in der Wissenschaft geben nur vorläufige Antworten, die immer wieder von neuem einer strengen Prüfung unterliegen (vgl. Brandenburg/Dorschner 2015, S. 23).

Wissenschaft und Forschung sind eng miteinander verbunden. Die Wissenschaft kann hierbei als Überbegriff gesehen werden, sie wird u. a. von der Forschung unterstützt. Durch Forschungsaktivitäten können wissenschaftliche Erkenntnisse gewonnen werden. Die nachfolgende Abbildung verdeutlicht die Stellung der Wissenschaft und der Forschung. Als Metapher gesehen bildet die Wissenschaft das Dach eines Gebäudes, welches von drei Säulen getragen bzw. gestützt wird. Sie steht auf den Säulen der **Forschung**, der **Theorie(-bildung)** und der **Lehre**. Diese drei Säulen sind eng miteinander verbunden:

- **Durch diese Verbindungen kann Forschung zu einer Theoriebildung führen** (Beispiel: Forschung von Hildegard Peplau führte zur Entwicklung der ersten Pflegetheorie ▸ daraus entstand ein Pflegemodell.)
- **Theorien können wiederum der Ausgangspunkt für die Forschung sein** (Beispiel: Die Pflegetheorie von Hildegard Peplau ist nach der Einteilung von Afaf I. Meleis eine Interaktionstheorie. Diese Theorie wurde von den Pflegetheoretikerinnen King und Travelbee weiterentwickelt und beforscht.)
- **Die Lehre wird aus den Forschungserkenntnissen und aus der Theorie gespeist** (Beispiel: In der Lehre erfahren die Auszubildenden die geschichtliche Entwicklung der Pflegetheorien ▸ Theorie und Forschung wird benötigt.)

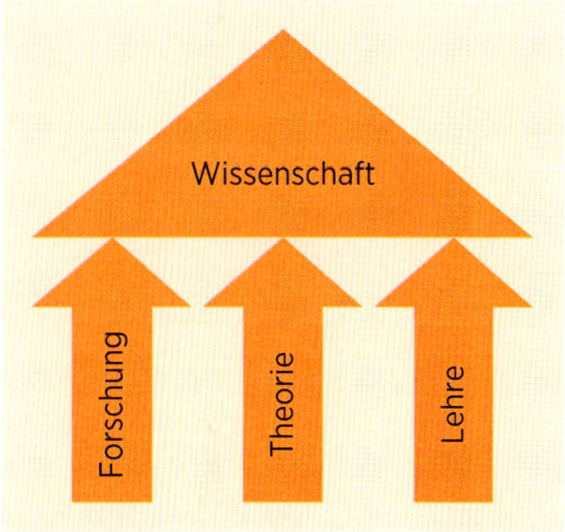


Abb. 5: **Das Gebäude der Wissenschaft** (vgl. Mayer 2022, S. 31)

**Merke:** Forschung ist ein zentraler Bestandteil der Wissenschaft. Durch die Forschung kann die Wissenschaft „wachsen", indem sie strukturiert nach neuem wissenschaftlichem Wissen sucht und Wissen gewinnt (vgl. Mayer 2022, S. 31).

## Pflegewissenschaft und Pflegeforschung

Das tägliche Handeln von Pflegepersonen baut, wie bereits dargestellt, auf unterschiedlichen Wissensquellen auf. Strukturierte, aber auch unstrukturierte Wissensquellen bilden die Grundlage des Handelns in der Pflege. Durch das Zusammenspiel von Intuition, Erfahrung, Empirie (der wissenschaftlich abgesicherte Bereich) und Ethik (die moralische Komponente der Pflege) können Pflegepersonen Phänomene bei PatientInnen (z. B. Angst, Verzweiflung, Hoffnung) wahrnehmen und davon Handlungen ableiten. Weiterführende Grundlagen für pflegerisches Handeln basieren auf dem Wissen aus anderen Bereichen (z. B. Medizin, Psychologie, Pädagogik).

**Fallbeispiel:** Der immer gut gelaunte Herr Huber ist nach der Visite und diversen Informationen rund um seine onkologische Erkrankung sichtlich verzweifelt. Zum ersten Mal überspielt er die Symptome der Therapie nicht. Er stellt alles infrage, hat Angst und weiß nicht, wie es weitergehen soll. Diese wahrnehmbaren Reaktionen auf seinen Gesundheitszustand (z.B. Angst oder Verzweiflung) werden als Phänomene bezeichnet, die von Pflegepersonen wahrgenommen werden. Die Pflegefachassistentin Ursula Mayer nimmt diese Phänomene bei einer Routinepflegehandlung im Zimmer wahr und bespricht sie in weiterer Folge mit der Diplomierten Gesundheits- und Krankenpflegerin Veronika Berger. Daraus resultieren folgende Pflegehandlungen: Anfangs wird Herrn Huber ein Beratungsgespräch angeboten (Wissensquelle: Intuition, Erfahrung und Logik). Bei der Dienstübergabe beschreibt Frau Berger, die vor einem Jahr das Studium der Pflegewissenschaft erfolgreich beendet hat, die Situation von Herrn Huber und informiert das Team über eine wissenschaftliche Form der Symptomerhebung bei onkologischen Erkrankungen (= Patient-Reported Outcome), die als weitere Unterstützung angeboten werden sollte (Wissensquelle: Logik und regelgeleitetes Forschen) (vgl. Silveira et al. 2022; Klösch et al. 2018).

Das, was jede einzelne Wissenschaft ausmacht und wodurch sie sich von anderen Einzelwissenschaften abgrenzt, ist ihr Gegenstand oder Interessensbereich („area of concern"). Beispielsweise ist die menschliche Psyche Gegenstand der Psychologie, die Krankheiten sind Gegenstand der Medizin und die Verhaltensweisen von Menschen sind Gegenstand der Soziologie. Der Gegenstand der **Pflegewissenschaft** ist die Pflege. Die Disziplin Pflege vereint Pflege als Beruf und Pflege als Wissenschaft. Durch Ziele, Strukturen und Inhalte wird eine Disziplin (z.B. Pflege, Medizin, Psychologie) definiert. Je nach Disziplin gibt es eine bestimmte Art, Phänomene zu betrachten. Auch wenn es um ein und dasselbe Phänomen geht, ist der Blickwinkel ein anderer (vgl. Mayer 2022, S. 32–33; 42; Mayer 2019, S. 32–33).

**Merke:** Die **Pflegewissenschaft** ist eine empirische und praxisorientierte Disziplin, deren Gegenstand bzw. Interessensbereich das Handlungsfeld Pflege ist (vgl. Mayer 2019, S. 32).

Die **Pflegeforschung** trägt zur Entwicklung der Pflegewissenschaft bei. Systematische Untersuchungen fördern das Wissen in der Praxis, in Lehre und Ausbildung, in der Beratung, im Management, in der Verwaltung und in der Politik. Pflegeforschung ist Forschung auf dem Gebiet des Gesundheitswesens, entwickelt und vermehrt pflegerisches Fachwissen und will Wissen, das man in der Pflege benötigt, vermehren, um effektiv zu sein. Durch diese Forschung wird eine wissenschaftlich fundierte Wissensgrundlage für die professionelle Pflege entwickelt. Dadurch verbessert sich die Pflegequalität, welche in weiterer Folge die Versorgungsstruktur, die Heilungschancen und die Lebensqualität des einzelnen Menschen optimiert. Die wissenschaftliche Fundierung der Pflege liefert einen wichtigen Beitrag zur Professionalisierung des Berufs. Jede Profession generiert eigene Wissensbestände. Somit ist die Pflegeforschung ein wichtiger Bestandteil für die Entwicklung einer eigenständigen Profession (vgl. Mayer 2022, S. 52–54).

**Merke:** Die **Pflegeforschung** ist Forschung auf dem Gebiet des Gesundheitswesens und unterstützt dadurch die Entwicklung und Vermehrung von pflegerischem Fachwissen. Dies ist notwendig, damit die Pflege effektiv ist (vgl. Mayer 2022, S. 52–53).

## Der Gegenstand der Pflegeforschung

Wie bereits angeführt, ist Forschung immer das Instrument ihrer Wissenschaft. Demnach beschäftigt sich die Pflegeforschung mit jenen Themen, die den Gegenstandsbereich der Pflegewissenschaft ausmachen. Zur besseren Übersicht kann das große und vielfältige Forschungsgebiet der Pflege in drei Ebenen aufgeteilt werden (vgl. Mayer 2022, S. 54–58):

- Die **Mikroebene** stellt den Bereich der direkten Pflegepraxis dar. Diese Ebene wird auch als klinische Pflegeforschung bezeichnet. Sie beschäftigt sich mit Fragen rund um den Pflegeprozess, mit der Beziehung zwischen KlientInnen und Pflegenden bzw. Angehörigen, mit der Interaktion und Kommunikation sowie mit dem Erleben und der Perspektive von PatientInnen bzw. Angehörigen. Ein Beispiel für eine Forschungsfrage auf dieser Ebene könnte lauten: Welchen Effekt hat ein pflegerisches Förderprogramm auf den Zustand von WachkomapatientInnen?
- Auf der **Mesoebene** wird Forschung betrieben, die Organisationsformen, Qualitätsmanagement und Strukturen der Arbeitsorganisation in der Pflege betrifft. Hier können die Bereiche der klientenorientierten Organisationsform (z. B. Überleitungspflege zwischen Krankhaus und Zuhause), der Pflegequalität (z. B. Leitlinien und Standards) und der Pflege als Arbeitsfeld (z. B. Arbeitszufriedenheit) untersucht werden. Ein Beispiel für eine Forschungsfrage könnte lauten: Verbessert die standardisierte EDV-Dokumentation am Krankenbett die Qualität der Dokumentation?
- Auf der **Makroebene** werden berufs- und gesundheitspolitische sowie pflegeepidemiologische Fragen behandelt. Das sind Themen, die am wenigsten mit dem direkten pflegerischen Handeln zu tun haben. Forschung in diesem Bereich beschäftigt sich mit den gesellschaftlichen Strukturen der pflegerischen Versorgung (z. B. Community Nursing), aber auch mit der Epidemiologie von Pflegebedürftigkeit (z. B. Sturzhäufigkeit). Ein Beispiel für eine Forschungsfrage könnte lauten: Welche Rahmenbedingungen sind für die Einführung der Family Health Nurse in der pflegerischen Versorgung notwendig?
- Die Forschung zur Geschichte der Pflege sowie übergeordnete Forschungsfragen betreffen Forschungsgebiete, die zwar nicht den drei Kernbereichen zuzuordnen sind, jedoch auch im weitesten Sinn zum Gebiet der Pflegeforschung gehören. Ein Beispiel für eine Forschungsfrage könnte lauten: Wie entwickelte sich die Pflegeforschung in Österreich, in Deutschland und in der Schweiz?

## Pflegende in der Forschung

Welche Rolle eine Pflegeperson im Rahmen der Forschung einnimmt, führt in Österreich noch immer zu umfassenden Diskussionen. Mittlerweile wird an Pflegende die gesetzliche Anforderung gestellt, Forschungsergebnisse bzw. wissenschaftliche Erkenntnisse bei der pflegerischen Versorgung von PatientInnen zu nutzen. Grundsätzlich muss aber festgehalten werden, dass es bei den drei Gesundheits- und Krankenpflegeberufen in Österreich (gehobener Dienst für Gesundheits- und Krankenpflege, Pflegefachassistenz, Pflegeassistenz) klare gesetzliche Unterschiede in der Forschungsanwendung und -durchführung gibt (vgl. GuKG 1997).

Die pflegerische Kernkompetenz umfasst beim **gehobenen Dienst für Gesundheits- und Krankenpflege** insbesondere ein **forschungsbasiertes Handeln** sowie die **Mitwirkung an fachspezifischen Forschungsprojekten** und die **Umsetzung von fachspezifischen Forschungsergebnissen** (vgl. § 14 (12, 14) GuKG 1997). Das bedeutet, dass alle Personen im gehobenen Dienst der Gesundheits- und Krankenpflege ein erweitertes

Wissen über Wissenschaft und Forschung besitzen müssen. Sie sollten Forschungsergebnisse lesen, kritisch analysieren und für die Anwendung in der Praxis aufbereiten können (vgl. Menche et al. 2023, S. 1458).

Die **Pflegeassistenzberufe** (Pflegeassistenz, Pflegefachassistenz) **unterstützen** die Angehörigen des gehobenen Dienstes für Gesundheits- und Krankenpflege **im Rahmen der Forschung**. Die Beobachtung des Gesundheitszustands oder die Mitwirkung beim Pflegeassessment durch die Pflegeassistenz bzw. Pflegefachassistenz sind unterstützende Methoden der Informationsgewinnung für den gehobenen Dienst der Gesundheits- und Krankenpflege. Daraus können wiederum evidenz- und forschungsbasierte Pflegehandlungen abgeleitet werden (vgl. § 83 (1) GuKG 1997).

**Merke:** Im Sinne einer professionellen Versorgung von PatientInnen sollen auch Angehörige der Pflegefachassistenz ein Grundlagenwissen im Bereich der Pflegeforschung und Pflegewissenschaft haben.

## Der Forschungsprozess

Wie bereits erwähnt, beschäftigen sich WissenschaftlerInnen systematisch mit Wissenschaft und ihrer Weiterentwicklung durch die Forschung. Das Wissen wird mit System und Methode gewonnen, Logik und regelgeleitetes Forschen kommen zum Einsatz. Eine Forschungsarbeit (z. B. eine Studie) folgt demnach einem logischen Ablauf. Diese Logik wird im Forschungsprozess dargestellt. Der Forschungsprozess besteht aus verschiedenen Schritten, die in Form (linear oder als Regelkreis) und Anzahl (mehr oder weniger Abschnitte) unterschiedlich dargestellt werden können. Dieser Prozess kann als regelgeleitetes Forschen verstanden werden. An dieser Stelle sei nochmals erwähnt, dass der Prozess Hürden enthält, die unsystematisches Vorgehen verhindern sollen. Dadurch sollen Vorlieben, Abneigungen, Befangenheit, aber auch Denkfehler ausgeschaltet werden. Auch kann sich dadurch die Wissenschaft selber überprüfen. Nachfolgend ist ein linearer Forschungsprozess mit acht Schritten dargestellt (vgl. Mayer 2022, S. 27–28; 336).

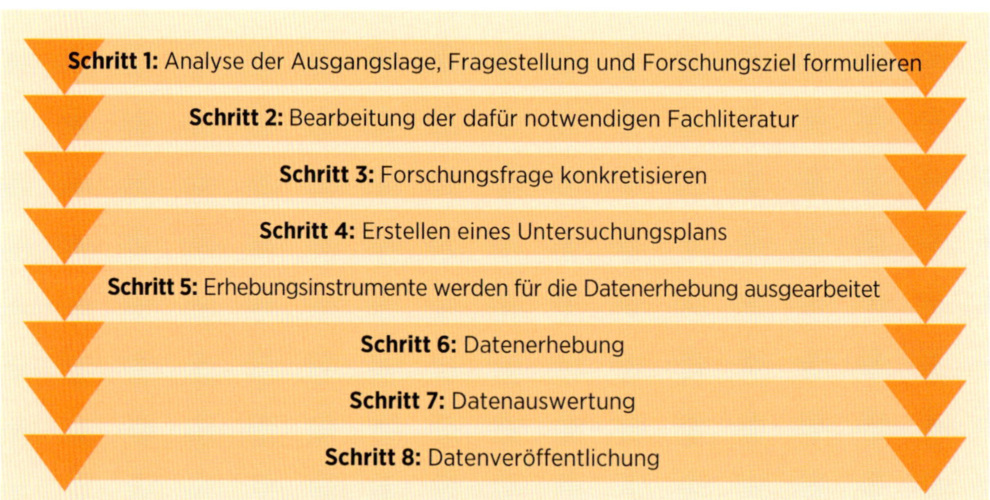


Abb. 6: **Der lineare Forschungsprozess**

**Schritt 1: Analyse der Ausgangslage, Fragestellung und Forschungsziel formulieren**
In dieser Phase hat das Erkenntnisinteresse der ForscherInnen eine zentrale Bedeutung. Dadurch bringen sie in Erfahrung, was sie erforschen möchten. Erfahrungen aus der Praxis, Fragen aus der Theorie oder eine persönliche Betroffenheit können die Grundlage für ein Thema und eine Problembearbeitung sein.

**Fallbeispiel:** Eine Studentin der Pflegewissenschaft lernt zufällig eine Familie kennen, in der die 8-jährige Tochter an Epidermolysis bullosa („Schmetterlingskrankheit") leidet. Sie möchte in Erfahrung bringen, welchen Herausforderungen die Eltern in der täglichen Betreuung begegnen. Im Rahmen ihrer Masterthesis wird sie dieses Thema erforschen. Ihr Erkenntnisinteresse bezieht sich auf die Herausforderungen für Eltern, die Kinder mit dieser Erkrankung betreuen.

Das Erkenntnisinteresse muss weiter präzisiert werden. Dazu wird das Problem (= **Ausgangslage**) analysiert und beschrieben. Die Beschreibung des Problems (= Problembeschreibung) führt zur **Forschungsfrage**. Diese ist die ausdrückliche Frage nach einem bestimmten Problem, das in der wissenschaftlichen Arbeit untersucht und analysiert werden soll. Die Bearbeitung von Fachliteratur ist zur Formulierung, Eingrenzung und Präzisierung der Forschungsfrage notwendig. Nach dieser ersten, groben Fragestellung wird in weiterer Folge das **Forschungsziel** beschrieben (es wird ebenfalls aus dem Problem abgeleitet). In einer Zielaussage wird das Wesentliche einer Untersuchung bzw. Studie in ein bis zwei Sätzen zusammengefasst (vgl. FHGOÖ 2023a, S. 35; Menche et al. 2023, S. 1462; Mayer 2022, S. 341–347).

In unserem Beispiel könnte die Studentin folgende Forschungsfrage formulieren: Welche Herausforderungen haben Eltern, die sich um ein „Schmetterlingskind" kümmern?

Daraus resultiert bspw. das Forschungsziel, das einen Beitrag zur Weiterentwicklung des Themas bzw. eine Themensensibilisierung liefert. Ein weiteres Ziel kann sein, dass die Forschungsarbeit von Betroffenen als Nachschlagwerk herangezogen werden kann, um mit den täglichen Herausforderungen in der Betreuung von „Schmetterlingskindern" besser umgehen zu können.

**Schritt 2: Bearbeitung der Fachliteratur**
Im nächsten Schritt müssen sich ForscherInnen mit der notwendigen Fachliteratur (Bücher, Lexika, Fachzeitschriften, Studien, ...) zum gewählten Thema intensiv auseinandersetzen. Dies wird als Literaturrecherche bezeichnet. Durch das Lesen von Fachliteratur erarbeitet man sich die theoretischen Grundlagen bzw. Hintergründe (Erkenntnisse zum gewählten Thema werden erweitert), auf denen die Arbeit aufbaut.

Das Literaturstudium hat den Zweck, bereits existierende Forschungsarbeiten zum gewählten Thema zu finden. Dieser Überblick ist von großer Bedeutung, damit die ForscherInnen wissen, welche Fragen rund um das Thema bereits beantwortet wurden. Dadurch kann ein Überblick über den Stand der Forschung gewonnen werden (vgl. Mayer 2022, S. 345).

Die Studentin führt anfänglich eine grobe Literaturrecherche mittels Google Scholar durch. Des Weiteren durchsucht sie facheinschlägige Journals nach Artikeln. Darüber hinaus intensiviert sie die Suche über das Internet (z. B. Google Books). Zur Identifikation von Studien führt sie eine systematische Literaturrecherche in Pflegedatenbanken durch.

**Schritt 3: Forschungsfrage konkretisieren**

Nach der Bearbeitung und dem Studium der Fachliteratur haben die ForscherInnen im Regelfall einen guten Überblick über die Thematik. Sie haben sich in die Materie vertieft, verstehen Zusammenhänge und kennen den Stand der Forschung zu ihrem Thema. Die in Schritt 1 definierte Forschungsfrage wird nun herangezogen und operationalisiert (Es erfolgt eine Präzisierung und Konkretisierung der bestehenden Forschungsfrage. Hinweis: Eine Forschungsarbeit kann auch mehrere Forschungsfragen haben). Dazu werden bspw. Begriffe, die in der Forschungsfrage vorkommen, geklärt und definiert (bei unserem Fallbeispiel muss z. B. geklärt werden, was unter „täglicher Betreuung" zu verstehen ist). Das ist die Voraussetzung dafür, dass all jene, die mit diesen Forschungsergebnissen in Kontakt kommen, das Gleiche unter dem Begriff verstehen.

Neben der Klärung der Begriffe wird in diesem Schritt oftmals auch der Stil der Forschungsfrage verändert. Man schärft sozusagen die Forschungsfrage stilistisch (Variation des Schreibstils), semantisch (Bedeutung wird klarer) und grammatikalisch (Theorie der Sprache) (vgl. Mayer 2022, S. 346–347).

Die Studentin hat nun die Forschungsfrage folgendermaßen konkretisiert: „Welche Herausforderungen zeigen sich für Eltern in der täglichen Betreuung von schulpflichtigen Kindern, die an Epidermolysis bullosa leiden?"

**Schritt 4: Erstellen eines Untersuchungsplans**

In diesem Schritt kennt der/die ForscherIn den Stand der Forschung und hat die zu untersuchende Forschungsfrage konkretisiert. Für das weitere Vorgehen bedarf es nun eines Untersuchungsplans. Hierbei werden relevante Einzelheiten bestimmt, überlegt und geplant. Folgende Punkte müssen von den Forschenden in diesem Schritt berücksichtigt werden:

- **Wahl der Methode und des Designs:** Anhand der definierten Forschungsfrage ist oftmals erkennbar, ob eine qualitative oder quantitative Methode gewählt werden muss. Durch die gewählte Methode ist offensichtlich, welches Studiendesign für die Untersuchung herangezogen wird.
- **Bestimmung der Stichprobe:** Bei diesem Punkt wird überlegt, wer untersucht werden soll (d. h., die Größe der Stichprobe bzw. die Anzahl der TeilnehmerInnen an einer Untersuchung wird bestimmt). Es gibt verschiedene Verfahren zur Gewinnung von Stichproben. Dabei muss zwischen der qualitativen und der quantitativen Methode unterschieden werden.
- **Berücksichtigung ethischer Aspekte:** Werden Personen bei einer Untersuchung befragt (PatientInnen, Angehörige, ...), muss der Persönlichkeitsschutz gegeben sein (d. h., die Befragten müssen aufgeklärt sein und freiwillig zustimmen, die Anonymität muss gewährleistet werden, Risiken für die TeilnehmerInnen müssen bekannt sein etc.). Dies kann auch durch eine Ethikkommission geprüft werden.

- **Miteinbeziehung von finanziellen und persönlichen Ressourcen:** Kosten für Material und Personal müssen kalkuliert werden.
- **Einbringung von Erlaubnissen:** Bei zuständigen Stellen (z. B. Krankenhäuser) muss um eine offizielle Erlaubnis angefragt werden.

Aus der definierten Forschungsfrage: „Welche Herausforderungen zeigen sich für Eltern in der täglichen Betreuung von schulpflichtigen Kindern, die an Epidermolysis bullosa leiden?" ist nun erkennbar, dass eine **qualitative Methode** gewählt werden muss. Die Studentin entscheidet sich in weiterer Folge für ein **phänomenologisches Studiendesign** (sie möchte die Herausforderungen für die Angehörigen verstehen). Da es sich um eine qualitative Methode handelt, muss die Stichprobe

- angemessen (die gesammelten Informationen müssen zur Beschreibung des Phänomens ausreichend sein),
- nützlich (man muss sich im Vorfeld überlegen, welche TeilnehmerInnen die gewünschten Informationen liefern) und
- zweckgebunden (es muss sich um Personen handeln, die ein ähnliches Erlebnis hatten, aus einem bestimmten Umfeld stammen oder einer gemeinsamen Kultur angehören) sein.

Aus diesen Vorüberlegungen werden zehn Elternpaare für die Stichprobe einbezogen. Eine Ethikkommission wird in weiterer Folge das Vorhaben prüfen.

**Schritt 5: Instrumente für die Datenerhebung werden ausgearbeitet**

Die Ausarbeitung der Erhebungsinstrumente (Fragebögen, Interviewleitfäden, Mess-Skalen, ...) ist der nächste Schritt im Forschungsprozess. Dies ist notwendig, damit eine Datenerhebung überhaupt erst möglich ist. Bevor das Instrument zum Einsatz kommt, wird im Vorfeld ein sogenannter Vortest (Prätest) durchgeführt. Dabei wird das Instrument formal und inhaltlich überprüft (z. B.: Kann der Fragebogen gut ausgefüllt werden? Sind die Fragen verständlich?).

Im Rahmen der qualitativen Methode und des phänomenologischen Studiendesigns entscheidet sich die Studentin für ein **leitfadenorientiertes Interview**. Dieser „Leitfaden" dient ihr als Gedächtnisstütze (d. h., inhaltliche Schwerpunkte, die unbedingt abgefragt werden sollen und die Forschungsfrage beantworten, sind enthalten).

**Schritt 6: Datenerhebung**

Wenn der Vortest abgeschlossen ist, alle Abläufe geklärt sind und die Studie organisatorisch vorbereitet ist, können die Daten erhoben werden. Die Datenerhebung kann unterschiedlich viel Zeit in Anspruch nehmen. Die Zeitspanne reicht von wenigen Wochen bis zu Jahren. Dieser interessante, aber auch oft zeitaufwendige und manchmal mühsame Teil der Forschung sollte nicht unterschätzt werden.

Die Studentin hat im Vorfeld zehn Familien miteingeschlossen. Diese besucht sie an unterschiedlichen Tagen und wendet bei jeder Familie die gleiche Methode der Datenerhebung mit dem leitfadengestützten Interview an. Für jedes Interview stehen 30 Minuten zur Verfügung.

**Schritt 7: Datenauswertung (inkl. Ergebnisdiskussion und Schlussfolgerung)**
Im vorletzten Schritt erfolgen die Auswertung und die Analyse der gewonnenen Daten. Die Analyse von **quantitativen Daten** ist eine Zahlenanalyse. Die kodierten Daten werden dazu in eine Datenmatrix übertragen und mit einem Statistikprogramm verarbeitet. Dabei werden die gewonnenen Daten miteinander verknüpft und oftmals in Tabellen und Diagrammen dargestellt. Durch diese Verknüpfung können die Ergebnisse interpretiert werden. Bei **qualitativen Daten**, die aus Erzählungen oder Beobachtungen gewonnen wurden, werden die Daten (= Ergebnisse) zusammengefasst und mit Worten (verbal) beschrieben. Die Gliederung eines Textes orientiert sich an der Logik, die durch die Forschungsfrage(n), das Datenmaterial und die Art der Auswertung vorgegeben ist. Oftmals wird der Text anhand von zuvor entwickelten Kategorien gegliedert. Dies erleichtert das Verstehen.

**Merke:** Bei der Interpretation der Ergebnisse (= **Ergebnisdiskussion**) beschäftigt man sich mit der Bedeutung der Resultate (quantitativ wie qualitativ). Werden Resultate interpretiert, fragt man: „Was heißt das?" (z. B.: Warum sind gerade diese Belastungsfaktoren so deutlich aufgetreten?) Bei der **Schlussfolgerung** steht die Überlegung im Mittelpunkt, was die Ergebnisse für die Praxis bedeuten, welche Empfehlungen für die Praxis gegeben werden können und wie das Wissen am besten in die Praxis integriert werden kann.

Die Studentin hat nach den zehn Interviews eine Menge an Daten gesammelt. Ihre Interviews (= Erkenntnisse), die sie mit dem Smartphone (App zum Diktieren) festgehalten hat, werden nun (buchstaben-)genau verschriftlicht. Dieser Vorgang wird als Transkription bezeichnet. Danach werden die verschriftlichten (= transkribierten) Interviews den zuvor entwickelten Kategorien (z. B. Akzeptanz, Erfahrung von Diskriminierung, Informationsdefizit) zugeordnet. Dabei werden die Ergebnisse interpretiert und die Bedeutung für die Praxis wird herausgearbeitet.

**Schritt 8: Datenveröffentlichung**
Im letzten Schritt werden die ausgewerteten Daten veröffentlicht. Dieser Schritt ist von enormer Bedeutung, da die Ergebnisse in die Praxis rückgeführt werden. Forschungsergebnisse sollten eine Außenwirkung haben, damit sie in der Praxis eine Anwendung finden und im besten Fall zur Lösung eines Problems beitragen. Eine Forschungsarbeit sollte daher veröffentlicht werden. Viele Forschungsarbeiten werden im Rahmen eines Forschungsberichts verschriftlicht. Gute Medien für die Veröffentlichung (= Publikation) stellen Fachzeitschriften (z. B. Pflege, Pflegewissenschaft, Österreichische Pflegezeitschrift), Bücher oder Sammelbände dar (vgl. Mayer 2022, S. 350–396; Menche et al. 2023, S. 1462–1463).

Unsere Studentin konnte ihre Masterthesis finalisieren. Nach der positiven Beurteilung der Arbeit empfiehlt ihr Professor, die Ergebnisse zu publizieren. Sie entscheidet sich für eine Publikation in der Fachzeitschrift „Pflege". Aus diesem Grund nimmt sie Kontakt mit dem Verlag auf. Dieser nennt ihr die Rahmenbedingungen für eine mögliche Publikation (inhaltliche Schwerpunkte, Seitenumfang, Zeichenanzahl, Schriftgröße, Tabellen, ...). Ihre Masterarbeit wird nun gründlich auf den Kopf gestellt. 120 Seiten müssen sozusagen auf acht Seiten komprimiert werden. Ihr achtseitiges Manuskript (mit den Kernaussagen der Forschungsarbeit) wird vom Verlag angenommen und veröffentlicht.

Nach der Publikation liest eine Pflegerin auf der Kinderstation die Publikation der Studentin. Im Rahmen einer Dienstbesprechung informiert sie die KollegInnen über die neuen wissenschaftlichen Ergebnisse im Setting „Herausforderungen für Eltern in der täglichen Betreuung von schulpflichtigen Kindern, die an Epidermolysis bullosa leiden". Diese Erkenntnisse können nun in die Kommunikation mit Eltern von „Schmetterlingskindern" einfließen.

## Forschungsergebnisse finden

Der Tätigkeitsbereich der Pflegefachassistenz umfasst u.a. die eigenverantwortliche Durchführung der von Angehörigen des gehobenen Dienstes für Gesundheits- und Krankenpflege oder Ärzten/Ärztinnen übertragenen Aufgaben (z.B. Pflegemaßnahmen). Als Pflegemaßnahmen werden hier alle pflegerischen Handlungen und Verhaltensweisen des Pflegepersonals bezeichnet, mit denen ein Pflegeziel erreicht werden soll (vgl. § 83a (1) GuKG 1997). Oftmals können sich hierbei Handlungen verbergen, die ein umfassendes Wissen der Pflegefachassistenz voraussetzen. Um dieses Wissen zu erwerben, ist der Umgang mit Fachliteratur essenziell. Forschungsergebnisse müssen zunächst gefunden, dann gelesen und verstanden werden. Dies gelingt nur mit einer kritischen Beurteilung der gefundenen Literatur. In diesem Kapitel steht die Nutzung von Forschungsergebnissen der Pflegefachassistenz für die pflegerische Praxis im Fokus.

Um den aktuellen Stand der Forschung zu einem bestimmten Thema zu erfassen, bedarf es zuerst einer Literaturrecherche. Als Literatur wird grundsätzlich jeder Text verstanden, der festgehalten (z.B. in einem Buch) und lesbar ist. Hierbei kann zwischen der **Publikationsform** (z.B. Bücher, Zeitschriften, Internet, digitale Datenträger) und der **Publikationsart** (z.B. Nachschlagewerke, Lehrbücher, Monografien, wissenschaftliche Fachartikel, Editorials, Kommentare) unterschieden werden.

Die Literaturrecherche ist viel mehr als eine ungezielte Suche nach Information bei Google, in der Fachbuchhandlung oder in der Bibliothek. Es handelt sich dabei um einen komplexen Teilprozess im Rahmen des Forschungsprozesses (siehe „Der Forschungsprozess, Schritt 2").

Wie bereits erwähnt, muss man vor dem Beginn einer Literaturrecherche wissen, wonach gesucht werden soll. Dies kann nur umgesetzt werden, wenn eine Fragestellung formuliert worden ist (siehe „Der Forschungsprozess, Schritt 1"). Erst danach kann mit der klassischen Suche (= Recherche) begonnen werden. Um sich einen ersten Überblick zum gewählten Themenbereich zu verschaffen, können verschiedenen Publikationsformen und Publikationsarten gesichtet und gelesen werden.

**Bücher** (= Publikationsform) dienen hauptsächlich als Quelle jenes Wissens, das sich nicht sehr schnell verändert. Sie sind eine wichtige Publikationsformen, aus der unterschiedliches Wissen bezogen werden kann, und eignen sich hervorragend als Lernmedien, da sie oftmals einen guten Überblick über ein Fachgebiet geben. Unterschieden werden folgende Bücher (= Publikationsart):

- **Nachschlagewerke** sind Bücher (z.B. Lexika, Enzyklopädien), in denen bspw. das Wissen eines Fachgebietes in Begriffen und deren Definitionen zusammengefasst ist (z.B. *Lexikon der Pflegeforschung* von *Bartholomeyczik et al. 2011*)
- **Lehrbücher** sind Bücher, in denen Wissen über ein bestimmtes Gebiet zusammengefasst und didaktisch aufbereitet wurde. Die Inhalte sind nicht immer wissenschaftlich begründet. Der Schwerpunkt liegt auf der didaktischen Aufbereitung eines Stoffes (z.B. *Ethik, Geschichte und Transkulturelle Pflege* von *Hiemetzberger et al. 2024*).

- **Monografien** sind Bücher, in denen ein einzelnes bzw. begrenztes Thema behandelt wird. Hierbei kann es sich um eine theoretische Auseinandersetzung mit diesem Thema handeln, um die Publikation einer gesamten Forschungsarbeit oder aber auch um eine Biografie (z. B. *So schön wie hier kann's im Himmel gar nicht sein* von *Schlingensief 2010*).
- **Sammelwerke** sind Bücher mit mindestens zwei Einzelwerken von zwei oder mehreren VerfasserInnen. Die einzelnen Beiträge werden von ganz unterschiedlichen AutorInnen verfasst und geben dadurch einen breiten Einblick in die Materie (z. B. *Gynäkologisch-onkologische Pflege. Bedürfnisse der Patientinnen und interprofessionelle Praxis* von *Senn/Mayer 2018*).

**Fachzeitschriften** (= Publikationsform) sind periodisch erscheinende Veröffentlichungen. Sie unterscheiden sich in ihrer **Ausrichtung** (Zeitschriften im Setting der Berufspolitik unterscheiden sich von jenen der Fachpflege), in ihrem **inhaltlichen Schwerpunkt** (z. B. Palliative Care) und in ihrem **Niveau** (einige Zeitschriften bestehen nur aus wissenschaftlichen Studien, andere beinhalten zu einem großen Teil Fachartikel). Durch das regelmäßige Erscheinen sind Fachzeitschriften vom Inhalt oftmals aktueller als Bücher. Fachzeitschriften in der Pflege enthalten zum Teil unterschiedliche Publikationsarten wie Studien, wissenschaftliche Fachartikel, Editorials oder auch Kommentare. Beispiele für Fachzeitschriften sind: Pflegewissenschaft, HeilberufeSCIENCE, Pflege, Journal of Advanced Nursing, International Journal of Nursing Science, Nursing Research, Zeitschrift für Gerontologie und Geriatrie, International Journal of Palliative Nursing (vgl. Mayer et al. 2021, S. 15–19).

Literaturquellen (z. B. Bücher, Fachzeitschriften, wissenschaftliche Fachartikel) können neben der Handsuche auch mit sogenannten **Suchhilfen** gesucht und gefunden werden. Das sind Instrumente, mit denen die gewünschte Literatur gefunden werden kann. Die Nutzung von verschiedenen Suchhilfen ist für eine umfassende Recherche von großer Bedeutung.

**Elektronische Fachdatenbanken** sind elektronische Systeme, in denen große Mengen von Daten gespeichert sind. Mithilfe einer Abfragesprache (= Filter) können die Daten nach verschiedenen Gesichtspunkten durchsucht werden (z. B. nach den AutorInnen, nach dem Jahr der Veröffentlichung, nach einem Schlagwort). In der Pflege sind internationale Datenbanken wie MEDLINE (in Form von PubMed frei im Internet verfügbar), CINAHL, EMBASE oder auch PsycINFO die gebräuchlichsten. In der Datenbank CareLit ist nur deutsche Pflegeliteratur enthalten. Die Verwendung von Datenbanken ist meist kostenpflichtig. Krankenhäuser, Schulen oder Universitäten kaufen für wichtige Datenbanken Lizenzen.

Vorteil von Datenbanken: Jede Fachzeitschrift beinhaltet eine unterschiedliche Anzahl an Fachartikeln oder wissenschaftlichen Studien. Wie bereits erwähnt, beinhalten Datenbanken u. a. Fachartikel oder wissenschaftliche Studien von unterschiedlichen Fachzeitschriften. Dadurch entsteht für den/die BenutzerIn der Vorteil, dass bspw. mit einem Schlagwort (etwa „Palliative Care") sämtliche Artikel und Studien aus unterschiedlichen Zeitschriften gefunden werden, die das Schlagwort im Titel aufweisen. Die Herausforderung ist dabei, dass z. B. die Datenbank wie MEDLINE mehr als 29 Millionen Artikel aus 5.200 Fachzeitschriften (Medizin, Biologie, Pharmakologie, Pflege, ...) beinhaltet.

**Aufgabe:** Steigen Sie in die Datenbank MEDLINE ein (https://pubmed.ncbi.nlm.nih.gov/). Sie können diese auch bei Google mit dem Schlagwort „PubMed" finden. Geben Sie in der Suchfunktion den Begriff „Palliative Care" ein. Wie viele Treffer erhalten Sie?

Bei dieser Suche zeigt sich das Problem, dass zu viele Artikel zu diesem Schlagwort gefunden werden. Eine seriöse Suche ist daher nicht möglich. Deshalb muss die Suche eingeschränkt werden. Bspw. kann der Begriff „Palliative Care“ mit einem der Operatoren AND / NOT / OR und einem weiteren Schlagwort kombiniert werden. Würden Sie nun in der Datenbank MEDLINE mit den Begriffen „Palliative Care“ AND „child“ suchen, würden Sie mit Sicherheit weniger Treffer erhalten. Ein weiterer Einsatz von diesen Operatoren, Schlagwörtern oder Filtern kann im besten Fall die Suche so eingrenzen, dass der oder die gewünschte(n) Fachartikel gefunden werden können.

**Merke:** Um in einer Datenbank suchen zu können, müssen geeignete Schlagworte bzw. Suchbegriffe verwendet werden. Diese können bspw. aus einer Forschungsfrage abgeleitet werden.

**Suchmaschinen im Internet** durchsuchen nach einem bestimmten Algorithmus das Internet. Die wohl bekannteste Suchmaschine ist **Google**. Bei der Suche schickt man einen oder mehrere Suchbegriffe an die Datenbank und bekommt als Ergebnis eine Liste mit Verweisen auf Dokumente, in denen diese Suchbegriffe vorkommen. Auch wenn diese Art der Suche sehr verlockend ist, sind die Suchergebnisse oftmals nicht zufriedenstellend, da man eine Flut von Informationen erhält, die erst gesichtet werden müssen. Eine spezielle Form sind Wissenschaftssuchmaschinen wie **Google Scholar**. Diese Suchmaschine dient der allgemeinen Literaturrecherche „wissenschaftlicher“ Dokumente. Dazu zählen kostenlose Dokumente aus dem Internet wie auch kostenpflichtige Angebote. Oftmals werden als Treffer Volltexte oder bibliografische Nachweise (z. B. Titel, Verfasser, Jahr) angezeigt. Wissenschaftssuchmaschinen sind Kombinationen aus Fachdatenbanken und einer einfach zu bedienenden Suchmaschine. Als einzige Informationsquelle sind sie aber ungenügend.

**Aufgabe:** Geben Sie in der Suchfunktion bei Google bzw. im Anschluss bei Google Scholar den Begriff „Palliative Care“ ein. Wie unterscheiden sich die dargestellten Treffer in den beiden Suchmaschinen?

**Bibliothekskataloge** zeigen die in einer Bibliothek verfügbaren Medien (Bücher, Zeitschriften, Zeitungen, Videos, Dissertationen, Diplomarbeiten, Masterarbeiten, ...). Sie sind bei öffentlichen wissenschaftlichen Bibliotheken kostenlos über das Internet als Online-Katalog bzw. OPAC (Online Public Access Catalogue) verfügbar. Ähnlich wie in einer Fachdatenbank werden die bibliografischen Daten (z. B. Titel, Verfasser, Jahr) eingegeben und können nach verschiedensten Gesichtspunkten online abgerufen werden (Mayer et al. 2021, S. 55–65).

## Forschungsergebnisse lesen und verstehen

Im letzten Kapitel wurden unterschiedliche Literaturquellen (z. B. Bücher, Zeitschriften, wissenschaftliche Fachartikel) sowie diverse Suchhilfen (z. B. elektronische Fachdatenbanken) beschrieben. Im Rahmen einer Literaturrecherche kann das persönliche Wissen erweitert, ein bestimmtes Problem gelöst und ein Thema besser argumentiert werden. Das Motiv einer niveauvollen Recherche kann aber auch das Schreiben einer Abschlussarbeit sein. Der Umfang einer Literaturrecherche hängt jeweils vom Zweck, der damit verfolgt wird, ab. Die bei der Recherche gefundenen Ergebnisse müssen jedoch vor dem Einsatz als Wissensquelle einer kritischen Bewertung unterzogen werden (vgl. Menche et al. 2023, S. 1466)

Inhalte aus Büchern (z. B. Lehrbücher, Monografien) können im Regelfall gut verstanden und gedeutet werden. Ähnlich verhält es sich mit Fachzeitschriften, wenn der gefundene Inhalt ein Editorial (= Vorwort des Herausgebers) oder ein Fachbeitrag (= Abhandlung eines Themas) ist.

In Fachzeitschriften finden sich aber auch wissenschaftliche Studien. Diese weisen einen gänzlich anderen Aufbau auf. Um sie zu erkennen, benötigt man umfangreiches Wissen über Forschung. Dieses kann im Regelfall nur in einer entsprechenden Ausbildung (z. B. Studium der Pflegewissenschaft) vermittelt werden. Trotzdem besteht die Möglichkeit, wissenschaftliche Studien durch verstehendes Lesen als solche zu identifizieren. Hat man bspw. im Rahmen einer elektronischen Fachdatenbankrecherche (z. B. in PubMed) „Forschungsarbeiten" (d. h. eine wissenschaftliche Studie bzw. eine wissenschaftliche Forschungsarbeit) gefunden, so sollten darin die Schwerpunkte der Einleitung, der Methode, der Ergebnisdarstellung und der Diskussion zu lesen sein.

In der **Einleitung** werden die Ausgangslage bzw. die Problemstellung, die Forschungsfrage/n und das Ziel bzw. die Ziele der Arbeit dargestellt (Forschungsfrage/n und Ziel/e sind oftmals etwas versteckt bzw. indirekt zu erkennen).

**Fallbeispiel:** Einleitung einer Studie

„Die mediane Laparotomie (Mittelschnitt) stellt einen häufig genutzten Standardzugang zum Abdomen in der Chirurgie dar. Dabei werden für die Bewegung notwendige Muskeln manipuliert und es kommt postoperativ zu Einschränkungen der funktionalen Mobilität und zu bewegungsabhängigen Schmerzen. Ziel der Pilotstudie war es, die Auswirkungen eines präoperativen Bewegungsschulungsprogramms nach dem Viv-Arte-Lernmodell für kinästhetische Mobilisation auf Mobilität, Schmerzen und Verweildauer bei Patienten mit elektiver medianer Laparotomie zu testen, das Studiendesign zu überprüfen und mögliche Effektstärken zu ermitteln." (Haasenritter et al. 2009, S. 19–28)

**Aufgabe:** Identifizieren Sie aus der angeführten Einleitung die Ausgangslage, die Problemstellung und das Ziel. Wie könnte die Forschungsfrage lauten?

Die **Methode** einer wissenschaftlichen Studie dient dazu, die Vorgangsweise im Rahmen der Studie nachvollziehbar zu machen. Hier sollten neben der Methode der Datenerhebung und der Auswertung (qualitativ oder quantitativ, siehe „Der Forschungsprozess, Schritt 4") die Vorgangsweise bei der Datenerhebung und die Stichprobe dargestellt werden.

**Fallbeispiel:** Methode einer Studie

„Es wurde eine prospektive, randomisierte, kontrollierte und unverblindete Studie durchgeführt. Eingeschlossen wurden 27 Patienten (Median = 63 Jahre, 19 männlich) mit medianer Laparotomie bei Zystektomie. Die Intervention beinhaltet die präoperative Schulung für das postoperative Mobilisationsverhalten. Die Mobilität wurde mithilfe des Mobilitätstests für Patienten im Akutkrankenhaus (MOTPA) gemessen, die Schmerzintensität mittels einer visuellen Analog-Skala (VAS). Interventions- und Kontrollgruppe waren hinsichtlich der Kontrollvariablen vergleichbar." (Haasenritter et al. 2009, S. 19–28)

**Aufgabe:** Welche Schwerpunkte der Methode (z. B. Methode der Datenerhebung, Stichprobe, Vorgangsweise bei der Datenerhebung) können Sie in der Studie von Haasenritter et al. erkennen?

Die **Ergebnisse** beschreiben die gewonnenen Erkenntnisse der wissenschaftlichen Studie. Es wird konkret dargestellt, was gefunden wurde. Im letzten Abschnitt der Diskussion werden die Ergebnisse diskutiert (was bedeuten die Ergebnisse?) und schließlich Schlussfolgerungen (wie können die Ergebnisse in die Praxis einfließen?) daraus gezogen. Das Ende eines Forschungsartikels bildet oftmals eine Zusammenfassung (vgl. Mayer 2022, S. 411–412).

**Fallbeispiel:** Ergebnisse und Diskussion einer Studie

„Es gab keine aussagekräftigen Gruppenunterschiede hinsichtlich der Zielkriterien. Möglicherweise sind die gewählten Zielgrößen bzw. ihre Operationalisierung ungeeignet, um Effekte der Intervention aufzuzeigen. Es erscheint notwendig, weiter an der Entwicklung von Instrumenten zu arbeiten, die geeignet sind, die Wirkung bewegungsbezogener Interventionen zu messen." (Haasenritter et al. 2009, S. 19–28)

**Aufgabe:** Erklären Sie anhand der gelesenen Ergebnisse dieser Untersuchung die Auswirkungen eines präoperativen Bewegungsschulungsprogramms. Diskutieren Sie dieses Ergebnis in der Gruppe.

Die Analyse und Zusammenfassung der Studie von Haasenritter et al. erfolgte nach dem **EMED-Format**. EMED steht für Einleitung, Methode, Ergebnis(se) und Diskussion. Damit kann oberflächlich beurteilt werden, ob die Veröffentlichung lesenswert ist und ob Strukturmerkmale einer wissenschaftlichen Arbeit vorhanden sind. Das EMED-Format ist ein erster Schritt in der qualitativen Überprüfung einer Studie. Generell ist die Beurteilung der inhaltlichen Qualität von Literatur ein schwieriges Unterfangen. Kriterien, die neben dem EMED-Format überprüft werden sollten, sind die **AutorInnen** (sind die AutorInnen namentlich erwähnt und weitere Informationen angeführt, z. B. Kontaktdaten?), die **Aktualität** (ist das Jahr der Publikation angegeben?) und die **Quellenangaben** (gibt es ein Literaturverzeichnis, wurde zitiert?). Im weiteren Vorgehen der Qualitätsprüfung sollten der **Verlag** (dieser übernimmt die Qualitätssicherung einer Publikation) und die **Zielgruppe** (Personenkreis, für den die Zeitschrift von Interesse ist) erkennbar sein (vgl. Mayer et al. 2021, S. 137–141).

**Aufgabe:** Sie können nun Forschungsergebnisse als solche identifizieren und einfache qualitative Überprüfungen durchführen. Begeben Sie sich auf die Suche nach einer wissenschaftlichen Studie und versuchen Sie die Qualität nach den Ihnen bekannten Kriterien zu überprüfen. Stellen Sie die Ergebnisse in der Großgruppe vor!

## Rahmenbedingungen für die Schriftliche Arbeit im Fachbereich

Im Rahmen der Ausbildung zur Pflegefachassistenz müssen die TeilnehmerInnen im 2. Ausbildungsjahr eine **Fachbereichsarbeit („Schriftliche Arbeit im Fachbereich (SAF))"** verfassen. Die Vermittlung der Arbeitstechniken für diese Arbeit erfolgt in einer Schreibwerkstatt (dort werden Schreibtechniken erlernt). Dadurch werden die Auszubildenden befähigt,

- berufsrelevante Themenstellungen eigenständig (auf höherem Niveau) zu bearbeiten,
- Sachverhalte und Probleme sowie die Ursachen und Zusammenhänge zu erfassen und Problemlösungen aufzuzeigen,
- Literatur- und Informationsquellen zu nutzen sowie
- grundlegende Arbeitstechniken anzuwenden (vgl. RIS 2023).

## Thema

Das Thema der Schriftlichen Arbeit im Fachbereich ist in der Regel von den TeilnehmerInnen zu wählen (Themen für die SAF sind laut gesetzlicher Grundlage aus der kommissionellen Abschlussprüfung „Zielgruppen- und settingorientierte Pflege einschließlich Pflegetechnik“ und/oder „Zielgruppen- und settingorientierte medizinische Diagnostik und Therapie einschließlich medizinischer Pflegetechniken Teil 2“ zu wählen) und bedarf der schriftlichen Genehmigung des Direktors/der Direktorin der Ausbildungsstätte. Die Genehmigung eines Themas hat auf Grundlage eines schlüssigen Konzepts zu erfolgen (vgl. RIS 2023).

Bei einem **Konzept** (= Programm für ein Vorhaben) werden die Eckpunkte des beantragten Themas mit einer Fragestellung (siehe „Der Forschungsprozess, Schritt 1“), einem angedachten Inhaltsverzeichnis, der bereits verwendeten oder angedachten Literatur und einem Arbeitsplan beschrieben (vgl. Aiglesberger 2023, S. 4–5).

Das **Exposé** oder auch **Proposal** (= „Plan“ für die Arbeit) ist im Vergleich zu einem Konzept wesentlich umfangreicher. Es dient der Hinführung zur eigentlichen Untersuchung, der Kommunikation und dem Austausch zwischen BetreuerIn und „wissenschaftlich“ arbeitender Person. Es gibt Auskunft über folgende Aspekte der geplanten Arbeit:

- Thema, AutorIn, evtl. vorgeschlagene/r BetreuerIn
- Einleitung, Problembeschreibung, theoretischer Hintergrund
- Fragestellung und Zielsetzung
- geplante Methodik
- vorläufige Gliederung
- Conclusio und Ausblick
- Literaturverzeichnis

Exposés bzw. Proposals kommen bei der Planung von wissenschaftlichen Arbeiten (z. B. Bachelorarbeiten) oder Forschungsprojekten zum Einsatz. Der Umfang hängt von der geplanten Arbeit ab. Bei Bachelorarbeiten reichen oftmals zehn Seiten. Bei Dissertationen (= Doktorarbeiten) kann der Umfang zwischen 30 und 50 Seiten liegen (vgl. FHGOÖ 2023b, S. 4).

## Gliederung

Die Schriftliche Arbeit im Fachbereich der Pflegefachassistenz ist in Form einer gegliederten Literaturarbeit zu einem berufsspezifischen Thema (aus dem fachlichen Umfeld der Themenfelder, die Inhalt der kommissionellen Abschlussprüfung sind) zu verfassen. Der notwendige Seitenumfang wird vom Direktor/der Direktorin bzw. der Ausbildungsstätte festgelegt (vgl. RIS 2023).

**Merke:** Der Kern beim Aufbau einer Fachbereichsarbeit besteht aus drei Blöcken: **Einleitung – Hauptteil – Abschluss**. Diese Teile müssen sich in jeder Arbeit wiederfinden.

Grundsätzlich ist der Ausgangspunkt jeder SAF für die Pflegefachassistenz die in der Einleitung formulierte Fragestellung (bzw. Fragestellungen). Den inhaltlichen Abschluss der Fachbereichsarbeit bildet die Beantwortung dieser Fragestellung(en) im letzten Kapitel (Schlussfolgerung, Implikationen für die Praxis usw.) (vgl. RIS 2023). Neben der Einleitung und dem inhaltlichen Abschluss gibt es noch weitere Inhalte, die im Rahmen der Gliederung zu berücksichtigen sind. Der nachstehende Aufbau ist eine Empfehlung und kann zur Orientierung herangezogen werden.

Möglicher Aufbau einer SAF für die Pflegefachassistenz:

| | |
|---|---|
| Titelblatt | |
| (ggf. Vorwort) | |
| Abstract | |
| Inhaltsverzeichnis | |
| 1 Einleitung<br>1.1 Problemstellung<br>1.2 Fragestellung<br>1.3 Ziel<br>2 Methode | Einleitung |
| 3 Ergebnisse<br>3.1 Zentrale Begriffe<br>3.2 Ergebnis 1<br>3.3 Ergebnis 2 | Hauptteil |
| 4 Schlussfolgerung<br>4.1 Limitationen<br>4.2 Implikationen für die Praxis | Abschluss |
| 5 Literaturverzeichnis | |
| 6 (ggf. Abkürzungsverzeichnis) | |
| 7 (ggf. Tabellenverzeichnis) | |
| 8 (ggf. Abbildungsverzeichnis) | |
| 9 Anhang | |
| Eigenständigkeitserklärung | |

**Titelblatt**

Das Titelblatt liefert dem/der LeserIn einen ersten Eindruck von der Schriftlichen Arbeit im Fachbereich. Ein professionelles Layout sollte angedacht werden. Das Titelblatt beinhaltet folgende Informationen:

1. Titel der Schriftlichen Arbeit im Fachbereich. Evtl. Angabe des Untertitels
2. „Schriftliche Arbeit im Fachbereich zur Erlangung der Berufsbezeichnung Pflegefachassistent/in“

3. „Begleitung und Beurteilung:"
4. Vor- und Zunamen der Betreuungslehrkraft, Titel (nach Absprache mit der Betreuungslehrkraft)
5. „Vorgelegt von:"
6. Vor- und Zunamen des Verfassers/der Verfasserin der SAF
7. „Jahrgang:"
8. z. B.: PFA 5, 2023/2025
9. Ort, Monat und Jahr der Erstellung der Schriftlichen Arbeit im Fachbereich (z. B. Innsbruck, April 2025)

Nachstehend finden Sie eine mögliche Vorlage:

**Beckenbodentraining bei Frauen**
**mit einer Belastungsinkontinenz**

Schriftliche Arbeit im Fachbereich zur Erlangung
der Berufsbezeichnung Pflegefachassistent/in

Begleitung und Beurteilung:
**Mag.ª Veronika Musterfrau, BSc, MBA**

Vorgelegt von:
Maria Musterfrau

Jahrgang:
PFA 5 (2023/2025)

Innsbruck, April 2025

**Vorwort**
Das Vorwort leitet die Schriftliche Arbeit im Fachbereich ein, drückt Ihren persönlichen Bezug zum Thema aus und gibt Auskunft über die Relevanz des Themas. Warum ist das Thema für Sie wichtig? Das Vorwort entspricht einem Kurzaufsatz und braucht die Länge einer Seite nicht zu überschreiten. Es beinhaltet auch einen kurzen Dank an die Personen und Stellen, die Ihnen wertvolle Hilfe zum Thema haben zukommen lassen, z. B. durch Literaturhinweise, Korrekturlesen, Anregungen oder Betreuung.

**Abstract**
Ein Abstract stellt eine kurze Zusammenfassung der Schriftlichen Arbeit im Fachbereich dar und soll einen kurzen Überblick zur Arbeit geben (maximal eine Seite). Inhalte des Abstracts sind Hintergrund, Ziel, Methodik, Ergebnisse und Schlussfolgerungen mit Implikationen für die Praxis. Am Ende des Abstracts sind drei bis fünf Schlüsselwörter passend zur Thematik anzugeben.

**Inhaltsverzeichnis**
Das Inhaltsverzeichnis entspricht dem Inhalt der Schriftlichen Arbeit im Fachbereich in Tabellenform und enthält ab der Einleitung alle Überschriften.

Es gibt einen Überblick über die inhaltliche Gliederung der Arbeit und gestattet einen ersten Einblick über die Themenerarbeitung. Das Inhaltsverzeichnis stellt die „Visitenkarte" der SAF dar.

Das Inhaltsverzeichnis muss dem tatsächlichen Stand der Überschriften in der SAF entsprechen. Am rechten Rand neben den Überschriften (in der gleichen Zeile) ist die entsprechende Seitenangabe anzuführen. Die Bezeichnung „Seite" kann weggelassen werden. Aus dem Inhaltsverzeichnis soll die Gliederungstiefe der Kapitel auf einen Blick hervorgehen. Das Inhaltsverzeichnis muss übersichtlich und in aussagekräftigen Überschriften verfasst werden. Automatisches Inhaltsverzeichnis verwenden.

Nachstehend finden Sie eine mögliche Vorlage:

**Inhaltsverzeichnis**

1 Einleitung ... 1
  1.1 Problemstellung ... 3
  1.2 Fragestellung ... 4
  1.3 Ziel ... 5
2 Methode ... 6
3 Ergebnisse ... 7
  3.1 Zentrale Begriffe ... 8
  3.2 Ergebnis 1 ... 10
  3.3 Ergebnis 2 ... 14
4 Schlussfolgerung ... 18
  4.1 Limitationen ... 20
  4.2 Implikationen für die Praxis ... 22
5 Literaturverzeichnis ... 24
6 Abkürzungsverzeichnis ... 27
7 Tabellenverzeichnis ... 28
8 Anhang ... 29

**Einleitung**
Die Einleitung liefert eine übersichtliche Vorinformation. Sie umfasst in der Regel folgende Elemente:

1 Einleitung
  1.1 Problemstellung
  1.2 Fragestellung
  1.3 Ziel

In der **Einleitung** erfolgt eine allgemeine Hinführung zum Thema (z. B. Hintergründe, statistische Zahlen, Begründung der Aktualität des Themas).

Eine Schriftliche Arbeit im Fachbereich beschäftigt sich mit einem konkreten Problem, aus dem eine Fragestellung hervorgeht. Dazu muss das Thema auf eine **Problemstellung** eingegrenzt werden. Im weiteren Verlauf der Arbeit wird dieses Problem klar erfasst und dargestellt. Je konkreter die Problemstellung beschrieben wird, desto besser lässt sich das Thema eingrenzen. Die Einleitung beschreibt das Thema allgemein (z. B. die Belastungen von Frauen, die an einer Harninkontinenz leiden), die Problemstellung führt zum Kern der Arbeit (z. B. wird hier beschrieben, welche Arten von Beckenbodentraining zur Reduktion der Harninkontinenz führen).

Aus der Einleitung bzw. der Problemstellung entwickelt sich die Forschungsfrage. Diese **zentrale Fragestellung** sollte möglichst präzise formuliert sein und das Interesse eng eingrenzen. Es sollte nicht versucht werden, „alles“ zum Thema zu erfassen und zu ergründen. Die Fragestellung fokussiert sehr stark auf die zuvor beschriebene Problemstellung. In unserem Beispiel wurde folgende Forschungsfrage entwickelt:

- Welche Unterschiede zeigen sich im Outcome zwischen dem aktiven Beckenbodentraining und dem aktiven Beckenbodentraining mit Biofeedback bei Frauen mit einer Belastungsinkontinenz?

Danach wird die **Ziel**setzung der SAF dargestellt. Was ist der Sinn und der Zweck der Ausarbeitung? Was soll erreicht werden? In der Zielsetzung kann auf das Ende vorgegriffen werden. Das Ziel einer SAF könnte in unserem Beispiel sein, dass anhand ausgewählter Literatur der Unterschied zwischen aktivem Beckenbodentraining und aktivem Beckenbodentraining mit Biofeedback bei Frauen beschrieben wird. Daraus soll für die Praxis eine Empfehlung abgeleitet werden können.

**Methode**

Das Kapitel zur Methode beschreibt die Suchstrategie, mit der man die Literatur für die Schriftliche Arbeit im Fachbereich gefunden hat. Zur Orientierung sei an dieser Stelle auf das Kapitel „Der Forschungsprozess“ (Schritt 2: Bearbeitung der dafür notwendigen Fachliteratur) verwiesen. Die Methode erklärt dem/der LeserIn die konkrete Vorgehensweise der Literaturrecherche in Datenbanken, im Internet, per Handsuche, in Zeitschriften oder Bibliotheken. Weitere relevante Punkte für die Methode können auch der Publikationszeitraum (z. B. Bücher oder Studien, die nicht älter als fünf Jahre sind), die verwendeten Suchbegriffe/Schlagwörter (z. B. Schlagwörter, mit denen in der Datenbank MEDLINE gesucht wurde) oder diverse Ein- und Ausschlusskriterien (z. B. eingeschossen wurden Studien mit Frauen ab dem 40. Lebensjahr) sein.

**Ergebnisse**

Der Ergebnisteil (= Hauptteil) umfasst die Bearbeitung des Themas bzw. der zentralen Fragestellung(en). Am Beginn sind die **zentralen Begriffe** des Themas eindeutig zu definieren (zentrale Begriffe finden sich u. a. im Titel der Fachbereichsarbeit oder in der Forschungsfrage). Die Beschreibung der zentralen Begriffe hat den Zweck, dass der/die LeserIn komplexe Wörter, mitunter auch Fremdwörter, versteht und deuten kann.

Der Hauptteil der Schriftlichen Arbeit im Fachbereich umfasst in der Regel mehrere Kapitel. Gibt es Unterkapitel zu einem Kapitel, müssen es zumindest zwei sein. Die Gliederungsstufe sollte drei Ebenen nicht überschreiten. Wichtig ist hierbei der „rote Faden“. Die einzelnen Kapitel mit ihren möglichen Unterkapiteln sollen nicht nur der Gliederung dienen, sondern auch einen entsprechenden Aussagewert haben. Die verschiedenen Kapitel sollen klar gegliedert und im besten Fall auch in der Länge nicht zu unterschiedlich sein. Im Ergebnisteil wird die Forschungsfrage umfassend beantwortet und beschrieben.

**Merke:** Wenn das Thema der Schriftlichen Arbeit im Fachbereich ein Krankheitsbild beschreibt, muss die Schwerpunktsetzung in der Bearbeitung der Pflegeinterventionen liegen (z. B. 70 % Pflege und 30 % Medizin).

**Schlussfolgerung**

Die Schlussfolgerung bildet den Schlussteil bzw. den Abschluss einer Schriftlichen Arbeit im Fachbereich. In diesem Kapitel werden die wichtigsten Ergebnisse dargestellt und die Forschungsfrage wird beantwortet. Oftmals beginnt man zur Wiederholung mit einer kurzen Darstellung der Problemstellung. Das erneute Aufzeigen der Forschungsfrage(n) und des Ziels rundet den Einstieg in dieses Kapitel ab. Danach erfolgt die Beantwortung der Forschungsfrage(n) mit den wichtigsten Ergebnissen. Hier kann auch weiterführende Literatur zum Einsatz kommen.

Im Subkapitel „**Limitationen**" (in unserem Beispiel Kapitel 4.1) unternimmt der/die VerfasserIn eine kritische Reflexion der Grenzen der SAF. Hier könnten folgende Fragestellungen diskutiert werden: Konnte die Forschungsfrage umfassend beantwortet werden? Konnte genügend Literatur gefunden werden? Gab es Schwierigkeiten bei der Suche? Wie war die Qualität der Literatur? Gab es Grenzen einer vollständigen Bearbeitung? Sind die Ergebnisse ethisch vertretbar?

Das letzte Unterkapitel der Schlussfolgerung (4.2 Implikationen für die Praxis) beinhaltet **Implikationen** (Bedeutungen) der Ergebnisse der Arbeit für die Praxis bzw. andere Felder (Lehre und Qualifizierung, Politik, ...). Konkret könnten hier folgende Fragen beantwortet werden: Welche Bedeutung haben die Ergebnisse für die Praxis? Welche Empfehlungen können abgeleitet werden? Welche Möglichkeiten bieten sich für die Praxis? Welche Anwendungsfelder können angedacht werden?

**Literaturverzeichnis**

Das Literaturverzeichnis enthält alle in der Schriftlichen Arbeit im Fachbereich verwendeten Quellen (z. B. Monografien, Aufsätze in Sammelbänden, Beiträge in Büchern, Lehrbüchern, Fachzeitschriften, Lexika, Handbüchern, Diplomarbeiten, Dissertationen, Habilitationen, Internetquellen). Außerdem können publizierte Konferenzberichte, Kongressberichte, Papers von Institutionen, Festschriften, Gesetze, Verordnungen und Expertengespräche herangezogen werden.

Das Literaturverzeichnis ist alphabetisch gereiht. Es erfolgt keine Trennung nach der Publikationsform bzw. der Publikationsart. Das Online-Lexikon „Wikipedia" sollte nicht verwendet werden. Die verwendete Literatur sollte in der Regel nicht älter als fünf Jahre sein.

**Abkürzungsverzeichnis**

Abkürzungen sollen im Fließtext so sparsam wie möglich eingesetzt werden. Sie finden Verwendung, wenn sie lt. Wörterbuch gängig sind oder wenn ein komplexes Wort in der Arbeit oft vorkommt und die Abkürzung das Lesen erleichtert. Abkürzungsverzeichnisse werden immer alphabetisch angelegt (Anmerkung: Fachspezifische Abkürzungen werden bei erstmaliger Verwendung im Fließtext der Arbeit vollständig ausgeschrieben und direkt im Anschluss in Klammer als Abkürzung angeführt. In weiterer Folge kann dann die Abkürzung verwendet werden – siehe Kap. „Formale Kriterien").

Die Abkürzungen im Verzeichnis werden nicht nummeriert, es genügt, sie untereinander aufzulisten und daneben ihre Bedeutung anzugeben:

**6 Abkürzungsverzeichnis**

| | |
|---|---|
| Abb. | Abbildung |
| evtl. | eventuell |
| KHK | koronare Herzkrankheit |
| u. a. | und andere |
| usw. | und so weiter |

**Tabellenverzeichnis bzw. Abbildungsverzeichnis**
Tabellen- und Abbildungsverzeichnisse werden insbesondere bei umfangreichen Abschlussarbeiten angelegt. Werden mehr als fünf Tabellen bzw. Abbildungen in die Schriftliche Arbeit im Fachbereich integriert, ist es sinnvoll, jeweils ein separates Verzeichnis für die verwendeten Tabellen bzw. Abbildungen zu erstellen.

Tabellen und Abbildungen können selbst erstellt oder aus fremden Quellen übernommen werden. Jede Tabelle bzw. Abbildung wird im Fließtext fortlaufend nummeriert, mit einem Titel versehen und mit einer Quelle belegt (diese Quellenangabe muss sich auch im Literaturverzeichnis finden):

Tab. 1: Die Vermehrung von Keimen (Heiler, 2023, S. 67)
Abb. 1: Häufige pyogene Keime (Müller, 2023, S. 123)

Im Tabellenverzeichnis bzw. im Abbildungsverzeichnis werden die Nummer der Tabelle oder Abbildung, der Titel und die Seite der Tabelle oder Abbildung in der Schriftlichen Arbeit im Fachbereich angegeben.

**7 Tabellenverzeichnis**


**Anhang**
Hier werden Darstellungen (z. B. Grafiken, Bilder oder Abbildungen, Hinweise, Fotos, Tabellen, Skalen), die im Fließtext nicht ausreichend Berücksichtigung finden können, angefügt. Im Fließtext muss jedoch ein Hinweis (z. B. „Anhang 1") auf die Positionierung des Dokuments im Anhang hergestellt werden. Der Anhang folgt ebenfalls einem speziellen Aufbau und hat ein Deckblatt. Das Deckblatt des Anhangs ist die letzte Seite der Schriftlichen Arbeit im Fachbereich, die mit einer Seitennummerierung versehen wird. Nach der Auflistung der Anhänge erfolgt ein Seitenumbruch. Danach folgen chronologisch zu diesem Deckblatt die verschiedenen Anhänge. Nachstehend finden Sie eine mögliche Vorlage.

**8 Anhang**
Anhang 1: Skala zur Selbsteinschätzung bzgl. Harninkontinenz
Anhang 2: Übungen für den Beckenboden
Anhang 3: Bilder von Inkontinenzeinlagen

**Eigenständigkeitserklärung**
Bei dieser Erklärung verpflichtet sich der/die VerfasserIn mit seiner/ihrer Unterschrift, dass er/sie die vorliegende Arbeit eigenständig verfasst und keine unerlaubten Hilfsmittel verwendet hat. Oft gibt es hierfür Vorlagen, die man verwenden kann. Die Eigenständigkeitserklärung findet oftmals keine Berücksichtigung im Inhaltsverzeichnis (vgl. Aiglesberger 2023, S. 5–11).

## Formale Kriterien

Die formalen Kriterien unterliegen grundsätzlich den Vorgaben der jeweiligen Ausbildungsstätte. Zur Orientierung können aber folgende Aspekte berücksichtigt werden:

- **Umfang:** 20–25 Seiten (nicht eingerechnet werden dabei Titelblatt, Vorwort, Abstract, Inhaltsverzeichnis, Grafiken, Tabellen, Abbildungen, Abkürzungsverzeichnis, Tabellenverzeichnis bzw. Abbildungsverzeichnis, Literaturverzeichnis und Anhang)
- **Schriftart**: Arial
- **Schriftgröße**: Laufender Text 11 Pkt., Überschriften auch größer
- **Schriftbild**: Blocksatz (Silbentrennung), Zeilenabstand 1,5
- **Seitenränder**: 3 cm oben, unten und links, 2,5 cm rechts
- **Seitenzahlen**: Unten rechts oder zentriert, ab der Einleitung
- **Ausdruck:** Die SAF wird nur einseitig bedruckt.
- **Seitenzahl vor der Einleitung:** Titelblatt, Vorwort, Abstract und Inhaltsverzeichnis erhalten keine Seitenzahl (evtl. römische Zahlen: I, II, III, IV, ...; Ausnahme ist hier das Titelblatt)
- **Seitenzahl nach der Einleitung:** Die fortlaufende Seitennummerierung beginnt bei der Einleitung (die Seitennummerierung wird rechts unten in der Fußzeile angebracht).
- **Überschriften:** Hauptkapitel beginnen immer auf einer neuen Seite. In der letzten Zeile der Seite steht grundsätzlich keine Überschrift (diese wird auf die nächste Seite gesetzt). An eine Überschrift darf sich nicht sofort eine weitere anschließen, d. h., nach der Überschrift bedarf es einer Überleitung zur Unterüberschrift.
- **Textregeln**: Umgangssprachliche und unsachliche Formulierungen wie z. B. die Verwendung der Ich-, Wir- oder Man-Form sind zu vermeiden. Die Pflegefachsprache ist anzuwenden. Aufzählungen sind sehr sparsam zu verwenden.

### Tabellen und Abbildungen

Wie bereits erwähnt, erhält jede Tabelle bzw. Abbildung eine Tabellen- bzw. Abbildungsbeschriftung. Tabellenbeschriftungen finden sich oberhalb der Tabelle in Schriftgröße 10, linksbündig, einzeilig und „fett". Abbildungsbeschriftungen stehen unterhalb der Abbildung und werden oftmals in Schriftgröße 10, zentriert, einzeilig und „fett" dargestellt.

### Schreibweise von Zahlen

Zahlen von eins bis zwölf werden ausgeschrieben. Ab der Zahl 13 werden Ziffern verwendet. Runde Zahlen, wie null, vierzig, hundert, tausend usw., können auch ausgeschrieben werden. Aufgrund der Übersichtlichkeit werden Jahreszahlen und exakte Uhrzeiten (z. B. 2019; 10:31 Uhr) nicht ausgeschrieben. Vor Zeichen, Abkürzungen von Maßen, Gewichten, Währungen etc. ist die Zahl in Ziffern zu schreiben, z. B. 8,4 kg; 10 %.

### Abkürzungen

Abkürzungen sollen im Fließtext so sparsam wie möglich verwendet werden. Durch Abkürzungen wird meistens keine Raumersparnis erzielt und oft geht dadurch die Verständlichkeit des Textes verloren. Die Verwendung von Abkürzungen ist erlaubt, wenn sie laut Wörterbuch gängig sind (z. B.: Abb., Anm., evtl., usw., vgl., u. a., z. B., ...). Bei der Schriftlichen Arbeit im Fachbereich kommen einzelne komplexe Wörter (z. B. Gesundheits- und Krankenpflegegesetz, koronare Herzkrankheit) in einem Abschnitt oder in der ganzen Arbeit wiederholt vor. Eine entsprechende Abkürzung erleichtert in diesem Fall das Lesen. Diese fachspezifischen Abkürzungen werden bei erstmaliger Verwendung im Text vollständig angeführt. Direkt im Anschluss wird in Klammer die Abkürzung angegeben. Bei jeder weiteren Verwendung genügt dann die Angabe der Abkürzung (z. B. „Der Tätigkeitsbereich der Pflegefachassistenz wurde im österreichischen Gesundheits- und Krankenpflegegesetz (GuKG) 1997 neu geregelt. Das GuKG regelt ...“ oder „Viele PatientInnen leiden unter einer koronaren Herzkrankheit (KHK). Für die PatientInnen bedeutet eine KHK ...“).

**Geschlechtergerechtes Formulieren**

Beim Gendern geht es um viel mehr als um das Sichtbarmachen der Frau. Geschlechtersensible Sprache versucht, alle Menschen – unabhängig von ihrer Geschlechtsidentität – gleichermaßen anzusprechen und zu repräsentieren.

Aus diesem Grund haben sich vielen Ausbildungsstätten für die Einführung des sogenannten Gendersterns (*) entschieden. Dieser dient als Platzhalter und wird zwischen dem Wortstamm und der weiblichen Endung einer Personenbezeichnung (z. B. „Kolleg*innen“) oder zwischen männlicher und weiblicher Endung eingefügt (z. B. „Verkäufer*in“). Um in Fließtexten die richtige Grammatik und Syntax zu gewährleisten, werden in der Regel auch Pronomen und Artikel mit Sternchen gegendert: „Jede*r Leser*in“, „sein*e Mitarbeiter*in“ oder „der*die Besitzer*in“. Durch den Einsatz des Sterns soll Raum für weitere Geschlechterformen in der schriftlichen Ausdrucksweise geschaffen werden. Alle Leser*innen und Zuhörer*innen sollen sich gleichermaßen angesprochen fühlen.

**Beispiele:**

Ein*e gut ausgebildete*r Jurist*in ist gefragt.
Der*die Student*in ist fleißig.
Die Leser*innenschaft muss berücksichtigt werden (vgl. Aiglesberger 2023, S. 10–12).

## Zitierregeln

Ein wesentliches Merkmal einer Schriftlichen Arbeit im Fachbereich ist die Auseinandersetzung mit fremden Texten. Dazu zählen u. a. die für das Thema grundlegende bzw. aktuelle Fachliteratur, z. B. wissenschaftliche Artikel aus Zeitschriften (siehe Kapitel „Forschungsergebnisse finden“).

Die Verwendung von Büchern und Fachzeitschriften muss systematisch belegt werden. Dies wird erst durch eine Zitierung bzw. Literaturangabe möglich. **Zitierungen sind notwendig, weil nachprüfbar sein muss, woher der/die AutorIn das Material hat bzw. auf welche Quellen sich die Argumentation stützt. Die Zitation schützt geistiges Eigentum** (vgl. Aiglesberger 2023a, S. 3).

**Merke:** In Österreich schützt das Urheberrecht das geistige Eigentum. Werke im Sinne dieses Gesetzes sind z. B. geistige Schöpfungen auf dem Gebiet der Literatur. Nach den Vorschriften dieses Gesetzes genießt ein Werk als Ganzes und in seinen Teilen urheberrechtlichen Schutz (vgl. RIS 2023a).

Aus diesem Grund muss nachvollziehbar sein, welche Inhalte übernommen wurden. Nur so ist eine getätigte Aussage für Dritte überprüfbar und erfüllt (bei korrekter Zitation) den urheberrechtlichen Schutz. Im nachstehenden Fallbeispiel sehen Sie verschiedene Zitationen im Fließtext. In diesem Auszug einer Einleitung wurde zu einem Thema unterschiedliche Literatur zusammengefügt.

**Fallbeispiel:** Zitationen im Fließtext

„Laut Schewior-Popp et al. (2012, S. 1189) und Duden online (2016) ist die Onkologie ein Fachgebiet das sich mit der Entstehung, Diagnostik und Behandlung von bösartigen Tumorerkrankungen beschäftigt. Onkologische Erkrankungen können im gesamten menschlichen Körper auftreten. Laut Statistik Austria (2015) gibt es in Österreich jährlich [...]". (Strasser 2016, S. 1)

Die Zitationsmöglichkeiten im Fließtext variieren je nach Quelle und Notwendigkeit zwischen **direkten** (wörtlichen), **indirekten** (sinngemäßen) und **sekundären** Zitaten.

Das **Literaturverzeichnis** dient der genauen Identifikation der verwendeten Quellen im Fließtext. Alle im Fließtext verwendeten Zitate müssen sich im Literaturverzeichnis wiederfinden. Bei einem fehlerhaften Vorgehen ist der urheberrechtliche Schutz gefährdet bzw. nicht gegeben. Nachstehend finden Sie einen Auszug aus dem Literaturverzeichnis der oben im Fließtext genannten Quellen.

**Fallbeispiel:** Literaturverzeichnis

**Duden online (2016):** Onkologie. http://www.duden.de/rechtschreibung/Onkologie (25.01.2016)

**Schewior-Popp S.; Sitzmann F.; Ullrich L. (2012):** Thiemes Pflege. Das Lehrbuch für Pflegende in Ausbildung. 12. Auflage. Stuttgart, New York, Thieme

**Statistik Austria (2015):** Krebserkrankungen. http://www.statis-tik.at/web_de/statistiken/menschen_und_gesellschaft/gesundheit/krebserkrankungen/index.html (25.01.2016)

**Zitieren im Fließtext**

Bei Literaturangaben für direkte (wörtliche), indirekte (sinngemäße) und sekundäre Zitate im Fließtext gibt es unterschiedliche Möglichkeiten der Darstellung (Zitierstile). Man sollte sich an die Regeln der jeweiligen Ausbildungsstätte halten. Nachstehend finden Sie Beispiele für eine mögliche Zitierung angelehnt an den Harvard-APA-Zitierstil:

**Direktes (wörtliches) Zitat:** Bei einem direkten Zitat wird eine Textpassage eines Autors/einer Autorin wörtlich übernommen. Dies kommt zur Anwendung, wenn der/die AutorIn Gedanken so gut und verständlich formuliert hat, dass diese nicht besser zu formulieren sind, bzw. wenn Originalaussagen oder Definitionen dargestellt werden. Der Text wird dazu unter Anführungszeichen gesetzt. Im Anschluss folgt ein Kurzbeleg mit AutorIn (Nachname), Erscheinungsjahr, Seitenzahl(en).

**Beispiel:**

„Wenn die Budgetmittel knapp werden, geraten die Bildungsinstitutionen unter Druck" (Huber, 1999, S. 13).

**Merke:** Direkte Zitate sollen in einer Schriftlichen Arbeit im Fachbereich sehr sparsam verwendet werden. Sie unterstützen nicht zwingend den Lesefluss.

**Indirektes (sinngemäßes) Zitat:** Bei einem indirekten Zitat wird die Aussage des Autors/der Autorin mit eigenen Worten umschrieben bzw. zusammengefasst. Genauso wie beim direkten Zitat wird das indirekte Zitat mit einem Kurzbeleg kenntlich gemacht: AutorIn (Nachname), Erscheinungsjahr, Seitenzahl(en).

**Beispiel (Variationen):**

Die Pflegepraxis ist als ein wichtiges Gebiet der Pflegeforschung zu bezeichnen (Mayr, 1999, S. 14–15).

Wie Mayr (1999, S. 14–15) aufgezeigt hat, ist die Pflegepraxis ein wichtiges Gebiet der Pflegeforschung.

**Merke:** Indirekte Zitate machen den Großteil der Zitationen in einer Arbeit aus. Die Umschreibung des Gelesenen mit eigenen Worten ist daher von großer Bedeutung.

**Sekundäres Zitat:** Bei einem sekundären Zitat wird ein/e AutorIn zitiert, der/die wiederum auf eine andere Autorin bzw. einen anderen Autor verweist. Sekundäre Zitate werden nur in Ausnahmefällen verwendet, wenn bspw. das Original nicht zugänglich ist. Die Textstellen für ein sekundäres Zitat können direkt (unter Anführungszeichen) oder indirekt übernommen werden. Im Kurzbeleg wird der/die AutorIn (Nachname) des Ursprungswerks, das Erscheinungsjahr und, wenn vorhanden, die Seitenangabe genannt, danach folgt die Abkürzung „zit. aus“, der/die AutorIn (Nachname), das Erscheinungsjahr und die Seitenangabe (wenn vorhanden).

**Beispiel:**

„Die Pflege als Gegenstand der Forschung muss das Ziel haben, das Krankenpflegewissen zu vermehren“ (Schröck, 1989, zit. aus Mayer, 1999, S. 23).

In diesem Beispiel haben Sie das Buch von Frau Mayer in der Hand. Daraus haben Sie eine Textpasse – in diesem Fall direkt zitiert – entnommen. Die Autorin Mayer hat in ihrem Buch die Aussage von der Autorin Schröck übernommen (diese Zitation ist im Buch erkennbar). Darum muss sekundär zitiert werden.

### Zitieren von Internetquellen

Informationen aus Internetquellen müssen im Text der SAF ebenfalls zitiert werden. Die Glaubwürdigkeit muss jedoch gegeben sein. Internetquellen ohne AutorIn oder seriöse Institution sollten nicht herangezogen werden. Im Anschluss an den Fließtext folgt bspw. wieder ein Kurzbeleg mit AutorIn (Nachname oder Institution), Jahr und, wenn vorhanden, Seitenzahl(en).

**Beispiel für ein indirektes Zitat aus dem Internet:**

Weltweit sind im Jahr 2002 mehr als 30 Millionen Menschen mit HIV infiziert (AIDS-Hilfe, 2002).

**Zitieren von mehreren AutorInnen**

Wird eine Textpassage aus einer Monografie, einem Sammelband oder einer Zeitschrift mit zwei AutorInnen übernommen, so werden deren Nachnamen in der Klammer durch einen Beistrich getrennt (am Ende des Satzes oder Absatzes) oder im Fließtext mit einem „und“ verbunden.

**Beispiel für ein indirektes Zitat von zwei AutorInnen im Fließtext (Variationen):**

In dieser Theorie ist die Erklärung enthalten, wie Schmerzreaktionen durch unsere kulturellen Wertvorstellungen, Angst, Aufmerksamkeit und frühere Schmerzerfahrungen beeinflusst werden (Carr, Mann, 2002, S. 46).

Carr und Mann (2002, S. 46) geben an, dass in dieser Theorie die Erklärung enthalten ist, wie Schmerzreaktionen durch unsere kulturellen Wertvorstellungen, Angst, Aufmerksamkeit und frühere Schmerzerfahrungen beeinflusst werden.

Wird eine Literaturquelle von mehr als zwei AutorInnen übernommen, so wird im Fließtext die erste Autorin bzw. der erste Autor (Nachname) genannt und „et al.“ (= und andere) angehängt. Im Literaturverzeichnis müssen alle AutorInnen genannt werden.

**Beispiel für ein indirektes Zitat von mehr als zwei AutorInnen (Variationen):**

Donovan et al. (1987, S. 187) zeigen, dass die Schmerzprävalenz bei Patientinnen und Patienten im Krankenhaus je nach Population und Untersuchungszeitpunkt bei 92 % liegt.

Die Schmerzprävalenz bei Patientinnen und Patienten im Krankenhaus liegt je nach Population und Untersuchungszeitpunkt bei 92 % (Donovan et al., 1987, S. 187).

Wird die gleiche Aussage von mehreren AutorInnen aus verschieden Publikationen übernommen, werden deren Nachnamen im Text durch ein Semikolon getrennt zitiert. Die Reihenfolge der AutorInnen erfolgt nach Publikationsjahr in absteigender Reihenfolge. Im Literaturverzeichnis erfolgt die übliche Zitierweise (d. h., alle AutorInnen müssen angeführt werden).

**Beispiel für ein indirektes Zitat aus mehreren Quellen:**

Die Inzidenz der Amputationen in Deutschland ist, im Vergleich zu den Zahlen aus den Niederlanden, Dänemark und Spanien, relativ hoch (Holstein et al., 2000, S. 387; Calle-Pascual et al., 1997, S. 153; Trautner et al., 1997, S. 45; van Houtum et al., 1996, S. 1187).

## Literaturverzeichnis

Das Literaturverzeichnis enthält alle Quellen, die im Fließtext verwendet wurden. Die AutorInnen werden in alphabetischer Reihenfolge aufgelistet. Akademische Titel werden im Literaturverzeichnis (wie auch im Fließtext) nicht angeführt. Das Literaturverzeichnis ist als eigenes Kapitel zu kennzeichnen und verfügt auch über Seitenzahlen (siehe Kapitel „Formale Kriterien“).

**Lehrbücher/Monografien**
**AutorInnen** (Nachname und abgekürzter Vorname, bei mehreren AutorInnen durch ; getrennt) **(Erscheinungsjahr)**: Titel. Untertitel. Auflage (Jahr der Erstauflage). Erscheinungsort, Verlag

**Beispiele:**

**Bortz J.; Döring N. (2002):** Forschungsmethoden und Evaluation. Berlin, Heidelberg, New York, Springer

**Benner P. (2012):** Stufen zur Pflegekompetenz. From Novice to Expert. 2. überarb. Aufl. (1994). Bern, Hans Huber

**Merke:** Bei Monografien handelt es sich um Bücher, die sich einem bestimmten Thema bzw. Sachverhalt oder einer Person widmen. Beispiele sind Fachbücher über Pflege (z. B. „Pflege Heute" oder „I Care") oder auch Werke über die Darstellung von Personen (z. B. die Biografie von Florence Nightingale).

Bei Büchern wie „Pflege Heute" oder „I Care" sind viele AutorInnen beteiligt. Deshalb ist eine Aufzählung aller Mitwirkenden sehr schwierig. Aus diesem Grund kann bei diesen Büchern der Titel des Fachbuchs statt den Nachnamen der AutorInnen verwendet werden.

**Sammelbände:**
**AutorIn** (Nachname und abgekürzter Vorname, bei mehreren AutorInnen durch ; getrennt) **(Erscheinungsjahr)**: Titel. Untertitel. Auflage (Jahr der Erstauflage). Erscheinungsort, Verlag

**Beispiel:**

**Pleschberger S.; Heimerl K.; Wild M. (2005):** Palliativpflege. Grundlagen für Praxis und Unterricht. 2. Aufl. (2002). Wien, Facultas

**Beiträge in Sammelbänden:**
**AutorIn** (Nachname und abgekürzter Vorname, bei mehreren AutorInnen durch ; getrennt) **(Erscheinungsjahr)**: Titel des Aufsatzes. In: AutorIn (Nachname und abgekürzter Vorname, bei mehreren AutorInnen durch ; getrennt): Buchtitel. Untertitel. Auflage (Jahr der Erstauflage). Erscheinungsort, Verlag, Seitenangabe

**Beispiel:**

**Husebo S. (2005):** Was ist Schmerz? In: Pleschberger S.; Heimerl K.; Wild M.: Palliativpflege. Grundlagen für Praxis und Unterricht. 2. Aufl. (2002). Wien, Facultas, 205–218

**Artikel in Zeitschriften:**
**AutorIn** (Nachname und abgekürzter Vorname, bei mehreren AutorInnen durch ; getrennt) **(Erscheinungsjahr)**: Titel des Aufsatzes. In: Zeitschriftentitel, Jahrgang und/oder Heftnummer der Zeitschrift, Seitenangaben

**Beispiel:**

**McHugh L. M.; Thoms G. (2001):** Living with chronic pain: the patient's perspective. In: Nursing Standard, 15, 33–37

**Internetquellen:**
**AutorIn** (Nachname und abgekürzter Vorname oder Institution, bei mehreren AutorInnen Namen durch ; getrennt) **(Erscheinungsjahr):** Titel der Arbeit. Internetadresse (Datum des Abrufs)

**Beispiel:**

**Statistik Austria (2007):** Vorausberechnete Bevölkerungsstruktur für Österreich 2006–2075 laut Hauptszenario. http://www.statistik.at/web_de/static/ergebnisse_im_ueberblick_vorausberechnete_bevoelkerungsstruktur_fuer_oeste_027308.xls (20.05.2007)

**Unveröffentlichte Arbeiten/Skripten:**
**AutorIn** (Nachname und abgekürzter Vorname, bei mehreren AutorInnen durch ; getrennt) **(Erscheinungsjahr):** Titel. Untertitel. Art der Quelle (z. B. Diplomarbeit, Dissertation, andere Abschlussarbeiten oder Skriptum), Einrichtung, Ort

**Beispiel:**

**Urban W. (1996):** Forschungstheorie und Forschungsmethoden. Unveröffentlichtes Vorlesungsmanuskript, Leopold-Franzens-Universität, Innsbruck

**Merke:** Manchmal sind bei einzelnen Quellenangaben nicht alle Angaben auffindbar, wie z. B. die Auflage bei Büchern, der Untertitel bei Monografien oder die Seitenangabe bei Internetquellen. Besprechen Sie dies mit Ihrem/Ihrer BetreuerIn. Relevant ist immer die Nachvollziehbarkeit. Diese kann auch beim Fehlen eines Parameters gegeben sein (vgl. Aiglesberger 2023a, S. 3–13).

**Fallbeispiel:** Literaturverzeichnis der oben dargestellten Quellenangaben (in alphabetischer Reihung)

**Bortz J.; Döring N. (2002):** Forschungsmethoden und Evaluation. Berlin, Heidelberg, New York, Springer

**Benner P. (2012):** Stufen zur Pflegekompetenz. From Novice to Expert. 2. überarb. Aufl. (1994). Bern, Verlag Hans Huber

**Husebo S. (2005):** Was ist Schmerz? In: Pleschberger S.; Heimerl K.; Wild M.: Palliativpflege. Grundlagen für Praxis und Unterricht. 2. Aufl. (2002). Wien, Facultas, 205–218

**McHugh L. M.; Thoms G. (2001):** Living with chronic pain: the patient's perspective. In: Nursing Standard, 15, 33–37

**Pleschberger S.; Heimerl K.; Wild M. (2005):** Palliativpflege. Grundlagen für Praxis und Unterricht. 2. Aufl. (2002). Wien, Facultas

**Statistik Austria (2007):** Vorausberechnete Bevölkerungsstruktur für Österreich 2006–2075 laut Hauptszenario. http://www.statistik.at/web_de/static/ergebnisse_im_ueberblick_vorausberechnete_bevoelkerungsstruktur_fuer_oeste_027308.xls (20.05.2007)

**Urban W. (1996):** Forschungstheorie und Forschungsmethoden. Unveröffentlichtes Vorlesungsmanuskript, Leopold-Franzens-Universität, Innsbruck

**Aufgabe 1:**

Verschiedene Arbeitsbücher (z.B. „Pflegeassistenz. Lehrbuch für Pflegeassistenz und das 1. Jahr der Pflegefachassistenz") begleiten Sie in Ihrer Ausbildung. Wählen Sie zwei davon und versuchen Sie in jedem Buch folgende Parameter zu finden:

**AutorIn bzw. AutorInnen, Erscheinungsjahr, Titel, Untertitel (falls vorhanden), Auflage (falls vorhanden), Erscheinungsort, Verlag**

Suchen Sie sich nun in jedem Buch zwei Textpassagen (mind. zwei Sätze aus je einem Kapitel Ihrer Wahl), die Sie einmal indirekt und einmal direkt zitieren (die Zitierung erfolgt im Fließtext). Beachten Sie den richtigen Zitiervorgang!

Nach dem Zitieren im Fließtext gestalten Sie ein Literaturverzeichnis (siehe Kapitel „Literaturverzeichnis") für Ihre zwei Quellen.

**Aufgabe 2:**

Vor Ihnen befinden sich Pflegezeitschriften (z.B. Pflege und Pflegewissenschaft), die von der Ausbildungsstätte zur Verfügung gestellt worden sind. Sehen Sie sich die Inhalte in Ruhe durch. Suchen Sie dann wiederum zwei Textpassagen, die Sie ausschließlich indirekt zitieren (jeweils mind. zwei Sätze). Zitieren Sie diese Passagen in Ihrem Fließtext (laut bekannter Vorgabe) und gestalten Sie ein Literaturverzeichnis für Ihre beiden Fachzeitschriften.

**Aufgabe 3:**

Auch Internetquellen müssen im Text zitiert werden, allerdings muss die Glaubwürdigkeit der Internetquelle geprüft werden. Wird kein/e AutorIn genannt, kann die veröffentlichende Institution angegeben werden (z.B. „AIDS-Hilfe"). **Internetquellen ohne AutorIn oder unseriöse Institutionen sollten nicht herangezogen werden**.

Versuchen Sie nun, einen Artikel zu einem pflegerelevanten Thema (z.B. Prophylaxe) zu finden. Zitieren Sie jeweils eine Textpassage indirekt sowie direkt und gestalten Sie ein Literaturverzeichnis für diese Internetquelle.

# Das kann ich!

| | |
|---|---|
| Ich habe ein Verständnis für Wissenschaft und Forschung entwickelt und kann die Begriffe Pflegewissenschaft und Pflegeforschung erklären. | |
| Ich kenne den Zweck und das Ziel des Forschungsprozesses und kann diesen mit den einzelnen Schritten erklären bzw. beschreiben. | |
| Ich kann unterschiedliche Literatur in Büchern, Zeitschriften, Datenbanken und im Internet finden, lesen und verstehen. | |
| Ich kenne die Rahmenbedingungen und den Aufbau (Gliederung) einer Schriftlichen Arbeit im Fachbereich. | |
| Ich kann unterschiedliche Literatur im Fließtext direkt, indirekt und sekundär zitieren und in einem Literaturverzeichnis darstellen. | |

# Lernfeld 3
# Pflege von hochbetagten Menschen

# Der Einzug in eine geriatrische Pflege- und Betreuungseinrichtung

Der Einzug in eine Einrichtung zur Pflege und Betreuung ist für Betroffene, Angehörige und Pflegepersonen eine besondere Situation. Oft ist ein Leben in den eigenen vier Wänden durch fehlende Barrierefreiheit, Einschränkungen der Mobilität oder kognitive Einschränkungen nicht mehr möglich. Angehörige sind aus beruflichen, persönlichen oder gesundheitlichen Gründen nicht in der Lage, die Betreuungstätigkeit zu erfüllen, oder leben zu weit weg. Der Umzug in eine Einrichtung zur Pflege und Betreuung ist dann oftmals unumgänglich. Um den Abschied von der bisherigen Umgebung und den Einzug ins neue Zuhause so positiv wie möglich zu gestalten, sind einige Punkte zu beachten:

- Den Betroffenen und/oder Angehörigen die Möglichkeit für eine Vorab-Besichtigung der künftigen Einrichtung geben oder Besuch einer Pflegeperson aus der Einrichtung bei dem/der künftigen BewohnerIn zu Hause.
- Ideal wäre es, wenn die Einrichtung in der Nähe des bisherigen Wohnortes gelegen ist, um Besuche zu erleichtern. Bisherige soziale Kontakte sollen auch in der Einrichtung aufrecht bleiben können und können den Umzug erleichtern.
- Eventuell Probewohnen im Rahmen einer Kurzzeitpflege.
- Möglichkeit geben, das Zimmer so persönlich wie möglich einzurichten (mit eigenen Möbeln, Bildern und anderen persönlichen Gegenständen).
- Mittels Biografieerhebung die Wünsche und Abneigungen des Bewohners/der Bewohnerin erfassen und in die Pflegeplanung miteinbeziehen.
- Auch wenn der/die BewohnerIn in einer Einrichtung lebt, sollte er/sie die Möglichkeit haben, Aktivitäten wie gewohnt weiterzuführen.
- Eine Bezugsperson aus den Reihen des Teams für Pflege und Betreuung, die als Ansprechperson vor allem in der ersten Zeit häufig anwesend ist, kann den Einstieg erleichtern.
- Grundsätzlich sollten sich alle Teammitglieder in den ersten Tagen beim neuen Bewohner/bei der neuen Bewohnerin persönlich vorstellen.
- Der/die neue BewohnerIn sollte die Ruhe und Zeit haben, sich an die neue Situation zu gewöhnen, und sich auch zurückziehen dürfen.
- Wenn sich der/die BewohnerIn und die Angehörigen willkommen fühlen, kann ein guter Einstieg gelingen und dem oft ambivalenten Gefühl der Angehörigen zwischen Sorge und schlechtem Gewissen wird entgegengewirkt. Häufig fühlen sich Angehörige überfordert und haben das Gefühl, versagt zu haben. Wenn sie wertgeschätzt werden und kleine Aufgaben übernehmen können, fällt es ihnen leichter, die neue Situation zu meistern.

# Das geriatrische Basisassessment (vgl. ÖGGG 2011)

Um eine bedarfsgerechte Betreuung von älteren Menschen planen zu können, ist es wichtig, den gesundheitlichen und funktionellen Status zu erheben. Dies kann mittels unterschiedlicher Instrumente geschehen. Neben Laborkontrollen, körperlichen und neurologischen Untersuchungen gibt es auch eine Reihe von Assessmentinstrumenten, die zur Statuserhebung dienen. Eingesetzt werden unter anderem Assessments zu Bewegung, Ernährung, Mobilität, Schmerz, Kognition und Stimmung.

**Merke:** Der Begriff Assessment bedeutet Einschätzung, Bewertung. Assessmentinstrumente sind Fragebögen, um Zustände und Veränderungen einzuschätzen.

**Zielgruppe** des geriatrischen Basisassessments sind: ältere, betagte, hochbetagte und multimorbide Menschen.

**Ziele** des geriatrischen Basisassessments sind:

- RisikopatientInnen erkennen
- das Risiko für Folgeschäden und Komplikationen durch Erkrankungen reduzieren
- raschere Diagnosestellung ermöglichen
- therapeutische Maßnahmen rascher einsetzen
- Selbstpflegekompetenzen und Autonomie erhalten

Das geriatrische Basisassessment wird nach Empfehlung von erfahrenen GerontologInnen der Arbeitsgruppe Geriatrisches Assessment in Stufen durchgeführt.

Stufe 1:

- Screening nach Lachs

Stufe 2 :

- Mini Mental Test (MMSt) nach Folstein
- Geriatrische Depressions-Skala (GDS) nach Yesavage
- „Timed Up and Go"-Test
- Tinetti-Test
- Sozialanamnese
- Barthel-Index

Abhängig von den Ergebnissen werden gegebenenfalls weitere spezielle Assessments durchgeführt.

QR-Code: Basis-Assessement geriatrie-online.at

## Screening nach Lachs

Zur schnellen Beurteilung, ob ein geriatrisches Problem vorliegt, dient das **Lachs-Screening**. Mit 15 Fragen gibt dieses Assessment sehr rasch Auskunft über mögliche Problemstellungen. Das Assessmentinstrument beinhaltet Einschätzungen zu:

1. Sehen
2. Hören
3. Armbeweglichkeit
4. Bein-Mobilität
5. Blasenkontinenz
6. Stuhlkontinenz
7. Ernährung/Gewicht

8. kognitiven Fähigkeiten
9. Aktivität
10. Depression
11. sozialer Unterstützung
12. Krankenhausaufenthalten
13. Stürzen
14. Medikamentenanzahl
15. Schmerzen

Ausgehend von den Ergebnissen können weitere Assessments durchgeführt werden.

## Frailty

Frailty (Gebrechlichkeit) ist ein Syndrom, welches in der Behandlung und Betreuung gerontologischer PatientInnen besonderen Augenmerks bedarf. Körperliche und psychische Funktionen können durch eine Reihe von Faktoren beeinflusst werden. Da Frailty einen Risikofaktor für den Verlust der Selbstpflegekompetenz und der Autonomie darstellt sowie das Morbiditäts- und Mortalitätsrisiko erhöht, ist ein rechtzeitiges Erkennen des Syndroms wichtig.

### Risikofaktoren

Es gibt folgende Risikofaktoren für Frailty (vgl. Böck et al. 2011, S. 29–31; Böhmer/Füsgen 2008, S. 270–271):

- Alter
- Geschlecht: Frauen sind häufiger betroffen
- Mangelernährung
- Über- und Untergewicht
- geringe körperliche Aktivität
- Sarkopenie (= Abnahme der Muskelmasse)
- Entzündungen
- hormonelle Dysbalance
- Multimorbidität: z. B. Osteoporose, kognitive Einschränkungen
- Polypharmazie
- psychische/soziale Faktoren: z. B. Depressionen, Einsamkeit, fehlendes soziales Netzwerk
- sozioökonomische Faktoren: z. B. geringes Einkommen
- Rauchen/Alkohol

### Symptome

Folgende Symptome können auftreten (vgl. Böck et al. 2011, S. 21; Böhmer/Füsgen 2008, S. 274):

- ungewollter Gewichtsverlust
- Gefühl von Erschöpfung
- geringe körperliche Aktivität

- langsame Gehgeschwindigkeit
- Schwäche (Handkraftmessung)

Treten drei oder mehr der genannten Symptome auf, spricht man von Frailty. Bei ein oder zwei Symptomen ist das Risiko für Frailty erhöht. Man nennt diese Phase „prefrail".

### Folgen (vgl. Böck et al. 2011, S. 43–44)

Das Diagnostizieren von Frailty ist schwierig, eine rechtzeitige Diagnose und Maßnahmen zur Verbesserung des Status sind jedoch hilfreich, um die Folgen von Frailty zu reduzieren. Da eine Abnahme der Muskelmasse, verminderte Belastbarkeit und Gangunsicherheit ein erhöhtes Sturzrisiko mit sich bringen, muss in der Prävention angesetzt werden. Stürze führen zu einer Verstärkung der Gangunsicherheit, zu Schmerzen, Frakturen, Immobilität und zu einem Verlust der Selbstständigkeit. Weiters kann es zu vermehrten Krankenhausaufenthalten kommen bzw. kann das Übersiedeln in eine Betreuungseinrichtung erforderlich werden. Letztendlich ist das Mortalitätsrisiko durch Frailty erhöht. Die Folgen sind sowohl für die Betroffenen und das Umfeld als auch für das Gesundheitssystem enorm.

### Prävention

Folgende Maßnahmen zur Prävention können getroffen werden (vgl. Böck et al. 2011, S. 45–47):

- körperliches Training
- Ernährung: ausgewogen, nährstoffreich
- Behandlung von Begleiterkrankungen
- hormonelle Therapie und Pharmakotherapie
- rechtzeitiges Erkennen der Symptome

Körperliches Training hat Auswirkungen auf viele Bereiche, die ein Risiko für Frailty darstellen. Durch gezieltes Training kann die Muskelkraft gestärkt werden, ebenso werden die kognitiven Fähigkeiten angeregt. Durch Bewegungsübungen wird das Körpergefühl verbessert, das Sturzrisiko verringert und die Stimmung gehoben. Auch Entzündungsprozesse können durch Bewegung positiv beeinflusst werden. Kraft, Ausdauer und Beweglichkeit können durch regelmäßiges Training gesteigert werden. Bei der Zusammenstellung eines entsprechenden Trainingsprogramms ist die Zusammenarbeit mit einem Physiotherapeuten/einer Physiotherapeutin oder einem/einer SportmedizinerIn empfehlenswert.

## Schmerz

Assessmentinstrumente zur Einschätzung von Schmerz wurden bereits im Band „Pflegeassistenz" (Reiter et al. 2024) vorgestellt. Während bei Menschen, die sich verbal äußern können, Assessmentinstrumente wie VAS, NAS oder VRS eingesetzt werden können, ist bei Menschen mit kognitiven Einschränkungen auf andere Instrumente zurückzugreifen. Die BESD-Skala (Beurteilung von Schmerz bei Demenz) wird im Rahmen von Pflegehandlungen eingesetzt und erfordert eine gute Beobachtung. Der/die PatientIn wird ca. zwei Minuten lang beobachtet, bevor die Einschätzung erfolgt.

Tab. 1: **BESD-Skala** (ÖGGG 2011, S. 15)

| Atmung (unabhängig von Lautäußerung) | nein | ja | Punkte |
|---|---|---|---|
| normal | | | 0 |
| gelegentlich angestrengt | | | 1 |
| kurze Phasen von Hyperventilation (schnelle und tiefe Atemzüge) | | | |
| lautstark, angestrengt | | | |
| lange Phasen von Hyperventilation (schnelle und tiefe Atemzüge) | | | |
| Cheyne-Stokes-Atmung (tiefer werdende und wieder abflachende Atemzüge mit Atempausen) | | | 2 |
| **Negative Lautäußerung** | | | |
| keine | | | 0 |
| gelegentlich stöhnen oder ächzen | | | 1 |
| sich leise negativ oder missbilligend äußern | | | |
| wiederholt beunruhigt rufen | | | |
| laut stöhnen oder ächzen | | | 2 |
| weinen | | | |
| **Gesichtsausdruck** | | | |
| lächelnd oder nichtssagend | | | 0 |
| traurig | | | |
| ängstlich | | | 1 |
| sorgenvoll | | | |
| grimassierend | | | 2 |
| **Körpersprache** | | | |
| entspannt | | | 0 |
| angespannt | | | |
| nervös hin- und hergehen | | | 1 |
| nesteln | | | |
| starr | | | |
| geballte Faust | | | |
| angezogene Knie | | | 2 |
| sich entziehen oder wegstoßen | | | |
| schlagen | | | |
| **Trost** | | | |
| Trösten nicht notwendig | | | 0 |
| Stimmt es, dass bei oben genanntem Verhalten Ablenken oder Beruhigen durch Stimme oder Berührung möglich ist? | | | 1 |
| Stimmt es, dass bei oben genanntem Verhalten Trösten, Ablenken oder Beruhigen nicht möglich ist? | | | 2 |
| TOTAL /von max. | | | ___/10 |

Bei einem Ergebnis von sechs bis zehn Punkten muss davon ausgegangen werden, dass der/die PatientIn an Schmerzen leidet. Schmerzen bei Menschen mit demenziellen Veränderungen können beispielsweise zu Unruhe und Aggression führen. Eine gute Beobachtung und eine gezielte Gabe von Analgetika kann für Betreuungspersonen und Betreute positive Effekte haben. Häufig kann der Einsatz von Psychopharmaka durch eine gute Beobachtung und Schmerzeinstellung verhindert werden.

## Barthel-Index

Um alltägliche Fähigkeiten und die Selbstständigkeit in der Bewältigung zu erheben, wird der Barthel-Index verwendet. Es werden 10 Punkte für Selbstständigkeit, 5 für Unterstützungsbedarf und 0 für völlige Übernahme der Aktivität vergeben. Die 10 Items, die eingeschätzt werden, sind:

1. Essen
2. Transfer
3. sich waschen
4. Toilettenbenutzung
5. baden/duschen
6. aufstehen und gehen
7. Treppen steigen
8. an- und auskleiden
9. Stuhlkontinenz
10. Harnkontinenz

Anhand der vergebenen Punkte kann der Betreuungsbedarf eingeschätzt und daraus der Unterstützungsbedarf abgeleitet werden.

Die Ergebnisse werden dementsprechend interpretiert:

- 0–30 Punkte: weitgehend abhängig von Pflege
- 35–80 Punkte: hilfsbedürftig
- 85–95 Punkte: punktuelle Hilfsbedürftigkeit
- 100 Punkte: komplette Selbstständigkeit (bezogen auf die genannten Aktivitäten)

## Sturz und Mobilität

Stürze können zu Immobilität und somit zum Verlust der Autonomie führen. Um das Risiko für Stürze besser einschätzen zu können, gibt es Assessmentinstrumente zur Messung der Mobilität und zur Einschätzung des Sturzrisikos.

Die **Sturzrisikoeinschätzung nach Siegfried Huhn** wurde bereits im Band „Pflegeassistenz“ (Reiter et al. 2024, Lernfeld 3) vorgestellt.

Der **Tinetti-Test**, der sowohl Geleichgewicht als auch das Gangbild und Sturzrisiko erhebt, wird in der Regel von PhysiotherapeutInnen durchgeführt, ebenso der **Timed „Get up and go“-Test**.

## Ernährung

Das Risiko für Mangelernährung ist im **SNAQ (Short Nutritional Assessment Questionnaire)** einschätzbar. Es werden drei Fragen gestellt und die Antworten mit Punkten bewertet. Bei einem Ergebnis von 2 oder mehr Punkten besteht ein Risiko für Mangelernährung:

1. Haben Sie ungewollt Gewicht verloren? Mehr als 6 kg in den letzten 6 Monaten (3 Punkte) oder mehr als 3 kg im letzten Monat (2 Punkte)
2. Hatten Sie im letzten Monat wenig Appetit? (1 Punkt)
3. Haben Sie im letzten Monat Trinknahrung zu sich genommen oder wurden Sie mit einer Ernährungssonde ernährt? (1 Punkt)

Vom **MNA (Mini Nutritional Assessment)** gibt es eine Lang- und eine Kurzversion, die 5 beziehungsweise 18 Fragen geben Aufschluss über eine bestehende Mangelernährung beziehungsweise darüber, ob ein Risiko dafür besteht. Der Test kann online unter folgendem Link durchgeführt werden: https://www.nestlehealthscience.de/dienstleistungen/mna.

Liegt eine Mangelernährung vor, ist es Aufgabe des interdisziplinären Teams (Pflege, DiätologInnen, Köche/Köchinnen, Ärzte/Ärztinnen), Maßnahmen zur Gegensteuerung zu ergreifen. Mangelernährung ist ein Symptom von Frailty und sollte unbedingt beachtet werden. Hochkalorische Nahrung, angereichert mit Vitaminen und Mineralstoffen, gibt es als Fertigprodukte, die zusätzlich zur Nahrung in Form von Trinknahrung angeboten werden. Sie kann aber auch individuell in der Küche zubereitet werden. Bei der individuellen Zubereitung hochkalorischer Nahrung kann besser auf Vorlieben und Besonderheiten eingegangen werden.

**Merke:** Das Auge isst mit, auch wenn eine Person nicht mehr in der Lage ist, feste Nahrung zu sich zu nehmen und auf pürierte Speisen zurückgreifen muss. Auch pürierte Speisen sollen appetitlich angerichtet werden!

Die Biografie spielt eine wichtige Rolle. Essen und Trinken zählen zu den menschlichen Grundbedürfnissen. Im Alter nimmt der Stellenwert der Nahrungsaufnahme meist zu. In Pflegeeinrichtungen sind die Mahlzeiten häufig die wichtigsten Fixpunkte und verbunden mit Gemeinschaft. Wenn ein/e BewohnerIn Probleme mit der Nahrungsaufnahme hat, bedeutet dies für die Pflege, dass er/sie Unterstützung benötigt, z. B. beim Zerkleinern der Nahrung. Menschen mit Schluckstörungen haben ein besonderes Risiko, zu wenig Nahrung zugeführt zu bekommen. Es sollte auf die Wünsche bezüglich der Speisen und auf den Ort der Nahrungsaufnahme eingegangen werden.

## Kognition

Die Kognition kann im Alter durch verschiedene Faktoren beeinflusst werden. Zur Einschätzung der kognitiven Fähigkeiten stehen mehrere Instrumente zur Verfügung. Zur Erkennung eins Delirs gibt es die **DOSS (Delirium Observation Screening Scale)** und die **CAM (Confusion Assessment Method)**. Bei der DOSS wird der/die PatientIn mittels Beobachtung eingeschätzt. Bei der CAM fließt sowohl die Beobachtung als auch die Befragung der betroffenen Person wie auch der Betreuungsperson in die Erhebung ein.

Der **MMSE (Mini Mental State Examination** oder auch einfach Mini-Mental-Test) erfasst mit 30 Items die kognitiven Fähigkeiten. Es werden die Orientierung (zeitlich, örtlich), die Merkfähigkeit, die Aufmerksamkeit, die Rechenfähigkeit, die Sprache und das Ausführen von Anweisungen getestet.

1. Welches Datum haben wir heute?
2. Welche Jahreszeit haben wir?
3. Welches Jahr haben wir?
4. Welcher Wochentag ist heute?
5. Welchen Monat haben wir?
6. In welchem Bundesland sind wir?
7. In welcher Stadt sind wir?
8. In welchem Stadtteil?
9. In welchem Krankenhaus?
10. In welchem Stock/welcher Station?
11. Merken Sie sich bitte folgende drei Wörter (z. B. Zitrone, Schlüssel, Ball).
12. Ziehen Sie 7 von 100 ab, dann wieder 7 etc.
13. Wie lauten die drei Wörter, die Sie sich merken sollten?
14. Was ist das? (vorgezeigte Gegenstände sollen benannt werden, z. B. Kugelschreiber, Papier, Uhr)
15. Nachsprechen: „Kein, wenn, und, oder, aber"
16. Folgen von Anweisungen: „Nehmen Sie das Blatt Papier, falten Sie es in der Mitte und legen Sie es auf den Boden."
17. Eine Anweisung lesen und umsetzen („Augen zu")
18. Einen Satz mit mindestens Subjekt und Prädikat schreiben
19. Eine vorgegebene Zeichnung abzeichnen

In Summe können 30 Punkte erreicht werden. Die Ergebnisse werden folgendermaßen interpretiert: 27–30 Punkte: keine Demenz, 21–26 Punkte: leichte Demenz, 12–20 Punkte: mittelschwere Demenz, 0–11 Punkte: schwere Demenz.

Obwohl der MMSE Schwächen aufweist, wird er häufig eingesetzt. Zum einen ist er einfach durchzuführen, zum anderen wird er zur Verordnung von Antidementiva gefordert.

**Aufgabe:** Diskutieren Sie in der Gruppe, in welchen Punkten der MMSE eventuell Schwächen aufweist! Was kann das Ergebnis beeinflussen?

Der **Uhrentest** nach Shulman kann ebenfalls zur Diagnosestellung bei kognitiven Störungen und neurologischen Erkrankungen herangezogen werden. In diesem Fall ist ein Blatt Papier mit einem vorgezeichneten Kreis vorgegeben. Der/die PatientIn soll nun die fehlenden Ziffern von 1 bis 12 eintragen und die Zeiger bei 11:10 Uhr einzeichnen. Bewertung: Zahl 12 richtig eingetragen: 3 Punkte; alle 12 Ziffern richtig eingetragen: 2 Punkte; beide Zeiger richtig: 2 Punkte; korrekte Zeit: 2 Punkte.

Assessments zur Einschätzung der kognitiven Fähigkeiten können einen raschen Überblick darüber geben, ob Defizite vorliegen. Es ist jedoch notwendig, bei Abweichungen genauer zu differenzieren, um welche Störung es sich tatsächlich handelt. Die Ursachen für kognitive Einschränkungen können sehr vielfältig sein und müssen daher genau untersucht werden (siehe Lernfeld 9 im Band „Pflegeassistenz").

## Stimmungslage

Die **GDS (Geriatrische Depressionsskala)** kann bei orientierten Personen eingesetzt werden, um eine eventuelle depressive Stimmungslage zu erkennen. Es werden 15 Fragen mit **Ja oder Nein** beantwortet.

Tab. 2: **GDS-Skala** (ÖGGG 2011, S. 52)

| | Ja | Nein |
|---|---|---|
| Sind Sie grundsätzlich mit Ihrem Leben zufrieden? | 0 | 1 |
| Haben Sie viele Ihrer Aktivitäten und Interessen aufgegeben? | 1 | 0 |
| Haben Sie das Gefühl, Ihr Leben ist sinnlos? | 1 | 0 |
| Ist Ihnen oft langweilig? | 1 | 0 |
| Sind Sie meist gut gelaunt? | 0 | 1 |
| Haben Sie manchmal Angst, dass Ihnen etwas Schlimmes passieren wird? | 1 | 0 |
| Wachen Sie morgens gerne auf? | 0 | 1 |
| Fühlen Sie sich oft hilflos? | 1 | 0 |
| Hadern Sie mit Ihrer Vergangenheit? | 1 | 0 |
| Haben Sie das Gefühl, ein schlechteres Gedächtnis zu haben als andere Leute in Ihrem Alter? | 1 | 0 |
| Finden Sie es schön, jetzt zu leben? | 0 | 1 |
| Würden Sie sich als kontaktfreudig bezeichnen? | 0 | 1 |
| Haben Sie viel Tatendrang? | 0 | 1 |
| Finden Sie Ihre Lage oft hoffnungslos? | 1 | 0 |
| Glauben Sie, dass es den meisten Leuten Ihres Alters besser geht als Ihnen? | 1 | 0 |
| Gesamt-Punkte-Anzahl: | | |

Ergibt die Auswertung 0–4 Punkte, liegt keine Depression vor, eine leichte Depression wird bei 5–10 Punkten vermutet und ab 11 Punkten ist eine schwere Depression wahrscheinlich. Die Ergebnisse sollen die Basis für weitere Abklärungen sein.

## Polypharmazie (vgl. Fenzl/Rásky 2016, S. 36–38)

Ein Thema, das grade bei gerontologischen PatientInnen nicht unterschätzt werden soll, ist die Auswirkung von Medikamenten. Verwirrtheit, Schwindel und Stürze können auch auf Neben- und Wechselwirkungen zurückzuführen sein.

Ein erhöhtes Risiko, viele Medikamente gleichzeitig verabreicht zu bekommen, besteht bei Multimorbidität (betrifft sehr häufig ältere PatientInnen) und wenn unterschiedliche Ärzte/Ärztinnen Medikamente verschreiben und der/die PatientIn dies nicht kommuniziert. Zusätzlich besteht die Möglichkeit, Medikamente und Nahrungsergänzungsmittel auch frei in Apotheken zu erwerben („over the counter"). Diese Faktoren führen häufig zu Polypharmazie.

Laut WHO spricht man ab einer Einnahme von mehr als 5 Medikamenten gleichzeitig von Polypharmazie. Die Medikamente können sich gegenseitig beeinflussen und so einzelne Wirkungen oder auch Nebenwirkungen verstärken bzw. unerwünschte Wirkungen haben. Zudem verändert sich der Organismus beim älteren Menschen und auch Medikamente, die schon länger eingenommen werden, verändern sich in ihrer Wirkung (verringerte Wirkung durch Gewöhnung oder verstärkte Wirkung durch verlangsamte Ausscheidung über Niere oder Leber). Es gilt daher, dass Medikamente laufend vom behandelnden Arzt/von der behandelnden Ärztin evaluiert werden sollten. „So wenig wie möglich, so viel wie nötig" lautet die Devise. In Einrichtungen zur Pflege und Betreuung ist es auch Aufgabe der DGKP, in diesem Bereich einen kritischen Blick auf die Medikamente zu werfen.

# Gedächtnistraining

*„Das Gedächtnis ist die Schatzkammer und der Bewacher von allen Dingen."*
Marcus Tullius Cicero (106–43 v. Chr.), römischer Redner und Staatsmann

Unter Gedächtnis versteht man die Fähigkeit des Gehirns, Informationen aufzunehmen und zu behalten, diese zu ordnen und wieder abzurufen. Das Gedächtnis ermöglicht uns auch, uns an Sinneseindrücke zu erinnern. Damit unser Gedächtnis funktionieren kann, ist nach der Aufnahme von Reizen über Sinnesorgane die Enkodierung wichtig. Wenn das verarbeitete Wissen erneut abgerufen wird, erinnern wir uns. Doch damit dieser dynamische Prozess stattfinden kann, müssen die aufgenommenen Reize einige „Stationen" im Gehirn passieren.

**Merke:** Lernen = **Enkodierung** (Verarbeitung) von Informationen, Gedächtnis = **Speicherung** von Informationen, Erinnern = **Abruf** gespeicherter Informationen, **Wissen** = Repräsentation von Informationen

## Multi-/Mehrspeichermodell (vgl. Stangl 2023; Friauf 2023)

Das Multi- oder Mehrspeichermodell nach Atkinson und Shiffrin (1968) beschreibt den Prozess der Informationsaufnahme, -verarbeitung und -speicherung. Es werden das sensorische Gedächtnis (oder Ultrakurzzeitgedächtnis), das Kurzzeitgedächtnis und das Langzeitgedächtnis unterschieden.

Das **Ultrakurzzeitgedächtnis** (auch sensorischer Speicher) speichert die von den Sinnesorganen aufgenommenen Reize weniger als eine Sekunde lang. Die Informationsaufnahme und -speicherung erfolgt automatisch. Informationen können parallel und unabhängig voneinander gespeichert werden, sie sind noch nicht kategorisiert oder nach Bedeutung klassifiziert. Danach gelangen die Informationen ins Kurzzeitgedächtnis.

Im **Kurzzeitgedächtnis** können ca. 7 (5 +/– 2) Einheiten gehalten werden. Einheiten sind beispielsweise Wörter, Zahlen oder Buchstaben. Im Kurzzeitgedächtnis gehaltene Einheiten können 15–30 Sekunden lang gespeichert werden und werden dann durch neue Informationen ersetzt (überschrieben). Im Kurzzeitspeicher werden nur Informationen abgelegt, die bewusst gesteuert werden. Die aktive Verarbeitung verknüpft die Einheiten mit Wissen im Langzeitgedächtnis und speichert diese dort ab.

Das **Langzeitgedächtnis** hat eine große Speicherkapazität und kann Informationen langfristig speichern. Wichtig für diesen Speichervorgang ist vor allem das Wiederholen, das für die Übertragung vom Kurz- in den Langzeitspeicher eine wesentliche Rolle spielt. Die abgelegten Einheiten sind miteinander verknüpft und geordnet. Das im Langzeitgedächtnis gespeicherte Wissen wird nicht vergessen. Es können aber Spuren verloren gehen, wenn die Informationen lange nicht abgerufen werden. Überlagern neue Informationen altes Wissen, da sie einer Verknüpfung etwas anderes zuweisen, kann „altes" Wissen verloren gehen. Es kann auch unter bestimmten Umständen, z. B. bei großem Druck/Stress, zu Überlagerungen und Verwechslungen von Informationen kommen, die den Erinnerungsvorgang einschränken oder gänzlich verhindern.

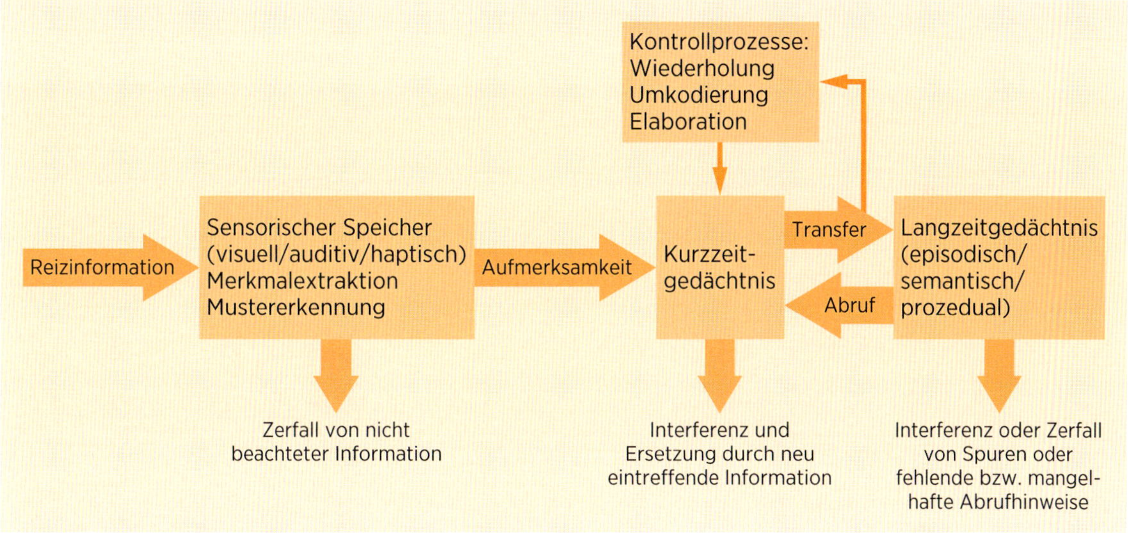


Abb. 7: **Mehrspeichermodell nach Atkinson und Shiffrin**
(https://commons.wikimedia.org/w/index.php?curid=49748063)

Kurz zusammengefasst kann die Funktion des Gedächtnisses folgendermaßen beschrieben werden: Gelangt eine Information in den sensorischen Speicher, werden die Inhalte mit dem Langzeitspeicher (welcher bereits gespeicherte Einheiten wie Namen und Begriffe enthält) verglichen. Dabei werden die Informationen gefiltert, bestehenden Kategorien zugeordnet und in symbolischer Form im Kurzzeitspeicher abgelegt. Ab diesem Zeitpunkt spricht man von einer Wahrnehmung, da die Daten als Grundlage für eine willkürliche Handlung verwendet werden (können). Werden nun die Daten aus dem Kurzzeitspeicher mehrmals erinnert (wiederholt), gelangen sie in den Langzeitspeicher.

Tab. 3: **Informationsverarbeitung in den unterschiedlichen Speichern**

| **Information** | **Sensorischer Speicher** | **Kurzzeitspeicher** | **Langzeitspeicher** |
|---|---|---|---|
| von außen: Sinneswahrnehmungen | sehr hohe Kapazität | begrenzte Kapazität | unbegrenzter Speicher |
| von innen: Gedanken, Gefühle | geringe Dauer < 1 s | mittlere Dauer 15–30 s | unbegrenzte Dauer |
| | speichert sensorische Informationen | speichert symbolische Daten | speichert semantische, episodische Informationen |

## Gedächtnisformen

Das Langzeitgedächtnis wird in vier verschiedene Gedächtnisformen unterteilt, die nach ihren Funktionen gegliedert werden. Dazu gehören das episodische Gedächtnis (für die Speicherung von Ereignissen), das semantische Gedächtnis (für die Speicherung von Sachwissen und Bedeutungen), das prozedurale Gedächtnis (für die Speicherung von Handlungsabläufen) und das kontextuelle Gedächtnis (für die Speicherung von Bedingungen und Umständen).

Das **episodische** Gedächtnis steht für Informationen, an die wir uns „erinnern“, das **semantische** Gedächtnis speichert Informationen, die wir „wissen“. Die beiden ermöglichen uns, dass uns bewusst ist, dass wir etwas wissen. Sie werden zusammen häufig als **explizites** (aktiv gelerntes und aktiv abrufbares Wissen) oder **deklaratives Gedächtnis** (Wissensgedächtnis) bezeichnet.

Das **prozedurale** Gedächtnis (Fertigkeitsgedächtnis) speichert Fähigkeiten, Gewohnheiten und Verhaltensweisen, also körperliche oder geistige Abläufe, wie etwa Fahrradfahren oder Zähneputzen. Konditionierungsformen lassen sich dem nicht-deklarativen Gedächtnis zuordnen. Beim **Priming** werden Reize aufgenommen, die Inhalte bleiben jedoch vorbewusst, das heißt, sie können nicht aktiv abgerufen werden. Wird man aber mit einem ähnlichen Reiz konfrontiert, kommen sie einfach in den Sinn. Das assoziative Gedächtnis – ein neutraler Reiz wird mit einem zweiten Reiz (positiv oder negativ) gekoppelt (Konditionierung) – und das nicht-assoziative (Reaktion auf einen Reiz) Gedächtnis gehören, wie auch das prozedurale Gedächtnis und das Priming, zu den Gedächtnisarten, die als **implizites** (Erfahrungen, die das Verhalten beeinflussen, ohne dass die Erinnerungen bewusst werden) oder **nicht-deklaratives** (automatisch, unbewusst gesteuert) **Gedächtnis** bezeichnet werden (vgl. Friauf 2023).

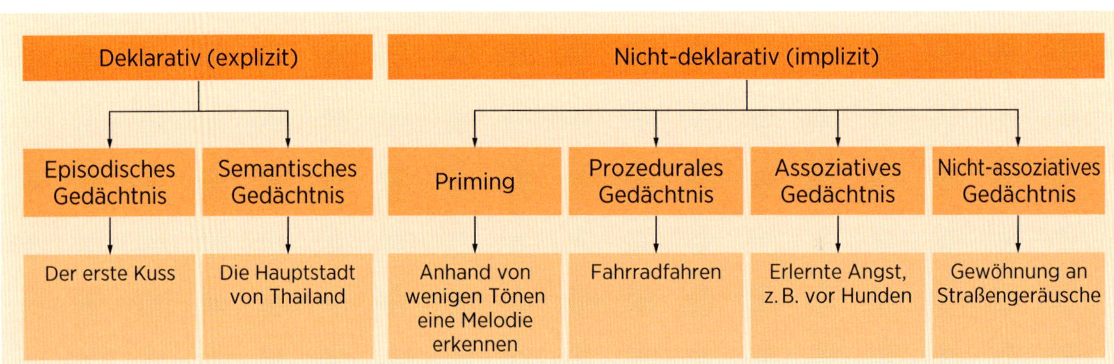


Abb. 8: **Gedächtnisformen** (Friauf 2023)

Tipp: Die Neurowissenschaftliche Gesellschaft e. V. stellt in Zusammenarbeit mit dem ZKM | Zentrum für Kunst und Medien Karlsruhe auf www.dasGehirn.info zahlreiche Informationen und auch aufschlussreiche Kurzfilme zum Thema Gedächtnis zur Verfügung.

## Unterstützung der Gedächtnisleistung

„Use is or lose it!“ ist ein Spruch, der im Zusammenhang mit der Unterstützung der Gedächtnisleistung gut passt. Unser Gehirn braucht permanente Forderung! Dazu gehören ganz alltägliche Aktivitäten wie:

- **Körperliche Tätigkeit:** Zahlreiche Untersuchungen zeigen, dass körperliche Aktivität sich positiv auf die Gehirnleistung auswirkt. Dazu gehören neben dem Gehen auch sportliche Aktivitäten wie Walken, leichtes Joggen, Radfahren, Schwimmen oder Tanzen.
- **Geistige Alltagsaktivitäten:** Einfache Alltagsaktivitäten können wirkungsvoll sein, z. B. Einkaufszettel schreiben, aber beim Einkaufen nicht benutzen, sondern erst am Ende schauen, ob man an alles gedacht hat; das Buch oder die Zeitung umdrehen, sodass die Buchstaben auf dem Kopf stehen, und versuchen, zehn Zeilen zu lesen; etwas Gelesenes nacherzählen; mit der anderen Hand Zähne putzen usw.
- **Gedächtnisübungen und Weiterbildung:** Schach, Skat oder Memory sowie Computerspiele, die das Konzentrations- und Assoziationsvermögen fördern, unterstützen die Gedächtnisleistung. Aber auch das Erlernen einer Sprache oder eines Instruments wirkt sich positiv auf die Gehirnleistung aus.
- **Freundschaften pflegen:** Soziale Kontakte sind ein wesentlicher Faktor. Der gemeinsame Austausch, idealerweise in Kombination mit Bewegung (z. B. spazieren gehen), fordert unser Gehirn und ist mit positiven Gefühlen verbunden.
  (vgl. Stangl 2018a)

## Gedächtnistraining als Teil der professionellen Pflege und Betreuung

Die Gestaltung des Tages und die Förderung der vorhandenen Fähigkeiten und Fertigkeiten der zu Pflegenden ist ein wesentlicher Teil der professionellen Pflege und Betreuung. Je häufiger die vorhandenen Ressourcen eingesetzt werden, desto länger bleiben sie erhalten. Die nachfolgenden Kapitel sind dem Praxisbuch „Aktiv durchs ganze Jahr" entnommen. Dort finden sich weitere zahlreiche Übungen, die einfach in den stationären und häuslichen Pflegealltag integriert werden können (vgl. Reiter 2016).

### Zehn Tipps zum kreativen Arbeiten mit älteren Menschen

Damit das kreative Arbeiten für alle Beteiligten ein schönes Erlebnis wird, sollten folgende Tipps berücksichtigt werden.

1. **Zeit und Raum:** Für das kreative Arbeiten sollte ein fixer Zeitpunkt eingeplant werden und ein geeigneter Raum zur Verfügung stehen.
2. **In Kleingruppen arbeiten:** Damit die betreuende Person auf die individuellen Möglichkeiten der TeilnehmerInnen eingehen kann, ist eine Gruppengröße von sechs Personen pro Betreuungsperson die Obergrenze. Bei größeren Gruppen sind mehrere Betreuungspersonen nötig.
3. **Sinnvolles gestalten:** Die TeilnehmerInnen werden mit Freude und Engagement bei der Sache sein, wenn sie etwas Sinnvolles gestalten können. Gestalten Sie eine Dekoration für den Wohnbereich oder kleine Geschenke für die Geburtstage der BewohnerInnen.
4. **Über-/Unterforderung vermeiden:** Die Arbeiten sollten so ausgewählt werden, dass sie die TeilnehmerInnen weder über- noch unterfordern. Wählen Sie je nach Ressourcen der TeilnehmerInnen unterschiedliche Arbeiten aus.
5. **Arbeiten in Schritte teilen:** Je nach Ressourcen werden die Arbeitsaufträge verteilt. Jede/r macht das, was er/sie am besten kann. Die Regel „Helfen ist erlaubt" sollte vor Beginn der Arbeit vereinbart werden. Das gilt sowohl für die Betreuungsperson als auch für die TeilnehmerInnen untereinander.

6. **Klare Anweisungen geben:** Die Anweisungen müssen kurz, verständlich und eindeutig sein. Wählen Sie keine komplizierten Arbeitsschritte!
7. **Eine Anweisung nach der anderen geben:** Geben Sie nur eine Anweisung auf einmal. Erst nach der Erledigung eines Arbeitsschrittes folgt die Anweisung für den nächsten.
8. **Ressourcen der TeilnehmerInnen nutzen:** Wählen Sie die Aufgaben individuell nach den vorhandenen Ressourcen der TeilnehmerInnen, sprechen Sie laut und deutlich und in kurzen Sätzen. Zeichnen Sie Linien, an denen die TeilnehmerInnen entlangschneiden sollen, mit einem dicken schwarzen Filzstift nach und stimmen Sie die Arbeitsmaterialien auf Ihre Zielgruppe ab.
9. **Auswahl der Arbeiten nach Interesse und Biografie:** Setzen Sie biografisch relevantes Material ein. Frauen arbeiten beispielsweise gerne mit Wolle oder Stoffen. Männer sind für Arbeiten mit Holz und ähnlichen Materialien zu motivieren.
10. **Saisonbedingte Themenwahl:** Wenn Sie Arbeiten wählen, die zur Jahreszeit passen, wird die zeitliche Orientierung unterstützt. Niemand bastelt im Sommer gerne Weihnachtsschmuck.

## Ideen zum kreativen Arbeiten

Nachfolgend finden Sie Anregungen zum kreativen Arbeiten. Je mehr Alltagsbezug die Übungen haben, desto besser können sie in den Tagesablauf integriert werden und die BewohnerInnen werden eifrig mitmachen.

**Bilderrahmen selber machen**

BewohnerInnen bekommen von ihren Angehörigen häufig Bilder von Kindern und Enkel-/Urenkelkindern geschenkt. Diese kommen in einem selbst gebastelten Bilderrahmen ideal zur Geltung. Sie können auch eine BewohnerInnen-Galerie im Wohnbereich gestalten. In diesem Fall werden die Fotos der BewohnerInnen in den selbst gemachten Bilderrahmen ausgestellt.

Schneiden Sie in die Mitte eines Kartons (z. B. Schuhkarton oder Karton eines Zeichenblocks) eine Öffnung. Die Größe richtet sich nach den Maßen des Fotos, für das der Rahmen gestaltet wird. Der Bilderrahmen kann dann mit diversen Materialien wie Sand, Muscheln, Knöpfen, getrockneten Blüten, Blättern, Kräutern oder Getreide (Mais, Reis, Sesam) etc. verziert werden. Befestigen Sie die Materialien entweder mit Tapetenkleister oder mit Mehlpapp (Mehl mit Wasser mischen). Farben dürfen ebenfalls nicht fehlen, um einen individuellen Bilderrahmen zu gestalten. Die BewohnerInnen können auch ihre Lieblingslandschaft malen und dann mit den Materialien vervollständigen. Nach dem Trocknen wird das Foto in den Rahmen und auf die Rückseite ein Karton zur Stabilisierung geklebt – fertig ist der selbstgemachte Bilderrahmen!

**Rasseln basteln**

Gemeinsam Musikinstrumente zu basteln ist eine kreative Herausforderung und unterstützt die Kommunikation. Je nach den Ressourcen der BastlerInnen können unterschiedliche Rasseln hergestellt werden, die sich auch im Klang unterscheiden. Sind die Rasseln fertig, steht einem gemeinsamen „Konzert“ mit den selbstgebastelten Instrumenten nichts mehr im Weg.

**Rassel aus Plastikflasche oder -becher:** Füllen Sie eine 0,5-Liter-Plastikflasche mit ungekochten Nudeln, Reis, Kieselsteinen, getrockneten Bohnen oder Erbsen und verschließen Sie diese gut. Oder: Füllen Sie zwei alte, saubere Joghurtbecher mit ungekochten Nudeln, Reis, Kieselsteinen, getrockneten Bohnen oder Erbsen und kleben Sie die beiden Becher mit Isolierband aneinander. Die Becher oder Plastikflaschen können noch mit buntem Seidenpapier, Servietten oder Zeitungspapier beklebt werden. Es können aber auch durchsichtige Becher verwendet werden. So kann man sehen bzw. erraten, welche Materialien in der Rassel sind.

**Glühbirnen-Rassel**: Bekleben Sie eine alte Glühbirne mit mehreren (mindestens fünf) Lagen Pappmaché und lassen Sie sie über Nacht trocknen. Schlagen Sie dann die Glühbirne fest gegen die Tischkante, sodass sie zerbricht. Das gebrochene Glas sorgt für ein tolles Rasseln. Die Rassel kann mit buntem Seidenpapier, Servietten oder Zeitungspapier beklebt werden.

**Rassel aus Karton**: Verschließen Sie die Öffnung einer Kartonrolle (z. B. Küchenrolle, Toilettenpapierrolle) mit Folie und Klebeband und füllen Sie diese mit ungekochten Nudeln, Reis, Kieselsteinen, getrockneten Bohnen oder Erbsen. Verschließen Sie die zweite Öffnung ebenfalls mit Folie und Klebeband. Die Rassel kann mit buntem Seidenpapier, Servietten oder Zeitungspapier beklebt werden.

## Aktivieren der Wahrnehmung

Durch die gezielte Aktivierung unserer Sinne – Sehen, Hören, Riechen, Fühlen (eventuell auch Schmecken) – kann die Wahrnehmung gefördert werden. Einfache Wahrnehmungsübungen können in den Tagesablauf integriert werden und sorgen so für Nachhaltigkeit.

Die Übungen, die auch in der Gruppe gemacht werden können, sind vielfältig – probieren Sie z. B. die folgenden aus:

### Tasten und Fühlen

Integrieren Sie das bewusste Wahrnehmen des eigenen Körpers in die täglichen Pflegehandlungen. Bei der Körperpflege können Sie den/die BewohnerIn beispielsweise fragen: „Fühlt sich Ihre Haut warm oder kalt bzw. geschmeidig oder rau an? Fühlen Sie, wie weich der Pullover ist, den Sie jetzt angezogen haben?" Auch Wahrnehmungsübungen in der Gruppe sind eine willkommene Abwechslung zu anderen Spielen, z. B. zu Brettspielen.

Legen Sie verschiedene Gegenstände zu einem Thema (z. B. Kochen) unter ein Tuch oder in einen Polsterbezug. Lassen Sie die TeilnehmerInnen tasten und beschreiben, was sie fühlen. Wichtig dabei ist nicht, den Gegenstand zu erraten, sondern den Tastsinn zu fördern. Fragen Sie, was die TeilnehmerInnen mit den ertasteten Gegenständen verbinden. Welche Gefühle und Erinnerungen werden geweckt? Können einige Gegenstände erraten werden? Wozu werden sie verwendet?

### Riechen und Schmecken

Das Riechen und das Schmecken sind zwei eng miteinander verwandte Sinne. Wir kennen das alle: Wenn wir verschnupft sind, ist nicht nur der Geruchssinn betroffen, wir haben auch das Gefühl, dass das Essen kaum Geschmack hat. Da im Alter sowohl der Geruchs- als auch der Geschmackssinn nicht mehr so gut „funktionieren", neigen ältere Menschen dazu, Speisen stark nachzuwürzen, und Getränke können manchmal gar nicht genug gezuckert werden. Trainiert man diese Sinne regelmäßig, kann ihre Funktion länger erhalten werden.

Integrieren Sie auch diese Sinnesübungen in Pflegeverrichtungen. Lassen Sie die BewohnerInnen bewusst an der Seife oder der Körperlotion riechen, die Sie zur Körperpflege verwenden. Setzen Sie auch beim Essen den Geschmacks- und Geruchssinn ein. Das Geschmackserlebnis beim Essen ist viel intensiver, wenn man das Essen auch bewusst riechen kann.

**„Düfte raten“:** Geben Sie verschiedene Gewürze, Kräuter und alltägliche Lebensmittel, wie Lebkuchengewürz, Gewürznelken, Kümmel, Salbei, Lavendel, Kräuterbalsam, Seife, Kaffee, Essig, in kleine Dosen (z. B. leere Filmdosen). Lassen Sie die TeilnehmerInnen daran riechen und fordern Sie sie auf, zu erzählen, welche Erinnerungen mit den einzelnen Düften verbunden sind. Wann, wozu und wo wurden die Materialien verwendet? Es können auch Lebensmittel verwendet werden, die man kosten kann. Bitten Sie die BewohnerInnen beim Probieren die Augen zu schließen und nur anhand des Geruchs und Geschmacks zu erkennen, was sie gerade essen. Gibt es einen Unterschied im Geschmackserlebnis mit offenen und geschlossenen Augen?

**Sehen**

Der Gesichtssinn ist für uns Menschen sehr wichtig. Wenn wir ein Geräusch hören, blicken wir uns gleich um, um zu sehen, woher es kommt. Doch im Alter bzw. durch Erkrankungen kann es zur Beeinträchtigung dieses Sinnes kommen. Dann unterstützen uns Hilfsmittel wie Brille oder Kontaktlinsen. Auch hier ist das tägliche Training hilfreich, um den Gesichtssinn so lang wie möglich zu erhalten.

Fragen Sie die BewohnerInnen beim Anziehen: „Welche Farbe hat die Bluse/Hose/Weste?“ Testen Sie, bis zu welcher Entfernung Ihre Schützlinge Gegenstände scharf sehen können und ab welcher Entfernung sie Personen nicht mehr erkennen. Auch in Gruppen können Übungen zum Sehen durchgeführt werden. Üben Sie so einfache Dinge wie „Hinschauen“.

**„Hinschauen“:** Die TeilnehmerInnen schauen z. B. alle aus dem Fenster und beschreiben, was sie sehen. Alle blicken auf dasselbe Motiv, aber sehen alle dasselbe? Welche Unterschiede gibt es, und worin liegt die Ursache? Wovon wird das Sehen beeinflusst? Wie sehen die BewohnerInnen ohne ihre Hilfsmittel? Ist das Sehen in der Nähe oder in der Ferne mehr beeinträchtigt?

**Hören**

Das Hören ist derjenige Sinn, der schon im Mutterleib funktioniert und beim Sterben als letzter Sinn noch aktiv ist. Für Menschen, die schlecht sehen oder blind sind, ist das Hören noch wichtiger als bei Gesunden. Sie erkennen schon am Schritt (schnell, langsam, laut, fester Tritt, ...), wer das Zimmer betritt, ohne dass die Person noch ein Wort gesprochen hat. Für hörbeeinträchtigte Menschen ist es sehr wichtig, ihr Hörgerät tragen zu können, um ihre Umwelt aktiv zu erleben.

Trainieren Sie mit Ihren BewohnerInnen das Hören. Gibt es Geräusche/Tonlagen, die besser oder schlechter gehört werden? Wenn ja, welche sind das? Können Alltagsgeräusche (Geräusche beim Hantieren mit Geschirr, Umblättern einer Zeitung, ...) auch ohne Hinsehen zugeordnet werden? Woran erkennen Ihre Schützlinge Personen, ohne sie zu sehen (am Lachen, Atmen, Gehen oder an der Stimme)?

## Kombination von Wahrnehmungsübungen

Sie können das Training unterschiedlicher Sinne auch kombinieren, indem Sie zu einem Thema möglichst viele Wahrnehmungsübungen anbieten, die verschiedene Sinne ansprechen.

**„Meine Hände“:** Stellen Sie gezielte Fragen zum Thema und lassen Sie den BewohnerInnen ausreichend Zeit, um nachzudenken und sich zu äußern.

1. Wie sehen meine Hände aus (Größe, Fingerlänge)?
2. Wie sehen die Hände meines Nachbarn/meiner Nachbarin aus (Größe, Fingerlänge)?
3. Wie haben sich meine Hände verändert?

4. Wie fühlen sich meine Hände an (warm, kalt, rau, weich)?
5. Wie fühlen sich im Vergleich dazu die Hände meines Nachbars/meiner Nachbarin an?
6. Wie fühlt es sich an, wenn ich meine Hände massiere (mit Körperlotion oder Baby-Öl)? Welche Unterschiede fühle ich? Was empfinde ich als angenehmer?
7. Welche Bewegungen kann ich mit meinen Händen machen?
8. Wie hört es sich an, wenn ich in die Hände klatsche?
9. Wie hört es sich an, wenn mein/e NachbarIn in die Hände klatscht?
10. Wie fühlen sich verschiedene Materialien an (Watte, Wolle, Holz, Metall, Moos, Federn, Sand, Reis)? Kombinieren Sie auch Übungen des Langzeitgedächtnisses dazu.
11. Welche Tätigkeiten habe ich mit meinen Händen ausgeführt?
12. Welche besonderen Tätigkeiten habe ich mit den Händen vollführt (Massieren, Malen etc.)?
13. Brainstorming zum Thema Hände: Welche Wörter fallen uns gemeinsam ein (Handschuh, Handball, Händchen halten, „Eine Hand wäscht die andere“, ...)?

**Aufgabe:** Stellen Sie in Kleingruppen von maximal vier Personen eine Übungseinheit zu einem Thema Ihrer Wahl zusammen:

1. Worauf achten Sie bei der Auswahl des Themas?
2. Welche Übungen/Aktivitäten wählen Sie aus und was wollen Sie damit erreichen/trainieren (Wahrnehmung, Gedächtnis, Kommunikation, ...)?
3. Welche Rahmenbedingungen brauchen Sie zur Durchführung Ihrer Übungen (Raum, Dauer, Materialien, Zielgruppe)?

Dokumentieren Sie die Übungen und den Ablauf der Einheit schriftlich und präsentieren Sie diese dem Plenum.
Zeitrahmen für die Bearbeitung: 60 min
Zeitrahmen für die Präsentation: 15 min
Diskussion im Plenum: 5 min

**Tipp:** Tauschen Sie die Ergebnisse der einzelnen Gruppen aus, so haben Sie fertige Konzepte für mehrere Übungseinheiten. Testen Sie die Umsetzung von mindestens einer Einheit im nächsten Praktikum und reflektieren Sie Ihre Erfahrungen im nächsten Unterricht.

## Die Zehn-Minuten-Aktivierung

Die Zehn-Minuten-Aktivierung ermöglicht speziell BewohnerInnen, die an Demenz erkrankt sind, ihr Gedächtnis zu trainieren, ohne dass sie dabei überfordert werden. Grundlage ist der Einsatz vertrauter Gegenstände aus der Vergangenheit der Menschen. Am besten funktioniert die Zehn-Minuten-Aktivierung am Vormittag, weil die BewohnerInnen dann am aufnahmefähigsten sind.

Ziele:

1. Förderung der Kommunikation mit MitbewohnerInnen und Pflegekräften
2. Aktivieren und Fördern von biografisch verankerten Fähigkeiten
3. Wiedererwecken von Antrieben (Ordnungssinn, Disziplin, Fürsorglichkeit)
4. Vervollständigung der Biografie
5. Förderung des Verständnisses der MitarbeiterInnen für demenzkranke BewohnerInnen
6. Förderung der Wahrnehmung, des Körpergefühls und der Bewegungsfähigkeit

Zur Durchführung ist wichtig, dass alle TeilnehmerInnen die jeweiligen Gegenstände in die Hand nehmen. Sie werden nach den Erinnerungen gefragt, die sie mit den Gegenständen verbinden. Welche Gefühle lösen die Erinnerungen aus? Stimmen Geruch, Farbe oder Material der Gegenstände mit den Erinnerungen überein? Wo gibt es Unterschiede? Die gewonnenen Informationen können in der Biografie des Bewohners/der Bewohnerin vermerkt werden.

Anleitung: Die TeilnehmerInnen nehmen das Material nacheinander in die Hand. Je nach ihren individuellen Möglichkeiten werden die Gegenstände benannt und deren Einsatzmöglichkeiten besprochen. Erinnerungen der TeilnehmerInnen zu diesem Thema werden ausgetauscht.

Hier einige Ideen zur Durchführung einer Zehn-Minuten-Aktivierung.

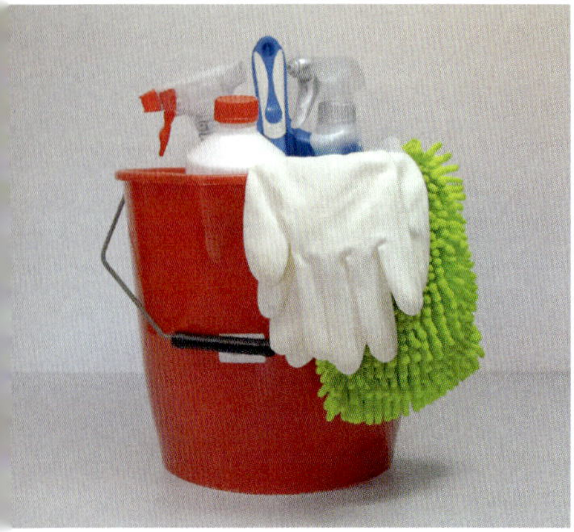

Abb. 9: **Zehn-Minuten-Aktivierung „Putzen“**

**Zehn-Minuten-Aktivierung: Putzen**

Mögliche Materialien:

- Schwammtuch
- (Stahl-)Schwamm
- Staubtuch
- Mistschaufel
- Handbesen
- Bürste
- Kernseife

Mögliche biografieorientierte Fragestellungen:

- Wer hat bei Ihnen zu Hause geputzt?
- Haben Sie gerne geputzt oder war es eine lästige Pflicht?
- Wie wurden Teppiche sauber gehalten, als es noch keinen Staubsauger gab?
- Wie oft wurde bei Ihnen früher der Fußboden gewischt?
- Wie oft haben Sie früher die Fenster geputzt?
- Wie schafft man es, Fenster streifenfrei zu putzen?
- Wer hat bei Ihnen zu Hause früher abgewaschen?
- Haben Sie gerne abgewaschen?
- Wie oft wurde bei Ihnen abgestaubt?
- Kennen Sie alte Hausmittel zum Putzen?

Beispiele für Bewegungsübungen:

- den Tisch abwischen
- Brösel mit dem Handbesen aufkehren
- das Staubtuch „ausstauben“
- den Schwamm zusammendrücken
- das Schwammtuch/den Schwamm ins Wasser tauchen und dann auswringen

Beispiele für Gedächtnisübungen:

- die Reinigung verschiedener Gegenstände (Boden, Fenster, Teppich, Ofen) erklären
- erläutern, welcher Gegenstand für welche Reinigungsart infrage kommt

- Reinigungsmittel und weitere Reinigungsutensilien aufzählen
- Sprichwortübungen zum Thema Haushalt, Putzen und Reinlichkeit
- die Gegenstände zählen
- die (vorher besprochenen) Gegenstände abdecken und dann versuchen, sich daran zu erinnern

**Zehn-Minuten-Aktivierung: Arbeiten am Feld**

Mögliche Materialien:

- Gemüse: Kartoffel
- Getreide
- Erde
- Gras
- Heu
- Spielzeugtraktor

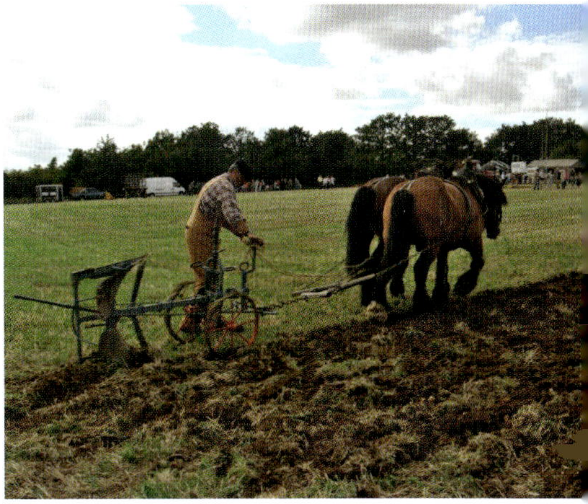

Abb. 10: **Zehn-Minuten-Aktivierung „Arbeiten am Feld"**

Mögliche biografieorientierte Fragestellungen:

- Wer war für die Feldarbeit hauptsächlich zuständig?
- Wer hatte welche Aufgaben?
- Was wurde angebaut?
- Wann und wie wurde geerntet?
- Wurde die Ernte selbst verwendet oder verkauft?
- Was bekam man für den Verkauf von Lebensmitteln oder Heu?
- Wie oft pro Jahr wurde gemäht?
- Wie wurde das Gras/Heu eingebracht?
- Wozu wurde das Gras/Heu verwendet?
- Welche Geräte wurden hauptsächlich verwendet?
- Woher bekamen Sie die Geräte?
- Wie und wo wurden Gemüse und Getreide gelagert?

Beispiele für Bewegungs- und Wahrnehmungsübungen:

- zeigen, wie man mit der Sense gemäht hat
- am Gras riechen
- am Heu riechen
- die Erde angreifen

Beispiele für Gedächtnisübungen:

- das Säen verschiedener Samen (Gemüse, Getreide) erklären
- erklären, wann gemäht oder geerntet wurde
- Gemüse/Getreide mit verschiedenen Anfangsbuchstaben suchen
- Sprichwortübungen zum Thema Arbeiten, Feld, Landwirtschaft
- verschiedene Landwirtschaftsmaschinen aufzählen
- die Gegenstände zählen
- die (vorher besprochenen) Gegenstände abdecken und dann versuchen, sich daran zu erinnern

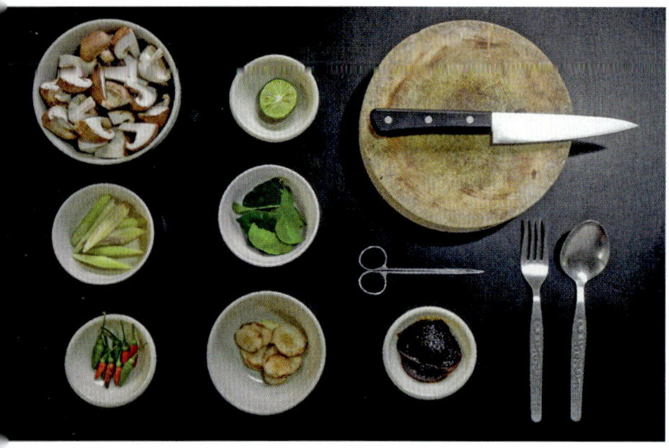

Abb. 11: **Zehn-Minuten-Aktivierung „Kochen“**

**Zehn-Minuten-Aktivierung: Kochen**
Mögliche Materialien:

- Topf
- Kochlöffel
- Schneebesen
- Pfannenwender
- Sieb
- Kaffeefilter
- Pfeffermühle

Mögliche biografieorientierte Fragestellungen:

- Wer hat bei Ihnen zu Hause gekocht?
- Haben Sie gerne gekocht?
- Was haben Sie am liebsten gekocht?
- Wie oft gab es bei Ihnen Fleisch?
- Wie wurde vor der Einführung des Elektroofens gekocht?
- Gab es bei Ihnen zu Hause regelmäßig Nachtisch?
- Wurde das Essen im Topf auf den Tisch gestellt oder bekam jede/r einen gefüllten Teller?
- Gab es sonntags etwas Besonderes zu essen?
- Gab es bestimmte Mahlzeiten nur an Feiertagen?
- Welche Lebensmittel wurden bei Ihnen selbst hergestellt?

Beispiele für Bewegungsübungen:

- mit dem Schneebesen möglichst schnell im Topf rühren
- die Pfeffermühle benutzen
- den Kaffeefilter auffalten
- den Pfannenwender verwenden

Beispiele für Gedächtnisübungen:

- die Zutaten für ein bestimmtes Gericht aufzählen
- die Herstellung eines bestimmten Gerichts erläutern
- Lebensmittel mit bestimmten Anfangsbuchstaben suchen
- Sprichwortübungen zum Thema Kochen oder Lebensmittel
- die Gegenstände zählen
- die (vorher besprochenen) Gegenstände abdecken und dann versuchen, sich daran zu erinnern

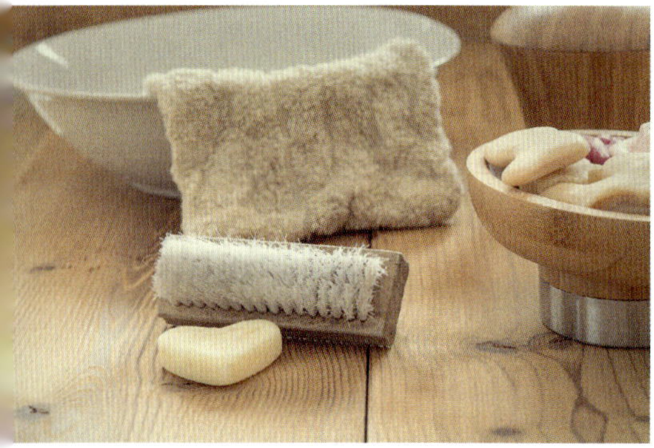

Abb. 12: **Zehn-Minuten-Aktivierung „Waschen“**

**Zehn-Minuten-Aktivierung: Waschen**
Mögliche Materialien:

- Kernseife
- Waschpulver
- Wäscheklammern
- Wäscheleine
- Wollpullover
- Seidenbluse

Mögliche biografieorientierte Fragestellungen:
- Wer hat bei Ihnen zu Hause gewaschen?
- Wie wurde die Wäsche früher gewaschen?
- Wie oft wurde gewaschen, gab es einen Waschtag?
- Wie und wo haben Sie die Wäsche früher gewaschen?
- Wie wurde die Wäsche gebleicht?
- Wie bekam man hartnäckige Flecken aus der Wäsche?
- Wann bekamen Sie Ihre erste Waschmaschine?
- Welches Waschmittel hat Ihre Mutter benutzt?
- Welches Waschmittel haben Sie früher benutzt?

Beispiele für Wahrnehmungsübungen:
- die unterschiedlichen Stoffarten von Seidenbluse und Wollpullover ertasten
- an der Kernseife riechen
- am Waschpulver riechen
- einen fiktiven Fleck aus der Bluse herausreiben
- zeigen, wie die Bluse gebügelt wird
- die Wäscheklammern aneinander klemmen
- die Wäscheklammern an die Wäscheleine stecken

Beispiele für Gedächtnisübungen:
- das Waschen verschiedener Textilien erklären
- erklären, nach welchen Kriterien Wäsche sortiert wurde
- Textilien mit verschiedenen Anfangsbuchstaben suchen
- Sprichwortübungen zum Thema Waschen, Haushalt und Reinlichkeit
- die Gegenstände zählen
- die (vorher besprochenen) Gegenstände abdecken und dann versuchen, sich daran zu erinnern

## Hitparade

Mit Musik verbinden Menschen meist angenehme Gefühle und schöne Erinnerungen. Eine Hitparade der „Top 10 des Wohnbereichs“ ist eine spannende Sache. Befragen Sie die BewohnerInnen eine Woche vor dem Termin nach ihrem Lieblingslied. Sammeln Sie die Liedertitel (schriftlich) und reihen Sie sie nach Häufigkeit. Wenn möglich, organisieren Sie die Titel auf CD, MP3 oder (falls eine Abspielmöglichkeit besteht) auf Schallplatte. Fragen Sie bei den BewohnerInnen nach – vielleicht hat jemand noch alte Tonträger mit den gewählten Titeln.

Am Hitparaden-Tag versammeln sich alle interessierten BewohnerInnen zum Hören der Titel. Lesen Sie die Titel der eingereichten Lieder laut vor. Lassen Sie die BewohnerInnen Tipps abgeben, welcher Hit den ersten Platz holen wird. Dann werden die einzelnen Titel vorgespielt. Begonnen wird mit dem Titel, der die wenigsten Stimmen erhalten hat. Nach jedem Titel sollen die BewohnerInnen die Möglichkeit bekommen, ihre Erinnerungen zu diesem Musikstück zu erzählen. Danach fahren Sie mit dem nächsten Lied fort. Vor den Top 3 wird eine Pause eingelegt und es können noch einmal Vermutungen über den Sieger angestellt werden. Ist der Sieger bekannt und das Lied gespielt, wird ermittelt, wer den Siegertitel richtig vorausgesagt hat. Der/die GewinnerIn sollte ein kleines Geschenk (z. B. ein Stück Kuchen) erhalten. Gibt es keinen klaren Siegertitel, weil für mehrere Titel gleich viele Stimmen abgegeben wurden, entscheiden die Anwesenden, welcher Titel die Hitparade gewonnen hat.

## Reise in die Vergangenheit

Bei dieser Aktivität geht es darum, die Teilnehmenden zu motivieren, ihre Erfahrungen aus der eigenen Vergangenheit preiszugeben. Das fördert die Aktivierung des Langzeitgedächtnisses und die sozialen Kontakte in der Gruppe. Die TeilnehmerInnen sind meist nach kurzer Zeit ins Gespräch miteinander vertieft und schwelgen in Erinnerungen.

Stellen Sie einfache Fragen über früher, z. B.:

- Was wurde früher hauptsächlich gegessen?
- Was haben Sie am liebsten gegessen/gekocht?
- Zu welchen Gelegenheiten gab es etwas Besonderes?

Bei der Durchführung ist darauf zu achten, dass

- alle TeilnehmerInnen Blickkontakt haben können – eine Runde am Tisch oder im Sesselkreis eignet sich gut dafür.
- alle TeilnehmerInnen eventuell benötigte Hilfsmittel wie Brille oder Hörgerät dabeihaben.
- alle TeilnehmerInnen zu Wort kommen und ausreden dürfen.
- kein Wissen abgefragt wird, sondern Erinnerungen geweckt werden sollen.
- Jede/r das sagen kann, was er/sie beitragen möchte.
- die Reise in die Vergangenheit nicht zu lange dauert – Konzentration und damit Interesse sinken nach ca. 30 Minuten.

## Erzählcafé

Beim Erzählcafé treffen sich Menschen verschiedenen Alters und verschiedener Herkunft zum Austausch. In Langzeitpflegeeinrichtungen ist das Erzählcafé ein interessantes Erlebnis für BesucherInnen und BewohnerInnen. Besonders gut eignet es sich dazu, jungen Menschen (Schulgruppen) einen Einblick in das Leben und den Alltag alter Menschen zu geben.

Ein Erzählcafé kann zu einem bestimmten Thema, z. B. „Schule anno 1935", stattfinden. Es ist auch möglich, dass sich die Anwesenden spontan auf ein Thema einigen, wie z. B.: „Bei der Fahrt habe ich einen Traktor auf der Straße gesehen. Früher wurde das Feld noch händisch bestellt." Schnell ist ein Thema gefunden, zu dem jede/r etwas beitragen kann. Man kann auch ein Erinnerungsstück von früher mitbringen, zu dem man sich austauscht.

Das Erzählcafé braucht bestimmte Rahmenbedingungen: Es soll eine ruhige, entspannte Atmosphäre herrschen. Jede/r soll zu Wort kommen, beim Thema bleiben und nur persönlich Erlebtes wiedergeben. Die Beiträge werden von den Zuhörenden nicht gewertet oder kommentiert. Es ist sinnvoll, zu Beginn Regeln zu vereinbaren, die festlegen, wie man sich zu Wort melden kann, wie lange jede/r ErzählerIn sprechen darf, wie lange das Erzählcafé dauert etc.

Den Beginn des Erzählcafés übernimmt der/die ModeratorIn. Nach der Festlegung der Regeln beginnt der/die erste ErzählerIn mit seinem/ihrem Beitrag zum vereinbarten Thema oder es wird spontan ein Thema gesucht (siehe oben). Für die Einhaltung der vereinbarten Regeln ist der/die ModeratorIn verantwortlich. Er/sie schließt das Erzählcafé auch ab.

## Dialekt und Umgangssprache

*„Das menschliche Gehirn ist bestens dazu ausgerüstet, mehr als eine Sprache gleichzeitig zu sprechen."*
Petra Schulz (*1965), deutsche Sprachwissenschaftlerin

Die Sprache ermöglicht es dem Menschen, sich anderen mitzuteilen, Erfahrungen, Erlebnisse und Emotionen auszudrücken und am gesellschaftlichen Leben teilzunehmen. Nicht nur der Inhalt des Gesprochenen, sondern auch Stimmlage, Lautstärke und Betonung sagen viel über den/die SprecherIn aus.

Die meisten Menschen sprechen neben ihrer Muttersprache noch eine „zweite" Sprache – den Dialekt. Die österreichischen Dialekte sind sehr vielfältig. Wer geübt ist, erkennt schon nach wenigen Worten, woher sein/e GesprächspartnerIn kommt. Im städtischen Raum wird zunehmend weniger Mundart gesprochen, viele Jugendliche verstehen diese „Sprache" nicht mehr. Am Land leben die Dialekte jedoch weiter.

Die regionalen Unterschiede von Begriffen sind groß. So ist ein Randl in Niederösterreich das, was in Oberösterreich ein Neichtl ist, und das kann in Salzburg schon ein Zeitl sein (einige Zeit dauern). Der Salzburger spricht vom Saubleami, während der Oberösterreicher den Moaschocka (Löwenzahn) meint. Und wenn die Steirerin ihr Spekuliereisen sucht, weil sie es verschuastert hat, so hält die Kärntnerin nach ihrem Goggolore (Brille) Ausschau. Der Steirer schließlich sauft nu gach es Noagal aus (trinkt den letzten Rest aus), weil ein Beivougl (Biene) sich am Glas zu schaffen macht.

Nutzen Sie die Gelegenheit, bei Gesprächen mit BewohnerInnen alte, schon in Vergessenheit geratene umgangssprachliche Ausdrücke zu reaktivieren. Durch das bewusste Auseinandersetzen mit alten Dialektwörtern und Ausdrucksweisen wird vor allem das Langzeitgedächtnis aktiviert.

**Übungen mit umgangssprachlichen Ausdrucksweisen**

**Begriffe sammeln:** Alte Begriffe können in einem Gespräch zu einem vorgegebenen Thema gefunden werden. Zum Beispiel: Welche Wörter fallen Ihnen zum Begriff „Landwirtschaft" ein? Die Begriffe werden auf kleine Kärtchen geschrieben und dann nach Kategorien (Geräte, Tiere, Feldarbeit, ...) geordnet.

**„Sprechen Sie Österreichisch?":** Skizzieren Sie auf einem Blatt Papier vier Spalten. Schreiben Sie ein Dialektwort (Austriazismus) in die linke Spalte und notieren Sie in den drei anderen Spalten mögliche Bedeutungen dieses Wortes, wovon eine die richtige ist. Lassen Sie die TeilnehmerInnen die richtigen Bedeutungen finden und markieren Sie diese. Welcher Oberbegriff passt zu allen Begriffen? Hier ein Beispiel:

| | | | |
|---|---|---|---|
| **Gspritzter** | Feuerwehrmann | Wein mit Mineralwasser | Gießkanne |
| **Krapfen** | Mehlspeise mit Füllung | Fisch | Blumenkohl |
| **Aschanti** | Polizist | Gemüse | Erdnüsse |
| **Frittaten** | Suppeneinlage | Sportgerät | Kleinkind |
| **Kracherl** | Limonade | Feuerwerkskörper | Turnübung |
| **Kukuruz** | Vogel | Mais | Landmaschine |
| **Gschloder** | Mehlspeise | schlecht schmeckendes Getränk | Flussübergang |

| | | | |
|---|---|---|---|
| **Schwammerl** | Putztuch | Schlips | Pilz |
| **Zwutschkerl** | Pflaume | kleines Ding | Ziege |
| **Ogrosln** | Rasen mähen | Goldstücke | Stachelbeeren |

**Lösung:** Gspritzter = Wein mit Mineralwasser, Krapfen = Mehlspeise mit Füllung, Aschanti = Erdnüsse, Fritatten = Suppeneinlage, Kracherl = Limonade, Kukuruz = Mais, Gschloder = schlecht schmeckendes Getränk, Schwammerl = Pilz, Zwutschkerl = kleines Ding, Ogrosln = Stachelbeeren. Die Oberbegriffe „Lebensmittel" bzw. „Essen und Trinken" passen zu allen Begriffen.

**Mundart-Gedichte:** Früher wurden zu jeder Gelegenheit Gedichte vorgetragen. Sie waren ein wichtiger Bestandteil von Festen und Feiern und wurden von kreativen DichterInnen speziell zum Thema oder zur Person kreiert. Die Fähigkeit zu reimen bleibt auch im Alter erhalten. Es gibt im Langzeitpflegebereich viele Feste und Feierlichkeiten, bei denen selbst gestaltete Gedichte nicht fehlen sollten. Versuchen Sie die BewohnerInnen an einem kreativen Nachmittag zum Reimen zu animieren.

**Gaunz leise**

*Gaunz leise schleicht se do*
*wos Wundabores in mei Leb'n*
*und i tät wirkli olles dafür geb'n,*
*wann de Wöt a wengal stülla wah.*
*Maunchmoi san*
*de schenen Dinge jo so nah,*
*ma heats nur net,*
*weil olles hoit so laut is heitzutog.*
*Und weil i so wia jeder*
*hoit mei Pinkal trog,*
*mecht i vasuach'n, daß i leise bin*
*und mehr auf klane Wunder ocht.*
*Damit i's Glick net verpass*
*und guat schlof in da Nocht.*
*A Reg'nbog'n schreit net laut*
*und a de Sterne funkl'n stü.*
*Und wenn i d'Wirklichkeit*
*moi g'spüren wü,*
*dann muass i innehoit'n*
*und dem Leben lauschen.*
*Später kinnan ma dann*
*wieda plausch'n.*

Sonja Raab

## Spiele mit älteren Menschen

*„Der Mensch spielt nur, wo er in voller Bedeutung des Wortes Mensch ist,*
*und er ist nur da ganz Mensch, wo er spielt."*
Johann Christoph Friedrich von Schiller (1759–1805), Dichter, Philosoph, Historiker

Menschen, die heute in Langzeitpflegeeinrichtungen oder Tagesbetreuungsstätten betreut werden, sehen das Spielen meist als Zeitverschwendung oder sinnlose Beschäftigungstherapie an. Sie waren es gewohnt, körperlich zu arbeiten, und kennen Spielen nur von der Beschäftigung mit den eigenen Kindern oder Enkelkindern. Dabei werden beim Spielen die Sinne aktiviert und Gedächtnis und Kommunikation werden gefördert. Wählt man anhand der Interessen und Ressourcen Spiele aus, die die BewohnerInnen fordern, aber nicht überfordern, sind sie meist ehrgeizige SpielerInnen.

### Brettspiele

Wir alle kennen diverse Brettspiele wie „Mensch ärgere dich nicht", „Mühle", „Halma" oder „Fuchs und Henne", die zur Beschäftigung älterer Menschen in Langzeitpflegeeinrichtungen verwendet werden. Häufig ist es jedoch schwierig, die alten Menschen zum Mitmachen zu bewegen. Daher ist es wichtig, die Ursache für das mangelnde Interesse zu finden. Liegt es daran, dass die Feinmotorik eingeschränkt ist und der/die BewohnerIn die Kegel nicht richtig bewegen kann? Oder ist die Sehleistung eingeschränkt, sodass er/sie die Felder auf dem Spielbrett oder die Punkte auf dem Würfel nicht erkennen kann? Hier können meist einfache Lösungen gefunden werden: Große Spielbretter mit großen Kegeln und Würfeln ermöglichen bei diversen Beeinträchtigungen ungehinderten Spielgenuss.

**Gedächtnisspiele**
Sehr beliebt bei älteren Menschen sind Puzzle- oder Memoryspiele. Sie fördern die visuelle Wahrnehmung, die Koordination, Motorik und Sensorik.

**Karten-Memory:** Das bekannte und beliebte Legekartenspiel gibt es mit zahlreichen Motiven und in unterschiedlichen Kartengrößen. Bei der herkömmlichen Spielart werden 64 Bildkarten (32 motivgleiche Bildpaare) verwendet. Ziel des Spieles ist es, möglichst viele Paare einzusammeln. Die Karten werden verdeckt aufgelegt. Der/die erste SpielerIn dreht zwei beliebige Karten um, sodass die Bilder sichtbar werden. Alle MitspielerInnen müssen die aufgedeckten Karten gut sehen können. Weisen die beiden Karten unterschiedliche Motive auf, werden sie wieder umgedreht; wurden zwei identische Motive aufgedeckt, behält der/die SpielerIn das Paar. Nun kommt der/die nächste SpielerIn an die Reihe. Alle versuchen sich zu merken, an welchem Platz die einzelnen Bilder liegen, um bei der nächsten Runde ein Bildpaar aufdecken zu können. Das Spiel endet, wenn alle Kartenpaare gefunden wurden. Gewonnen hat der/die SpielerIn, der/die die meisten Paare gesammelt hat. Zur Unterstützung für die älteren MitspielerInnen ist es sinnvoll, die Handlungen verbal zu begleiten (z. B.: „Ich drehe jetzt die erste Karte um. Das ist eine Blume. Die zweite Karte zeigt eine Kastanie. Die passen nicht zusammen, daher muss ich beide wieder umdrehen. Jetzt ist Herr/Frau ... dran“).

**Spielvariante Suchmemory:** Die Karten werden alle offen hingelegt und die SpielerInnen versuchen abwechselnd, ein Paar zu finden. Es können auch die 32 unterschiedlichen Bildkarten offen aufgelegt und die restlichen 32 auf einen Stapel gelegt werden. Die SpielerInnen nehmen nacheinander jeweils eine Karte vom Stapel und versuchen, die zweite Karte zu finden.

**Spielvariante Karten klatschen:** Es werden alle 64 Karten verdeckt aufgelegt und je zwei Karten umgedreht, aber nur eine Karte wird wieder verdeckt. So bleiben nach jeder Runde immer mehr Karten offen liegen. Sobald eine motivgleiche Karte aufgedeckt wird, bekommt der/die SpielerIn das Kartenpaar, der/die zuerst in die Hände klatscht. Bei dieser Variante ist sowohl die Konzentration als auch die Motorik gefordert.

**Spielvariante Triomemory:** Bei dieser Variante wird zu einem Memory-Spiel mit 64 Karten die Hälfte (32 Karten) eines zweiten, gleichen Memory-Spiels dazugemischt. Das Spiel besteht nun aus 96 Karten und es werden nicht zwei, sondern drei Karten umgedreht und Drillinge gesucht.

**Geräusch-Memory:** Zu dieser Memoryvariante werden undurchsichtige Gefäße (z. B. Filmdosen) mit verschiedenen Materialien gefüllt und gut verschlossen. Als Füllung können z. B. Sand, Reis, Nudeln oder Knöpfe verwendet werden. Je zwei Dosen sind mit demselben Material befüllt, eine Beschriftung (zur Kontrolle) befindet sich am Boden des Gefäßes. Es gilt, die zusammengehörenden Paare zu finden. Die Dosen werden aufgestellt, die SpielerInnen schütteln jeweils zwei Dosen und horchen, ob das Geräusch übereinstimmt. Wenn nicht, werden die Dosen wieder auf ihren Platz zurückgestellt und der/die nächste SpielerIn ist an der Reihe. Zusammengehörige Paare behält der/die SpielerIn. Sind alle Dosenpaare gefunden, endet das Spiel. Gewonnen hat der/die SpielerIn mit den meisten Dosenpaaren.

*„Vergesslichkeit ist eine Form der Freiheit.“*
Khalil Gibran: Sand and Foam (zitiert aus Stangl 2023)

# Das kann ich!

| | |
|---|---|
| Ich kann beschreiben, was ein Einzug in eine Pflegeeinrichtung für Betroffene bedeutet. | |
| Ich kann beschreiben, was ein Einzug in eine Pflegeeinrichtung für Angehörige bedeutet. | |
| Ich weiß, wie es gelingen kann, den Einzug in eine Einrichtung für Pflege und Betreuung für die pflegebedürftigen Menschen und Angehörigen so positiv wie möglich zu gestalten. | |
| Ich kann definieren, was ein Assessmentinstrument ist, und weiß, was das Ziel des geriatrischen Assessments ist. | |
| Ich weiß, welche Assessmentinstrumente im Zusammenhang mit der Pflege und Betreuung von geriatrischen PatientInnen zur Verfügung stehen und was diese besagen. | |
| Ich weiß, was mittels Lachs-Screening untersucht wird. | |
| Ich weiß, was Frailty ist, welche Risikofaktoren es begünstigen und wie es sich symptomatisch äußert. | |
| Ich kann beschreiben, was getan werden kann, um Frailty vorzubeugen und welchen Benefit der/die Betroffene davon hat. | |
| Ich weiß, was BESD bedeutet, und kann beschreiben, wie die Erhebung abläuft. | |
| Ich weiß, was der Barthel-Index ist und was damit erhoben wird. | |
| Ich weiß, wozu ein MNA-Test gemacht wird. | |
| Ich kenne Assessmentinstrumente zur Einschätzung der kognitiven Fähigkeiten und kann diese beschreiben. | |
| Ich kann Assessments zur Einschätzung der Stimmung nennen. | |
| Ich kann den Begriff Polypharmazie erklären und kann inhaltlich darüber diskutieren. | |
| Ich kann den Begriff „Gedächtnis“ erklären. | |
| Ich weiß, wie das Multi- oder Mehrspeichermodell nach Atkinson und Shiffrin aufgebaut ist. | |
| Ich kann die drei Gedächtnisarten unterscheiden und beschreiben. | |
| Ich kenne den Unterschied zwischen implizitem und explizitem Gedächtnis und kann die dazugehörigen Formen des Gedächtnisses zuordnen. | |
| Ich kenne die Grundsätze des Gedächtnistrainings im Rahmen der professionellen Pflege und Betreuung. | |
| Ich kann eine Gedächtnistrainingseinheit für die Praxis gestalten. | |

## Lernfeld 4

# Pflege von Menschen mit Behinderung
# Besonderheiten in der häuslichen Pflege
# Kinaesthetics

# Bedeutung der Familie im zentralen Betreuungssystem

An- und Zugehörige, dazu zählen Freunde, Familie, Bekannte und NachbarInnen, sind der größte Betreuungsdienst in Österreich. 80 % der Menschen, die in Österreich auf Pflege und Betreuung angewiesen sind, werden zu Hause betreut (vgl. HELP.gv.at 2018c). Die Zahl jener, die als betreuende oder pflegende Angehörige zur Verfügung stehen, nimmt jedoch ab. Die Ursachen dafür liegen im Rückgang der Kinderzahl, in der zunehmenden Berufstätigkeit der Frauen und den räumlichen Distanzen. Diese Faktoren erschweren die Situation pflegender Angehöriger oder machen es ihnen unmöglich, die Pflege und Betreuung zu übernehmen. Volkswirtschaftlich betrachtet leisten die pflegenden Angehörigen eine immens wertvolle Aufgabe. Der Unterstützung und professionellen Begleitung dieser Personengruppe sollte daher Aufmerksamkeit geschenkt werden.

Da pflegende Angehörige in der Regel über nicht über eine professionelle Pflegeausbildung verfügen, spricht man von informeller Pflege. Auch der Begriff „Laienpflege“ wird als Bezeichnung für die Pflege durch Angehörige verwendet, wobei anzumerken ist, dass An- und Zugehörige im Laufe der Pflege und Betreuung häufig zu ExpertInnen werden.

**Merke:** Der größte Betreuungsdienst in Österreich ist jener der pflegenden Angehörigen. Die Pflege durch Angehörige wird auch als informelle Pflege oder Laienpflege bezeichnet.

Dennoch brauchen Angehörige Informationen und Unterstützung durch professionelle MitarbeiterInnen aus dem Gesundheits- und Sozialbereich. Diese können Ärzte/Ärztinnen, SozialarbeiterInnen, Pflegekräfte oder gut geschulte MitarbeiterInnen von Beratungsstellen sein.

**Aufgabe:** Überlegen Sie in Kleingruppen, worüber Ärzte/Ärztinnen, SozialarbeiterInnen, Pflegekräfte und geschulte MitarbeiterInnen von Beratungsstellen pflegende Angehörige informieren bzw. wobei sie diese unterstützen können.

## Angehörige als Ressource oder Herausforderung

Je nach Setting ist der Kontakt und die Zusammenarbeit mit Angehörigen unterschiedlich intensiv. Vor allem im Bereich der häuslichen Pflege und Betreuung arbeitet die Pflegekraft oft sehr eng mit den Angehörigen zusammen.

Pflegende Angehörige sind meist rund um die Uhr mit der Pflege und Betreuung beschäftigt und können dadurch stark belastet sein. Aufgabe der professionellen Pflegekraft ist es, die Angehörigen zu entlasten und zu erkennen, wenn diese an der Grenze ihrer Belastbarkeit sind. Spätestens dann ist es notwendig, über Entlastungsmöglichkeiten, wie sie im Band „Pflegeassistenz“ (Reiter et al. 2024) und in diesem Band in diesem Lernfeld beschrieben sind, zu informieren.

Für die professionell Pflegenden sind das Wissen und die Erfahrung der Angehörigen eine wichtige Ressource. Werden Angehörige in ihren Bedürfnissen und Sorgen wahrgenommen und wird das erworbene Wissen anerkannt, kann die Zusammenarbeit mit ihnen als sehr bereichernd erlebt werden.

Pflegepersonen sollen bedenken, dass hinter einem möglicherweise (heraus-)fordernden Verhalten von pflegenden An- und Zugehörigen Gefühle wie Angst, Unsicherheit, Verlustangst oder das Gefühl, nichts mehr richtig zu machen oder versagt zu haben, stecken. Verständnis für die Situation und das Wissen, dass Kritik oder Unmut nicht immer persönlich zu nehmen sind, können die Situation entspannen. Sind pflegende Angehörige sehr kritisch und fordernd, sollte mit viel Fingerspitzengefühl vorgegangen werden. Ernst gemeintes Lob kann Wunder wirken, aber auch das Geben von Aufgaben und das Einbeziehen der Angehörigen können hilfreich sein.

**Aufgabe:** Frau Rettich (82 Jahre) pflegt seit 40 Jahren ihre Tochter Andrea (40 Jahre), die mit Trisomie 21 geboren wurde. Da ihr aufgrund körperlicher Schwäche und Problemen mit den Bandscheiben die Pflege zunehmend schwerer fiel, hat ihre Nichte für sie die Hauskrankenpflege engagiert. Frau Rettich ist das nicht recht, sie merkt aber, dass sie es allein nicht mehr schafft. Sie meint: „Diese junge Pflegekraft hat ja keine Ahnung, was Andrea braucht." Sie steht bei der Pflege daneben und gibt der professionellen Pflegekraft Anweisungen und Ratschläge, wie sie es immer gemacht hat. Die Pflegefachassistentin Astrid (25 Jahre) ist bisweilen sehr geduldig, überlegt aber, wie sie vorgehen soll.

Diskutieren Sie in der Gruppe, wie Astrid das Gespräch eröffnen könnte. Was soll sie sagen, was soll sie besser unterlassen?

## Young Carers – Kinder als pflegende Angehörige

(vgl. Nagl-Cupal et al. 2015)

Unter „Young Carers" versteht man Kinder oder Jugendliche, die unter 18 Jahre alt sind und in irgendeiner Form, zumeist jedoch regelmäßig und maßgeblich, an der Pflege und Betreuung eines Familienmitglieds, wie Eltern, Geschwister oder Großeltern, beteiligt sind. Die Erkrankungen, die zur Pflege- und Betreuungsbedürftigkeit führen/geführt haben, können sowohl körperlich (z. B. chronische Erkrankungen, Unfälle, angeborene oder erworbene Behinderung) als auch psychisch (z. B. Depression, Suchterkrankungen) sein.

Geschätzt wird die Zahl der pflegenden Kinder in Österreich auf über 42.000, wobei hier Kinder im Alter von 5 bis 18 Jahren gemeint sind. 14 % dieser Kinder sind fünf oder mehr Stunden täglich mit der Pflege und Betreuung beschäftigt.

Die Aufgaben, die pflegende Kinder erfüllen, sind sehr unterschiedlich:

- Unterstützung bis zur Übernahme von Haushaltstätigkeiten wie Einkaufen, Putzen, Kochen, Wäschewaschen
- Organisatorisches, wie z. B. Behördenerledigungen, Anrufe, Übersetzungsdienste
- Unterstützung bis Übernahme der Körperpflege
- psychische Betreuung
- Medikamente
- Betreuung der Geschwister

Seitens der professionellen Pflege sollte daher besonderes Augenmerk auf Kinder gelegt werden, deren Angehörige Pflege und Betreuung benötigen. Häufig kennen die Kinder die Situation nicht anders und empfinden ihr Handeln als selbstverständlich. Zudem wollen die betroffenen Familien nicht, dass ihre Situation nach außen bekannt wird. Die Angst, dass die Kinder den Eltern weggenommen werden, ist weit verbreitet.

Pflegende Kinder fühlen sich jedoch oft hilflos, haben Angst um die Erwachsenen und fühlen sich verantwortlich. Sie haben wenig Möglichkeit, sich an Beratungsstellen zu wenden oder mit jemandem darüber zu sprechen. Häufig fehlt die Information, dass es auch spezielle kindgerechte Informationsmöglichkeiten gibt. Sie bedürfen daher vermehrt der Unterstützung von außen.

Es gibt spezielle Angebote für „Young Carers", damit diese die Möglichkeit haben sich auszutauschen oder einfach einmal Abstand von der Alltagssituation zu bekommen:

- Erholungsaufenthalt für Kinder mit Eltern mit schweren Erkrankungen: http://www.jugendrotkreuz.at/oesterreich/angebote/sommercamps/juniorcamp/
- Pflegekurs für Kinder und Jugendliche: http://www.jugendrotkreuz.at/oesterreich/angebote/pflegefit/
- Superhands – Tipps und Tricks für pflegende Kinder: https://www.superhands.at/
- Verrückte Kindheit – Plattform für Kinder psychisch kranker Eltern: https://www.verrueckte-kindheit.at/de/meta/home/
- Jojo – Plattform für Kinder psychisch erkrankter Eltern und ihre Familien: http://www.jojo.or.at/Home.jojo_kindheitimschatten0.0.html

# Schulung und Information

PatientInnen zu informieren, zu beraten und zu schulen ist nicht mehr nur Aufgabe des Arztes/der Ärztin. Auch Pflegekräfte sind in ihrem beruflichen Handeln immer wieder mit diesen kommunikativen Tätigkeiten konfrontiert (vgl. Plessl-Schorn 2014, S. 70). Vgl. dazu auch Lernfeld 10 in diesem Band.

In § 14 des Österreichischen Gesundheits- und Krankenpflegegesetzes werden Beratung und Schulung als pflegerische Kernkompetenz des gehobenen Dienstes für Gesundheits- und Krankenpflege aufgezählt. Information, Kommunikation und Begleitung sind jedoch auch Aufgaben der Pflegeassistenzberufe (§ 83 GuKG).

Je nach Problemstellung reicht es manchmal aus, wenn PatientInnen oder Angehörige **informiert** werden. Ideal ist es, wenn Informationen in schriftlicher Form, zum Beispiel durch Folder oder Broschüren, vermittelt werden. Informationen sind wichtig, um den PatientInnen zu ermöglichen, selbst Entscheidungen zu treffen (Empowerment). Nicht zuletzt soll ein/e gut informierte/r PatientIn das Gesundheitssystem entlasten, da er/sie dieses weniger oft in Anspruch nehmen muss (vgl. London 2010, S. 21).

Täglich informieren Pflegekräfte PatientInnen oder Angehörige beispielsweise darüber, was sie tun oder warum sie etwas tun. Informationen werden bei fast allen pflegerischen Handlungen gegeben, z. B. bei der Körperpflege oder bei der Gabe von Medikamenten.

Wichtige Kriterien bei der Weitergabe von Information:

- Informationen sollen den Informationsbedarf decken.
  (Welche Information möchte bzw. braucht der/die PatientIn?)
- Informationen sollen evidenzbasiert, also wissenschaftlich belegt, sein.

- Die Information sollte der Zielgruppe entsprechend gestaltet werden, je nach Alter, Bildungsniveau, sprachlichen und kognitiven Ressourcen.
- Informationen sollen klar und verständlich sein.
- Informationen sollen sachlich sein (dürfen nicht bewertet werden).
- Der/die Betroffene soll durch die Information in seiner/ihrer Entscheidung unterstützt werden.
- Die Pflegeperson darf keine Diagnosen stellen und keine Therapien vorschlagen.

Ist das Thema komplexer, ist eine **Beratung** notwendig. Die Beratung erfordert mehr Zeit als eine Information und soll möglichst objektiv sein. Dabei sollen den PatientInnen oder den Angehörigen Möglichkeiten aufgezeigt werden und sie sollen befähigt werden, ihre Situation besser zu bewältigen. Entscheiden muss der/die Betroffene aber selbst.

Die Tätigkeiten der Information und Beratung sind in der Pflege oft verflochten und lassen sich nicht streng voneinander trennen, der Übergang ist fließend (vgl. Plessl-Schorn 2014, S. 73–86).

Achtung: Die Aufgabe der Beratung fällt nicht in den Kompetenzbereich der Pflegeassistenzberufe und wird von ÄrztInnen und vom gehobenen Dienst übernommen.

Letztlich können die gewonnenen Informationen durch Schulungen auch praktisch geübt werden. **Schulungen** sind geplante Veranstaltungen, die meist auf die individuellen Bedürfnisse der Zielperson ausgerichtet sind. Durch Besprechen, Vorzeigen und praktisches Üben wird versucht, den Betroffenen die Möglichkeit zu geben, Tätigkeiten in Ruhe zu erlernen (z. B. Blutzuckermessung und Insulinverabreichung). In den Tätigkeitsbereich der Pflegefachassistenz fällt laut § 83a GuKG die Anleitung und Unterweisung von Auszubildenden der Pflegeassistenzberufe.

**Merke:** Die Kunst bei Information, Beratung und Schulung ist es, sich ganz auf die Person einzulassen und deren individuelle Bedürfnisse zu erkennen. Faktoren wie Bildung, kognitive Fähigkeiten, eventuelle Einschränkungen im Sehen und Hören, Migrationshintergrund und Alter sind zu berücksichtigen.

**Aufgabe:** Überlegen Sie mit Ihrem Sitznachbarn/Ihrer Sitznachbarin, in welchen Situationen in der Pflege **Information, Beratung und Schulung** eine Rolle spielen und wo die Unterschiede liegen. Worauf müssen Sie achten, wenn die Person, die Sie informieren oder anleiten möchten, Einschränkungen der kognitiven Fähigkeiten oder des Hörens hat?

## An- und Zugehörige bei Pflegeinterventionen informieren und anleiten

Häufig taucht im Zusammenhang mit Information, Beratung und Schulung der Begriff **„Patientenedukation“** oder **„Angehörigenedukation“** auf. Edukation leitet sich vom lateinischen Wort „educatio“ ab, was so viel wie „Ausbildung“ oder „Erziehung“ bedeutet. Ziel der Patienten-/Angehörigenedukation ist es, Menschen mittels Information, Beratung und Schulung dazu zu bringen, mit dem durch Krankheit oder Behinderung beeinflussten Alltag besser zurechtzukommen. Auch im Bereich der Gesundheitsförderung spielt Patientenedukation eine wichtige Rolle (vgl. Plessl-Schorn 2014, S. 70–72).

Besonders im Setting der Pflege und Betreuung zu Hause sind es An- und Zugehörige, die Information, aber auch Beratung und Schulung bei Pflegeinterventionen benötigen. Die Palette der Themen ist dabei vielfältig. Meist sind die Unklarheiten oder Unsicherheiten sehr individuell, spezifisch und akut und der/die Betroffene möchte eine rasche kompetente Antwort bzw. Lösung. Es ist das Ziel einer bedürfnisorientierten Pflege, dem Wunsch des pflegebedürftigen Menschen gerecht zu werden. Dies ist auch den An- und Zugehörigen als klares Ziel bewusst zu machen. Durch Information, Beratung und Schulung werden mögliche Lösungswege aufgezeigt. Die Entscheidung, welche Lösung im konkreten Einzelfall die richtige ist, obliegt den Betroffenen.

**Merke:** Auch wenn Pflegekräfte bereits viele Jahre Berufserfahrung gesammelt haben, kann es sein, dass sie manchmal keine Antwort auf Probleme oder Fragen der KlientInnen oder Angehörigen haben. Bevor eine falsche Auskunft erteilt wird, ist es empfehlenswert, Situationen im Team zu thematisieren oder Informationen durch Recherche im Internet oder in Fachbüchern einzuholen.

In der Anleitung bei Pflegeinterventionen ist es zunächst nötig zu erkennen, was dem/der Betroffenen vermittelt werden soll (Festlegen von Bedürfnissen und Zielen). Im nächsten Schritt wird die Schulung durchgeführt und im Anschluss daran muss das Ergebnis evaluiert werden. Die Evaluierung, ob der/die PatientIn oder Angehörige die Pflegeintervention auch praktisch umsetzen kann, erfolgt durch die Beobachtung der Durchführung durch die Fachkraft.

Schritte in der Anleitung von PatientInnen und Angehörigen:

1. Analysieren, was gelernt werden soll
2. Ziele festlegen (gemeinsam mit dem/der Betroffenen)
3. Pflegeintervention planen und durchführen
4. Evaluierung (vorzeigen lassen, beobachten)
5. Dokumentation

**Aufgabe:** Planen Sie in 3er-Gruppen eine konkrete Pflegeintervention und notieren Sie sich die einzelnen Schritte, die in der Anleitung notwendig sind. Leiten Sie in einem weiteren Schritt eine Person an, die geplante Pflegeintervention nach Ihren Instruktionen durchzuführen. Eine weitere Person soll als Außenstehende/r stumm die Situation beobachten. Reflektieren Sie die Anleitungssituation aus den verschiedenen Rollen (BeobachterIn, angeleitete Person, anleitende Person).

Anmerkung: Mögliche Szenarien können z. B. sein: kinästhetischer Transfer, Positionswechsel im Bett, Anleiten eines Patienten/einer Patientin zur fachgerechten Verwendung einer Gehhilfe, Anleiten einer/eines Angehörigen beim Anlegen einer Inkontinenzversorgung etc.

## Unterstützung und Entlastung pflegender An- und Zugehöriger

Neben den im Band „Pflegeassistenz“ erwähnten Entlastungsmöglichkeiten für pflegende Angehörige, wie Hilfsmittel oder Hilfsdiensten, gibt es weitere Angebote, die Menschen zur Verfügung stehen, um die Pflege und Betreuung zu Hause durchführen zu können.

## Angehörigengespräche (vgl. Gesundheit.gv.at 2021)

Seit 2016 gibt es die Möglichkeit für Angehörige, das „Angehörigengespräch“ in Anspruch zu nehmen. Dieses Instrument dient einerseits der Qualitätssicherung in der häuslichen Pflege und gibt andererseits den Betroffenen die Möglichkeit, Strategien kennenzulernen, um Situationen leichter zu bewältigen. Pflegende Angehörige können über ihre Belastungen sprechen und erfahren, wo sie Hilfen bekommen. Durchgeführt werden diese kostenlosen Gespräche von Diplomierten Gesundheits- und Krankenpflegepersonen, SozialarbeiterInnen oder PsychologInnen. Informationen dazu erhalten Sie unter: angehoerigengespraech@svb.at.

## Angehörigenentlastungsdienst (vgl. Land Oberösterreich 2013)

Der Angehörigenentlastungsdienst ist ein Angebot für pflegende Angehörige in Oberösterreich, das zur kurz- oder langfristigen Entlastung und auch regelmäßig in Anspruch genommen werden kann. Je nach Bedarf können HeimhelferInnen oder FachsozialbetreuerInnen bis zu 120 Stunden pro Jahr wochentags zwischen 6 und 18 Uhr in Anspruch genommen werden.

Voraussetzungen:

- Pflege und Betreuung eines/einer Angehörigen über eine längere Zeit (1 Jahr)
- mindestens Pflegestufe 3 (bei Menschen mit Demenz entfällt dieses Kriterium)

Die Kosten sind an die Tarife der Hauskrankenpflege angelehnt.

## Ersatzpflege (vgl. BMASK 2017, S. 35)

Sind betreuende Angehörige durch Krankheit, Urlaub oder andere wichtige Gründe verhindert, besteht die Möglichkeit, im Rahmen der Ersatzpflege eine Betreuung durch andere Personen, privat oder professionell, zu finanzieren. Anträge dazu erhält man beim Sozialministeriumsservice.

Voraussetzungen:

- Die Pflegeperson muss den/die Angehörige/n mindestens ein Jahr lang überwiegend pflegen.
- Bezug von Pflegegeld mindestens der Stufe 3 seit mindestens einem Jahr (Ausnahme: bei nachgewiesener demenzieller Erkrankung oder bei der Pflege von Minderjährigen Pflegegeldstufe 1)
- Die Pflegeperson muss mindestens eine Woche, bei demenziell erkrankten Personen oder bei Kindern mindestens 4 Tage verhindert sein.
- Ersatzpflegemaßnahmen können jährlich eine bis vier Wochen in Anspruch genommen werden.
- Es muss „soziale Härte“ bestehen (= einkommensabhängig).

## Versicherungen für pflegende Angehörige (vgl. Sozialministerium.at 2019)

Der Bund bietet eine Reihe von Möglichkeiten für pflegende Angehörige, sich sozial abzusichern.

Voraussetzungen:

- die überwiegende Pflege und Betreuung eines/einer Angehörigen („gänzliche Beanspruchung der Arbeitskraft durch die Pflege"),
- der/die zu Pflegende hat mindestens Pflegestufe 3 oder ist ein behindertes Kind.

**Pensionsversicherung für pflegende Angehörige**: Personen, die ihre Erwerbstätigkeit aufgegeben haben, um eine/n Angehörige/n zu pflegen, können sich ohne Beitragszahlung in der Pensionsversicherung weiter versichern. Voraussetzungen dafür sind die oben genannten und das Vorliegen bestimmter Vorversicherungszeiten.

**Selbstversicherung für pflegende Angehörige**: Menschen, die Angehörige pflegen und betreuen, können sich kostenlos über den Bund selbstversichern. Dies ist auch möglich, wenn eine Berufstätigkeit bis zu 20 Stunden pro Woche ausgeübt wird. Voraussetzung dafür ist ebenso mindestens Pflegestufe 3 des/der zu Pflegenden sowie ein Wohnsitz in Österreich.

**Krankenversicherung für pflegende Angehörige**: Weiters wird pflegenden Angehörigen, die nicht in einer Krankenversicherung pflichtversichert sind, die Möglichkeit angeboten, sich beitragsfrei beim/bei der zu Pflegenden mitversichern zu lassen, wenn diese/r zumindest Pflegestufe 3 hat und die Pflege überwiegend durchgeführt wird.

# Besonderheiten in der häuslichen Pflege

In der häuslichen Pflege sind der Kontakt und die Zusammenarbeit mit Zu- und Angehörigen intensiver. Die Pflege- und Betreuungsperson dringt in einen sehr persönlichen, privaten Bereich vor. Neben der Organisation von Pflegeunterstützung ist auch die Versorgung bzw. die Organisation der **Versorgung und des Haushalts** vom Pflege- und Betreuungspersonal zu übernehmen, z. B. Reinigen des Wohnbereiches, Einkäufe, Wäsche, Behördengänge, Arztbesuche, Versorgung mit Essen.

Die **Zusammenarbeit mit Zu- und Angehörigen** ist eng, egal, ob diese im Haushalt des/der zu Pflegenden leben oder nicht.

Die Pflege- und Betreuungsperson ist beim Klienten/bei der Klientin **zu Gast** und benimmt sich auch entsprechend.

Die Anreise zum Klienten/zur Klientin erfolgt in der Regel mit dem **PKW**. Dies ist mitunter mit Problemen verbunden, z. B. Suche nach einem Parkplatz (auch im Einsatz als mobiler Pflegedienst muss die Straßenverkehrsordnung eingehalten werden), Stau bei der Anfahrt, Unfall, Panne, winterliche Fahrverhältnisse und damit verbundene Schwierigkeiten. Je nach Vorgabe der Betreuungsorganisation ist bei Verzögerungen die Einsatzleitung oder der/die KlientIn zu informieren.

**Haustiere** können eine weitere besondere Herausforderung in der häuslichen Pflege darstellen. Vor allem Hunde beschützen ihre BesitzerInnen und können die Pflegeperson als Bedrohung wahrnehmen. Es empfiehlt sich, mit dem Klienten/der Klientin zu vereinbaren, dass der Hund während der Pflegetätigkeit in einen Nebenraum gebracht wird, um die Pflegetätigkeit in Ruhe durchführen zu können. Die Versorgung der Tiere muss gegebenenfalls von der Pflege- und Betreuungsperson organisiert werden, wenn der/die KlientIn nicht mehr in der Lage dazu ist (z. B. bei Einweisung ins Krankenhaus). Besonderes Augenmerk ist auch auf die Themen Hygiene und Sturzrisiko durch Tiere zu legen.

Besondere **Unfallgefahr** im Haushalt besteht, wenn Personen Tätigkeiten durchführen, die zur Haushaltsführung gehören, jedoch durch Einschränkungen möglicherweise zur Gefahr werden. Dazu zählen vergessenes Kochgut am Herd, eine brennende Kerze oder Zigarette oder ein vergessenes Bügeleisen. Da der Geruchssinn und die Reaktion im Alter abnehmen, ist das Risiko, Brandgeruch verzögert wahrzunehmen, erhöht. Auch Sturz- und Stolpergefahren sind in privaten Haushalten häufiger vorhanden als in Institutionen. Kabel, Teppiche, Haustiere, schlechte Beleuchtung, herumliegende Gegenstände und fehlende Barrierefreiheit führen häufig zu Stürzen. Auch im Badezimmer besteht durch nasse Flächen oder heißes Wasser erhebliches Unfallrisiko. Im Jahr 2016 wurden in Österreich 306.800 Menschen bei Haushaltsunfällen verletzt (vgl. VVO 2017)!

In stationären Einrichtungen ist in der Regel rund um die Uhr eine Betreuungsperson anwesend. Da dies in der extramuralen Pflege nicht der Fall ist, kann es vorkommen, dass die Pflegekraft **vor verschlossenen Türen** steht. Ist kein Schlüssel vorhanden, muss sie der Ursache nachgehen, warum der/die KlientIn nicht öffnet. Die Kontaktaufnahme mit NachbarInnen oder Angehörigen, der Versuch, den Klienten/die Klientin telefonisch zu erreichen, und die Information der Einsatzleitung sind erste Schritte. Falsch wäre, den Ort zu verlassen, ohne zu erheben, warum der/die KlientIn nicht öffnet. Möglicherweise liegt die Person hilflos in der Wohnung und wartet auf Hilfe. Ist trotz aller Möglichkeiten nicht herauszufinden, ob sich der/die KlientIn in der Wohnung befindet, wird nach Rücksprache mit der Einsatzleitung die Polizei und Feuerwehr informiert und eine Wohnungsöffnung veranlasst. Achtung: Da Kosten entstehen können, ist eine vorherige Ausschöpfung aller Möglichkeiten erforderlich. Die Wohnung selbst aufzubrechen ist verboten!

**Hygiene ≠ Hygiene**: Was unter sauber und ordentlich verstanden wird, ist Ansichtssache. Die Pflegekraft muss dafür sorgen, dass eine Pflege und Betreuung stattfinden kann, es ist aber nicht ihre Aufgabe, die Wohnung aufzuräumen, nur weil diese nicht ihren eigenen Vorstellungen von Sauberkeit entspricht. Nicht jeder Mensch lebt in sauberen, ordentlichen Wohnverhältnissen. Die Gründe dafür können sehr unterschiedlich sein. Psychische Erkrankungen, kognitive Defizite, körperliche Einschränkungen, Einschränkungen in der Mobilität oder im Sehen oder die Sozialisierung können mangelhafte Hygiene zur Folge haben. Eine Absprache im interdisziplinären Team ist hier besonders wichtig. Der Hausarzt/die Hausärztin, SozialarbeiterInnen und die Pflegepersonen arbeiten in diesen Fällen eng zusammen.

Allgemeine **Hygienemaßnahmen** unterscheiden sich in einigen Bereichen von der Pflege in stationären Einrichtungen. Die Händehygiene und der Gebrauch von Schutzhandschuhen sind in allen Settings der Pflege anzuwenden, wenn beispielsweise eine Kontamination mit Ausscheidungen oder Kontakt mit Wunden stattfindet. Flächendesinfizierende Maßnahmen sind in der häuslichen Pflege nur unter bestimmten Voraussetzungen erforderlich (z. B. besonders geschwächtes Immunsystem oder ansteckende Erkrankung). In der Regel reicht eine Reinigung von Flächen mit handelsüblichen Haushaltsreinigern und einem sauberen Tuch aus.

Die **Dokumentation** ist in der Hauskrankenpflege ein besonders wichtiges Kommunikationsinstrument. Neben der gesetzlichen Verpflichtung (§ 5 GuKG) dient die Dokumentation der eigenen Absicherung, der Nachvollziehbarkeit von Pflegehandlungen und Situationen und der Informationsweitergabe im interdisziplinären Team. Während in der stationären Pflege täglich Dienstübergaben stattfinden, ist dies in der häuslichen Pflege nicht immer möglich. Durch die Dokumentation kann sich die Fachkraft schnell einen Überblick verschaffen.

# Kinaesthetics

„Kinaesthetics/Kinästhetik (griech. kinesis = Bewegung, aisthesis = Empfindung; Kinaesthesie = Bewegungsempfindung): Bewegungs- und Handlungskonzepte zur Förderung der eigenen Bewegungswahrnehmung und daraus folgend das Erlernen von kraft- und bewegungsökonomischer Bewegung“ (Keller 2021, S. 508). Bewegung ist ein menschliches Bedürfnis. Bei der Anwendung von Kinaesthetics in der Pflege wird darauf geachtet, dass Pflegebedürftige weitgehend ihre Autonomie behalten. Es wird verstärktes Augenmerk darauf gelegt, welche Ressourcen der/die PatientIn für seine/ihre Bewegungen noch aufwenden kann (vgl. I Care Pflege 2020, S. 342). Die Bewegungen werden nicht von der Pflegeperson, sondern gemeinsam mit dem Patienten/der Patientin unter Zuhilfenahme seiner/ihrer Fähigkeiten ausgeführt. Kinaesthetics beschäftigt sich damit, wie die natürlichen Bewegungsabläufe gestaltet sind und welche Wahrnehmungen der Mensch dabei empfindet. Aus diesen registrierten und verarbeiteten Informationen ergeben sich Lern- und Fördermöglichkeiten, welche genutzt werden.

Zur Förderung einer einheitlichen Terminologie wird der englische Begriff Kinaesthetics bevorzugt. Im deutschen wird eher von Kinästhetik gesprochen (vgl. Keller 2021, S. 509).

## Geschichtlicher Hintergrund

Kinästhetik gilt als Lehre von der Bewegungsempfindung und wurde von Dr. Frank White Hatch 1973 entwickelt. Dr. Frank Hatch war Tänzer, Choreograf und Verhaltenskybernetiker. Die Entwicklung von Kinaesthetics stützt sich daher auf die wissenschaftlichen Erkenntnisse von Bewegungsanalysen aus dem Bereich des Tanzes und der Selbsterfahrung (vgl. I Care Pflege 2020, S. 342). Durch die Zusammenarbeit von Dr. Hatch mit Dr. Lenny Maietta konnte Kinaesthetics für den Pflegebereich weiterentwickelt werden. 1980 wurde sie von der Weltgesundheitsorganisation als Teil der Gesundheitsförderung in die Ottawa-Charta aufgenommen (vgl. Keller 2021, S. 509).

Im Gesundheits- und Krankenpflegebereich gehört Kinaesthetics bereits zum fixen Ausbildungsprogramm und stellt einen wichtigen Beitrag für die Förderung und Verbesserung der Entwicklungs-, Handlungs- und Bewegungsfähigkeit der PatientInnen und der Pflegenden dar (vgl. I Care Pflege 2020, S. 342).

## Ziele

Alle Menschen erlernen in ihrer Kindheit natürliche Bewegungsformen, welche sie ganz automatisch und unbewusst bei all ihren Bewegungen einsetzen (vgl. I Care Pflege 2020, S. 345). Anders ist es z. B. bei kranken oder bewegungsbeeinträchtigten Menschen: Sie können diese Bewegungen nicht mehr automatisch einsetzen, weil sie diese z. B. vergessen haben oder bei deren Ausführung Schmerzen haben. Kinaesthetics hilft den Menschen, diese natürlichen Bewegungen wieder aus dem Gedächtnis abzurufen bzw. ihre Ressourcen zu nutzen. Eigene Bewegungsmuster und -abläufe werden unterschiedlich entwickelt und wieder bewusst wahrgenommen, des Weiteren werden sie so beweglich und gesund als möglich gestaltet, dass sie zur eigenen Gesunderhaltung des Bewegungsapparates beitragen (vgl. I Care Pflege 2020, S. 342–343).

Durch Kinaesthetics werden Voraussetzungen geschaffen, um Bewegungen in Verbindung mit anderen Menschen so einzusetzen, dass dadurch ein harmonisches Miteinander entsteht und die Bewegungsverantwortlichkeit der zu bewegenden Person gefördert und gezielt unterstützt wird.

Zur Zielerreichung stellt Kinaesthetics Instrumente und Methoden zur Verfügung, um persönliche Erfahrungen besser wahrnehmen und verstehen zu können. Dadurch wird die Aufmerksamkeit auf die Qualität der Bewegung, aber auch auf die Unterschiede in der Bewegung bei den täglichen Tätigkeiten geschärft (vgl. Keller 2021, S. 509).

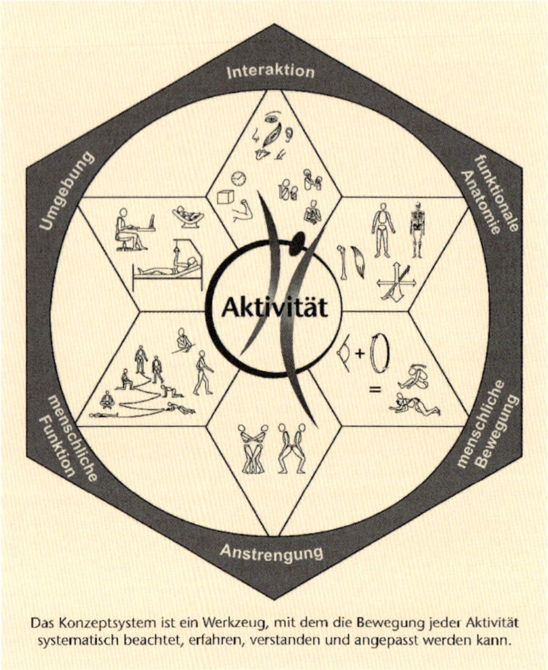


Abb. 13: **Konzepte Kinaesthetics** (https://de.wikipedia.org)

## Konzepte

Zum besseren Verständnis der Bewegungen werden die Bewegungsmuster in sechs Konzepte eingeteilt, welche die Basis für pflegerische Interventionen darstellen:

- „Interaktion
- Funktionale Anatomie
- Menschliche Bewegung
- Anstrengung
- Menschliche Funktion
- Umgebungsgestaltung“

(Keller 2021, S. 509).

### Interaktion

Das Konzept der Interaktion beschreibt die Wechselbeziehung und die Wechselwirkung zwischen zwei Menschen. Eine Unterstützung bei den Bewegungen ist nur möglich, wenn die Interaktion erfolgreich ist und sich der/die Pflegende und der/die Pflegebedürftige gegenseitig wahrnehmen und in ihren Bewegungen abstimmen und anpassen (vgl. Keller 2021, S. 509). **Die Interaktion erfolgt über mehrere Wege:** die menschlichen Sinne, Bewegungselemente sowie die verschiedenen Interaktionsformen.

**Sinne**: Mit den fünf Sinnen nimmt der Mensch seine Umwelt wahr. Bei der Interaktion benutzen Pflegepersonen ihre eigene Sinneswahrnehmung, sie erkennen oder spüren, wann Menschen Angst haben oder überfordert sind.

**Bewegungselemente**: bestehen aus Zeit, Raum und Anstrengung. Diese drei Elemente sind stark miteinander verknüpft und unterliegen einer gegenseitigen Einflussnahme (vgl. I Care Pflege 2020, S. 343).

**Zeit:** Sie gehört zu jeder Bewegung und setzt sich aus der Zeit des Patienten/der Patientin und der Zeit der Pflegeperson zusammen. Manche Menschen benötigen mehr Zeit als andere, um Informationen zu verarbeiten und gewohnte Handlungsabläufe auszuführen (vgl. Keller 2021, S. 509).

**Raum**: Hier wird zwischen dem inneren Raum, welcher für den Spielraum der Gelenke bei der Bewegung zuständig ist, und dem äußeren Raum, welcher von den Pflegenden und der Umgebung bestimmt wird, unterschieden.

**Anstrengung**: ist die aufgewendete Muskelkraft von PatientIn und Pflegeperson. Anstrengung erfolgt dynamisch und besteht aus einer Kombination aus Druck (z. B. Abstützen des Fußes auf einer Unterlage) und Ziehen (z. B. Anwinkeln des Beins). Diese beiden Komponenten beziehen sich auf den/die PatientIn. Je besser das Zusammenspiel von Druck und Ziehen funktioniert, desto leichter gelingt die Bewegung (vgl. I Care Pflege 2020, S. 345). Pflegepersonen sollen auf die eigene Muskelspannung achten, dies ist eine Voraussetzung dafür, die Bewegungen anderer Menschen nachempfinden und angemessen darauf reagieren zu können. Die Bewegungsabläufe werden an die des Patienten/der Patientin angepasst und beeinflussen sich gegenseitig. Daher kann eine muskuläre Anstrengung z. B. bei einer Bewegung durch eine bessere Gewichtsverlagerung entweder beim Patienten/bei der Patientin oder bei der Pflegeperson reduziert werden (vgl. Keller 2021, S. 509).

**Interaktionsformen**: beschreiben die Möglichkeiten, wie eine Pflegesituation gestaltet werden kann, um zum Ziel zu gelangen. Es hängt vom Patienten/von der Patientin ab, welche Interaktionsform angewendet wird. Die Pflegeperson überlegt, welche Information der/die PatientIn aufnehmen und verarbeiten kann, und wendet die geeignetste an. Eine häufige Interaktionsform ist die Sprache. Kann diese aus verschiedenen Gründen nicht angewendet werden, weil sie z. B. nicht verstanden wird, der/die PatientIn nicht bei Bewusstsein ist oder eine Hörbehinderung vorliegt, werden andere Sinne benutzt, um mit ihm/ihr in Kontakt zu treten. Bei einer Hörbehinderung kann mit Berührung gearbeitet werden, es können aber auch eindeutige Zeichen, z. B. mit den Händen, vereinbart werden (vgl. Keller 2021, S. 509).

Um die Wechselwirkung von Information und Reaktion besser darstellen zu können, wird zwischen drei verschiedenen Interaktionsformen unterschieden:

- **Gleichzeitig-gemeinsame Interaktion**: Der Informationsaustausch zwischen Pflegeperson und PatientIn erfolgt wechselseitig, ist kontinuierlich, findet unter Berührung statt und wird nicht unterbrochen. Bewegungen verlaufen synchron und sind gut mit dem/der PatientIn abgestimmt.
- **Schrittweise Interaktion**: Die Informationen werden nach und nach gegeben, d. h. die geplante Bewegung wird in kleine Teilbewegungen zerlegt und eventuell vorgezeigt, dazwischen erfolgt eine Pause. Information und Reaktion wechseln mit zeitlicher Unterbrechung.
- **Einseitige Interaktion**: Eine Information wird einmal gegeben, danach erfolgt die gesamte Bewegung, z. B. PatientIn steht selbstständig vom Bett auf oder kann sich noch selbstständig drehen.

Interaktionsformen, welche sich auf Pflegepersonal und Pflegebedürftige positiv auswirken:

- Am Beginn einer Tätigkeit ist die Kontaktaufnahme wesentlicher Bestandteil der Interaktion, sie kann z. B. durch eine Berührung oder durch Sprache erfolgen.
- Der/die PatientIn benötigt zum Einstellen auf die neue Situation und für seine/ihre Wahrnehmung Zeit, daher wird die Geschwindigkeit an ihn/sie angepasst.

Damit sich der/die Pflegebedürftige orientieren kann, werden taktile Reize gegeben, z. B. vor dem Aufstehen Druck auf die Knie. Eine weitere Möglichkeit wäre, die Hände des Patienten/der Patientin an den Rand der Matratze zu führen (oder führen zu lassen), damit er/sie den Abstand und die Größe der Matratze ertasten kann, dadurch bekommt er/sie einen besseren Überblick über die Lage und das Platzangebot (vgl. Keller 2021, S. 509–510).

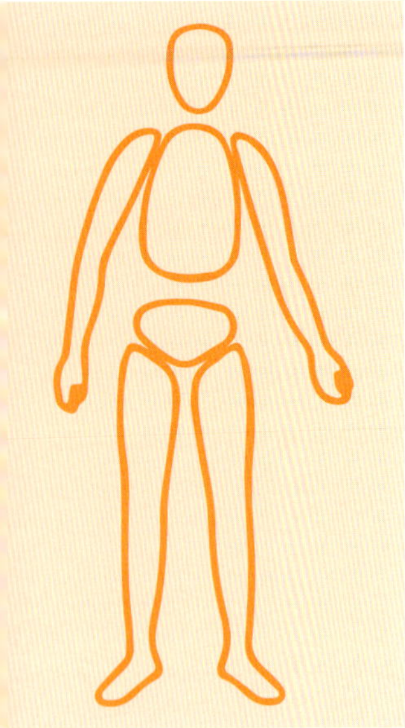

Abb. 14: **Massen und Zwischenräume** (https://de.wikipedia.org)

## Funktionale Anatomie

Hier geht es um die anatomischen Grundlagen der Bewegung. Die **Knochen** sind die stabile Struktur des Körpers, sie tragen das Körpergewicht ohne Kraftaufwand. Die **Muskeln** sind die flexible Struktur des Körpers, sie koordinieren und bewegen die Knochen. Bei den Bewegungen werden die Kraft der Muskulatur und die Stabilität der Knochen genutzt.

Im Rahmen der Kinaesthetics wird der Körper in feste stabile Massen, Knochen und instabile bewegliche Zwischenräume eingeteilt. Die Massen bestehen aus Knochen und Muskeln. Massen sind Kopf, Brustkorb, Becken, Arme und Beine. Sie sind der schwerste Teil des Körpers. Von ihnen geht der Großteil der Bewegung aus. Die Räume zwischen den Massen werden als Zwischenräume bezeichnet, sie verbinden die Massen und gewährleisten deren Beweglichkeit, indem sie die Bewegung von einer Masse auf die andere übertragen. Die Zwischenräume sind Hals, Taille, Leisten und Achselhöhlen (vgl. Keller 2021, S. 510).

Werden PatientInnen bewegt, z. B. bei der Hilfestellung beim Aufstehen von einem Stuhl, erfolgt die Unterstützung an den Massen, z. B. am Becken oder Oberschenkel. Die Pflegeperson darf nicht in Zwischenräume fassen, da es sonst zu einer Blockade beim Zusammenspiel zwischen Massen und Zwischenräumen kommt. Daher ist ein Hochziehen der PatientInnen an den Achseln zu vermeiden (vgl. Keller 2021, S. 511).

Häufig wird bei der Mobilisation die Bewegungsunfähigkeit oder -beeinträchtigung der PatientInnen durch einen enormen Kraftaufwand des Pflegepersonals ausgeglichen, indem die Pflegeperson den Körper des/der Pflegebedürftigen als Ganzes bewegt. Besser wäre es, die Körpermassen des Patienten/der Patientin nach und nach zu bewegen, d. h. Masse für Masse (vgl. I Care Pflege 2020, S. 344). Es gilt der Leitsatz: „Massen fassen, Zwischenräume spielen lassen“ (I Care Pflege 2020, S. 344).

## Menschliche Bewegung

Alle Bewegungen, welche wir mit unserem Körper durchführen, setzen sich aus Haltungs- und Transportbewegungen zusammen, sie beeinflussen sich gegenseitig. Diese Bewegungen werden für viele Bewegungsformen erlernt und ganz automatisch, ohne Nachdenken ausgeführt.

**Haltungsbewegungen** stellen eine Beziehung zu den Massen her und sorgen für die Aufrechterhaltung des Körpers, sie regulieren die Stabilität und das Gleichgewicht, z. B. sitzen, stehen. Die Bewegungen verlaufen hauptsächlich in einer Achse (z. B. Beugen, Strecken). **Transportbewegungen** stellen die Beziehung zur Umgebung her. Sie bewirken eine Veränderung der Position einzelner Körperteile durch viele kleine Gewichtsverlagerungen.

Neben den Haltungs- und Transportbewegungen gibt es auch noch Spiral- und Parallelbewegungen. Bei den **Parallelbewegungen** bewegen sich die rechte und linke Körperseite synchron, d. h., beide Körperhälften machen das Gleiche. Solche Bewegungen benötigen viel Kraft und sind anstrengender als Spiralbewegungen. **Spiralbewegungen** verlaufen asymmetrisch, der Körper unternimmt dabei eine Drehbewegung um zwei Achsen. Diese Bewegungen müssen oft erlernt werden, sie sind weniger anstrengend, da sie mit geringerer Muskelkraft ausgeführt werden, benötigen aber mehr Platz zur Ausübung (vgl. Keller 2021, S. 510–511).

Beispiel für eine spiralförmige Bewegung:

Ein Patient möchte sich in seinem Bett aufsetzen. Das Kopfteil des Bettes ist leicht erhöht. Die Pflegeperson steht links neben dem Bett, ihre rechte Hand unterstützt durch Druck am Schulterblatt den Patienten am Oberkörper. Gleichzeitig zieht sie mit der rechten Hand am rechten Oberschenkel des Patienten in Richtung seitliche Bettkante. Die Füße gleiten aus dem Bett und der Patient sitzt Querbett (vgl. Keller 2021, S. 511).

## Anstrengung

Um eine Bewegung durchführen zu können, baut der Muskel Spannung auf. Je nach Bewegungsbedarf entwickelt sich Kraft, die durch **Drücken** und **Ziehen** dosiert werden kann. Die kinästhetische Bewegungsförderung zielt daraufhin ab, dass der/die PatientIn seine/ihre eigene Muskelspannung aufbauen und die Kräfte für seine/ihre Bewegungsrichtung einsetzen kann, die Pflegeperson unterstützt ihn/sie dabei, die Richtung der Kräfte gezielt einzusetzen. Der/die PatientIn benötigt jedoch Zeit, um sich auf die Bewegungen einstellen zu können können (vgl. Keller 2021, S. 511).

**Merke:** Das aufgebaute Spannungssystem kann von Pflegenden durch unbedachtes Helfen gestört oder unterbrochen werden, dies ist in jedem Fall zu verhindern (vgl. Keller 2021, S. 511).

## Menschliche Funktionen

Jeder Mensch nimmt im Alltag unterschiedliche Positionen ein, um gewisse Aktivitäten ausüben zu können. Eine gute Position sollte längere Zeit ohne Probleme beibehalten werden können und die Beweglichkeit nicht behindern.

Die Kinaesthetics unterscheidet zwischen einfachen Funktionen, Grundpositionen und komplexen Funktionen. Zu den **einfachen Funktionen** gehören die Haltungspositionen, die der Mensch in Ruhe oder bei Aktivitäten einnimmt. Die **Grundpositionen** spiegeln die motorische Entwicklung der Positionen im Verlauf der Kindheit wider, welche benötigt werden, um von der liegenden Position zum Stehen zu gelangen (vgl. Keller 2021, S. 511).

**Die sieben Grundpositionen sind:**

„1. Rückenlage

2. Bauchlage mit Ellbogenstütze

3. Schneidersitz

4. Hand-Knie-Stand

5. Ein-Bein-Knie-Stand (Vierfüßlerstand)

6. Einbeinstand

7. Zweibeinstand“ (Keller 2021, S. 511).

Um eine gute Körperbalance und Stabilität zu bekommen, ist es notwendig, das Körpergewicht gut über die Knochen abzuleiten. Ein gut ausbalancierter Körper muss wenig Haltungsarbeit leisten und hat daher mehr Freiraum für Tätigkeiten. Das Sitzen auf einem Stuhl mit geeigneter Unterstützung ermöglicht eine freie Bewegung im Schultergürtel und an den Armen.

Folgendes wird benötigt und ist zu beachten:

- ein Stuhl mit stabiler Lehne, die Sitzfläche soll fest und gerade sein und Armstützen haben, an denen der/die Betreffende die Hände aufstützen kann
- beide Füße sollen gut am Boden stehen
- Hüft- und Kniegelenke befinden sich in einem Winkel von 90°
- das Becken ist etwas nach vorne gekippt
- bei Bedarf ist die Lendenwirbelsäule mit einem kleinen Polster zu unterstützen

Zu den **komplexen Funktionen** zählt z. B. das Gehen. Gehen ist jedoch nur möglich, wenn die Grundposition gut ausbalanciert und eine Gewichtsverlagerung von einem auf das andere Bein möglich ist (vgl. Keller 2021, S. 512).

## Umgebung

Die Umgebung kann durch äußere Einflüsse, wie z. B. ein im Weg stehendes Nachtkästchen oder ein zu geringes Raumangebot, die Bewegungen von PatientIn und Personal behindern. Die pflegeabhängigen Personen sind nicht immer in der Lage, sich selber anzupassen und bei Bedarf ihre Umgebung zu verändern, daher müssen sich Pflegende einen genauen Überblick über die Umgebung verschaffen, bevor sie z. B. eine Mobilisation durchführen. Ist die Umgebung nicht optimal gestaltet, sollte sie den Gegebenheiten angepasst werden (vgl. I Care Pflege 2020, S. 346).

Bei der Umgebungsgestaltung ist Folgendes besonders zu beachten (vgl. Keller 2021, S. 512):

- Die Umgebung ist so sicher wie möglich zu gestalten, z. B. Fußboden muss trocken sein, Bett ist fixiert (vgl. Keller 2021, S. 512).
- Bettgitter sind vor der Mobilisation zu entfernen.
- Die Höhe des Bettes ist so anzupassen, dass der/die PatientIn beim Querbettsitzen guten Bodenkontakt mit den Füßen hat.
- Wenn möglich sind feste Matratzen zu bevorzugen, da sie die Beweglichkeit und Körperwahrnehmung fördern.
- Bei Hilfsmitteln zur Positionsunterstützung ist zu beachten, dass nur so viele verwendet werden wie unbedingt nötig.
- Zu bevorzugen sind festere Lagerungshilfen, z. B. eingerollte Handtücher. Zu weiche Lagerungshilfen bieten wenig Widerstand und sollten wenn möglich nicht verwendet werden (vgl. I Care Pflege 2020, S. 346).
- Die Pflegeperson achtet auf geeignete Schuhe, welche ihren Füßen Stabilität verleihen (vgl. Keller 2021, S. 167).
- Beim Arbeiten am Krankenbett ist das Bett immer in Arbeitshöhe zu bringen (vgl. Keller 2021, S. 572).

# Das kann ich!

| | |
|---|---|
| Ich weiß, wer zur Gruppe der pflegenden Angehörigen zählt, und kann erklären, warum die Zahl pflegender Angehöriger zurückgeht. | |
| Ich kann beschreiben, was informell Pflegende von professionell Pflegenden unterscheidet. | |
| Ich weiß, wer „Young Carers“ sind und welche Aufgaben sie übernehmen. | |
| Ich kann die Begriffe „Information“, „Beratung“ und „Schulung“ definieren und differenzieren. | |
| Ich weiß, in welchem Zusammenhang Information, Beratung und Schulung in der Pflege vorkommen. | |
| Ich weiß, was bei der Weitergabe von Informationen zu beachten ist. | |
| Ich weiß, was Patienten- und Angehörigenedukation ist. | |
| Ich kann beschreiben, worauf bei der Anleitung von pflegenden Angehörigen zu achten ist. | |
| Ich weiß, welche Entlastungsangebote es für pflegende An- und Zugehörige neben den klassischen Dienstleistungen der Hauskrankenpflege gibt. | |
| Ich weiß, wem ich Ersatzpflege, Angehörigengespräche und Angehörigenentlastungsdienste anbieten kann. | |
| Ich weiß, welche besonderen Herausforderungen in der häuslichen Pflege auftreten können und wie man damit umgeht. | |
| Ich weiß, warum eine gute, lückenlose Dokumentation in der häuslichen Pflege besonders wichtig ist. | |
| Ich kann den Begriff Kinaesthetics definieren. | |
| Ich kann die Ziele von Kinaesthetics beschreiben. | |
| Ich kann die sechs Konzepte von Kinaesthetics erklären. | |

# Lernfeld 5
# Pflege von psychisch kranken Menschen

# Gewaltprävention – „Red Flags“

(vgl. Berzlanovich et al. 2014, S. 373–380)

In allen Settings, in denen Menschen aufeinandertreffen, miteinander leben und arbeiten, kann Gewalt zum Thema werden. Menschen sind in ihrem Leben auf unterschiedliche Weise mit Gewalt konfrontiert. Meist sind Gewaltopfer den TäterInnen körperlich oder geistig unterlegen und/oder in einer Abhängigkeitsrolle. (Auf das Thema der Gewalt in der Pflege wurde bereits in Lernfeld 10 des Bandes „Pflegeassistenz“ [Reiter et al. 2024] eingegangen.)

Nicht immer sind Opfer von Gewalt PatientInnen oder BewohnerInnen. Es gibt auch Auswirkungen von Gewalt im häuslichen Umfeld, die es erforderlich machen, medizinische und pflegerische Hilfe in Anspruch zu nehmen. Oft sind es Ärzte/Ärztinnen oder Pflegepersonen, die als Erste Verdacht schöpfen, dass Gewalt Ursache für Verletzungen oder Beschwerden sein könnte. Scham, Nicht-wahrhaben-Wollen oder Angst bringen Opfer dazu, TäterInnen zu schützen.

Gewalt an Menschen kann vielfältige **Folgen** haben:

- körperliche Verletzungen (Wunden, Frakturen, …)
- seelische Verletzungen (Depression, Minderwertigkeitsgefühle bis zum Suizid)
- (psycho-)somatische Beschwerden (Kopfschmerzen, Bauchschmerzen, …)
- selbstgefährdendes bzw. gesundheitsgefährdendes Verhalten (übermäßiger Alkoholkonsum, Rauchen, Drogen, Medikamente, …)

**Merke:** Jedem Verdacht auf eine Gewalthandlung ist nachzugehen! Es ist jedoch Vorsicht vor vorschnellen Vorverurteilungen geboten. Besprechungen im Team oder mit Vorgesetzten können hilfreich sein, um andere Sichtweisen und Wahrnehmungen zu erfahren und gegebenenfalls gemeinsam Lösungen zu suchen.

Häufig trifft Gewalt ältere Personen. Diese wirken beim Kontakt mit der Pflege verängstigt, aggressiv, schlecht gepflegt, mangelernährt, haben psychosomatische Beschwerden oder wechseln oft den Hausarzt/die Hausärztin. Die sogenannten „Red Flags“ sind Zeichen, die auf eine Gewalteinwirkung hindeuten können. Die Kenntnis dieser Zeichen soll helfen, Gewalt frühestmöglich zu erkennen und Maßnahmen zu setzen.

**Red Flags** (vgl. Hagemann-White/Bohne 2003, zit. nach gewaltinfo.at 2018):

1. chronische Beschwerden ohne offensichtliche physische Ursache
2. Verletzungen, die nicht mit der Erklärung, wie sie entstanden sind, übereinstimmen können
3. verschiedene Verletzungen in unterschiedlichen Heilungsstadien
4. blaue Flecken an untypischen Stellen (nicht durch Sturz oder Anstoß entstanden)
5. Angehörige, die besonders aufmerksam sind, kontrollieren und nicht von der Seite der zu untersuchenden Person weichen
6. häufige Suizidversuche und -gedanken
7. Verzögerung zwischen Zeitpunkt der Verletzung und Aufsuchen der Behandlung
8. chronische Darmstörung (Reizdarm)
9. chronische Beckenschmerzen/Unterleibsschmerzen

Das Auftreten mehrerer Red Flags kann ein Hinweis auf häusliche Gewalt sein.

**Vorgehen im Verdachtsfall:**

- Bei akuter Lebensgefahr ist die Polizei zu verständigen.
- Alle wahrgenommenen Anzeichen müssen dokumentiert werden.
- Weitergebe der Information an den/die Vorgesetzte/n

**Aufgabe:** Es gibt zahlreiche Einrichtungen, die Opfern von Gewalt zur Verfügung stehen. Recherchieren Sie, welche Einrichtungen es in Ihrem Bundesland gibt.

Ein besonders hohes Risiko, Opfer von Gewalt zu werden, trifft Kinder, Frauen, ältere Menschen und Menschen mit Beeinträchtigungen. Auch Menschen mit Demenz haben ein höheres Risiko.

# Demenz als herausforderndes Verhalten für die Pflege

„Die häufigsten Ursachen von Pflegebedürftigkeit sind Demenz mit 30 %, gefolgt von Erkrankungen des Stütz- und Bewegungsapparates mit 23 % und etwa gleich bedeutend sind Lähmungen mit 12 % und kardiopulmonale Erkrankungen mit 11 %." (BMASK 2017, S. 16) Verbunden mit kognitiven Einschränkungen, zu welchen Demenzen zählen, treten häufig Verhaltensstörungen auf. Diese werden als BPSD (behavioral and psychological symptoms of dementia) bezeichnet.

Zum BPSD -Syndrom zählen unter anderem:

- **Agitiertheit:** gekennzeichnet durch Unruhe, Getrieben-Sein
- **Herumgehen, -laufen, -wandern:** erhöhter Bewegungsdrang, Hinlauf-Tendenzen (der Drang, „nach Hause zu gehen", obwohl die Person an ihrem Wohnort ist)
- **Aggressivität:** verbale und körperliche Aggressivität, wie Beschimpfen, Schlagen, Kratzen, Spucken oder Zwicken
- **Apathie:** Passivität, Zurückgezogenheit
- **verbale/vokale Störungen:** ständiges Fragen derselben Frage, Singen, Jammern, Rufen

Da hinter jedem Verhalten ein Bedürfnis vermutet werden muss, ist es eine besondere Herausforderung für Pflegekräfte, die Betroffenen genau zu beobachten und zu überlegen, was hinter dem Verhalten steckt. Neben Schmerzen oder Harn-/Stuhldrang können auch Umgebungsfaktoren das Verhalten beeinflussen. Man muss sich immer vor Augen halten, dass Menschen mit demenziellen Veränderungen rasch überfordert sind.

**Aufgabe:** Stellen Sie sich vor, Sie sind an einem Ort, den Sie nicht kennen. Sie sind unter Menschen, die Sie nicht verstehen, und Sie wissen nicht, was die Personen von Ihnen wollen. Alle reden auf Sie ein und Sie wissen nicht, was los ist. Womöglich ist die Umgebungstemperatur unangenehm, das Licht ist grell und der Lärm macht Sie unruhig. Wie fühlen Sie sich? Was würden Sie in einer solchen Situation tun?

Man kann die beschriebene Situation nur annähernd nachempfinden. Gesunde Menschen haben mehr Möglichkeiten, darauf zu reagieren. Kognitiv eingeschränkte Personen können sich nur eingeschränkt und manchmal inadäquat äußern.

Besondere Pflegeangebote, -konzepte und -techniken können im Umgang mit Menschen mit besonders herausforderndem Verhalten eine mögliche Erleichterung bringen. An dieser Stelle sei auf das Konzept der „Basalen Stimulation" hingewiesen, welches im 1. Lernjahr (Reiter et al. 2024: Pflegeassistenz) bereits ausführlich beschrieben wurde. Weitere Angebote in der Pflege und Betreuung können Validation, Aromapflege, Musik, Licht oder Tiere sein, die individuelle Hilfe bieten können.

## Validation (vgl. Matolycz 2016, S. 242–245; Charlier 2012, S. 161–164; Rabes 2014)

In vielen Bereichen der Pflege treffen wir auf Menschen mit Demenz. Wenn es für Menschen mit fortschreitendem kognitivem Abbau auch immer schwieriger wird zu verstehen, was die Menschen in ihrem Umfeld von ihnen wollen, so bleiben die emotionalen Wahrnehmungen am Längsten erhalten.

**Merke:** Menschen mit Demenz sind sehr sensibel in der Wahrnehmung von Gefühlen. Auch wenn sie den Sinn von Worten nicht mehr verstehen können, spüren sie Unruhe, Hektik und Aggression besonders intensiv.

Unter Validation versteht man eine Form der Kommunikation mit Menschen mit Demenz, die von der amerikanischen Sozialarbeiterin **Naomi Feil** in den 1960er–80er-Jahren entwickelt wurde.

Bei der Validation soll die Pflegeperson versuchen, sich ganz auf den Menschen einzulassen. Dazu ist es erforderlich, sich durch Atmung und Konzentration zu **zentrieren** und **Blickkontakt** herzustellen. Diese Technik ist unabhängig vom Stadium der Desorientierung anzuwenden. Feil will mit der Methode das Fortschreiten der Demenz in die jeweils nächste Phase verhindern.

**Ziele der Validation sind**:

- Stressabbau bei den PatientInnen
- Reduktion von Medikamenten
- Lösen von Konflikten aus der Vergangenheit/ungelösten Lebenssituationen
- Förderung der verbalen und nonverbalen Kommunikation
- Verbesserung des Zusammenlebens von PatientInnen und Pflegepersonen (leichteres Handling von herausforderndem Verhalten)
- Förderung des Wohlbefindens der PatientInnen
- Verhinderung des Rückzugs

Feil unterscheidet vier Stadien der Desorientierung.

**Stadium 1: Mangelhafte Orientierung**
Der/die Betroffene bemerkt in diesem Stadium selbst seine/ihre Defizite, möchte aber an der gesellschaftlichen Rolle festhalten. Er/sie versucht, das Fehlverhalten zu überspielen. Häufig werden die inneren Konflikte in Form von Beschuldigungen nach außen getragen. Dazu kommt, dass Menschen in diesem Stadium oft sehr unglücklich sind.

In dieser Phase empfiehlt es sich, als Betreuungsperson nicht mit Anschuldigungen zu kommen (z.B. alte Dame findet den Schlüssel nicht – Pflegeperson weist auf Vergesslichkeit hin), sondern hilfreich und verstehend zur Seite zu stehen (z.B. „Suchen wir gemeinsam! Wann hatten Sie den Schlüssel zuletzt?"). Einfache Fragen („Wann? Was? Wer? Wie? Wo?") eignen sich für die Kommunikation mit den Betroffenen. Komplexere Fragen („Warum?") können überfordern! Auch ist es empfehlenswert, auf die Gefühle einzugehen („Ich merke, dass Sie sich ärgern ..." oder „Ich sehe, dass Sie verzweifelt sind ...").

**Stadium 2: Zeitverwirrtheit**
Zur räumlichen kommt die zeitliche Desorientiertheit. Gefühle rücken in diesem Stadium in den Vordergrund. Wurde bisher versucht, die Defizite zu leugnen, ist dies nun nicht mehr möglich. Der/die Betroffene befindet sich in seinem/ihrem Erleben möglicherweise nicht im Hier und Jetzt, sondern in der Kindheit oder in der Zeit als junge/r Erwachsene/r. So ist es wenig verwunderlich, wenn der/die erkrankte Person unruhig wird – ist es doch Zeit, zur Arbeit zu gehen oder für die Kinder zu kochen.

In dieser Phase sprechen die Betroffenen meist gut auf ruhiges Reden und **Berührungen** an. Beim Berühren ist jedoch darauf zu achten, dass der/die Betroffene die Berührung als angenehm empfindet (Beobachten der verbalen und nonverbalen Reaktion). Berührungen der Hände, Arme und Schultern werden empfohlen. Berührungen im Gesicht sind sehr intim und bedürfen der Zustimmung des Gegenübers (vgl. dazu auch die im Band „Pflegeassistenz" beschriebenen Berührungszonen im Lernfeld 3/Basale Stimulation).

**Schlüsselwörter** können helfen, dass sich der/die Betroffene öffnet und verstanden fühlt. Es werden aus dem Gespräch Schlüsselwörter herausgenommen und wiederholt. Beispiel: Eine Bewohnerin einer Betreuungseinrichtung ist sehr unruhig, da sie nach Hause möchte, weil sie denkt, dass die Kinder etwas zu essen brauchen. Schlüsselwörter wären hier: „Kinder" und „essen". Über diese Begriffe kann versucht werden, einen Zugang zur Person zu bekommen: „Sie haben sich immer darum gekümmert, dass die Kinder etwas zu essen bekommen. Was haben Sie denn gerne gekocht?"

**Stadium 3: Sich wiederholende Bewegungen**
Der/die demenziell erkrankte Person zieht sich immer mehr zurück und die Kommunikation verlagert sich zunehmend auf die nonverbale Ebene. Hier ist es für die Pflegeperson hilfreich, die Biografie des/der Erkrankten zu kennen, um besser auf die Person eingehen zu können.

Eine Technik der Validation ist das **Spiegeln**. Die Pflegeperson versucht, Gefühle und Bewegungen des Gegenübers wahrzunehmen, und macht diese nach. So wird versucht, eine Beziehung herzustellen.

**Stadium 4: Vegetieren**
Im letzten Stadium der Demenz zieht sich der/die Betroffene ganz in sich zurück. Oft ist das Bett der Rückzugsort, da es Sicherheit und Geborgenheit vermittelt. Die Erkrankten haben oftmals die Augen geschlossen oder haben einen leeren Blick und nehmen eine Schutzhaltung (Embryonalstellung) ein.

**Merke:** Ein Grundsatz der Validation ist, sich in den Klienten/die Klientin hineinzuversetzen („in den Schuhen des anderen gehen", „die Welt mit den Augen des anderen sehen"). Empathie ist daher eine sehr wichtige Grundhaltung. Ebenso wichtig ist es, aktiv zuzuhören, den anderen/die andere zu akzeptieren (Akzeptanz) und ehrlich zu sein (Kongruenz).

# Aromapflege

Die desinfizierende und heilende Wirkung von Kräutern und die Wirkung von Düften verschiedener Pflanzen sind in der Medizin schon seit Jahrtausenden bekannt. Ob in der Antike bei den Griechen oder Römern oder in der Heilkunst des Ayurveda in Indien – überall werden die Wirkungen von Pflanzen und Ölen beschrieben. Bereits die Ägypter beschäftigten sich viel mit Düften und Räucherungen. So wurden beispielsweise im alten Ägypten Leichen mit Zedernholz mumifiziert.

In Europa begann die Aromatherapie 1928 in Frankreich. René-Maurice Gattefossé (1881–1950) arbeitete als Chemiker und Parfümeur in Lyon. Dabei verbrannte er sich bei der Arbeit die Hand und behandelte diese bis zur Abheilung mit Lavendelöl. 1937 veröffentlichte er sein erstes Buch über Aromatherapie. Auch im Zweiten Weltkrieg kamen ätherische Öle zur Bekämpfung von Infektionen zum Einsatz, da Medikamente knapp waren (vgl. Schuch et al. 2006, S. 63).

Düfte können über die Haut, durch Einreibungen, Waschungen oder Auflagen aufgenommen werden oder über die Beduftung des Raumes mittels Aromalampen.

In der **Aromapflege** werden naturbelassene ätherische Öle und Pflanzenöle angewendet. Die Aromapflege wird gezielt von geschultem Personal in der professionellen Gesundheits- und Krankenpflege zur Förderung und Erhaltung der Gesundheit und des Wohlbefindens sowie für pflegerische und prophylaktische Maßnahmen eingesetzt. Mittels Pflegeanamnese werden der Bedarf und die Gewohnheiten der PatientInnen eruiert und dementsprechende Maßnahmen geplant, welche im Rahmen des Pflegeprozesses regelmäßig evaluiert und überprüft werden müssen. Zu bedenken ist dabei, dass immer der Mensch mit seinen Bedürfnissen im Mittelpunkt steht.

Die Aromapflege ist im Gesundheits- und Krankenpflegegesetz geregelt und fällt in den eigenverantwortlichen Tätigkeitsbereich der Gesundheits- und Krankenpflege. Die Anwendung darf jedoch nur über den Geruchssinn und über die intakte Haut und Schleimhaut erfolgen (vgl. ÖGWA).

Bei der **Aromatherapie** werden ätherische Öle für therapeutische Maßnahmen verwendet, z. B. in Form von Inhalationen oder Wickeln. Dies muss jedoch ärztlich angeordnet werden (vgl. Keller 2014, S. 689).

Aromaöle haben unterschiedliche Wirkungen und können auf verschiedene Arten angewandt werden. Bei Menschen mit Demenz können Düfte sehr gut eingesetzt werden, besonders, wenn man versuchen möchte, herausforderndes Verhalten zu beeinflussen. Da jeder Mensch anders reagiert, ist es zumindest einen Versuch wert, alternative Methoden auszuprobieren, bevor zu Medikamenten gegriffen wird.

### Anwendung und Dosierung

Ätherische Öle können in der Pflege vielfältig angewendet werden. Voraussetzung ist aber die Anwendung von zu 100 Prozent naturreinen ätherischen Ölen, um eine qualitativ hochwertige Pflege gewährleisten zu können. Außerdem bedarf es einer guten Zusammenarbeit mit den Ärzten/Ärztinnen, da der Übergang zwischen Aromapflege und -therapie oft fließend ist (vgl. Schuch et al. 2006, S. 63–64).

Da ätherische Öle hochkonzentrierte und hochwirksame Substanzen sind, können sie auch allergische oder unerwünschte Reaktionen hervorrufen. Daher muss vor der Anwendung eines Öls abgeklärt werden, ob der/die PatientIn bekannte Allergien gegenüber bestimmten Substanzen hat bzw. Kontraindikationen gegen spezifische Öle gegeben sind (Bluthochdruck, Epilepsie, homöopathische Behandlung, Schwangerschaft, Stillzeit, nachfolgender Aufenthalt in der Sonne). Außerdem sollten Abneigungen gegenüber bestimmten Düften erfragt werden (vgl. Keller/Menche 2017, S. 284). Vor der Anwendung müssen die Aromaöle auf allergische Reaktionen getestet werden. Dies erfolgt in der Ellen- oder Kniebeuge.

Ätherische Öle altern durch die Einwirkung von Licht, Luft und Wärme, deshalb sollten angefangene Fläschchen nach einem Jahr verbraucht oder weggeworfen werden. Eine Veränderung von Farbe und Geruch oder eine Trübung sind Hinweise darauf, dass das Öl schlecht geworden ist und nicht mehr verwendet werden darf.

Ätherische Öle können im Rahmen der Aromapflege zur Raumbeduftung, zur Hautpflege, für Einreibungen, Streichungen, Waschungen, Bäder, für die Mundpflege und für Wickel und Kompressen angewendet werden (vgl. ÖGWA). Werden ätherische Öle im Rahmen von **Ausstreichungen** verwendet, werden in ein Basisöl, z. B. Oliven- oder Mandelöl, einige Tropfen des ätherischen Öls gemischt. Eine beruhigende Atmosphäre und ein angenehmer, entspannender Duft können besonders sehr unruhige BewohnerInnen unterstützen, wieder zur Ruhe zu finden.

Ein **Aromabad** fördert die Durchblutung des Körpers und durch das warme Wasser wird das Öl über die Haut rasch aufgenommen. Durch die Verdunstung der ätherischen Öle während des Badens werden diese auch inhaliert. Für ein Vollbad werden ca. 5–10 Tropfen verwendet. In der Badewanne muss das ätherische Öl mit einem Emulgator (1 Esslöffel Milch oder Honig) gemischt werden, damit es seine Wirkung entfalten kann. Bei PatientInnen, die sehr traurig und depressiv wirken, kann der Duft eines Aromaöls die Stimmung positiv beeinflussen.

Zur **Raumbeduftung** gibt es verschiedene Möglichkeiten, wie elektrische Duftlampen, Diffuser, Duftbrunnen oder Aromasteamer. Auch einige Tropfen eines Aromaöls auf ein Taschentuch oder das Kopfkissen können im Einzelfall eingesetzt werden. Bei der Anwendung mittels Aromalampe werden die Öle mit Wasser in einer Verdunstungsschale erwärmt und dabei inhaliert. Die Anwendung sollte nicht länger als 4 Stunden erfolgen, da es sonst zu Kopfschmerzen oder Übelkeit kommen kann. Besser wäre es, die Aromalampe zweimal täglich für je 20 Minuten anzuwenden. Für die Anwendung reichen ca. 2 Tropfen aus (vgl. Kirschnick 2010, S. 14). Aromalampen mit einer Kerze sind in Pflegeeinrichtungen wegen der Brandgefahr zu meiden. Elektrische Lampen können neben dem Duft auch noch verschiedene Farbeffekte liefern, die zusätzlich Wohlbefinden schaffen. Je nach Größe des Raumes müssen eventuell mehrere Lampen aufgestellt werden. Es können aber auch Duftoasen geschaffen werden.

**Wirkung** von ätherischen Ölen (vgl. Charlier 2012, S. 347–364, Keller 2014, S. 689):

- **angstlösend** (z. B. Geranie, Bergamotte, Orange, Zeder, Angelika, Rose, Lavendel)
- **konzentrationssteigernd** (z. B. Basilikum, Grapefruit, Rosmarin, Zitrone, Lemongras)
- **antriebssteigernd** (z. B. Orange, Salbei, Pfefferminze, Rosmarin)
- **erfrischend, belebend** (z. B. Basilikum, Bergamotte, Eukalyptus, Grapefruit, Pfefferminze, Rosmarin, Wacholder, Zitrone)
- **beruhigend** (z. B. Bergamotte, Sandelholz, Melisse, Lavendel, Orange)
- **entspannend** (z. B. Arnika, Fichtennadel, Geranie, Jasmin, Lavendel, Mandarine, Melisse, Orange)
- **antidepressiv** (z. B. Bergamotte, Cistrose, Rosengeranie, Lavendel, Vanille, Orange, Zitrone)
- **fiebersenkend** (z. B. Eukalyptus, Kampfer, Pfefferminze, Zitrone)
- **entzündungshemmend und desinfizierend** (z. B. Arnika, Fichtennadel, Kamille, Rosmarin, Salbei, Thymian, Zitrone)
- **schlaffördernd** (z. B. Jasmin, Narde, Lavendel, Ylang-Ylang, Melisse)

Wirkung nach Ölen (vgl. Keller/Menche 2017, S. 284):

- **Lavendelöl** kann bei Angstzuständen, depressiver Verstimmtheit, Nervosität, innerer Unruhe, Schlafstörungen, Schmerzen oder bei geschlossenen Weichteilverletzungen, wie z. B. einer Prellung, angewendet werden.
- Die Anwendung von **Minzöl** eignet sich bei Fieber, Unkonzentriertheit oder nachlassender Gedächtnisleistung sowie bei Verdauungsstörungen (z. B. Blähungen, Übelkeit und Erbrechen).
- **Orangenöl** kann ebenfalls bei Angstzuständen, depressiver Verstimmtheit, Nervosität, innerer Unruhe und Fieber verwendet werden.
- Der Einsatz von **Rosmarinöl** ist bei nachlassender Gedächtnisleistung, Antriebsschwäche, Kreislaufbeschwerden und rheumatischen Beschwerden angezeigt.
- **Zitronenöl** kann bei depressiver Verstimmtheit und Fieber angewendet werden.
- **Heublume und Melisse** haben eine krampflösende und schmerzstillende Wirkung.

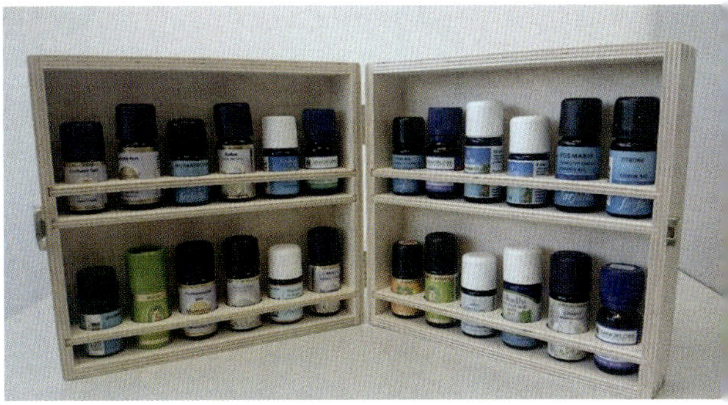

Abb. 15: **Aromaöle** (Martina Paminger)

**Folgendes ist im Zusammenhang mit Aromapflege wichtig** (vgl. WienKAV.at 2013, Charlier 2012 S. 347–364):

- Die Anwendung von ätherischen Ölen in der Pflege muss unter Aufsicht des gehobenen Dienstes, idealerweise DGKP mit Ausbildung als AromatologIn, stattfinden.
- Es müssen hochwertige Produkte verwendet werden, deren Ablaufdatum und Lagerung kontrolliert werden.
- Der/die PatientIn muss die Anwendung befürworten und den Duft als angenehm empfinden (Biografie).
- Es kann zu Haut- und Schleimhautreizungen kommen. Bei unerwünschten Reaktionen muss der Arzt/die Ärztin informiert werden.
- Viele Öle müssen vor der Anwendung verdünnt werden.
- Angelika-, Bergamotten- und Johanniskrautöl können die Haut braun verfärben, wenn direkt nach der Anwendung Sonnenlicht auf die behandelten Hautstellen kommt.
- Die Dosierung unterscheidet sich je nach ätherischem Öl.
- Die Aromaanwendung muss in der Dokumentation festgehalten werden.

## Wickel und Auflagen

Bei einem **Wickel** wird ein Körperteil mit mehreren Tüchern umwickelt, wobei das Innentuch, welches die Wirksubstanz trägt, von einem Zwischentuch bedeckt wird. Das Außentuch dient zur Fixierung und zum Wärme- bzw. Kälteschutz.

Eine **Auflage bzw. Kompresse** hingegen wird nur auf einer bestimmten Körperstelle angebracht. Als Zwischentuch kann ein Waschlappen oder ein Frotteehandtuch verwendet werden und das Außentuch, welches zirkulär angebracht wird, dient wiederum zur Fixierung (vgl. Keller 2014, S. 395).

**Grundsätzliches**

Die Anwendung eines Wickels oder einer Auflage erfolgt je nach Indikation heiß, warm, kalt, trocken oder feucht und kann mit verschiedenen Zusätzen (Zwiebel, Leinsamen, Ölmischungen, Tees usw.) versehen sein. Die Temperatur des Wickels bzw. der Auflage richtet sich nach dem Alter, der Herzfunktion, der Körpertemperatur sowie dem Ziel der Behandlung.

Die Temperatur eines kalten Wickels beträgt ca. 17° C, ein warmer Wickel hat ca. 38° C (also wärmer als die Körpertemperatur). Ein heißer Wickel wird mit ca. 80° C vorbereitet und mit dessen Dampf wird der/die PatientIn langsam an die Wärme gewöhnt. Es sollten jedoch keine heißen Wickel bei PatientInnen mit eingeschränktem Temperaturempfinden angewendet werden. PatientInnen sollten bei einem heißen Wickel gut beobachtet werden, da das Schwitzen den Kreislauf belastet. Auch das individuelle Temperaturempfinden des Patienten/der Patientin sollte ernst genommen werden. Hat ein/e PatientIn 39° C Fieber, ist ein Wadenwickel von 37° C bereits ein abkühlender Wickel. Bei heißen Wickeln wirken die Wärme und das Wasser, bei kühlen bis lauwarmen die hinzugefügten Wirksubstanzen.

Die Anwendung eines Wickels oder einer Auflage muss mit dem behandelnden Arzt/der behandelnden Ärztin im Vorfeld besprochen werden. Es sollte darauf geachtet werden, dass die Anwendung so in den Tagesablauf des Patienten/der Patientin eingeplant wird, dass es für ihn/sie passend und sinnvoll ist. Während der Behandlung sollten sich die Pflegepersonen nach dem Befinden des Patienten/der Patientin und der Wirkung des Wickels (Schmerzlinderung, Juckreizmilderung usw.) erkundigen. Manche Wickel (z. B. kühlende) werden mehrmals täglich angewendet. Nach der Anwendung sollte eine genaue Dokumentation über Art und Wirkung des Wickels oder der Auflage erfolgen (vgl. Keller 2014, S. 395–396).

**Durchführung**

Zu Beginn sollte die Behandlung mit dem Patienten/der Patientin besprochen werden. Wenn nötig, sollte er/sie vorher nochmals auf die Toilette gehen. Im Vorfeld sollte auf ein gut gelüftetes Zimmer geachtet und für Ruhe gesorgt werden (evtl. Türschild anbringen). Vor der Anwendung sollte die Temperatur der Füße kontrolliert werden (gegebenenfalls wärmende Socken reichen). Dann kann das Wasser mit individueller Wassertemperatur je nach Indikation gerichtet werden.

Für die Innen- und Außentücher sollten keine synthetischen Stoffe verwendet werden, da sonst die Gefahr eines Wärmestaus besteht. Als Innentuch kann eine Baumwollwindel, ein Geschirrtuch oder ein Stofftaschentuch verwendet werden. Als Zwischentücher eignen sich Frotteehandtücher und als Außentücher Duschtücher, Wolltücher oder ein kleines Leintuch.

Das Innentuch wird zuerst nass gemacht und gut ausgewrungen. Danach wird es am Patienten/an der Patientin faltenfrei angelegt und das Zwischen- und Außentuch darüber gewickelt. Bei einem feucht-warmen Wickel kann zusätzlich eine Wärmflasche aufgelegt werden. Der/die PatientIn sollte darauf aufmerksam gemacht werden, dass er/sie sich gut auf die Wirkung einlassen und z. B. der Ausbreitung der Wärme nachspüren soll. Bei unangenehmen Empfindungen (z. B. Jucken, Brennen) sollte sich der/die PatientIn sofort melden.

Nach der Anwendung sollte die Haut auf allergische Reaktionen beobachtet und gut abgetrocknet werden. Der/die PatientIn sollte noch ca. 30 Minuten lang nachruhen. Dabei sollte er/sie nicht gestört werden. Bei Auffälligkeiten wird eine Vitalzeichenkontrolle (Blutdruck, Puls) durchgeführt.

Bei Kleinkindern und Säuglingen ist zu beachten, dass der Temperaturhaushalt noch empfindlicher auf Wärme und Kälte reagiert. Daher sollten Wickel oder Auflagen weniger heiß bzw. weniger kalt angewendet werden als bei Erwachsenen. Ätherische Öle sollten außerdem erst bei Kindern ab dem 6. Monat und nur in geringer Konzentration verwendet werden. Ein Wickel darf bei einem Kind nur angewendet werden, wenn der Körper warm ist. Kinder müssen bei der Anwendung gut beobachtet werden, v. a. wenn sie sich sprachlich noch nicht verständlich machen können. Hier muss auf die nonverbale Kommunikation geachtet werden. Sind Kinder gegenüber der Anwendung skeptisch, kann diese vorher an einer Puppe demonstriert werden (vgl. Keller 2014, S. 395–396).

**Anwendungsbeispiele**
Ein **Topfenwickel oder eine Topfenauflage** wirkt schmerzlindernd, kühlend, entzündungshemmend, abschwellend und wird bei Verstauchungen, Prellungen, oberflächlicher Thrombophlebitis, Sonnenbrand, Insektenstichen, Halsschmerzen oder einer Mastitis angewendet.

Eine **Lavendelölauflage** hat eine beruhigende, ausgleichende, krampflösende und antiseptische Wirkung. Sie kann bei Nervosität, Stress sowie Ein- und Durchschlafstörungen angewendet werden.

**Merke:** Eine Ölkompresse darf nicht bei allergischen Reaktionen oder bei Abneigungen gegenüber dem Duft angewendet werden! Öle dürfen nur stark verdünnt auf die Haut aufgetragen werden! Ölkompressen finden häufig in der Palliativpflege und in der Sterbebegleitung Anwendung.

Eine **feucht-heiße Bauchauflage** wird bei PatientInnen durchgeführt, die unter Bauchkrämpfen, Blähungen, Obstipation oder prämenstruellem Syndrom leiden. Bei Bauchkrämpfen kann Kamillentee als Zusatz dienen.

**Merke:** Eine feucht-heiße Bauchauflage darf nicht bei unklaren akuten Bauchschmerzen, Gerinnungsstörungen oder bei akuten Nieren- und Gallenkoliken mit Fieber angewendet werden!

Eine **Zwiebelauflage** bringt bei Ohrenschmerzen Linderung, eine **Leinsamenauflage** hilft bei Muskelverspannungen (vgl. Keller 2014, S. 396).

## Musik

Häufig sind BewohnerInnen in Institutionen musikalischer Dauerberieselung ausgesetzt. Das Radio als ständige Lärmquelle kann Unruhe bringen. Menschen mit Einschränkungen in der Mobilität oder im kognitiven Bereich können sich oft nicht oder nur eingeschränkt dagegen wehren. Pflegekräfte sollten daran denken, dass Agitiertheit wie Unruhe oder Aggressivität bei Demenz auch durch Umgebungsfaktoren ausgelöst werden kann.

Gezielt eingesetzt kann Musik ein wirkungsvolles Instrument in der Pflege sein. Dabei spielt die Biografie eine Rolle. Welchen Stellenwert hatte Musik im Leben eines Menschen? Welche Musik hat der/die Betroffene gerne gehört? Bedenkt man die eingeschränkten Freizeitangebote in der Jugendzeit der heutigen SeniorInnen, weiß man, dass Singen und Tanzen sehr wichtig waren. Beim Singen von Volksliedern in der

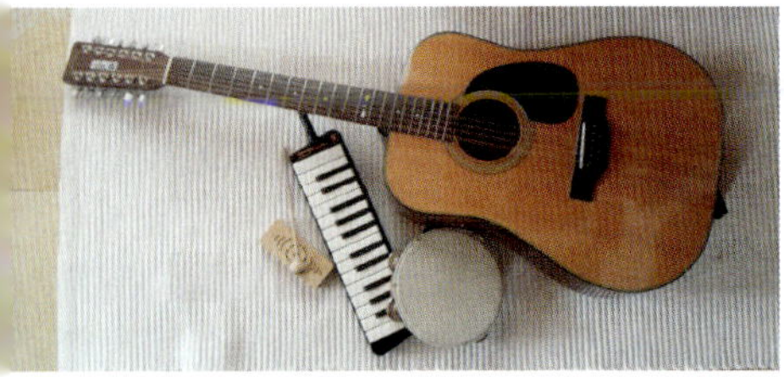

Abb. 16: **Musik in der Pflege von demenziell erkrankten Menschen** (R. Fenzl)

Gruppe können auch demenziell erkrankte Menschen eingebunden werden. Auch Schlaf- oder Kinderlieder sprechen die Erkrankten auf einer Gefühlsebene an und bringen oft erstaunliche Ergebnisse. Kindheitserinnerungen können ein Gefühl von Geborgenheit auslösen.

Auch leise, entspannende Musik zur Unterstützung bei basaler Stimulation (Ausstreichungen von Extremitäten, Atemstimulierende Einreibung) kann hilfreich sein, um unruhige PatientInnen zu beruhigen.

**Merke:** Berührung und Musik können auch mit unangenehmen Erlebnissen verbunden sein und sogar als beunruhigend und beängstigend erlebt werden. In diesem Fall ist es wichtig, diese Erfahrung im Team mittzuteilen, zu dokumentieren und künftig davon abzusehen!

## Licht

Der Einfluss von Licht auf die Psyche ist schon seit Langem bekannt. Bei Menschen mit Depressionen, vor allem mit saisonal bedingten Stimmungsschwankungen, wird Lichttherapie eingesetzt, um den Mangel an natürlich verfügbarem Licht auszugleichen. Bei Menschen in Pflege- und Betreuungseinrichtungen ist der Aufenthalt im Tageslicht, sprich außerhalb der Einrichtung, zumeist sehr stark eingeschränkt. Dieser Mangel an Licht kann sich in unterschiedlicher Weise bemerkbar machen. Schlafstörungen oder eine Zunahme an herausforderndem Verhalten bei Menschen mit Demenz können auf das künstliche Licht zurückzuführen sein.

Schatten, dunkle Gänge oder blendendes Licht können Angst oder Stürze verursachen. Gerade ältere Menschen leiden häufig an Sehbeeinträchtigungen. In Pflegeeinrichtungen ist daher besonders auf gute und blendfreie Beleuchtung zu achten. Menschen mit Demenz haben Schwierigkeiten, Umweltreize angemessen zu verarbeiten. Mit einem gezielten Lichteinsatz können beispielsweise Schlaf, Unruhe oder das Sturzrisiko beeinflusst werden. Spezielle Lichtsysteme können das natürliche Licht imitieren und den Tagesrhythmus beeinflussen. In der Natur verändert sich das Licht im Laufe eines Tages von morgens bis abends kontinuierlich. Der Tagesverlauf kann mit speziellen Lichtsystemen in verschiedenen naturähnlichen Farbtönen nachgeahmt werden, so kann versucht werden, die innere Uhr des beeinträchtigten Menschen zu aktivieren. Damit kann der Schlaf-Wach-Rhythmus beeinflusst und das Wohlbefinden und die Aktivität können erhöht werden (vgl. Waldmann 2018).

## Snoezelen

Snoezelen wurde in den 1970er-Jahren in den Niederlanden von Ad Verheul und Jan Hulsegge entwickelt. Es setzt sich aus den niederländischen Wörtern für „schnüffeln" und „dösen" zusammen und löst Reaktionen wie Entspannung, aber auch Anregung aus.

Vor allem Menschen mit Demenz leiden oft an Reizüberflutung. Bei Snoezelen soll diese Überforderung durch Reize vermieden werden. Idealerweise ist ein Snoezelen-Raum mit weißen Wänden und weißem Boden ausgestattet. Es soll eine angenehme Atmosphäre ohne Ablenkung geschaffen werden. Es soll die Möglichkeit geben, entspannt zu sitzen oder zu liegen, um die Reize wirken zu lassen. Unter anderem können Lichteffekte, Aroma- und Lavalampen, Wassersäulen, Wind- oder Klangspiele, Vibrationsgeräte oder Tastgegenstände eingesetzt werden, um die Wahrnehmung zu fördern.

**Ziele von Snoezelen** sind beispielsweise (vgl. pflegeportal.ch 2018):

- Lebensqualität und Wohlbefinden steigern
- Kommunikation fördern
- vertrauensvoller Beziehungsaufbau
- Gefühle ausleben können
- Entspannung
- Stress und Aggressionen abbauen
- Konzentration und Aktivität erhöhen

## Tiergestützte Pflege (vgl. Simhofer 2016; Naber 2018)

Tiere gelten als die „besten Freunde“ des Menschen. Viele, vor allem ältere Menschen haben ein Haustier, das sie bereits viele Jahre begleitet. Solange die Versorgung des Tieres und die Selbstversorgung zu Hause möglich ist, kann dies auch so bleiben. Nehmen diese Kompetenzen ab, wird die Unterstützung durch Angehörige, NachbarInnen oder Betreuungsdienste nötig. Steht ein Umzug in eine Betreuungseinrichtung an, so muss zuerst geklärt werden, ob das Tier mitkommen kann. Dies ist häufig ein Kriterium für den/die Betroffene/n, sich für oder gegen einen Einzug zu entscheiden. Tiere sind oft langjährige Begleiter und die BesitzerInnen hängen an ihnen. Sie sind Gesprächspartner und stellen eine sinnvolle, verantwortungsvolle Aufgabe dar. So hat der/die Betroffene beispielsweise einen Grund, morgens aufzustehen, wenn er/sie mit dem Hund hinausgehen muss. Mittlerweile gibt es einige Studien über die positive Wirkung von Haustieren auf den Menschen. Speziell im Zusammenhang mit Menschen, die an Demenz erkrankt sind, wird auf die positiven Auswirkungen der tiergestützten Pflege zurückgegriffen.

In den letzten Jahren haben immer mehr Einrichtungen zur Pflege und Betreuung ihre Türen auch für Hunde, Katzen und andere Kleintiere wie Meerschweinchen oder Hasen geöffnet. Manche Tiere wurden für die Institution aufgenommen, andere wurden von ihren BesitzerInnen mitgebracht. Wohnt das Tier in der Einrichtung, muss klar geregelt sein, wer es versorgt. Die Versorgung des Tieres kann eine willkommene Aufgabe für BewohnerInnen sein und aktivierend wirken. Es muss jedoch beachtet werden, dass weder Mensch noch Tier überfordert sind. Sollte keine geeignete Person unter den BewohnerInnen sein, die sich um das Tier kümmert, muss die Aufgabe an das Betreuungspersonal, den Reinigungsdienst oder freiwillige MitarbeiterInnen übergeben werden. Es gibt aber auch Institutionen, bei denen die Tiere zu Besuch kommen. Wichtig ist hierbei, dass das Tier und der/die BesitzerIn ein gutes Team bilden und dass das Tier nicht zu schreckhaft ist.

**Wichtige Voraussetzungen** zum Einsatz von Tieren in der Pflege sind:
Der/die Betroffene ...

- hat keine Allergien auf Tierhaare,
- hat keine Angst vor dem Tier,
- wird gegebenenfalls von einer Betreuungsperson beim Kontakt mit dem Tier unterstützt, um sicherzustellen, dass weder Mensch noch Tier erschreckt oder verletzt werden.

**Mögliche Auswirkungen** von Tieren auf den Menschen:

- sie fördern die Kommunikation
- sie fördern die Aufmerksamkeit
- sie fördern die Sensibilität für andere Lebewesen
- sie spenden Trost
- sie fördern das Zeigen von Emotionen
- sie wirken stressabbauend und beruhigend

## Realitätsorientierungstraining (ROT) (vgl. Matolycz 2016, S. 232–233)

Das Realitätsorientierungstraining wurde in den 1950er-Jahren in den USA von den Psychiatern Folsom und Taublee im Zusammenhang mit der Behandlung von Kriegsopfern entwickelt. In den 1960er- und 70er-Jahren wurde die Methode auch für die Pflege entdeckt. Seither findet ROT Anwendung im Umgang mit demenziell erkrankten Menschen in einem frühen Stadium. Bei schwer kognitiv beeinträchtigten Menschen ist diese Methode nicht mehr zielführend. Im Gegensatz zur bereits beschriebenen Methode der Validation, bei der die Realität der Betroffenen wahrgenommen wird, wird bei ROT an der Realität der Pflegenden angesetzt.

**Merke:** Bleiben Sie immer bei der Wahrheit! Es gibt mehrere Möglichkeiten, Menschen mit der Realität zu konfrontieren, es ist jedoch entscheidend, wie dies geschieht!

**Aufgabe:**

Szenario 1: Frau Müller, eine demenziell erkrankte Bewohnerin, sucht ihren verstorbenen Mann und ist verzweifelt. Sie kommt Ihnen am Gang weinerlich und völlig aufgelöst entgegen.

Szenario 2: Herr Wagner lebt seit 6 Monaten in der Betreuungseinrichtung, in der Sie arbeiten, und hofft jeden Tag, dass er bald wieder nach Hause gehen kann. Seine Tochter hat ihm das versprochen, um ihn zum Wohnortwechsel zu bewegen. Heute ist er wieder besonders agitiert und fragt Sie bereits zum wiederholten Mal, wie lange er denn noch hierbleiben muss.

Rollenspiel: 1 BewohnerIn, 1 Pflegeperson mit Validationskenntnissen, 1 Pflegeperson, die auf ROT setzt, BeobachterIn. Spielen Sie eine der oben genannten Szenen zweimal hintereinander. Einmal trifft der/die BewohnerIn auf eine Pflegeperson, die ROT anwendet, einmal auf eine Pflegeperson, die Validation verwendet. Reflektieren Sie: Wie hat sich der/die BewohnerIn gefühlt, wie ist es der jeweiligen Pflegeperson ergangen, wie ist es Ihnen als ZuschauerIn ergangen?

Hinweis: Ansatz in der Validation ist es, auf die Gefühle, Ängste und Sorgen einzugehen und so der betroffenen Person das Gefühl zu geben, dass sie verstanden wird. Bei ROT wird die betroffene Person mit der Realität konfrontiert, z. B. dass der Gatte verstorben ist.

Unterstützungen bei der Orientierung bezüglich Ort, Zeit, Situation oder Person können sehr hilfreich sein. Es sollte jedoch gut abgewogen werden, welche Methode in der jeweiligen Situation nützlich ist. Die Konfrontation mit der Aussage „Ihr Gatte ist verstorben“ könnte Frau Müller überfordern. Es wäre jedoch falsch, der Dame zu sagen, dass ihr Gatte bald wiederkommt, um sie zu beruhigen.

In der Praxis wird ROT häufig in der **zeitlichen und örtlichen Orientierung** angeboten:

- Uhr
- Kalender: ideal wäre ein großer Abreißkalender
- Dekoration gemäß der Jahreszeit
- aktuelle Tageszeitungen im Aufenthaltsbereich
- Bild oder Symbol an der Zimmertür: Wird ein Bild der Person an der Zimmertür angebracht, sollte dieses bei demenziell erkrankten Personen nicht aktuell sein, sondern die Person in einem früheren Lebensabschnitt zeigen
- Wegweiser
- Piktogramme an den Toilettentüren

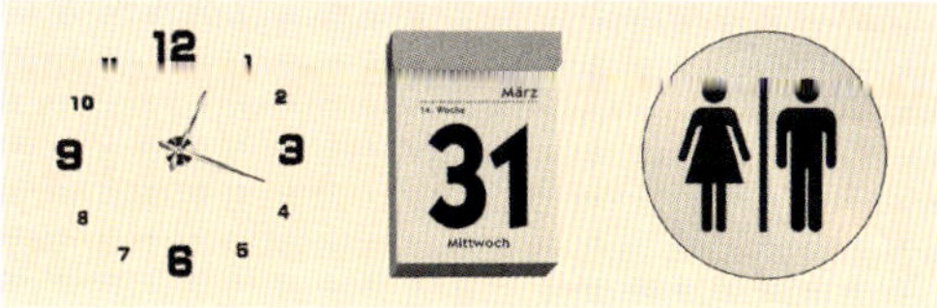

Abb. 17a–c: **Orientierungshilfen**

Diese Hilfsmittel, an gut einsehbaren Orten positioniert, können BewohnerInnen die Orientierung erleichtern. Die Pflegekraft muss jedoch immer darauf achten, dass die Orientierungshilfen auch korrekt sind, dass beispielsweise die Uhr funktioniert oder der Kalender aktuell ist.

## Psychobiografische Pflege nach Böhm (vgl. Matolycz 2016, S. 236–239)

In den 1980er-Jahren entwickelte der Österreicher Erwin Böhm das psychobiografische Pflegemodell. Bis zu diesem Zeitpunkt standen die physischen Bedürfnisse der PatientInnen im Fokus der Pflege. „Warm, satt und sauber" waren die Grundsätze der Pflege, psychische und emotionale Bedürfnisse wurden, zumindest in der Planung der Pflege, nicht berücksichtigt. Für Böhm ist es wichtig zu beachten, dass vor allem ältere Menschen mehr Zeit benötigen, um sich auf neue Situationen einzustellen. Diese **Adaptionszeit** muss in der Planung und Durchführung der Pflege berücksichtigt werden. PatientInnen sollen gefördert werden, die vorhandenen Ressourcen in der Selbstpflege einzusetzen. Betroffene sollen aktiviert bzw. vorhandene Potenziale sollen reaktiviert werden.

Die **Biografie** eines Menschen stellt eine sehr wichtige Basis dar, auf die bei der Pflege geachtet werden muss. Speziell bei Menschen, die sich nicht verbal äußern können, ist es wesentlich, durch die Biografie Informationen zu bekommen, die das Verhalten eventuell erklären können. Beim Pflegemodell nach Böhm ist die „Normalität" das zentrale Thema. Menschen sollen auch in Institutionen möglichst viel ihres „normalen Lebens" wiederfinden. Dazu zählen die Gestaltung des eigenen Zimmers wie auch des Alltags. Eine Person, die stets gearbeitet hat, darf weiterhin arbeiten. Es werden Aufgaben vergeben, die der/die Betroffene übernimmt, um Kontinuität zu erhalten. Diese Tätigkeiten können im Bereich der Versorgung eines Haustieres, aber auch in hauswirtschaftlichen Tätigkeiten (z. B. Tisch decken, Wäsche zusammenlegen) liegen. Es soll jedoch darauf geachtet werden, dass es zu keiner Überforderung der betroffenen Person kommt.

Auch der Status einer Person soll erhalten bleiben. Der ehemalige Herr Direktor wird als „Herr Direktor" angesprochen.

**Aufgabe:** Überlegen Sie mit Ihrem Sitznachbarn/Ihrer Sitznachbarin, welche Möglichkeiten/Rahmenbedingungen den unten genannten Personen zur Verfügung gestellt werden sollen, um ihren Bedürfnissen gerecht betreut werden zu können.

Herr Maier ist morgens schon sehr früh auf. Er ist sehr unruhig und sucht den Ausgang. Er kann sich aufgrund seiner Demenz und einem Insult mit Aphasie nicht mehr verständlich mitteilen. Aus seiner Biografie ist bekannt, dass er in seinem Beruf als Bäcker immer sehr aktiv war und früh aufstehen musste.

Frau Gruber ist ebenfalls an einer Krankheit mit demenzieller Veränderung erkrankt. Sie ist morgens nicht aus dem Bett zu bringen und wird richtig böse, wenn sie vor elf Uhr geweckt wird. Sie ist abends sehr aktiv und die Pflegeperson beobachtet, dass sie entweder in der Bereichsküche oder in anderen BewohnerInnenzimmern Gegenstände verräumt. Frau Gruber hat seit ihrer Jugend als Hilfskraft in einem Gasthaus gearbeitet.

**Wesentliche Punkte im psychobiografischen Pflegemodell sind:**

- Die individuelle **Biografie** berücksichtigen: Wie ist der/die BewohnerIn aufgewachsen? Was hat die Person vor allem die ersten Jahre ihres Lebens geprägt?
- Das **Daheim-Gefühl** herstellen: Was mochte der/die BewohnerIn gern? (Speisen, Düfte, Rituale)
- Die **Milieugestaltung:** In welchem sozialen und regionalen Umfeld hat der/die BewohnerIn gelebt?

Bei Menschen mit demenziellen Erkrankungen spielen diese Faktoren eine besondere Rolle, da die Gefühle und Erfahrungen aus der früheren Zeit mehr in den Vordergrund rücken.

Böhm beschreibt **7 Stufen der emotionalen Erreichbarkeit und Interaktion**, welche je nach Fortschreiten der Demenz zur emotionalen Aktivierung bzw. Reaktivierung durch die Pflegeperson genutzt werden können. Während am Beginn der demenziellen Erkrankung die Kommunikation noch auf Verständnis möglich ist und der/die Betroffene aktiviert werden kann, wird ab der 3. Stufe auf die emotionale Ebene der Kommunikation und die Reaktivierung gesetzt.

- **Stufe 1 – Sozialisation:** Mensch mit demenzieller Erkrankung kann noch kommunizieren.
- **Stufe 2 – Mutterwitz:** Humor, Witz und „Reden, wie der Schnabel gewachsen ist" sind Möglichkeiten, um Menschen zu erreichen, die auf der Stufe 1 nicht mehr erreicht werden können.
- **Stufe 3 – seelische und soziale Grundbedürfnisse:** Auf dieser Stufe wird versucht, Bedürfnisse zu erkennen und adäquat zu erfüllen. Z. B. ist es zur Erfüllung des Bedürfnisses nach Schlaf notwendig, dass das Zimmer heimelig ist.
- **Stufe 4 – Prägung:** Verhaltensweisen und Rituale, die einen Menschen geprägt haben, geben Sicherheit. Hier ist es wichtig, diese Rituale zu kennen und einzusetzen.
- **Stufe 5 – höhere Antriebe:** Triebe, Träume und Wünsche gewinnen an Bedeutung. So ist beispielsweise einer Frau wichtig, gepflegt auszusehen, zum Friseur zu gehen oder geschminkt zu werden.
- **Stufe 6 – Intuition:** In dieser Phase können Märchen, Aberglaube oder religiöse Mythen eine Rolle spielen, um den Menschen zu erreichen.
- **Stufe 7 – Urkommunikation:** Körperkontakt und nonverbale Kommunikation sind auf dieser Stufe die Zugänge zum/zur Betroffenen. Professionelle Distanz ist jedoch zu beachten.

(vgl. curaviva.ch)

# Das kann ich!

| | |
|---|---|
| Ich weiß, welche Folgen Gewalt haben kann. | |
| Ich weiß, wie Gewalt erkannt werden kann. | |
| Ich weiß, was „Red Flags“ sind. | |
| Ich weiß, was im Falle von Verdacht auf Gewalt getan werden muss. | |
| Ich weiß, was man unter Validation versteht und welche Ziele Validation hat. | |
| Ich weiß, was bei Validation zu beachten ist. | |
| Ich kann die Stadien der Demenz nach Feil unterscheiden. | |
| Ich weiß, wie Aromapflege in den Pflegealltag integriert werden kann. | |
| Ich kenne den Unterschied zwischen Aromapflege und Aromatherapie. | |
| Ich weiß, worauf bei der Anwendung und Dosierung von Aromaölen zu achten ist. | |
| Ich kann Anwendungsgebiete ätherischer Öle nennen und kenne deren Wirkungen. | |
| Ich weiß, was der Unterschied zwischen einem Wickel und einer Auflage ist. | |
| Ich weiß, was bei der Anwendung von Wickeln und Auflagen grundsätzlich zu beachten ist. | |
| Ich kann erklären, wie die Durchführung von Wickeln bzw. Auflagen erfolgt, und kann praktische Anwendungsbeispiele aufzählen. | |
| Ich weiß, wie Musik im Pflegealltag eingesetzt werden kann. | |
| Ich weiß, was in Bezug auf Musik im Zusammenhang mit der Pflege und Betreuung von Menschen zu beachten ist. | |
| Ich weiß, was Licht oder Lichtmangel bei älteren Menschen bewirkt. | |
| Ich weiß, wie Menschen mit Einschränkungen von Lichtanwendungen profitieren können. | |
| Ich kann den Begriff Snoezelen definieren, die Ziele beschreiben und weiß, welche Reize dabei zum Einsatz kommen. | |
| Ich weiß, wie Tiere in der Pflege eingesetzt werden und was sie bewirken können. | |
| Ich kenne die Kernaussage des psychobiografischen Pflegemodells nach Böhm und weiß, welche wesentlichen Punkte es beinhaltet. | |

# Lernfeld 6

# Pflege von Kindern und Jugendlichen

# Grundlagen Kinder- und Jugendlichenpflege

*„Die Fragen eines Kindes sind schwerer zu beantworten als die Fragen eines Wissenschaftlers.“*
Alice Miller (1923–2010), englische Psychologin, Psychotherapeutin, Philosophin

„Kinder sind keine kleinen Erwachsenen!“ wird im Zusammenhang mit der Pflege und Betreuung von Kindern häufig als Leitsatz verwendet.

**Merke:** Je kleiner das Kind, desto größer die Unterschiede zur Erwachsenenpflege!

## Definition des Alters

Da die Größe und Entwicklung des Kindes maßgeblich für den Betreuungs- und Unterstützungsbedarf sind, erleichtert die Definition der jeweiligen Altersgruppe die Einschätzung des Pflege-/Betreuungsbedarfs. Die AHA (American Heart Association) unterteilt die Altersgruppen wie folgt:

Tab. 4: **Altersgruppen** (Jung 2012)

| Originalbezeichnung | Deutsche Bezeichnung | Zeitraum |
|---|---|---|
| Newly born | Frischgeborenes | Minuten bis Stunden nach der Geburt |
| Newborn | Neugeborenes | bis 28 Tage nach der Geburt |
| Infant | Säugling | bis zum 1. Lebensjahr (inklusive Neugeborenenperiode) |
| Child | Kind | 2. bis 8. Lebensjahr |
| Adult | Erwachsene/r | ab Pubertät |

Darüber hinaus kann die Adoleszenz in folgende Altersgruppen eingeteilt werden:

Tab. 5: **Altersgruppen Adoleszenz** (Mullis 2010)

| Adoleszenz | Lebensjahr |
|---|---|
| frühe | 10./11.-14. |
| mittlere | 14.-16./17. |
| späte | 16./17.-21. |

## Psychologische Besonderheiten

Kinder haben je nach Alter und Entwicklung einen körperlich, psychosozial und kognitiv begründeten erweiterten Betreuungsbedarf. Das zeigt sich einerseits darin, dass sie in belastenden Situationen mehr Zuwendung, Sicherheit und Rituale brauchen als Erwachsene. Dazu gehört auch die kindgerechte Information über das Krankheitsgeschehen und die intensive Einbindung der Bezugspersonen (Eltern, Geschwister, Großeltern, ...). Bezugspersonen sollten während des gesamten Betreuungsprozesses involviert sein. Vor allem bei chronischen Erkrankungen des Kindes sollte bereits im klinischen

Bereich Information, Schulung, Beratung und Anleitung der Bezugspersonen eine wesentliche Rolle spielen, um die notwendige Unterstützung und Versorgung zu Hause optimal vorzubereiten.

## Anatomische Besonderheiten

Aber auch die anatomischen Unterschiede zu Erwachsenen können in der Pflege von Kindern eine wesentliche Rolle spielen.

Die **Körperoberfläche** eines unreifen Frühgeborenen liegt unter 0,1 $m^2$ und steigt bis zum Ende der Adoleszenz (Jugendalter) auf ungefähr 1,7 $m^2$. Die Haut beim Frühgeborenen ist aufgrund von Unreife und verminderter Verhornung dünner, daher durchlässiger für Wasser, was einen erhöhten Pflegebedarf bedeutet.

Grundsätzliche Empfehlungen zur Hautpflege von Neugeborenen sind unter anderem: Ab der 3. Lebenswoche mit wirkstofffreier Feuchtigkeitscreme eincremen, um die Hautbarriere zu stabilisieren. Die Haut des Neugeborenen sollte mindestens zweimal wöchentlich (besonders nach dem Baden) dünn eingecremt werden. Studien haben gezeigt, dass die Basispflege mit Babylotion oder Sonnenblumenöl die Hautbarriere bei gesunden Säuglingen nachweislich verbessert. Olivenöl hingegen irritiert die Haut und der Feuchtigkeitsverlust über die Haut steigt sogar an. Die tägliche Pflege der Haut von Geburt an senkt das Risiko, eine atopische Dermatitis zu entwickeln, um 50 Prozent. Die konsequente Hautpflege sorgt für einen ausgeglichenen Feuchtigkeitshaushalt. Weiters stärkt sie den Eigenschutz der Haut gegenüber schädlichen Umwelteinflüssen sowie Allergenen und sensibilisierenden Stoffen, die Allergien auslösen können. Das kindliche Körpergewebe ist grundsätzlich empfindlicher für Kontrastmittel, Strahlen- oder Chemotherapien (vgl. Abeck 2016, S. 304; Gortner 1998, S. 363; Leitner 2017).

Die **Atemwege** bei Neugeborenen unterscheiden sich von denen Erwachsener durch den physiologischen Totraum. Dieser beträgt bei Früh- und Neugeborenen 40 % und bei Erwachsenen 30 % des Atemzugvolumens. Weiters ist die Zunge bei Neugeborenen relativ gesehen größer als bei Erwachsenen. Neugeborene haben daher im Vergleich zu Erwachsenen sehr enge obere und untere Atemwege, eine sehr elastische Trachea und Bronchien sowie elastischere Rippen als Erwachsene. Die Lungenentwicklung ist ungefähr mit 2–4 Jahren abgeschlossen. Neugeborene haben eine sehr geringe O2-Reserve. Daher besteht bei Säuglingen und Kleinkindern ein großes Risiko für Atemwegsobstruktionen und respiratorisches Versagen (vgl. Gortner 1998, S. 363). Daher muss jede Pflegeperson, die mit Neugeborenen bzw. Kleinkindern arbeitet, mit dem Notfallmanagement bei Kindern vertraut sein (siehe Kapitel „Maßnahmen zur Wiederbelebung von Kindern“ im Band „Pflegeassistenz“).

## Physiologische Besonderheiten

Zu den wichtigsten Unterschieden zwischen Kindern und Erwachsenen gehören sicher die **Vitalzeichen** (siehe auch Kapitel „Vitale Funktionen aufrechterhalten“ im Band „Pflegeassistenz“, Lernfeld 4). In der folgenden Tabelle sind die wichtigsten Werte den entsprechenden Altersstufen zugeordnet.

Tab. 6: **Überblick Vitalzeichen nach Alter** (Jung 2012)

| Alter | Gewicht [kg] | Atemfrequenz [l/min] | Herzfrequenz [l/min] | Syst. RR [mmHg] |
|---|---|---|---|---|
| Neugeborenes | 3,5 | 30 | 130 | 60 |
| 6 Monate | 7 | 30 | 120 | 90 |
| 1 Jahr | 10 | 24 | 110 | 95 |
| 4 Jahre | 17 | 20 | 100 | 100 |
| 10 Jahre | 32 | 16 | 90 | 110 |

Wichtig zu erwähnen ist auch noch der unterschiedliche Flüssigkeitsbedarf von Kindern und Erwachsenen. Neugeborene haben einen Flüssigkeitsbedarf von 150, Adoleszente von rund 40–50 und Erwachsene von ungefähr 30 ml/kg Körpergewicht pro Tag.

Hinsichtlich des Wärmeverlusts ist auch die größere Körperoberfläche von Kindern, bezogen auf das Körpergewicht, zu beachten.

Der kindliche Stoffwechsel arbeitet ab dem Kleinkindalter schneller als der von Erwachsenen. Wichtige Organe wie Gehirn, Leber und Nieren sowie das Immunsystem sind noch nicht vollständig ausgereift bzw. entwickelt (vgl. Gortner 1998, S. 363–364; Leitner 2017).

## Wirkung von Medikamenten

Die beschriebenen Unterschiede im physiologischen Bereich haben auch Auswirkungen auf die Wirkung von Medikamenten bei Kindern. Hier sind die Unterschiede wieder umso größer, je jünger die Kinder sind.

Die pharmazeutischen Wirkstoffe werden zum Transport im menschlichen Körper an Proteine gebunden. Da Kinder in den ersten Lebenswochen eine reduzierte Proteinbindung haben, benötigen Neugeborene höhere Medikamentendosen. Gleichzeitig sind sie aber auch empfindlicher für Nebenwirkungen und da Leber und Niere noch nicht vollständig ausgereift sind, werden Medikamente bei kleinen Kindern langsamer ausgeschieden und bleiben länger im Körper.

Wenn nach einigen Lebensmonaten Leber und Nieren voll funktionsfähig sind, werden Medikamente schneller verstoffwechselt. Durch die Beschleunigung der Stoffwechselrate brauchen Kinder im Vergleich zu Erwachsenen höhere Medikamentendosen pro Einheit des Körpergewichts und der Körperoberfläche. Das kann eine häufigere Verabreichung von Medikamenten erforderlich machen.

Zur leichteren Einnahme von Medikamenten eignen sich für Kinder Applikationsarten wie Zäpfchen, Pflaster, Suspensionen oder Brause- und Kautabletten (vgl. Leitner 2017).

## Kinderkrankheiten und Krankheitsverläufe

Manche Erkrankungen treten fast nur im Kindesalter auf (z. B. Atemnotsyndrom des Neugeborenen, klassische Kinderkrankheiten wie Mumps, Masern, Röteln). Krankheiten, die sowohl bei Erwachsenen als auch bei Kindern auftreten, haben meist andere Schweregrade oder einen unterschiedlichen Verlauf (z. B. Leukämie). Im Kapitel „Notfälle im Kindesalter“ werden häufige Notfälle und das pflegerische Verhalten dabei näher beschrieben (vgl. Leitner 2017).

# Pflege von Neugeborenen und Säuglingen

Im Folgenden werden die Grundlagen der Pflege von Neugeborenen beschrieben, wobei der Fokus hier beim gesunden Neugeborenen liegt.

## Beobachtungskriterien

Bei Neugeborenen ist die regelmäßige Kontrolle der Vitalzeichen wesentlich, um eventuelle Veränderungen rechtzeitig zu erkennen. Dazu gehören vor allem Atmung und Puls sowie die Beobachtung der Hautfarbe. Alarmzeichen sind in diesen Bereichen:

**Atmung:** Nasenflügelatmung, Einziehungen am Brustkorb, Atemgeräusche und Apnoephasen weisen auf eine erschwerte Atmung hin.

**Puls:** Unregelmäßige Herzfrequenz, zyanotische Hände und Füße und ein blass-livides Munddreieck weisen auf eine instabile Kreislaufsituation hin.

**Hautfarbe:** Der Zeitpunkt des Auftretens, die Dauer und die Intensität eines Ikterus (verursacht durch Hyperbilirubinämie) sind zu beobachten. Ebenso zu beobachten sind die Beschaffenheit der Haut und der Hautturgor. Eine Blaufärbung der Haut unter Belastung (z. B. beim Schreien) ist physiologisch bedingt. Tritt diese Hautveränderung im Ruhezustand auf, ist sie pathologisch.

**Trinkverhalten:** Beim Trinken ist darauf zu achten, dass das Kind regelmäßig atmen kann. Um Erbrechen und damit die Gefahr einer Aspiration zu vermeiden, sollte man beim Füttern dem Kind zwischendurch immer die Gelegenheit zum Aufstoßen geben. Auf eine ausreichende Flüssigkeitszufuhr ist zu achten, um Durstfieber (ansteigende Temperatur durch Flüssigkeitsverlust) vorzubeugen.

**Ausscheidungen:** Zeitpunkt, Menge und Aussehen von Ausscheidungen werden beobachtet und dokumentiert.

Der erste Stuhl eines Kindes wird als Mekonium oder Kindspech bezeichnet und sollte 24 bis spätestens 36 Stunden post partum ausgeschieden werden. Ansonsten besteht die Gefahr eines Mekoniumileus (Darmverschluss). Weiters kann das Ausbleiben des Stuhls ein Hinweis auf eine Darmatresie oder zystische Fibrose (Mukoviszidose) sein. Das Kindspech ist eine grünlich-schwarze Masse aus Haaren, eingedickter Galle, toten Zellen und Darmsekret. Es ist also noch kein Verdauungsprodukt, sondern das, was sich während der Schwangerschaft im Darm angesammelt hat. Die in den ersten Lebenstagen abgesetzten hellen Stühle sind Übergangsstühle. Danach stellt sich der Darm auf die Verdauung der Muttermilch ein. Die Muttermilchstühle sind salben- oder pastenartig, gold- bis grüngelb und riechen aromatisch. Zu Beginn der Stillzeit setzen die Neugeborenen 5- bis 6-mal pro Tag Stuhl ab, wobei das Saugen an der Brust den Stuhlgang auslösen kann. Ab dem 4. Monat kann sich die Häufigkeit des Stuhlgangs auf 3- bis 4-mal pro Woche reduzieren.

Der erste Harn sollte ca. 12 bis 24 Stunden post partum ausgeschieden werden. Durch den Zerfall von Harnsäure ist der erste Harn meist orangefarben (Ziegelmehlsediment).

Stuhl und Harn können die empfindliche Haut des Säuglings reizen, es kann eine Windeldermatitis auftreten. Dabei handelt es sich um Rötungen im Genitalbereich, die von Schwellungen, Bläschen oder Schuppen begleitet werden können. Das Trockenhalten der gereizten Bereiche stellt die wichtigste Maßnahme bei einer Windeldermatitis dar. Regelmäßiges Windelwechseln und die Vermeidung von engen Windeln wirken der Entstehung einer Windeldermatitis entgegen. Der Hautpflege von Neugeborenen kommt eine spezielle Bedeutung zu (siehe Kapitel „Anatomische Besonderheiten" in diesem Kapitel) (vgl. Wehner).

## Schutz vor Auskühlung

Da das Neugeborene noch nicht genügend Wärme erzeugen kann, um sich warmzuhalten, kühlt es rasch aus. Daher ist es sinnvoll, bei der Pflege eine vorgewärmte Waage oder eine Wärmelampe zu benutzen bzw. das Bett des Säuglings vorzuwärmen. Grundsätzlich sollte die Pflege des Neugeborenen zügig durchgeführt werden und unbekleidete Körperteile sollten immer mit einer Windel oder einem Handtuch abgedeckt werden. Die Zimmertemperatur sollte bei der Pflege 20–22° C nicht unterschreiten und die Fenster sollten nur zum Stoßlüften geöffnet werden. Aufgrund der noch fehlenden Wärmeregulation des Neugeborenen müssen Bedingungen geschaffen werden, bei denen der Säugling weder friert noch schwitzt. Daher wird tagsüber eine Zimmertemperatur von 18 bis 21 und nachts von 15 bis 18° C empfohlen. Die Luftfeuchtigkeit sollte bei etwa 50 Prozent liegen, um eine Austrocknung der Schleimhäute zu verhindern (vgl. Wehner).

## Körperpflege

Bei der Säuglingspflege ist das Waschen dem Baden vorzuziehen. Durch häufiges Baden kann die Haut gereizt und entfettet werden. Die Körperpflege sollte in ruhiger Umgebung, ohne Zeitdruck, jedoch zügig durchgeführt werden. Die Umgebungstemperatur sollte ca. 22° C und die Wassertemperatur 36–37° C (mit Badethermometer überprüfen) betragen. Beim Abtrocknen des Kindes ist besonders auf die Hautfalten, die Zehen und Finger zu achten. Sie müssen unbedingt trocken sein, um Hautirritationen zu vermeiden. Bei Akne wird mit sterilen Tupfern eine austrocknende Lösung laut ärztlicher Anordnung aufgetragen. Die Fingernägel des Säuglings werden nicht geschnitten, sie schilfern sich von selbst ab. Nur falls das nicht ausreichend passiert und das Kind sich beispielsweise selbst kratzt, können die Nägel sehr vorsichtig geschnitten werden.

Bis der Nabel abgeheilt ist, kommt der **Nabelpflege** eine wichtige Bedeutung zu. Normalerweise trocknet der Rest der Nabelschnur zwischen dem 5. und 10. Tag ein und fällt dann ab. Die zurückbleibende Wunde schließt sich innerhalb von wenigen Tagen. Über den Nabelschnurrest können jedoch Keime eindringen. Daher ist regelmäßig zu überprüfen, ob der Nabel entzündlich verändert ist. Weiters sollte darauf geachtet werden, dass die Windel unterhalb des Nabels endet, damit die Wunde nicht gereizt wird (vgl. Wehner).

## Schutz vor Infektionen

Vor und nach allen Maßnahmen, die beim Neugeborenen durchgeführt werden, erfolgt eine Händedesinfektion. Das betrifft alle, die das Neugeborene versorgen. Daher werden neben der Mutter auch alle BesucherInnen, Geschwisterkinder etc. in der korrekten Händehygiene geschult. Personen mit Infektionszeichen (z. B. Schnupfen, Husten) sollten dem Neugeborenen fernbleiben. Ist das nicht möglich, ist zusätzlich zu den Standardhygienemaßnahmen ein Mundschutz zu tragen. Die Wöchnerin muss zusätzlich auf besondere Hygiene nach dem Toilettengang achten. Das Händewaschen ist nicht ausreichend, auch nach dem Toilettengang muss eine Händedesinfektion durchgeführt werden, da der Wochenfluss als infektiös anzusehen ist (vgl. Wehner).

**Merke:** Im Umgang mit Neugeborenen ist eine korrekt durchgeführte Händehygiene zur Vorbeugung von Infektionen unabdingbar!

## Physiologische Gewichtsabnahme

Im Laufe der ersten Lebenstage kommt es bei Neugeborenen zu einer physiologischen Gewichtsabnahme. Daher wird das Neugeborene im Krankenhaus jeden Tag gewogen. Nach 8 bis 10 Tagen sollte das Geburtsgewicht wieder erreicht sein.

In Bezug auf den maximal tolerierbaren Gewichtsverlust in den ersten Lebenstagen lautet die Empfehlung der ExpertInnen, dass ein Neugeborenes bis zu 7 % seines Geburtsgewichts verlieren kann. Bei einer Überprüfung des Stillmanagements und entsprechender Beratung kann ein Gewichtsverlust von bis zu 10 % des Geburtsgewichts ohne Zufütterung von Säuglingsnahrung toleriert werden (vgl. Wehner; Bier 2011).

## Ernährung

Welche Ernährung für Säuglinge die richtige ist, wird immer wieder kontrovers diskutiert. Daher werden für die folgenden Ausführungen die Empfehlungen des Bundesministeriums für Arbeit, Soziales, Gesundheit und Konsumentenschutz (BMASGK) und der Österreichischen Agentur für Gesundheit und Ernährungssicherheit GmbH (AGES) als Grundlage herangezogen.

Die Auswahl von Lebensmitteln für eine optimale Nährstoffaufnahme ist bereits während der Schwangerschaft von besonderer Bedeutung. Von der Arbeitsgruppe „Kleinkinder, Stillende und Schwangere" (AG KISS) der nationalen Ernährungskommission wurden das Programm „Richtig essen von Anfang an!" (REVAN) und die „Österreichische Ernährungspyramide für Schwangere und Stillende" erarbeitet (vgl. BMSGPK 2023b).

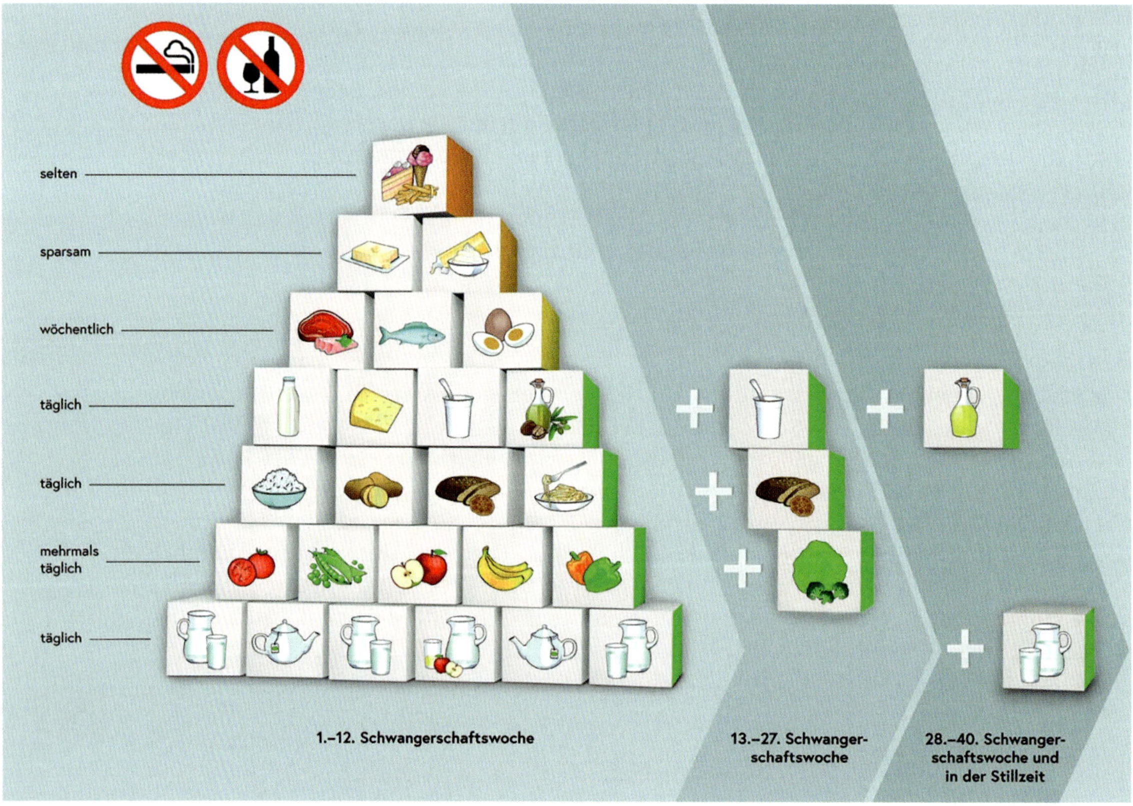


Abb. 18: **Ernährungspyramide für Schwangere** (vgl. AGES 2023a)

Die „Österreichischen Stillempfehlungen" der Task Force „Kleinkinder, Stillende und Schwangere" sind hier abrufbar:

**Stillen**

Grundsätzlich enthält Muttermilch mit ihren Nährstoffen genau das, was Säuglinge in den ersten Lebensmonaten für eine gesunde Entwicklung benötigen. Das Stillen hat noch weitere Vorteile: So schützt die Muttermilch beispielsweise vor Krankheiten, da immunaktive Substanzen der Mutter an das Kind weitergeben werden. Das Stillen deckt auch den Flüssigkeitsbedarf eines gesunden Säuglings ab. Daher brauchen gesunde Säuglinge während der Stillzeit keine Extra-Gaben von Flüssigkeit. Von ExpertInnen wird empfohlen, in den ersten Monaten zu stillen und erst zwischen dem Beginn des 5. Lebensmonats (17. Woche) und dem Ende des 6. Lebensmonats (26. Woche) mit der Zufütterung von Beikost zu beginnen.

Stillen ist für die Mutter und auch für das Baby etwas Neues, das gezielt gefördert bzw. erst erlernt werden muss. Das Anlegen des Neugeborenen sofort nach der Geburt fördert den Saugreflex des Kindes. Dennoch ist es sehr unterschiedlich, wie schnell Neugeborene zu saugen beginnen. Das erfordert oftmals Geduld. Die Unterstützung und Beratung durch das geschulte Pflegepersonal bzw. eine Hebamme sind in dieser Phase wesentlich. Das Erlernen einer guten Anlegetechnik hilft, Probleme und Schmerzen beim Stillen zu minimieren. Zu Beginn des Stillens sollte das Baby so oft angelegt werden, wie es möchte. Es kann sein, dass es in den ersten Tagen und Nächten in kurzen Abständen häufig gestillt werden möchte und dann wieder längere Ruhephasen hat. An der ersten Seite soll das Neugeborene mindestens 15–20 Minuten lang trinken. Anschließend sollte man es aufstoßen lassen und dann die andere Brust anbieten. Gegen Ende der Stillmahlzeit ist die Milch besonders nahrhaft, darum sollte das Baby ausreichend lange an der Brust trinken. Wenn sich das Stillen eingespielt hat, kann es sein, dass das Kind auch mit nur einer Brust zufrieden und ausreichend gestillt ist. Muttermilch ist für die Ernährung des Neugeborenen ausreichend, es wird meist keine zusätzliche Flüssigkeit gebraucht. Die erste Milch, das sogenannte Kolostrum, ist besonders reich an Nähr- und Abwehrstoffen. Sollten Mutter und Kind in den ersten Tagen getrennt sein, besteht die Möglichkeit, dass das Baby die Muttermilch durch Abpumpen trotzdem bekommt.

Wenn das Baby genug getrunken hat, lässt es die Brust meist von selbst los. Wenn es nötig ist, das Baby von der Brust zu lösen, sollte das erfolgen, indem die Mutter die Finger vorsichtig in den Mundwinkel des Babys schiebt, um das Saugen zu unterbrechen. Damit die Luft aus dem Magen entweichen kann, sollte das Baby hoch an die Schulter der Mutter gelegt werden, damit es aufstoßen kann. Klopfen Sie dem Baby sanft auf den Rücken und stützen Sie dabei den Rücken.

Die **Stillposition** sollte so bequem wie möglich sein. Manche Mütter stillen lieber im Bett, andere bevorzugen es, sich dazu in einen Sessel zu setzen. Durch Unterlegen eines Kissens können die Arme der Mutter und das Baby gestützt werden. Grundsätzlich sollte beim Stillen auf eine ungestörte Umgebung geachtet werden.

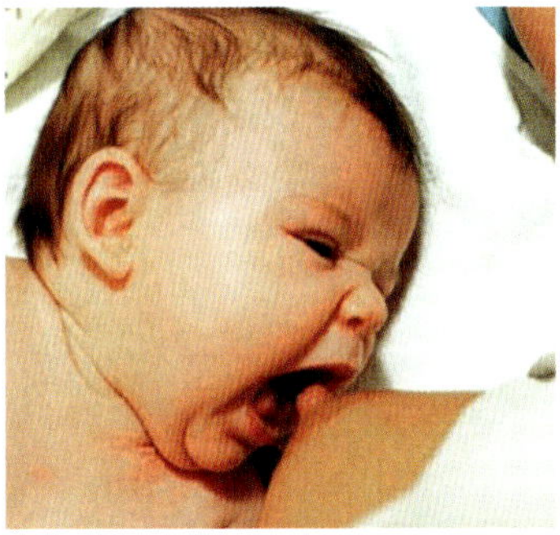

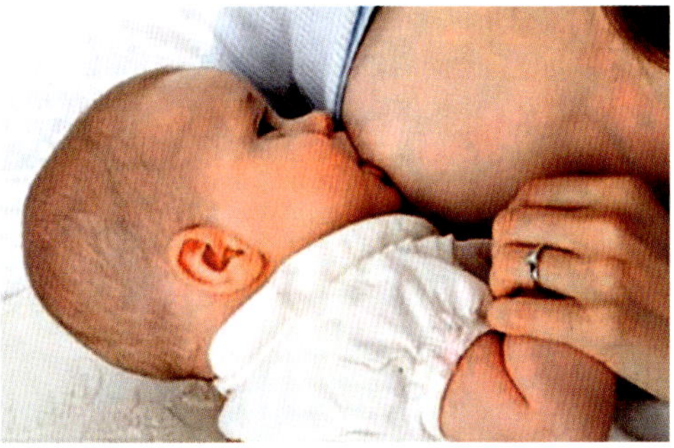

Abb. 19: **Säugling zum Stillen anlegen** (BMGF 2017, S. 8)

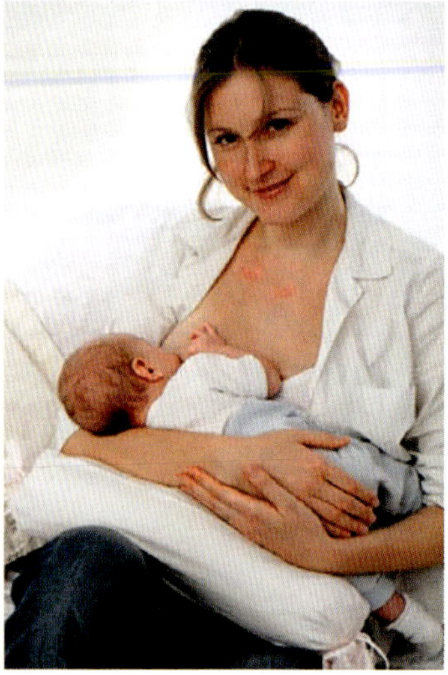

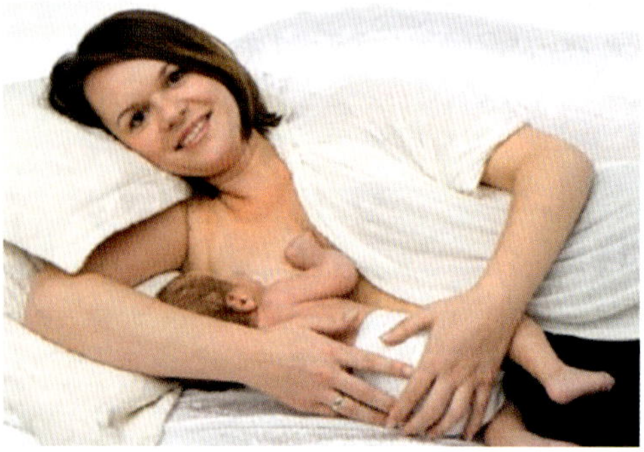

Abb. 20a+b: **Stillpositionen** (BMGF 2017, S. 8–9)

**Stillen im Sitzen**: Das Baby wird so in den Arm gelegt, dass sein Körper der Mutter ganz zugewandt ist. Das Baby liegt Bauch an Bauch mit der Mutter. Der Kopf des Babys ruht auf dem Unterarm der Mutter. Das Baby sollte die Brust erreichen können, ohne den Kopf zu drehen. Ohr, Schulter und Hüfte befinden sich in einer beinahe geraden Linie. Durch das Berühren der Brustwarze mit der Unterlippe des Babys öffnet es den Mund weit. Das Baby wird so nahe herangezogen, dass es nicht nur die Brustwarze selbst, sondern auch einen Teil des Warzenhofes in den Mund nimmt. Der Kontakt der Brustwarze mit dem Gaumen löst den Saugreflex aus. Dabei berühren auch Nasenspitze, Wange und Kinn des Babys die Brust. So kann es wirkungsvoll saugen und auch die Brustwarzen werden nicht so leicht wund. Das Baby atmet während des Stillens durch die Nase und bekommt so ausreichend Luft.

**Stillen im Liegen**: Die Mutter liegt auf der Seite im Bett oder auf dem Sofa. Der Rücken sollte gut unterstützt sein und ein Kissen unter der Achsel und unter dem Kopf erleichtern die Position für die Stillende. Das Baby liegt ebenfalls auf der Seite und ist der Mutter ganz zugewandt.

**Stillen in Rückenhaltung**: Die Stillende sitzt auf einem Sessel oder Sofa. Das Baby wird stabil im Nacken gehalten, sodass Daumen und Zeigefinger etwa bei den Ohren des Kindes zu liegen kommen. Bei dieser Stillposition ist die Verwendung eines Stillkissens besonders hilfreich.

Es ist gut, mehrere Stillpositionen zu kennen und abzuwechseln. Nähere Informationen sind in der Broschüre „Stillen – ein guter Beginn. Information für Mütter und Väter“ abrufbar.

### Industriell hergestellte Säuglingsnahrung

Die sogenannte Säuglingsanfangsnahrung wird zur Ernährung des Babys verwendet, wenn nicht gestillt wird. Je nach Alter des Kindes werden verschiedene Nahrungen angeboten. Pre-Nahrung ist am besten an das Nährstoffprofil der Muttermilch angepasst. Bei Kindern mit Allergierisiko wird die sogenannte HA-Nahrung (HA = hypoallergen) empfohlen. Grundsätzlich empfiehlt sich ein Gespräch mit dem Arzt/der Ärztin oder einer Hebamme, um kompetente Beratung bei der Entscheidung für die geeignete Nahrung zu erhalten. Ab dem 6. Lebensmonat (23. Woche) kann maximal einmal pro Tag Kuhmilch für die Zubereitung eines Milch-Getreide-Breis verwendet werden. Kuhmilch sollte jedoch nicht gemeinsam mit einer Fleischmahlzeit angeboten werden. Für die Ernährung eines Säuglings ungeeignet sind vegetarische Milchersatzgetränke, die beispielsweise aus Reis oder Mandeln hergestellt werden.

### Beikost

Beikost wird zusätzlich zum Stillen oder zur industriell hergestellten Säuglingsnahrung angeboten. Laut den österreichischen Beikostempfehlungen sollte mit dem Anbieten von Beikost zwischen dem Beginn des 5. Lebensmonats (17. Woche) und dem Ende des

6. Lebensmonats (26. Woche) langsam begonnen werden (vgl. AGES 2020). Dabei ist der individuelle Entwicklungsstand des Kindes zu berücksichtigen. Dass ein Kind „reif“ für Beikost ist, ist unter anderem daran zu erkennen, dass es die Nahrung nicht mehr ausspuckt und schon erste Zähne durchbrechen (siehe Abb. 21). Sobald mit Beikost begonnen wird, sollte nach Bedarf Flüssigkeit angeboten werden. Ab dem 10. Monat brauchen Kinder regelmäßig Flüssigkeit in Form von ungezuckerten Getränken, idealerweise Trinkwasser.

**Entwicklung des Kindes**

Vergessen Sie nicht, jedes Kind ist anders. Die Übersicht ist eine Orientierungshilfe.

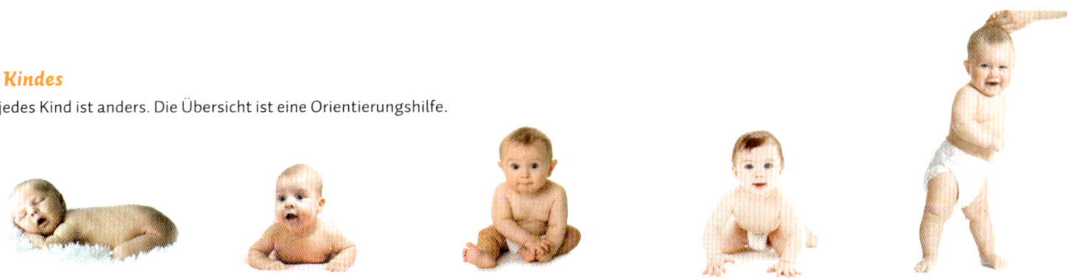

| Entwicklungsphasen | Neugeborenes | Sitzen mit Unterstützung | Selbständiges sitzen | Krabbeln | Erste Schritte |
|---|---|---|---|---|---|
| Körperliche Fähigkeiten | · Kopf muss gestützt werden | · sitzt mit Unterstützung<br>· liegt am Bauch und kann sich mit den Armen hoch drücken bis Ellenbogen durchgestreckt sind | · sitzt eigenständig<br>· kann kleine Dinge aufheben und halten<br>· greift nach Essen oder Löffel | · lernt zu krabbeln<br>· versucht eigenständig zu stehen | · zieht sich hoch um zu stehen<br>· kann selbstständig stehen<br>· macht die ersten Schritte |
| Fähigkeiten für die Nahrungsaufnahme | · Saug-Schluck-Atmen-Rhythmus während des Stillens bzw. der Flaschenfütterung | · Ausspuckreflex nimmt ab<br>· erkennt den Löffel und öffnet den Mund bei Annäherung | · lernt Breie festerer Konsistenz im Mund zu lassen<br>· versucht Essen mit der Faust zu umschließen und führt es zu sich heran<br>· kann das Essen von einer in die andere Hand reichen<br>· kann mit Unterstützung vom Becher trinken | · kann „Finger Food“ essen<br>· hält den Becher selbstständig<br>· hält kleines Essen zwischen Daumen und Zeigefinger (Pinzettengriff) | · kann selbstständig mit den Fingern essen<br>· kann mit dem Strohhalm trinken<br>· kann den Becher mit zwei Händen alleine halten und trinken |
| Hunger- und Sättigungssignale | · schreit, wenn es Hunger hat<br>· bestaunt Bezugsperson, öffnet den Mund während dem Füttern, gibt Anzeichen beim Wunsch weiterzutrinken<br>· verweigert die Brustwarze, hört auf zu saugen oder schläft während des Trinkens ein, wenn es satt ist | · bewegt den Kopf nach vorne um den Löffel zu erreichen, wenn es noch Hunger hat<br>· schiebt dass Essen zum Mund, wenn es hungrig ist<br>· lässt sich leicht ablenken oder dreht den Kopf zur Seite, wenn es satt ist | · bei Hunger wird nach Löffel oder Nahrung gegriffen<br>· zeigt aufs Essen hin, wenn es hungrig ist<br>· isst langsamer, hält Mund geschlossen oder spuckt Essen aus, wenn es satt ist | · bei Hunger wird nach Löffel oder Nahrung gegriffen<br>· zeigt aufs Essen hin, wenn es hungrig ist<br>· zeigt bei Hunger Freude, wenn das Essen kommt<br>· isst langsamer oder schiebt das Essen zur Seite, wenn es satt ist | · bringt durch Laute oder Worte zum Ausdruck, wenn es nach einem Nahrungsmittel verlangt<br>· schüttelt den Kopf um zu signalisieren „nicht mehr“, wenn es satt ist |
| Geeignete Lebensmittel | · Muttermilch oder Säuglingsanfangsnahrung (SAN) | · Muttermilch oder SAN<br>· Fein pürierte Nahrung | · Muttermilch oder SAN<br>· grob pürierte und zerdrückte Nahrung ohne spürbare Stückchen | · Muttermilch oder SAN<br>· Geriebene, zerdrückte oder klein geschnittene Nahrung<br>· Nahrung mit weicher Konsistenz<br>· unterschiedliche Geschmacks-richtungen anbieten | · Muttermilch oder SAN<br>· Feste Nahrung klein geschnitten, gewürfelt<br>· Nahrung mit weicher bis mittelharter Konsistenz<br>· Nahrung unterschiedl. Zusammensetzung |

Richtig essen von Anfang an!

Abb. 21: **Reifetabelle – Entwicklung des Kindes** (AGES 2020)

**Zur Beikost sind folgende Grundsätze zu berücksichtigen:**

- Zu Beginn der Beikost sind Eisen- und Zinkquellen wie Fleisch und Getreide wichtig. Eisenhaltige Lebensmittel sollten mit Vitamin-C-reichem Obst und Gemüse (z. B. Beeren, Fenchel, Brokkoli) kombiniert werden. Das verbessert die Verwertung des Eisens.
- Die Beikost sollte zu Beginn in gedünsteter, warmer und pürierter Form angeboten werden.
- Salz, Zucker, Honig und Süßungsmittel sollten nicht bzw. nur sehr eingeschränkt verwendet werden.

- Lebensmittel wie Fisch, Nüsse und Eier können als Beikost gegeben werden.
  - Fische wie Saibling, Lachs und Forelle sind gut für die Beikost geeignet. Hingegen sollten fettreiche Fische wie Thunfisch, Schwertfisch, Heilbutt und Hecht aufgrund möglicher Schwermetallbelastung gemieden werden.
  - Um eine Aspiration ganzer oder grob gehackter Nussstücke zu vermeiden, sollten Nüsse in geriebener Form (z. B. vermischt mit Brei) angeboten werden.
- Die Tageszeit der Beikostgabe ist nicht wichtig. Je nach Vorliebe des Babys ist sie morgens, mittags oder abends möglich.
- Bei der Zubereitung von Babykost ist das Beachten von Hygiene bei der Verarbeitung und das Durchgaren von tierischen Lebensmitteln wie Fleisch, Fisch und Eiern wichtig.
- Es sollte so lange weiter gestillt werden, wie Mutter und Kind das möchten.
- Ebenso kann Pre-Nahrung weiterhin als Muttermilchersatz gegeben werden.
- Auf einseitige Diäten und Kostformen (z. B. Frischkornkost, vegane Kost) sollte verzichtet werden.
- Es wird empfohlen, zwischen Anfang des 5. und 7. Lebensmonats mit kleinen Mengen Gluten (Getreide, Brot) zu beginnen. Dabei sollten pro Tag nicht mehr als sieben Gramm glutenhaltige Getreideprodukte gegeben werden. Diese Menge entspricht beispielsweise einer halben Scheibe ungesüßtem Zwieback oder Brot (15 Gramm), einem Esslöffel gekochter Teigwaren, einem gehäuften Teelöffel Mehl oder Grieß oder einem Esslöffel Flocken. Nach zwei Wochen kann die Menge langsam erhöht werden.
- Bei Mahlzeiten mit neuen Geschmacksrichtungen ist es möglich, dass der Säugling Neues erst nach einigen Anlaufversuchen akzeptiert.

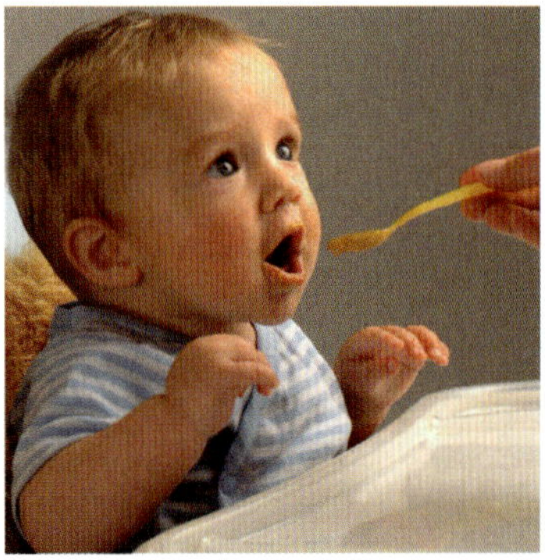

Abb. 22: **Beikost** (www.richtigessenvonanfangan.at)

In der Broschüre „Babys erstes Löffelchen" sind die österreichischen Beikostempfehlungen zusammengefasst (vgl. AGES 2020).

> **Merke:** Die österreichischen Beikostempfehlungen haben für gesunde, reif geborene Kinder mit und ohne genetische Vorbelastung für allergische Erkrankungen sowie für gestillte und nicht gestillte Kinder Gültigkeit.

**Übergang zur Familienkost**

Ab dem 10. bis 12. Lebensmonat beginnt der Übergang zur Familienkost. Dabei sollte zu Beginn klein geschnittene, gewürfelte oder zerkleinerte feste Nahrung angeboten werden. Bis zum Ende des ersten Lebensjahres sollte der Säugling im Familienrhythmus essen.

Tipp: Die Plattform „Richtig essen von Anfang an" bietet zahlreiche Informationen und Tipps in Bezug auf Ernährung des Säuglings.

Eine Zusammenfassung zum Thema „Wann beginnt mein Baby feste Nahrung zu essen?" ist über den QR-Code zu sehen.

## Sicherheit im Umgang mit dem Neugeborenen

In den ersten Tagen nach der Geburt spielt die Anleitung der Eltern im Umgang mit dem Neugeborenen eine wichtige Rolle. Vordergründig soll die Pflegekraft die Mutter in ihrer Tätigkeit nur unterstützen bzw. anleiten. Wichtig ist auch, dass die Eltern über die routinemäßigen Untersuchungen, die in den ersten Lebenstagen erfolgen, ausreichend informiert sind, um Unsicherheiten zu vermeiden. Bei den Untersuchungen sollten die Eltern immer hinzugezogen werden, damit sie über den Gesundheitszustand des Neugeborenen Bescheid wissen und sich auch ihrer Verantwortung für die Gesundheit ihres Kindes bewusst werden. Neben der Anleitung bzgl. Körperpflege und Nabelversorgung, Babymassage sowie dem Wickeln und Gestalten der optimalen Schlafumgebung sollen die Eltern über Unfallverhütung, Vermeidung von Verletzungen und den plötzlichen Kindstod Bescheid wissen. Sie sollten auch darüber informiert werden, dass sie zu Hause durch regelmäßige Besuche einer Hebamme Unterstützung erhalten können. Erst im Laufe der Zeit, wenn die Eltern ihr Kind besser kennenlernen, können sie die Bedürfnisse des Neugeborenen richtig einschätzen. Wichtig ist es, ihnen dahingehend Ruhe und Sicherheit zu vermitteln (vgl. Wehner; Bier 2011).

## Notfälle im Kindesalter

Je nach Alter des Kindes sind unterschiedliche Ursachen für Notfälle wahrscheinlich und auch unterschiedliche Erstmaßnahmen erforderlich. Eltern ist zu empfehlen, sich durch spezielle Erste-Hilfe-Kurse gezielt auf diese Situationen vorzubereiten.

### Hauptursachen

Für Kindernotfälle gibt es drei Hauptursachen:

1. **Unfälle**: Dazu gehören beispielsweise Verschlucken von Gegenständen, Haushaltsunfälle (Verbrühungen, Verletzungen durch Einklemmen, ...), Ertrinken und Verkehrsunfälle.
2. **Plötzliche schwere Erkrankungen**: Dazu gehören beispielsweise Fieberkrampf, schwere Infektionen, Hitzschlag.
3. **Vergiftungen**: Dazu gehören beispielsweise die Einnahme von Haushaltsprodukten wie Reinigungsmitteln, Körperpflegeprodukten, Medikamenten oder Pflanzenteilen.

Je nach Alter des Kindes ist mit unterschiedlichen Zwischenfällen zu rechnen. In den ersten sechs Lebensmonaten sind Sturzunfälle, wie das Fallen vom Wickeltisch, besonders häufig. Aber auch Strangulationen mit Schnüren oder Bändern, die das Kind erreicht, kommen in dieser Zeit häufig vor. Das Verschlucken von Gegenständen und thermische Verletzungen wie Verbrühungen und Verbrennungen kommen zwischen dem 7. Monat und dem 4. Lebensjahr gehäuft vor. Mit steigender Mobilität steigt auch das Sturzrisiko, es ist bei Kindern, die zu laufen beginnen, besonders hoch. Auch der Ertrinkungsnotfall ist in dieser Altersgruppe ein großes Thema. Zu Sport-, Freizeitverletzungen und Unfällen im Straßenverkehr kommt es meist, sobald die Kinder das gewohnte Umfeld vermehrt verlassen, d.h. im Kindergarten-/Schulalter. Bei Kindern unter vier Jahren kommt es dabei häufig zu Schädelverletzungen, bei älteren Kindern stehen Verletzungen der Extremitäten im Vordergrund (vgl. BMSGPK 2023a).

### Präventive Maßnahmen

Durch entsprechende präventive Maßnahmen ließen sich zahlreiche Unfälle mit schweren Folgen für das Kind verhindern.

Dazu ist die Berücksichtigung von folgenden **Vorsichtsmaßnahmen** hilfreich (vgl. BMSGPK 2023a):

- Gestaltung einer kindersicheren Umgebung: keine Messer, Scheren oder Feuerzeuge liegen lassen, potenziell gefährliche Gegenstände nicht in Reichweite des Kindes platzieren etc.
- Kinder niemals unbeaufsichtigt in der Nähe von Gewässern (z. B. Pools) spielen lassen
- Kleinspielzeug (Bausteine, Spielkegeln, Murmeln, ...), das zu einer Verlegung der Atemwege führen kann, aber auch Münzen nicht offen liegen lassen
- Kinder in Fahrzeugen niemals ohne geeignete Sicherung transportieren
- Beim Roller-, Rad-, Rollschuh-, Skifahren oder Eislaufen immer einen Helm bzw. Extremitätenschutz tragen

## Verhalten im Notfall

Grundlagen zum Verhalten im Notfall bei Kindern sind im Kapitel „Maßnahmen zur Wiederbelebung von Kindern“ im Band „Pflegeassistenz“ genau beschrieben. Daher werden im vorliegenden Buch ausschließlich ergänzende Informationen vertieft. Im Folgenden sind allgemeine Grundsätze und Besonderheiten bei einem Kindernotfall zusammengefasst.

**Säuglinge und Neugeborene** sind noch nicht in der Lage, Schmerzen mitzuteilen. Ein Schrei kann daher viele Ursachen haben – von harmlos bis lebensbedrohlich. Der Kopf eines Neugeborenen oder Säuglings ist aufgrund der schwachen Halsmuskulatur und des hohen Gewichts besonders gefährdet und bei Unfällen häufig betroffen.

Aufgrund der meist geringen Behaarung des Kopfes ist das Kind Sonnenbestrahlung gegenüber besonders empfindlich. Um einem Sonnenbrand oder Sonnenstich vorzubeugen, sollten Säuglinge immer eine Kopfbedeckung tragen. Bereits kleine Einwirkungen von außen können die Blutgefäße im Kopf zum Zerreißen bringen. Deshalb ist das Schütteln eines Säuglings lebensgefährlich!

**Kleinkinder** können Schmerzen nicht genau lokalisieren. Daher werden viele Beschwerden von Kindern als Bauchschmerzen angegeben. Kinder haben auch häufig eine emotionale Bindung zu ihrer Umgebung und personifizieren Gegenstände, sie machen beispielsweise Aussagen wie „Der Tisch hat mir wehgetan!“.

Der Verlust von Flüssigkeit in Form von Blut, Erbrochenem oder flüssigem Stuhl darf bei Kleinkindern nicht unterschätzt werden, er führt schneller zu einem Schockzustand als bei Erwachsenen. Daher ist in solchen Fällen die fachliche Einschätzung der Situation durch einen Arzt/eine Ärztin zu empfehlen. Eine Störung der Sauerstoffzufuhr (beispielsweise durch Verlegung der Atemwege durch Verschlucken eines Gegenstands) kann schnell zu einer Verlangsamung des Herzschlags mit nachfolgendem Herzstillstand führen (vgl. BMSGPK 2023a).

**Fieberkrämpfe** treten bei rasch ansteigender Temperatur auf, am ehesten, wenn die Körpertemperatur mehr als 39° C beträgt. Normalerweise ist der gesamte Körper betroffen, manchmal auch nur einzelne Gliedmaßen. Die Kinder können insbesondere im Gesicht eine Zyanose entwickeln oder auch blass werden. Die Atmung ist erschwert und es können Muskelzuckungen, Verdrehen der Augen sowie plötzliche Bewusstlosigkeit auftreten. Obwohl ein einfacher Fieberkrampf meist nur wenige Sekunden bis Minuten dauert, ist das Kind danach zwar erschöpft, erholt sich aber meist sehr rasch wieder.

Fieberkrämpfe treten vor allem bei Kindern zwischen dem 6. Lebensmonat und dem 7. Lebensjahr auf. Ausgelöst kann ein Fieberkrampf durch fieberhafte Infekte oder Impfungen werden. Eine wichtige Rolle spielen auch erblich bedingte Faktoren. Sind in der Familie bereits Fieberkrämpfe aufgetreten, erhöht das die Wahrscheinlichkeit für das Auftreten eines Krampfanfalls. Fieberkrämpfe treten dann auf, wenn in einer bestimmten Entwicklungsphase des Gehirns auf Fieber bzw. auf raschen Temperaturanstieg mit Krampfanfällen reagiert wird. Meist ist ein Fieberkrampf zwar harmlos, dennoch sollte immer eine ernste Erkrankung anderer Art ausgeschlossen werden.

Je nachdem, welche Symptome auftreten, wird zwischen einfachen und komplizierten Fieberkrämpfen unterschieden:

- Ein **einfacher** oder **unkomplizierter Fieberkrampf** ist zumeist harmlos und dauert weniger als 15 Minuten. Er betrifft den ganzen Körper und normalerweise kommt es in den ersten 24 Stunden nach dem ersten Krampfanfall zu keinem weiteren. Bei etwa jedem dritten Kind besteht ein Wiederholungsrisiko.
- Ein **komplexer** oder **komplizierter Fieberkrampf** kann länger als 15 Minuten dauern und sich innerhalb von 24 Stunden wiederholen. Er kann ein erstes Anzeichen für eine spätere Epilepsie oder eine andere abklärungswürdige Erkrankung sein. Diese Art von Fieberkrampf tritt wesentlich seltener auf als der einfache Fieberkrampf.

**Folgende Erstmaßnahmen sind beim Auftreten eines Fieberkrampfes zu beachten:**

- die Kleidung des Kindes lockern
- Gegenstände, an denen sich das Kind verletzen kann (harte Spielsachen im Bett), entfernen
- die Zuckungen nicht unterdrücken – das Kind nicht festhalten
- dem Kind weder zu essen noch zu trinken geben
- erbricht das Kind, vorsichtig auf die Seite drehen
- nach dem Krampf soll sich das Kind in stabiler Seitenlage erholen können

Nach dem ersten Fieberkrampf sollte ein Kind immer ärztlich untersucht werden. Bei einem komplizierten Fieberkrampf muss ein Kind im Krankenhaus untersucht werden. Es wird meist zur Beobachtung und Abklärung für mindestens 24 Stunden im Spital behalten.

Nach einem Fieberkrampf wird empfohlen, dass bei Infekten ab einer Körpertemperatur von 38,5° C fiebersenkende Medikamente verwendet werden und für den Fall eines erneuten Fieberkrampfes krampflösende Medikamente vorhanden sind (vgl. Fazekas 2017).

**Merke:** Fieberkrämpfe sind die häufigsten Krampfereignisse bei Säuglingen und Kleinkindern. Sie werden durch die rasch ansteigende Körpertemperatur bei Fieber ausgelöst. Ein Fieberkrampf ist in der Regel harmlos!

Für den Notfall sollten folgende **Notrufnummern** bekannt sein:

- **Rettung: 144**
- **Euronotruf: 112**
- **Ärztenotdienst: 141**
- **Vergiftungsinformation: 01/406 43 43**
- **sozialpsychiatrischer Notdienst: 01/313 30**

**Merke:** Der wichtigste Leitsatz in der Ersten Hilfe lautet: Der einzige und schlimmste Fehler, den man machen kann, ist nichts zu tun!

## Pflegerelevante Erkrankungen im Jugendalter

Neben den klassischen Kinderkrankheiten wie Windpocken, Röteln, Scharlach, Keuchhusten und Mumps treten bei Kindern und Jugendlichen in den letzten Jahren vermehrt auch psychische Erkrankungen wie Magersucht, Fettsucht oder Bulimie auf. Auch die Zahl der Kinder, die an motorischen und sprachlichen Entwicklungsstörungen bzw. an selbstverletzendem Verhalten (SVV) oder Depressionen leiden, steigt. Aufgrund der Aktualität wird daher im Folgenden schwerpunktartig auf psychische Erkrankungen im Kindes- und Jugendalter eingegangen.

Die „Mental Health in Austrian Teenagers (MHAT)"-Studie hat erstmals Daten zur psychischen Gesundheit von Kindern und Jugendlichen erhoben. An der Befragung (Fragebogenerhebung und Interview) nahmen 3.610 Jugendliche im Alter von 10 bis 18 Jahren teil. Wesentliche Ergebnisse der Studie: Rund 20 % der befragten Mädchen und 16 % der befragten Buben wiesen internalisierende Verhaltensauffälligkeiten, wie depressive und ängstliche Symptome, soziale Zurückgezogenheit und körperliche Beschwerden ohne körperliche Ursache, auf. Von externalisierenden Verhaltensauffälligkeiten wie aggressiven und dissozialen Symptomen sind rund 8 % der Mädchen und 7 % der Buben betroffen. Die Häufigkeit steigt (insbesondere bei Buben) über die Schulstufen hinweg deutlich an. Rund 31 % der Mädchen und 15 % der Buben haben ein erhöhtes Risiko für Essstörungen. Bei Mädchen ist das Risiko in der 9. Schulstufe am größten, bei Buben nimmt es über die Schulstufen hinweg leicht ab. Ca. 6 % der Jugendlichen gaben an, absichtlich zu erbrechen, 28 % der Mädchen und 11 % der Buben fühlen sich zu dick. 32 % der Mädchen bzw. 14 % der Buben berichten von Kontrollverlust beim Essen (vgl. Philipp et al. 2014, S. 198–207).

Folgende **Risikofaktoren** spielen laut MHAT-Studie eine Rolle bei der Entstehung von Verhaltensauffälligkeiten.

**Soziodemografische Risikofaktoren:**

- keine erwachsene Bezugsperson vorhanden
- alleinerziehender Elternteil
- niedriger sozioökonomischer Status

**Gesundheitsbezogene Risikofaktoren:**

- psychische Erkrankung bei Eltern oder Geschwistern
- traumatisches Ereignis (wie Gewalt/Missbrauch) in der Lebensgeschichte
- chronische körperliche Erkrankung bei Eltern oder Geschwistern
- chronische körperliche Erkrankungen des/der Jugendlichen
- belastendes Ereignis (wie Tod oder Unfall) in der Lebensgeschichte

Sind aufgrund des Aufnahmeassessments Risikofaktoren erkennbar, sollten eventuell erkennbare Anzeichen für Verhaltensauffälligkeiten beobachtet werden (vgl. Karwautz et al. 2015, S. 3–8).

## Essstörungen

Wie schon erwähnt, sind bei den psychischen Erkrankungen bei Kindern und Jugendlichen Essstörungen (wie Magersucht, Fettsucht, Bulimie) die häufigsten. Wichtig ist hier vor allem, dass das soziale Umfeld auf Anzeichen einer Essstörung reagiert, um das betroffene Kind einer professionellen Behandlung zuzuführen.

Folgende Grundsätze sollten im Umgang mit Essstörungen berücksichtigt werden:

- **Miteinbeziehen der betroffenen Person:** Auch wenn das Kind bzw. der/die Jugendliche noch nicht volljährig ist, ist das Informieren über Entscheidungen wesentlich für den Erfolg der Behandlung.
- **Hinsehen und handeln:** Essstörungen sind eine Krankheit und keine „Phase der Pubertät", die sich von selbst wieder legt. Die Akzeptanz der Erkrankung ist ein wesentlicher Schritt.
- **Beratungsstellen nutzen:** Auch An- und Zugehörige können von einem Gespräch mit einer Beratungsstelle profitieren. Wertvolle Tipps zum täglichen Umgang zu Hause oder der Austausch mit anderen betroffenen Familien sind hilfreich für das gesamte soziale Umfeld.

In der Behandlung von Essstörungen werden unterschiedliche Behandlungsstrategien gleichzeitig eingesetzt und verschiedene Berufsgruppen arbeiten Hand in Hand. Im Zentrum steht eine psychologische bzw. psychotherapeutische Behandlung. Bei schwerwiegenden Fällen, wenn beispielsweise eine hohe körperliche Gefährdung besteht, kann eine stationäre medizinische Behandlung erforderlich sein. Hier ist es besonders wichtig, dass vereinbarte Rahmenbedingungen (wie viel der angebotenen Mahlzeit wird gegessen, wie lange hat der/die Betroffene dazu Zeit, ...) von allen am Behandlungsprozess Beteiligten eingehalten werden. Wichtig für die nachhaltige Therapie von Essstörungen ist die Einbeziehung von Ernährungsberatung, Ergotherapie, Kunsttherapie, Selbsthilfegruppen usw. Auch eine weiterführende Beratung/Therapie des sozialen Umfeldes (Eltern, Geschwister) ist notwendig.

Die Unzufriedenheit mit dem eigenen Körper kann durch beleidigende Äußerungen in sozialen Medien zusätzlich verstärkt werden. Beim sogenannten „Body Shaming" werden die Jugendlichen auf körperliche Merkmale reduziert, diskreditiert und öffentlich diffamiert (vgl. Karwautz et al. 2015, S. 3–8).

## Geistige Behinderung

Zum besseren Grundverständnis werden zum Thema Behinderung drei Begriffe, die die WHO unterscheidet, definiert:

- **Schädigung**: Dazu gehören alle Mängel oder Abnormitäten der anatomischen, psychischen oder physiologischen Funktionen und Strukturen des Körpers. Ursachen einer Schädigung können Erkrankungen, Unfälle oder angeborene Mängel sein.
- **Behinderung**: Dazu gehören Funktionsbeeinträchtigungen oder -mängel aufgrund von Schädigungen, die typische Alltagssituationen behindern oder unmöglich machen. Eine Schädigung führt also zu einer Beeinträchtigung der Bewältigung des Alltags.
- **Beeinträchtigung**: Beeinträchtigungen sind Nachteile einer Person aus einer Schädigung oder einer Behinderung. Dazu gehören beispielsweise Beeinträchtigungen im familiären und gesellschaftlichen Kontext.

Grundsätzlich besteht jedoch keine strikte Trennung von Behinderung bzw. Nicht-Behinderung. So kann ein behinderter Mensch bei optimaler Unterstützung und Versorgung mit adäquaten Hilfsmitteln in der Gestaltung seines Alltags nur gering beeinträchtigt sein.

Muss ein geistig behindertes Kind ins Krankenhaus, sollte das gut geplant werden. Für geistig behinderte Menschen ist die Veränderung der gewohnten Umgebung in der Regel schwierig. Auch für die MitarbeiterInnen im Krankenhaus stellen die Versorgung, Pflege und Betreuung von geistig beeinträchtigten Menschen eine große Herausforderung dar. Je mehr Informationen über die individuellen Bedürfnisse und Gewohnheiten vorhanden sind, desto besser kann der gewohnte Tagesablauf des/der Beeinträchtigten an die Abläufe und Handlungsprozesse im Krankenhaus angepasst werden.

Die Vorbereitung des/der Betroffenen sollte bereits zu Hause erfolgen. Etwaige Unsicherheiten und Ängste werden besprochen, falls möglich, wird das Krankenhaus bereits im Vorfeld besichtigt. Zu Hause wird gemeinsam der Koffer gepackt. Vertraute Gegenstände (wie Kuscheltier oder Fotos) dürfen dabei nicht fehlen!

Besonders wichtig ist es, im persönlichen Gespräch mit den Angehörigen oder durch ein ausführliches Pflegebegleitschreiben der betreuenden Einrichtung den erforderlichen Unterstützungsbedarf des behinderten Menschen zu erheben. Besonders berücksichtigt sollten dabei folgende Themen werden: nächtliche Betreuung (wenn nötig, sollte die Bezugsperson nachts anwesend sein können), erforderliche Begleitung bei Untersuchungen, Kommunikationseinschränkungen, individuelle Ängste (z. B. vor Spritzen, weißen Mänteln). Vorhandene Ressourcen werden ebenfalls erhoben (z. B. kann mit Augenbewegung kommunizieren, kann nach Anleitung selbst aufstehen). Eventuell erforderliche Hilfsmittel (Rollstuhl, Sehbehelfe, ...) sollten ebenfalls mitgegeben werden. Wichtig ist auch die Nennung konkreter Ansprechpersonen bzw. der Begleitperson und die Abstimmung der weiteren Kommunikation mit diesen Personen.

In der Pflege und Betreuung von behinderten Menschen gelten die gleichen Grundsätze wie in der Pflege und Betreuung von nicht behinderten Menschen. Die Berücksichtigung der individuellen Wünsche und Gewohnheiten ist hier genauso wichtig wie die Einbeziehung von An- und Zugehörigen. Der Einsatz von Pflegekonzepten wie der Basalen Stimulation oder Kinästhetik ist ebenfalls zu empfehlen.

Der Landes-Caritasverband für Oldenburg hat für das Projekt „Einfach anders – Menschen mit Behinderung im Krankenhaus“ den Film „Damit es gut wird“ gedreht, in dem gezeigt wird, wie die optimale Versorgung von behinderten Menschen im Krankenhaus gelingen kann. Der Film ist über den QR-Code zu sehen (vgl. Nordlohne 2018).

## Unterstützungs- bzw. Entlastungsangebote für An- und Zugehörige

Die Pflege im Familienkreis ist ein wesentlicher Faktor bei der individuellen Betreuung von Pflegebedürftigen. Diese Versorgung stellt hohe Anforderungen an alle Beteiligten. Eine finanzielle Unterstützung durch das Pflegegeld ermöglicht die Finanzierung professioneller Pflege und die Versorgung mit Hilfsmitteln.

Die Entlastung pflegender An- und Zugehöriger spielt ebenfalls eine wichtige Rolle. Nur wenn An- und Zugehörige regelmäßig entlastet werden und Zeit für sich haben, kann eine optimale Versorgung des pflegebedürftigen Kindes auf Dauer gewährleistet werden. Neben Entlastungsangeboten wie der Familienhilfe oder der persönlichen Assistenz sind Schulungsangebote für pflegende An- und Zugehörige zu empfehlen.

Diese haben neben der fachlichen Bedeutung auch einen zweiten wichtigen Aspekt: den Erfahrungsaustausch mit anderen Pflegenden. Hier können Tipps im Umgang mit herausfordernden Situationen und Bewältigungsstrategien ausgetauscht werden. Das Gefühl, mit der herausfordernden Situation nicht allein zu sein, ist meist sehr hilfreich für die Betroffenen. Belastende Faktoren für pflegende An- und Zugehörige sind vor allem die ständige Verfügbarkeit, die körperliche Anstrengung und die zu tragende Verantwortung (vgl. BMF 2023a). Nähere Informationen sind hier zu finden:

**Aufgabe:** Versuchen Sie mithilfe der Informationen der Homepage des BMF Informationen zu finden, die zur Unterstützung von pflegenden An- und Zugehörigen hilfreich sein können! Recherchieren Sie selbst, welche Unterstützungsmöglichkeiten es sonst noch gibt! Reflektieren Sie anschließend: Wie ist es mir bei der Recherche ergangen? Ist mein Ergebnis zufriedenstellend? Welche Informationen fehlen mir noch? Etc.

Fassen Sie die Ergebnisse schriftlich zusammen und diskutieren Sie Ihre offenen Fragen im Plenum!

## Persönliche Assistenz

Menschen mit Behinderung können durch persönliche Assistenz Hilfe am Arbeitsplatz, in der Schule, Ausbildung oder Freizeit in Anspruch nehmen. Die Finanzierung der persönlichen Assistenz für die Freizeit und das Leben außerhalb der Arbeitszeit hängt meist von der Pflegegeldstufe ab. Die Regelungen sind derzeit in allen österreichischen Bundesländern unterschiedlich.

Die Voraussetzungen für die Inanspruchnahme der persönlichen Assistenz sind in der bundesweit gültigen Richtlinie „Persönliche Assistenz am Arbeitsplatz", die das Bundesministerium für Arbeit, Soziales und Konsumentenschutz herausgegeben hat, geregelt. Die Richtlinie ist online downloadbar (vgl. BMASGK 2018c).

Das Ziel der persönlichen Assistenz ist es, beeinträchtigten Menschen ein möglichst selbstbestimmtes, eigenständiges und eigenverantwortliches Leben zu ermöglichen. Die persönlichen AssistentInnen sind keine Fachkräfte. Meist absolvieren sie eine Schulung, in der sie lernen, was ihre Rolle als persönliche Assistenz ist. Was sie genau in der Assistenz zu tun haben, stimmen sie individuell mit der beeinträchtigten Person, die sie unterstützen, ab. Der/die Behinderte leitet die persönlichen AssistentInnen selbst an.

Die Persönliche Assistenz GmbH hat in einem Informationsfilm wesentliche Informationen zur persönlichen Assistenz zusammengefasst. Das Video ist hier zu sehen:

## Finanzielle Unterstützung

Neben der persönlichen Belastungssituation für pflegende An- und Zugehörige ist auch die finanzielle Situation häufig eine Herausforderung. Für Angehörige von pflegebedürftigen Menschen mit Beeinträchtigung gibt es eine Zuwendung aus dem **Unterstützungsfonds für Menschen mit Behinderung.** Diese kann beantragt werden, wenn die Angehörigen die zu pflegende Person seit mindestens einem Jahr überwiegend pflegen und wegen Krankheit, Urlaub oder aus sonstigen wichtigen Gründen an der Erbringung der Pflege verhindert sind. Der Zuschuss kann bei der zuständigen Landesstelle des Sozialministeriumservices jährlich beantragt werden und dient als Beitrag zur Abdeckung der Kosten, die im Falle der Verhinderung der Hauptpflegeperson für die Inanspruchnahme von professioneller oder privater Ersatzpflege entstehen.

**Voraussetzung** ist der Bezug von **Pflegegeld** zumindest der

- Stufe 3
- Stufe 1 bei einer nachgewiesenen demenziellen Erkrankung
- Stufe 1 bei einer pflegebedürftigen minderjährigen Person

Informationen über sonstige Beihilfen für Menschen mit Behinderung sind auf der Homepage des Bundesministeriums für Finanzen zu finden (vgl. BMF 2023b).

Weitere Informationen zu den Rechten von Kindern und Jugendlichen im Krankenhaus vgl. Lernfeld 1, Kap. „Kinder und Jugendliche im Krankenhaus“ in diesem Band.

(vgl. Persönliche Assistenz GmbH 2023)

# Das kann ich!

| | |
|---|---|
| Ich kann die anatomischen, physiologischen und psychologischen Besonderheiten je nach Altersstufe nennen. | |
| Ich weiß, was hinsichtlich der Wirkung von Medikamenten bei Kleinkindern zu beachten ist. | |
| Ich weiß über die Besonderheiten von Krankheitsverläufen bei Kindern Bescheid. | |
| Ich weiß, welche Notfälle im Säuglings- und Kleinkindalter auftreten können, und kann adäquat reagieren. | |
| Ich kenne die Symptome eines Fieberkrampfes und kann adäquat reagieren. | |
| Ich weiß über Maßnahmen zur Verhütung von Un-/Notfällen im Säuglings- und Kleinkindalter Bescheid und kann die Eltern entsprechend instruieren. | |
| Ich kenne wesentliche Beobachtungskriterien beim Neugeborenen bzw. Kleinkind. | |
| Ich weiß, wie ich einen Säugling vor Auskühlung schützen kann. | |
| Ich kenne die wesentlichen Grundlagen, die bei der Körperpflege eines Säuglings zu berücksichtigen sind. | |
| Ich weiß, welche Maßnahmen zum Schutz vor Infektionen wichtig sind, und kann die Informationen zielgruppenspezifisch weitergeben. | |
| Ich kenne die Grundlagen zur Ernährung von Säuglingen und Kleinkindern. | |
| Ich weiß, was beim Stillen zu berücksichtigen ist, und kann die Mutter dazu anleiten. | |
| Ich kenne pflegerelevante Erkrankungen im Kindes- und Jugendalter und weiß, welche pflegerischen Schwerpunkte dabei zu setzen sind. | |
| Ich kenne Unterstützungs- und Entlastungsangebote für pflegende An- und Zugehörige. | |

# Lernfeld 7

# Pflege von Menschen mit palliativem Betreuungsbedarf

*„Nicht dem Leben mehr Tage, sondern den Tagen mehr Leben geben."*
Dr. Cicely Saunders (1918–2005), Begründerin der modernen Hospizbewegung

In der Palliativpflege gilt die **Symptomlinderung** als zentrales Element. Belastende Symptome beeinflussen die PatientInnen in ihrer Lebensqualität. Das oberste Ziel von Palliative Care ist die Aufrechterhaltung einer möglichst hohen Lebensqualität, daher gilt es, belastende Symptome zu lindern. Das bedarf vonseiten des Pflegepersonals bzw. des gesamten interdisziplinären Teams einer hohen Empathie und Beobachtungsgabe. Vor allem Menschen im Sterbeprozess sind häufig nicht mehr in der Lage, ihre Qualen mitzuteilen, und sind daher auf das betreuende Personal angewiesen.

Die Begleitung von sterbenden Menschen stellt für Pflegepersonen häufig eine große Herausforderung dar. Sie werden dabei mit der Endlichkeit ihres eigenen Lebens oder mit Verlusterlebnissen aus der Vergangenheit konfrontiert. Um Menschen auf ihrem letzten Weg trotzdem professionell begleiten zu können, ist das Wissen darüber, wie Sterbende und deren Angehörige bedürfnisorientiert begleitet werden können, von großer Bedeutung.

Des Weiteren wird in diesem Kapitel auf die Trauerarbeit eingegangen. Mit dem Versterben eines Klienten/einer Klientin endet die Begleitung der Angehörigen bzw. Bezugspersonen häufig nicht. Erleidet ein Mensch einen Verlust, reagiert er mit Trauer. Dieses Gefühl kann so tiefgreifend sein, dass der/die Betroffene es nicht schafft, es allein zu bewältigen. Dann ist es für ihn/sie eine große Hilfe, wenn vertraute Menschen ihn/sie in seiner/ihrer Trauer begleiten.

# Schmerzen

Eines der häufigsten und vor allem gefürchtetsten Symptome in der Palliativbetreuung stellt der Schmerz dar. Schmerz ist nicht nur eine Reizwahrnehmung, sondern eine subjektive Empfindung. Sr. Liliane Juchli (eine Schweizer Krankenschwester und Ordensschwester der Barmherzigen Schwestern vom Heiligen Kreuz) meinte: „Schmerz ist, was nach Aussage des Patienten weh tut." (Kränzle et al. 2018, S. 266) Das heißt, dass Schmerzen von jedem Menschen auf eigene Art und Weise erlebt und verspürt werden. Für uns Pflegende gilt es daher, den Menschen in seinem Schmerzerleben wahrzunehmen und zu begleiten.

## Einteilung

Schmerzen können nach dem **Entstehungsort** und nach der **Zeit** eingeteilt werden.

Im menschlichen Körper befinden sich in fast allen Geweben Schmerzrezeptoren (Nozizeptoren). Kommt es zu einer Schädigung des Gewebes, werden chemische Stoffe (Serotonin, Bradykinin, Histamin usw.) freigesetzt, die zu einer Erregung der Nozizeptoren führen. Die Nozizeptoren wandeln die chemischen Stoffe in Schmerzimpulse um und leiten diese über das Rückenmark zum Gehirn weiter.

In der Einteilung des Schmerzes nach dem Entstehungsort unterscheidet man daher den **Nozizeptorschmerz** und den **neuropathischen Schmerz**. Bei der Einteilung des Schmerzes nach der Zeit unterscheidet man den akuten und den chronischen Schmerz.

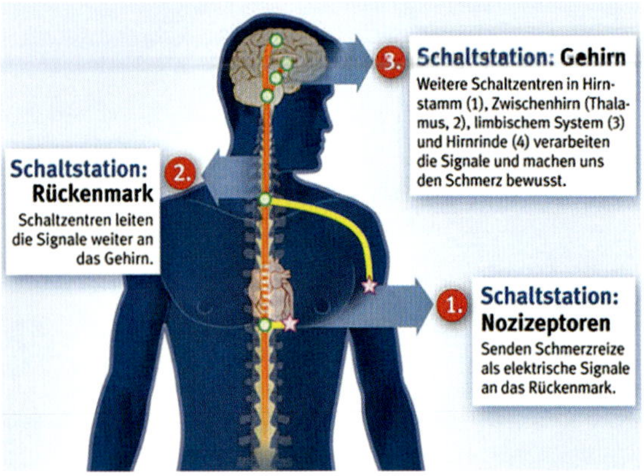


Abb. 23: **Schmerzweiterleitung** (Apotheken-Umschau 2017)

## Nozizeptorschmerzen

Der Schmerz entsteht durch die Reizung der Schmerzrezeptoren und wird am Entstehungsort wahrgenommen. Man unterscheidet hierbei den somatischen vom viszeralen Schmerz.

Beim **somatischen Schmerz** werden die Schmerzrezeptoren der Haut, des Bindegewebes, der Skelettmuskulatur und der Gelenke gereizt. Sticht man sich z. B. mit einer Nadel in den Finger, wird der Schmerz auch dort verspürt und hell wahrgenommen. Handelt es sich um eine Verletzung der Skelettmuskultur oder der Gelenke, wird der Schmerz dumpf wahrgenommen, da der Entstehungsort tiefer liegt.

Beim **viszeralen Schmerz** werden die Schmerzrezeptoren der inneren Organe des Brust-, Bauch- und Beckenraums gereizt. Der Schmerz wird als drückend, ziehend oder krampfartig wahrgenommen und lässt sich nicht mehr so gut lokalisieren.

## Neuropathische Schmerzen

Beim neuropathischen Schmerz werden die Nerven des zentralen und peripheren Nervensystems gereizt. Der Schmerz wird nicht am Entstehungsort wahrgenommen. Die Schmerzen äußern sich einschießend, schneidend, stechend, brennend oder bohrend.

## Akute Schmerzen

Akute Schmerzen dauern weniger als 3 Monate an. Der/die PatientIn zeigt im Zusammenhang mit dem Schmerz Schutzreflexe oder eine Schonhaltung. Der Schmerz ist außerdem örtlich begrenzt und gut lokalisierbar (vgl. Feichtner 2022, S. 220–221). Ursachen für die Schmerzen können eine Gewebeschädigung und Entzündungen oder chirurgische Interventionen sein. Sehr häufig ist der akute Schmerz auch ein Warnzeichen, das darauf hindeutet, dass im Körper eines Menschen etwas nicht stimmt (vgl. Student/Napiwotzky 2011, S. 153). Das Ziel der Schmerzbehandlung ist die Schmerzfreiheit (vgl. Feichtner 2018, S. 195).

## Chronische Schmerzen

Im Gegensatz zu den akuten Schmerzen dauern chronische Schmerzen länger als 3 Monate an. Es kann sich dabei auch um einen dauerhaften oder immer wieder auftretenden Schmerz handeln. Der Schmerzreiz äußert sich meist diffus und ist schlecht lokalisierbar (vgl. Feichtner 2022, S. 220–221). Ursachen für chronische Schmerzen können z. B. Tumorerkrankungen, Arthritis, neurologische Erkrankungen, Diabetes mellitus oder Verletzungen mit länger fortbestehenden Folgen sein (vgl. Student/Napiwotzky 2011, S. 153). Da die Therapie chronischer Schmerzen meist erschwert ist und eine schlechte Prognose aufweist, ist das Ziel der Behandlung eine bessere Schmerzverarbeitung und somit eine höhere Lebensqualität.

Es kann zu einer sogenannten Schmerzkrankheit kommen, da die Schmerzschwelle im Laufe der Zeit gesenkt und die Übertragung der Schmerzreize an das Gehirn verstärkt wird. Die Betroffenen nehmen daher bereits leichte Schmerzreize erhöht wahr. Dies führt zu einer geringeren Schmerztoleranz (vgl. Feichtner 2022, S. 221).

### Durchbruchschmerz

Trotz umfassender Schmerztherapie kann es immer wieder zu Durchbruchschmerzen kommen. Diese können in Form von Belastungsschmerzen aufgrund von bestimmten Bewegungen, im Rahmen des Verbandswechsels, beim Positionswechsel usw. auftreten. Da diese Schmerzen plötzlich auftreten, sind sie für die Betroffenen sehr beängstigend. Deshalb sollten Pflegende dafür sorgen, dass sie über zusätzliche Verordnungen eines rasch wirksamen Schmerzmedikaments verfügen, um im Falle schnell handeln zu können, damit das Vertrauen des Patienten/der Patientin in die Schmerztherapie nicht verletzt wird. Durchbruchschmerzen müssen außerdem von der Pflegeperson immer ernst genommen und sorgfältig dokumentiert werden (vgl. Feichtner 2022, S. 221–222).

## Einflussfaktoren

Da der Schmerz von den Betroffenen subjektiv erlebt wird, ist es vonseiten der betreuenden Personen wichtig, die Einflussfaktoren zu betrachten. Dabei spielen der **soziale oder kulturelle Hintergrund** eine Rolle. Hierbei ist z. B. zu hinterfragen, wie der/die Betroffene in der Kindheit im Umgang mit Schmerzen geprägt wurde oder wie in der jeweiligen Kultur mit Schmerzen umgegangen wird (z. B. darf man seinen Schmerz zum Ausdruck bringen oder nicht).

Auch die **Persönlichkeit und die persönliche Einstellung zu Schmerzen** beeinflussen die Schmerzwahrnehmung. Jeder Mensch hat sich im Umgang mit Schmerzen im Laufe seines Lebens unterschiedliche Strategien angeeignet. Für betreuende Personen ist es wichtig, über diese Strategien Bescheid zu wissen und ihnen mit Respekt zu begegnen. Des Weiteren hat der Schmerz für jede/n Einzelne/n eine andere **Bedeutung**. Manche erleben ihn als das Fortschreiten der Erkrankung, andere sehen ihn als Bestrafung für ein Fehlverhalten in der Vergangenheit an. Sind dabei Schuldgefühle vorhanden, können diese das Schmerzempfinden verstärken.

Das Schmerzempfinden unterliegt aber auch gewissen **Schwankungen**. Das können Tageszeiten, emotionale Empfindungen, das Wetter und vieles mehr sein. Sehr stark wird das Schmerzempfinden von **Angst** beeinflusst. Die Schmerzwahrnehmung wird durch Angst verstärkt. Das bedeutet für die betreuende Person, dass auf die SchmerzpatientInnen angstlindernd eingegangen werden soll, indem ihnen Sicherheit vermittelt wird. Die betreuende Person muss die PatientInnen in ihren Schmerzäußerungen ernst nehmen und dementsprechend handeln (vgl. Feichtner 2022, S. 222–223).

**Aufgabe:** Überlegen Sie für sich selber:

- Wie wurde ich in meiner Kindheit im Umgang mit Schmerzen geprägt?
- Welche Aspekte beeinflussen noch mein individuelles Schmerzerleben?
- Was brauche ich in Schmerzsituationen, um diese gut bewältigen zu können?

## Total pain

Der Begriff „Total pain“ wurde von Dr. Cicely Saunders, einer großen Pionierin der Hospizbewegung, geprägt. Es handelt sich dabei um einen allumfassenden Schmerz, der einen Menschen am Ende seines Lebens erfassen kann. Dieser allumfassende Schmerz bein-

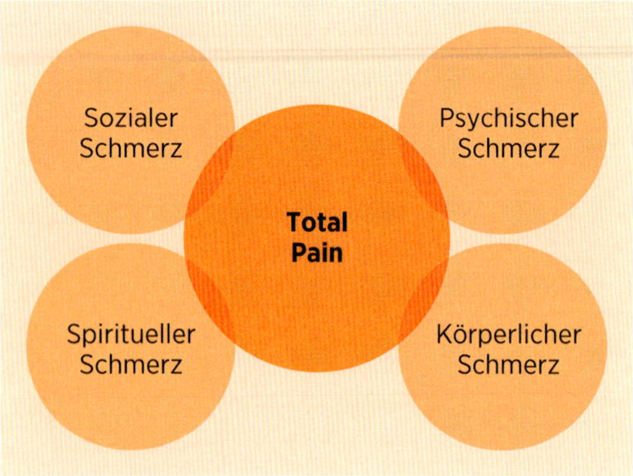


Abb. 24: **Total pain** (https://www.researchgate.net/)

haltet den physischen, den psychischen, den sozialen und den spirituellen Schmerz, welche als Schmerzdimensionen bezeichnet werden. Diese Schmerzdimensionen stehen häufig in Verbindung zueinander (vgl. Hametner 2021, S. 24).

**Körperliche Dimension:** Der Schmerz wird zwar körperlich wahrgenommen, aber er wird durch die psychische, die soziale und die spirituelle Dimension beeinträchtigt. Daher gibt es keinen rein körperlichen Schmerz (vgl. Feichtner 2022, S. 224).

**Psychische Dimension:** Ein Schmerzgeschehen ist immer mit psychischen Belastungen verbunden, da bereits nach einer kurzen Schmerzdauer Bereiche im Gehirn aktiviert werden, welche Emotionen hervorrufen. Umgekehrt können jedoch auch Schmerzen durch Ängste, Schuldgefühle, Sorgen usw. ausgelöst werden (vgl. Feichtner 2022, S. 224).

**Soziale Dimension:** Auslöser für einen sozialen Schmerz können Einsamkeit, veränderte soziale Rollen, Sorge um Angehörige usw. sein (vgl. Feichtner, 2022, S. 225).

**Spirituelle Dimension:** In dieser Dimension geht es vor allem um die Frage nach dem Sinn des Lebens. Menschen am Lebensende ziehen eine Lebensbilanz. Sehr häufig fragen sie sich auch, was nach dem Tod kommt. All diese Fragen und Gefühle können sich wiederum schmerzverstärkend auswirken (vgl. Feichtner 2022, S. 225).

Wie können Pflegepersonen Menschen in diesem allumfassenden Schmerz begegnen? Das Wichtigste ist, da zu sein, das Leiden mit den Betroffenen auszuhalten, sich nicht zu distanzieren und ihnen mit Wertschätzung und Respekt zu begegnen. Dass sie in dieser schwierigen Situation nicht allein gelassen werden, schafft nicht nur ein Vertrauensverhältnis, sondern vermittelt auch Sicherheit, Mitgefühl und Anteilnahme (vgl. Feichtner 2022, S. 226).

## Schmerzanamnese

Um ein umfassendes Bild bzgl. der Schmerzsituation eines Patienten/einer Patientin zu erhalten, bedarf es eines sogenannten Erstgesprächs. Neben dem Erhalt wichtiger Informationen wird dadurch bereits eine Beziehung zum Patienten/zur Patientin aufgebaut und er/sie fühlt sich durch die Pflegepersonen unterstützt und erfährt Sicherheit.

Folgende Fragen können gestellt werden (vgl. Kränzle et al. 2018, S. 269):

- Wo ist der Schmerz? (Hier kann auch eine Körperabbildung hilfreich sein, siehe Abb. 25)
- Wann kommt der Schmerz? (z. B. nach dem Aufstehen, nach dem Essen, in gewissen Situationen)
- Seit wann besteht der Schmerz? (**Zeit:** z. B. seit 3 Monaten, seit Februar)
- Wie ist der Schmerz? (**Dauer:** durchgehend, wiederkehrend, 2 Stunden; **Qualität:** bohrend, stechend, ziehend, dumpf, brennend; **Stärke:** kann anhand eines Assessmentinstruments gemessen werden)
- Was tritt zusätzlich zum Schmerz auf? (z. B. Übelkeit, Kreislaufschwäche, Müdigkeit, Angst)

- Was kann den Schmerz beeinflussen? (Faktoren, die den Schmerz verstärken oder lindern)
- Wie beeinflusst Sie der Schmerz? (der Zustand des Patienten/der Patientin)

## Schmerzverlauf

Bei der weiteren Betreuung von SchmerzpatientInnen spielen Pflegepersonen eine wesentliche Rolle. Sie sind diejenige Berufsgruppe, die die meiste Zeit mit den PatientInnen verbringt und sie in ihrer Schmerzsituation beobachtet und begleitet. Eine regelmäßige Überwachung und Dokumentation ist unumgänglich, damit eine Schmerztherapie gelingen kann.

Die Einschätzung des Schmerzverlaufs sollte immer gemeinsam mit dem Patienten/der Patientin erfolgen. Dabei ist immer die Selbsteinschätzung einer Fremdeinschätzung vorzuziehen und es gilt: So wie der/die PatientIn seinen/ihren Schmerz angibt, so ist der Schmerz! Kommt jedoch eine kognitive Einschränkung hinzu, bedarf es einer Fremdeinschätzung (vgl. Kränzle et al. 2018, S. 269).

Zur Ermittlung der Schmerzintensität stehen verschiedene Assessmentinstrumente zur Verfügung, welche im Lehrbuch „Pflegeassistenz" (Lernfeld 6) genau angeführt sind.

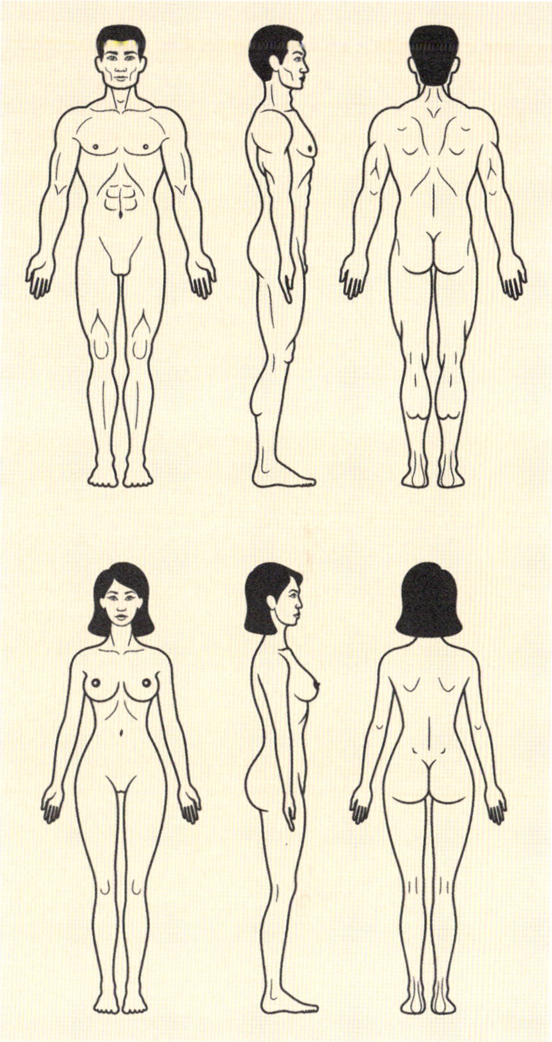

Abb. 25: **Körperbild zur Schmerzlokalisation** (AlonzoDesign, istockphoto.com)

Zusätzlich zum Assessment der Schmerzintensität sollte aber immer auch die Beobachtung folgender Kriterien erfolgen (vgl. Keller/Menche 2017, S. 542):

- Schmerzlokalisation und Schmerztiefe
- Schmerzdauer
- Schmerzqualität
- schmerzbeeinflussende Faktoren
- Schmerzauswirkungen

Kann ein/e PatientIn seine/ihre Schmerzen nicht selbst einschätzen, bedarf es einer Fremdeinschätzung. Dies ist durchzuführen bei

- kognitiv eingeschränkten PatientInnen (z. B. bei Demenz)
- PatientInnen mit eingeschränkter Kommunikation (z. B. beatmete PatientInnen)
- bewusstseinsbeeinträchtigten PatientInnen (z. B. nach einem Schlaganfall)
- Neugeborenen und Kindern unter 4 Jahren (vgl. Keller/Menche, 2017, S. 543)
- PatientInnen, die die deutsche Sprache nicht beherrschen (z. B. Menschen mit Migrationshintergrund)

- psychisch kranken PatientInnen
- drogenabhängigen PatientInnen (vgl. Feichtner 2022, S. 230)

Bei der Fremdeinschätzung müssen v. a. die nonverbalen Ausdrucksformen beobachtet werden (vgl. Feichtner 2022, S. 230):

- Körpersprache: z. B. Schonhaltung, Humpeln, Halten von Körperteilen, Unruhe, Nichtbewegen von Körperteilen
- Mimik: z. B. schmerzverzerrtes Gesicht, tiefe Stirnfalten, angespannte Muskulatur, zusammengekniffener Mund, Tränen
- stimmlicher Ausdruck: z. B. Stöhnen, Weinen, Schreien, Seufzen, Jammern
- Verhaltensweisen: z. B. Rückzug, Appetitlosigkeit, Desinteresse, Teilnahmslosigkeit, Aggressivität

Neben den nonverbalen Anzeichen zur Schmerzwahrnehmung können auch bei der Fremdeinschätzung Assessmentinstrumente verwendet werden, wie z. B. die BESD (Beurteilung von Schmerz bei Demenz) oder die Behavioral Pain Scale (BPS) bei beatmeten PatientInnen (vgl. Keller/Menche 2017, S. 545).

**Merke:** Auch Angehörige sollen in die Schmerzbeobachtung mit einbezogen werden! Von ihnen erhalten Sie wichtige Informationen zum Schmerzerleben der Betroffenen.

Ein wertvolles Hilfsmittel, um den Schmerzverlauf und die gesetzten Maßnahmen zu überprüfen, ist das sogenannte **Schmerzverlaufsprotokoll** oder **Schmerztagebuch**. Darin werden folgende Parameter dokumentiert:

- Uhrzeit und Dauer der auftretenden Schmerzen
- Schmerzintensität
- Qualität der Schmerzen
- Auswirkungen der Schmerzen
- zusätzlich auftretende Beschwerden
- schmerzlindernde Maßnahmen und deren Wirkung

Wenn möglich, führt der/die PatientIn das Schmerztagebuch selber, ansonsten mit Unterstützung der Pflegepersonen oder der Angehörigen.

Die Zusammenarbeit mit den Angehörigen bzw. Bezugspersonen in der Schmerzbehandlung ist von großer Bedeutung, da hierdurch Unsicherheiten und Überforderungen abgebaut oder sogar verhindert werden können. Das bedeutet, dass nicht nur der/die PatientIn, sondern auch die Angehörigen bzw. Bezugspersonen über schmerzlindernde Maßnahmen aufgeklärt werden müssen, damit gemeinsam Ziele in der Schmerztherapie festgelegt werden können (vgl. Feichtner 2022, S. 232–234).

## Schmerzlindernde Maßnahmen

Pflegepersonen haben eine wichtige Funktion in der Schmerztherapie, da sie intensiv mit den Betroffenen zusammenarbeiten. Sie haben daher folgende grundlegende Aufgaben (vgl. Feichtner 2022, S. 227):

- Bedarfserfassung einer Schmerzbehandlung und frühzeitige Information des Arztes/der Ärztin über die Schmerzsituation sowie Ausführung der ärztlichen Anordnung
- zeit- und fachgerechte Applikation von Schmerzmitteln
- Überprüfung der Wirksamkeit der aktuellen Schmerztherapie
- Einsatz eines adäquaten Assessmentinstrumentes
- Erfassung von Nebenwirkungen und deren Prophylaxe

## Medikamentöse Schmerzbehandlung

Für die medikamentöse Schmerzbehandlung gilt als Grundlage das **WHO-Stufenschema** und seine verschiedenen Applikationsformen, welche bereits im Lehrbuch „Pflegeassistenz" („Grundlagen der Pharmakologie" sowie Lernfeld 6 „Aus der Mitte") dargestellt wurden.

In der medikamentösen Schmerzbehandlung v. a. chronischer Schmerzen konnten in den letzten Jahren große Fortschritte erzielt werden. Das hat dazu beigetragen, dass auch PatientInnen mit fortgeschrittener Erkrankung eine zufriedenstellende Linderung ihrer Schmerzen erfahren und dadurch wiederum mehr Lebensqualität haben.

Jedoch kann es gerade in der Behandlung mit Opioiden zu Nebenwirkungen kommen, welche sich wiederum belastend auf die Betroffenen auswirken können. Damit es aber nicht zur Entstehung von Ängsten kommt, müssen die SchmerzpatientInnen und ihre Angehörigen umfassend über die Schmerztherapie aufgeklärt werden. Mögliche Nebenwirkungen können außerdem durch vorbeugende Maßnahmen verhindert werden (vgl. Feichtner 2022, S. 247–248).

**Mögliche Nebenwirkungen:**

**Atemdepression:** Durch Opioide kann eine Atemdepression hervorgerufen werden. Sind allerdings tatsächlich Schmerzen vorhanden, wirken diese physiologisch einer möglichen Atemdepression entgegen. Bei schmerzfreien PatientInnen kann es jedoch zu einer Atemdepression kommen, die mit Nalaxon, dem medikamentösen Antagonisten der Opioide, behandelt werden kann. Daher gehört dieses Medikament in jeden Notfallkoffer! Bei der Anwendung von Nalaxon kommt es allerdings auch zur Aufhebung der schmerzlindernden Wirkung der Opioide. Dadurch kann es zu massiven Durchbruchschmerzen kommen (vgl. Feichtner 2022, S. 252).

**Merke:** Bei Auftreten einer Atemdepression muss sofort die Atmung sichergestellt, die Opioidzufuhr gestoppt, der Arzt/die Ärztin informiert und Nalaxon bereitgehalten werden (vgl. Keller/Menche 2017, S. 549)!

**Psychische und physische Abhängigkeit:** Auch hier gilt: Solange Schmerzen vorhanden sind, besteht keine Gefahr für eine psychische Abhängigkeit. Werden Medikamente jedoch abrupt abgesetzt, kann es zu physischen Entzugssymptomatiken kommen (Schwitzen, Zittern, Herzrasen, Durchfall, Unruhe, Muskelkrämpfe, Fieber und erweiterte Pupillen).

**Merke:** Opioide müssen immer schleichend abgesetzt werden! ▸ Aufgabe des Arztes/der Ärztin!

**Toleranzentwicklung:** Diese besteht dann, wenn die Dosis eines Medikaments ständig erhöht werden muss, um die Wirkung aufrechtzuerhalten. Zumeist handelt es sich dabei aber nicht um ein Nachlassen der Medikamentenwirkung, sondern um eine Veränderung im Verlauf der Erkrankung.

**Merke:** Bei der Dosierung von Opioiden gibt es keine Höchstgrenze. Diese richtet sich individuell nach jedem Schmerzpatienten/jeder Schmerzpatientin.

**Sedierung:** Zu Therapiebeginn mit Opioiden tritt meistens eine verstärkte Müdigkeit auf. Diese hält ca. ein bis zwei Wochen an und lässt dann wieder nach.

**Merke:** Das erhöhte Schlafbedürfnis zu Beginn einer Opioidtherapie ist häufig auch auf Schlafstörungen aufgrund vorgegangener Schmerzen zurückzuführen.

**Obstipation:** Bei einer Opioidtherapie werden die Kontraktionen der Darmmuskulatur gehemmt. Dadurch kommt es zu einer längeren Verweildauer des Stuhls im Darm und der zusätzliche Wasserentzug lässt den Stuhl eindicken.

**Merke:** Pflegende müssen die Darmausscheidung der Betroffenen gut beobachten und gegebenenfalls auf eine regelmäßige Laxantieneinnahme achten!

**Blasenentleerungsstörung:** Durch einen erhöhten Sphinktertonus kann es während der Opioidtherapie zu einer Blasenentleerungsstörung kommen.

**Merke:** Pflegende müssen auf eine regelmäßige Harnausscheidung der PatientInnen achten.

**Übelkeit und Erbrechen:** Diese Symptomatik kann wiederum zu Beginn einer Schmerztherapie mit Opioiden auftreten.

**Merke:** Zur Verbeugung dieser Nebenwirkung sollten vom Arzt/von der Ärztin in den ersten 10 Tagen Antiemetika verordnet werden (vgl. Feichtner 2022, S. 252–253).

Die medikamentöse Schmerztherapie fällt nicht nur in den ärztlichen Aufgabenbereich, sondern auch in jenen der Pflege. Pflegende sind für die PatientInnen meist die ersten Ansprechpersonen. Ihnen klagen sie in erster Linie ihr Leid. Vor allem ältere Menschen haben sehr häufig noch zu viel Respekt vor Ärzten/Ärztinnen, um sich direkt an sie zu wenden. Pflegende sind am häufigsten in Kontakt mit den PatientInnen und deren Angehörigen und können so ein engmaschiges und umfassendes Schmerzassessment durchführen. Sie beobachten auch als Erste die Wirkungen und Nebenwirkungen der verordneten Maßnahmen, welche sie an die Ärzte/Ärztinnen weiterleiten, und sorgen so dafür, dass bei auftretenden Schmerzen und anderen Beschwerden schnell Abhilfe geschaffen werden kann. Eine gute Schmerztherapie ist ein wichtiger Bestandteil von Palliative Care, da sie zu einer Verbesserung der Lebensqualität wesentlich beiträgt (vgl. Student/Napiwotzky 2011, S. 163).

## Nicht-medikamentöse Schmerzbehandlung

Auch bei der nicht-medikamentösen Schmerzbehandlung bedarf es einer genauen Planung, Durchführung und Evaluation der Maßnahmen. Nicht-medikamentöse Maßnahmen tragen vor allem zum Wohlbefinden der PatientInnen bei, was zu einer Anhebung der Schmerzschwelle führt und somit schmerzreduzierend wirkt.

**Wärme- und Kälteanwendungen:** werden bereits seit Jahrhunderten zur Schmerzlinderung genutzt. Dabei erfahren die PatientInnen vonseiten der Pflegenden viel Zuwendung und Berührung. Dies führt wiederum zu einer vermehrten Entspannung und Steigerung des Wohlbefindens.

Bei den **Wärmeanwendungen** unterscheidet man zwischen trockener und feuchter Wärme, wobei feuchte Anwendungen effektiver sind, da Wasser ein guter Wärmeleiter ist. Wärmeanwendungen wirken generell krampflösend und entspannend. Sie sorgen für eine vermehrte Durchblutung der Haut und erhöhen somit den Gewebestoffwechsel. Außerdem verringern sie die Peristaltik, was z. B. zu einer verminderten Magensäureproduktion führt. Wärmeanwendungen können in Form von Bädern, Wickeln, Rotlichtlampen, Fango oder Salben durchgeführt werden (vgl. Keller/Menche 2017, S. 552). Sie sollten aber auf keinen Fall bei Blutungen oder Schwellungen, beeinträchtigter Wahrnehmung und Sensibilitätsstörungen, Bewusstlosigkeit und malignen Prozessen im Bereich der Hautoberfläche durchgeführt werden (vgl. Feichtner 2022, S. 244).

Bei **Kälteanwendungen** ist ebenfalls die feuchte Kälte wirksamer (vgl. Feichtner 2022, S. 244). Kälte wirkt direkt auf das geschädigte Gewebe, was zu einer verlangsamten Übertragung der Nervenimpulse und dadurch zu einer Herabsetzung des Stoffwechsels im Bereich des geschädigten Gewebes führt. Die Schmerzleitung wird dabei vermindert und auftretende Entzündungsreaktionen werden unterbunden. Kälteanwendungen werden in Form von Sprays, Gelkompressen (z. B. Coldpacks), Wickeln oder feuchten Tüchern (Verdunstungskälte) angewendet (vgl. Keller/Menche 2017, S. 552). Sie können bei Kopfschmerzen, chronischen Rückenschmerzen, Juckreiz, akuten Verletzungen, vor Punktionen oder bei Herpesläsionen angewendet werden. Zu beachten ist, dass vor allem Eisanwendungen nicht länger als zehn Minuten dauern sollen, da sie sonst zu Gewebeverletzungen führen können. Kälteanwendungen sollten auch nicht bei Magen-Darm-Krämpfen durchgeführt werden, da Kälte die Peristaltik verstärkt. Kontraindiziert sind Kälteanwendungen auch bei einer bestehenden Kälteallergie, da es sonst zu Quaddelbildung, Juckreiz, Schwellung der Augenlider und evtl. auch zu einem Kälteschock kommen kann. Auch bei Magengeschwüren dürfen Kälteanwendungen im Bauchbereich nicht durchgeführt werden, da es dadurch zu einer vermehrten Magensäureproduktion kommt (vgl. Feichtner 2022, S. 244–245).

**Schmerzentlastende Positionierung:** PatientInnen erkennen selbst am besten, welche Positionierungen für sie schmerzentlastend sind. Pflegende können sie dabei lediglich unterstützen. Dabei können auch verschiedene Hilfsmittel zum Einsatz kommen (Kissen, Decken, Schienen zur Ruhigstellung, Matratzen mit Wechseldrucksystemen, Spezialbetten, die mit Luft, Wasser oder Glaskügelchen gefüllt sind) (vgl. Keller/Menche 2017, S. 552, 509). Bei bettlägerigen PatientInnen sollte ein behutsamer Positionswechsel durchgeführt werden. Auch das Durchbewegen der Extremitäten wirkt bei Bettlägerigkeit schmerzreduzierend, da es sonst aufgrund der Unbeweglichkeit zu Schmerzen in der Muskulatur kommt (vgl. Feichtner 2022, S. 245).

**Transkutane elektrische Nervenstimulation (TENS):** Hier werden mithilfe von elektrischen Impulsen (in Form von Elektroden, die auf der Haut angebracht werden) sowohl motorische als auch sensorische Nervenfasern blockiert. TENS führt zu einer Löschung des Schmerzgedächtnisses. Es kommt zu einer vermehrten Bildung und Ausschüttung von körpereigenen schmerzhemmenden Neurotransmittern (z. B. Endorphine) und durchblutungsfördernden Stoffen (vgl. Braune et al. 2013, S. 68–69). Das bewirkt, dass die Weiterleitung der Schmerzimpulse gehemmt wird und es zu einer Verbesserung der Durchblutung und somit zu einer Muskelentspannung kommt (vgl. Feichtner 2022, S. 245).

**Entspannungstechniken:** Da Schmerzen mit Anspannung und Angstgefühlen einhergehen, werden Entspannungsübungen unterstützend eingesetzt. Pflegende sollten sich im Vorfeld über die jeweilige Entspannungsübung genau informieren und diese üben. Weiters muss beachtet werden, dass sie den PatientInnen nie aufgedrängt und nie anstelle eines Schmerzmedikaments angeboten werden dürfen. Der Zeitpunkt der Anwendung sollte gut ausgewählt werden, in erster Linie an den/die PatientIn angepasst, aber auch passend für die Pflegeperson, da diese einen ruhigen Eindruck vermitteln sollte. Es gibt verschiedene Möglichkeiten für Entspannungsübungen: CDs mit entspannender Musik oder Meditationen, Atemübungen, Trainings zur Selbstentspannung (Autogenes Training nach Schultz) oder die progressive Muskelrelaxation nach Jacobson. Bei beginnenden Schmerzen können geübte Pflegepersonen gezielt Entspannungsübungen einsetzen, damit eine Verstärkung der Schmerzsymptomatik verhindert wird.

**Ablenkende Maßnahmen:** können vor allem bei chronischen SchmerzpatientInnen eine schmerzlindernde Wirkung haben. Dabei wird die Konzentration weg vom Schmerz auf andere Reize (Sinneswahrnehmungen wie Hören, Sehen, Fühlen usw.) gerichtet. Dies kann der/die SchmerzpatientIn selbst durchführen, indem er/sie fernsieht, Musik hört, liest usw., oder es werden von der Pflegeperson gezielte Maßnahmen angeboten, wie z. B. Gespräche, Kontakt zu anderen PatientInnen, Besuchsdienste, Maltherapie, Musiktherapie usw. (vgl. Feichtner 2022, S. 246–247).

## Komplementäre Schmerzbehandlung

Wie bei den nicht-medikamentösen Maßnahmen gilt es auch hier die jeweiligen Anwendungen im Team zu besprechen und gemeinsam mit dem Patienten/der Patientin eine für ihn/sie passende Möglichkeit auszuwählen. Auch hier bedarf es einer guten Dokumentation der Maßnahmen, um deren Wirksamkeit zu überprüfen. Pflegepersonen müssen vor der Anwendung über die entsprechenden Fachkenntnisse verfügen und dürfen diese auch nur dann anwenden, wenn sie innerhalb ihres gesetzlichen Tätigkeitsbereichs liegen. Auch komplementäre Maßnahmen können Kontraindikationen und Nebenwirkungen haben.

**Akupunktur:** An der Körperoberfläche befinden sich Akupunkturpunkte entlang der Energielinien (Meridiane). In diesen Meridianen kreist die Lebensenergie Qi, deren Anteile die beiden Pole Yin und Yang sind. Bei einem gesunden Organismus sind Yin und Yang im Gleichgewicht. Liegen Störungen im Körperinneren vor, so können diese durch Einstiche von Akupunkturnadeln entlang der Meridiane beseitigt werden. Akupunktur kann bei akuten und chronischen Schmerzen unterschiedlicher Art eingesetzt werden (vgl. Braune et al. 2013, S. 67–68).

**Akupressur:** Hier werden dieselben Energiepunkte wie bei der Akupunktur gereizt. Anstelle von Nadeln erfolgt die Stimulation anhand von Druck und Massage mit der Hand. Dabei werden z. B. mit Daumen und Zeigefinger kleine, kreisende Bewegungen durchgeführt. Die Druckstärke sollte so gewählt werden, dass diese vom Patienten/von der Patientin gerade noch ertragen wird. PatientInnen können diese Methode auch selbst anwenden (vgl. Feichtner 2022, S. 255).

**Homöopathie:** Auszüge aus Pflanzen u. a. werden in der Homöopathie zur Unterstützung der Selbstheilung eingesetzt. Dabei wird die sogenannte Ähnlichkeitsregel verfolgt, indem jene Ausgangssubstanzen gewählt werden, die dem Leiden am ähnlichsten sind. Diese Substanzen werden potenziert, d. h. mit Lösungsmitteln verschüttelt oder verrieben und verdünnt. Dieser Vorgang erfolgt in mehreren Schritten (vgl. Feichtner 2022, S. 254).

Mittel für *myofasziale Schmerzen* sind Aconitum (wenn alle Sinne überempfindlich sind), Arnica (nützliches Mittel bei postoperativen Schmerzen) und Rhus toxicodendron (bei Schwerstkranken mit großer Unruhe). Für *neuropathische Schmerzen* können Chamomilla (abnorme Schmerzempfindlichkeit), Magnesium phosphoricum (Neuralgien), Phosphorus (wenn der/die PatientIn viel Zuspruch und Körperkontakt braucht) oder Verbascum (Trigeminusneuralgie) Anwendung finden. Bei *viszeralen Schmerzen* können Aconitum (bei Angina-pectoris-Anfall, nach akutem Myokardinfarkt, bei Lungenentzündung mit schmerzhafter Atmung), Berberis (bei kolikartigen Schmerzen) und Chelidonium (bei rechtsseitigen Schmerzen, z. B. bei Leberkapselschmerz) angewendet werden (vgl. Huber/Casagrande 2011, S. 101, 103, 105).

**Reflexzonentherapie:** Man nimmt an, dass sich in der Haut bestimmte Zonen befinden (die sogenannten Headschen Zonen), welche über Nervenfasern mit den inneren Organen verbunden sind. Befinden sich in den inneren Organen Störungen, werden sie auf die dementsprechenden Zonen reflektiert. Durch Stimulation dieser Hautbezirke kann auf die inneren Organfunktionen eingewirkt und somit eine Symptomlinderung erzielt werden. Das bekannteste Beispiel für diese Therapieform ist die Fußreflexzonenmassage (vgl. Feichtner 2022, S. 254).

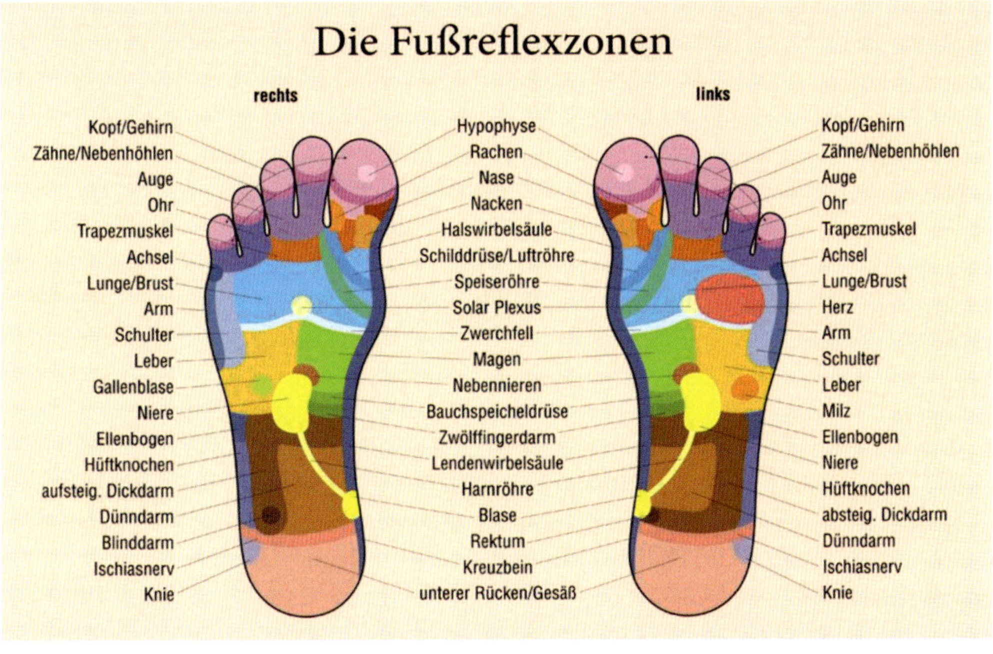


Abb. 26: **Fußreflexzonen** (https://www.madame.de/fussreflexzonenmassage-1021609.html)

**Aromapflege:** In der Aromapflege werden ätherische Öle zur Behandlung von speziellen Beschwerden verwendet. Sie können bei Problemen innerer Organe oral, in Form von Inhalationen, Bädern oder Massagen/Einreibungen (vgl. Braune et al. 2013, S. 88), für

Waschungen, Wickel und Auflagen sowie Raumaromatisierungen angewendet werden (vgl. Feichtner 2022, S. 255; vgl. auch Lernfeld 5 in diesem Band).

Bei *myofaszialen Schmerzen* eignen sich Wacholder (entkrampfend, schmerzlindernd, mild diuretisch, durchblutungsanregend), Wiesenkönigin (säurelösend, muskelentkrampfend, entzündungshemmend, durchblutungsfördernd) und Zitrone (entzündungshemmend, neutralisierend in übersäuertem Gewebe, stimmungsaufhellend). Bei *neuropathischen Schmerzen* können Angelikawurzel (entkrampfend, nervenberuhigend, angstlösend, stabilisierend), Majoran (schmerzstillend, nerventonisierend, beruhigend, harmonisierend), Römische Kamille (entkrampfend, schmerzlindernd, entspannend, stark beruhigend, stresslösend), Rose (schmerzlindernd, entkrampfend, stark stimmungsaufhellend, harmonisierend), Tonka (stark entkrampfend, schmerzlindernd, entspannend, stimmungsaufhellend, ausgleichend, angstlösend) und Zirbelkiefer (schmerzlindernd, entkrampfend, fördert Mut, Ausdauer und Selbstbewusstsein) angewendet werden. Bei *viszeralen Schmerzen* verwendet man Angelikawurzel (Magengeschwür, Reizungen des Magens, Reizdarmsyndrom), Bergamotte (entkrampfend, besonders im Magen-Darm-Bereich, angstlösend, stimmungsaufhellend), Galbanum (entkrampfend, stärkend auf körperlicher Ebene, ausgleichend bei Ärger, Reizbarkeit und Anspannung), Rose (Herzschmerzen sowohl körperlicher als auch seelischer Natur) und Muskatellersalbei (bei Magen- und Darmkrämpfen, entspannend und beruhigend bei Angst und Nervosität) (vgl. Huber/Casagrande 2011, S. 100, 103–104).

**Wickel und Auflagen (Kompressen), Einreibungen:** Bei myofaszialen Schmerzen haben sich feuchtwarme Dampfkompressen mit Kamillen-, Melissen- oder Lavendeltee sowie Einreibungen mit erwärmtem Johanniskrautöl bewährt. Auch bei neuropathischen bzw. neuralgischen Schmerzen eignet sich eine warme Einreibung mit Johanniskrautöl sehr gut, die (wie auch bei myofaszialen Schmerzen) zusätzlich mit passenden ätherischen Ölen gemischt werden kann. Zusätzlich kann auch „Aconit Schmerzöl" (Wala) verwendet werden. Einreibungen können auch sehr gut von Angehörigen übernommen werden.

**Merke:** Bei der Anwendung von Aconit Schmerzöl kann es in seltenen Fällen zu Hautrötungen oder Hautausschlägen kommen! Besteht eine Überempfindlichkeit gegenüber Kampfer oder Erdnussöl, sollte das Öl nicht angewendet werden!

Bei viszeralen Schmerzen eignen sich Wickel und Auflagen mit Kamille, Heublumen, Gänsefingerkraut, Lavendel, Melisse, Fenchel, Kümmel oder eine Johanniskrautöl-Rohwolle-Auflage.

**Merke:** Bei viszeralen Schmerzen ist unbedingt abzuklären, ob diese von entzündlichen Prozessen verursacht werden, da in diesem Fall keine Wärme angewendet werden darf (vgl. Huber/Casagrande 2011, S. 100, 102–105)!

**Massagen:** haben neben körperlichen Wirkungen (durchblutungsfördernd, muskelentspannend) auch eine beruhigende und entspannende Wirkung. Sie tragen zum Wohlbefinden der PatientInnen bei, da sie durch die Massage einen intensiven Körperkontakt erfahren. Besonders gewinnbringend ist dies bei schwerkranken Menschen, die nur mehr wenig Körperkontakt erfahren und auch in der Kommunikation eingeschränkt sind. Für Massagen eigenen sich vor allem Rücken, Nacken, Hände und Füße (vgl. Feichtner 2022, S. 256).

**Gelenkte Imagination:** Die betroffene Person visualisiert innere Bilder (z. B. ein beruhigendes Bild aus der Natur). Dies führt zu einer Entspannung, da sich die Person nicht mehr auf die Schmerzen oder andere Symptome wie Übelkeit, Atemnot usw. konzentriert, sondern auf das Bild. Auch psychische Symptome wie Angst können dadurch gelindert werden (vgl. Jevon 2013, S. 151).

**Künstlerische Therapie:** Musiktherapie oder therapeutisches Malen können ebenfalls zur Schmerzbehandlung eingesetzt werden (vgl. Huber/Casagrade 2011, S. 100).

# Übelkeit und Erbrechen

Übelkeit und Erbrechen sind für die PatientInnen belastende Symptome, müssen aber nicht immer gleichzeitig auftreten. Übelkeit muss nicht zum Erbrechen führen und Erbrechen kann plötzlich eintreten, ohne dass eine Übelkeit vorausgeht. PatientInnen mit fortgeschrittenen Tumorerkrankungen leiden häufig an Übelkeit und Erbrechen.

Bei der Übelkeit zeigen Betroffene Anzeichen einer erhöhten Sympathikusaktivität, wie z. B. Tachykardie, vermehrter Speichelfluss und Schwitzen. Übelkeit kann auch lange anhalten und lässt sich weniger leicht beherrschen als Erbrechen. Dies ist für die Betroffenen sehr belastend.

Erbrechen ist ein kraftvolles Ausstoßen von Mageninhalt durch den Mund und wird durch das Brechzentrum im Gehirn gesteuert. Das Erbrechen ist auch ein Schutzmechanismus, um toxische oder schädliche Substanzen zu eliminieren (vgl. Jevon 2013, S. 70–71).

## Ursachen

Die Ursachen für Übelkeit und Erbrechen können sehr vielfältig sein. Um den Betroffenen die bestmögliche Therapie anbieten zu können, bedarf es einer genauen Ursachenforschung.

**Ernährungsbedingte Ursachen:**

- eine nicht auf den Patienten/die Patientin abgestimmte Ernährung
- zu schnell oder zu viel verabreichte Sondenkost
- unappetitlich angerichtete Mahlzeiten
- Gerüche von Nahrungsmitteln, die für den Patienten/die Patientin unangenehm sind

**Therapiebedingte Ursachen:**

- Medikamente: Zytostatika, Antibiotika, Opiate, Digitalis usw.
- Radiotherapie

**Psychisch bedingte Ursachen:**

- Angst
- Schmerzen
- Ekel
- Erschöpfung, Müdigkeit
- Aufregung
- bestimmte Lebenssituationen

**Tumorbedingte Ursachen:**

- vom Gastrointestinaltrakt ausgehend: Obstipation, Ileus, Aszites, Entleerungsstörungen des Magens, Hepatomegalie, Oberbauchtumor, Singultus usw.
- vom Zentralnervensystem ausgehend: erhöhter Hirndruck, Hirnmetastasen, Vertigo, Schluckstörungen usw.
- von den Atemwegen ausgehend: starke Schleimbildung und Husten, zähes Sputum usw.
- Schmerzen

**Metabolisch bedingte Ursachen:**

- Leber-/Niereninsuffizienz
- Elektrolytstörungen
- Hyperkalzämie
- Hyponatriämie
- Urämie

## Anamnese

Neben der Ursachenforschung bedarf es einer genauen Erfassung der Situation des Patienten/der Patientin, um konkrete therapeutische und auch pflegerische Maßnahmen einleiten zu können.

Zur Anamnese von Übelkeit und Erbrechen müssen folgende Punkte erhoben werden:

- Wann hat die Übelkeit begonnen?
- Was hat die Übelkeit ausgelöst? (bestimmte Nahrungsmittel, Medikamente, Positionierungen, heftiges Husten usw.)
- Ist die Übelkeit anhaltend oder wiederkehrend?
- Sind neben der Übelkeit auch Begleitsymptome wie Magenschmerzen, Schluckbeschwerden, Obstipation, Darmgeräusche, druckempfindlicher Bauch, Soor, gesteigertes Durstgefühl (Hyperkalzämie) oder Schmerzen vorhanden?

Weiters ist die Einschätzung des Erbrechens bzw. des Erbrochenen wichtig. Dazu sollte Folgendes erhoben werden:

- Wie ist das Erbrechen? (plötzlich, mit oder ohne vorherige/r Übelkeit)
- Wann kam es zum Erbrechen? (morgens in Verbindung mit Kopfschmerzen kann auf einen erhöhten intrakraniellen Druck hinweisen, Erbrechen am Abend könnte ein Anzeichen für einen Verschluss des Magenausgangs sein, nach dem Essen, nach gewissen Tätigkeiten usw.)
- Wie sieht das Erbrochene aus? (unverdaut, Beimengungen wie Blut, Stuhl, Gallenflüssigkeit, Schleim)
- Wie viel und wie häufig wurde erbrochen?
- Wie ist das Befinden nach dem Erbrechen?
- Welche Aspekte tragen zur Linderung der Übelkeit bei? (Erbrechen, Frischluft, gewisse Positionierungen usw.) (vgl. Student/Napiwotzky 2011, S. 171–172)
- Treten Begleitsymptome auf? (Kopfschmerzen, Schläfrigkeit, Doppelbilder, vermehrter Durst usw.)

Zur Erfassung der Intensität der Übelkeit können auch Assessmentinstrumente wie die visuelle Analogskala oder die numerische Ratingskala verwendet werden (vgl. Feichtner 2022, S. 199–201).

## Therapie

Damit der Arzt/die Ärztin das richtige Antiemetikum auswählen kann, muss er/sie wissen, welche Ursachen der Übelkeit und dem Erbrechen zugrunde liegen. Bei anhaltender Übelkeit bedarf es häufig einer Kombination verschiedener antiemetischer Mittel.

Zuvor sollte aber beachtet werden, dass korrigierbare Ursachen, wie z. B. die Nebenwirkungen von Medikamenten, eine bestehende Hyperkalzämie oder Husten, der das Erbrechen auslöst, behandelt werden. Kommt es zu einem fortgesetzten Erbrechen, muss von einer oralen Verabreichung der Antiemetika auf eine intravenöse oder subkutane Gabe umgestellt werden. Es besteht auch die Möglichkeit, Antiemetika in Form von Suppositorien zu verabreichen. Lässt die Übelkeit bzw. das Erbrechen nach 72 Stunden deutlich nach, kann wieder eine orale Medikation erfolgen.

## Pflege

Da Übelkeit und Erbrechen die Lebensqualität maßgeblich beeinflussen, bedarf es einer guten Begleitung und Behandlung vonseiten der Pflege. In erster Linie muss sichergestellt werden, dass die verordneten Antiemetika (oral, rektal) von den PatientInnen aufgenommen werden können. Ist dies nicht möglich, muss eine Umstellung auf parenterale Verabreichung veranlasst werden. Weiters ist es notwendig, dass eine Obstipation ausgeschlossen wird. Dabei sollten auch Darmgeräusche überprüft werden, um einen möglichen Ileus ausschließen zu können. Bei bestimmten PatientInnen ist auch das Achten auf Hirndruckzeichen notwendig.

Im Zuge der Nahrungsaufnahme sollten in Zusammenhang mit Übelkeit und Erbrechen folgende Punkte beachtet werden:

- PatientInnen sollten weder von betreuenden Personen noch von Angehörigen zum Essen gedrängt werden.
- Unangenehme Essensgerüche sowie süße, fette, stark riechende und gewürzte Speisen sollten vermieden werden.
- Damit der/die PatientIn nicht überfordert ist, sollten nur kleine Mahlzeiten auf großen Tellern angeboten werden.
- Zum Essen sollte der/die PatientIn nur wenig trinken und nach dem Essen sollte er/sie die Möglichkeit zum Ruhen haben.
- Pflegende sollten auf eine sorgfältige Mundpflege nach dem Essen achten.
- Zum Trinken sollten kalte, kohlensäurehaltige Getränke angeboten werden, da diese eher toleriert werden.
- Als Alternative können auch Eiswürfel (aus Fruchtsaft oder anderen gewünschten Getränken) angeboten werden.
- Zur Linderung der Übelkeit eignen sich auch geriebener Ingwer mit Honig oder ein warmes Ginger-Ale zum Trinken. Dies sollte aber nur auf Wunsch des Patienten/der Patientin erfolgen, da nicht jede/r Ingwer mag.

Zur Linderung der Übelkeit eignen sich auch komplementäre Pflegeangebote:

- Aromaöle wie Pfefferminz, Neroli oder Zitrone in Form eines Dufttuches oder in der Aromalampe
- für Entspannung und Ablenkung sorgen, damit sich der/die PatientIn nicht mehr auf die Übelkeit fixiert (z. B. durch Massagen) (vgl. Feichtner 2022, S. 202–203)
- ein warmes Kirschkernsäckchen oder Kräuterkissen mit Pfefferminze, Melisse, Zitronenverbene, Fenchel und Ingwerpulver auf den Solarplexus legen (vgl. Huber/Casagrande 2011, S. 94)
- den Akkupunkturpunkt Pe6, der sich auf der Innenseite des Unterarmes drei Finger breit unterhalb des Handgelenks zwischen den beiden Sehnen befindet, drücken (vgl. Feichtner 2022, S. 203)
- beruhigende Handstreichungen mit dem Lieblingsöl des Patienten/der Patientin
- Leberwickel mit Schafgarbentee
- Mundpflege mit Salbei-, Kamillen- oder Malventee (alternativ können auch Eiswürfel aus diesen Teesorten zum Lutschen angeboten werden)
- Teemischungen aus Pfefferminze, Kamille, Melisse und Ingwer zum Trinken anbieten (lindern den Brechreiz) (vgl. Huber/Casagrande 2011, S. 93)

Kommt es zum Erbrechen, sollten folgende Maßnahmen ergriffen werden (vgl. Feichtner 2022, S. 203):

- PatientIn in eine sitzende Position oder in Seitenlage bringen
- Nierenschale und Zellstoff reichen
- Abfallbehälter in Reichweite stellen
- nach dem Erbrechen Mundpflege ermöglichen

# Obstipation

Obstipation stellt ein häufiges Problem in der Betreuung von schwer kranken und sterbenden Menschen dar. Häufig besteht ein Zusammenhang mit der Einnahme von Opioiden (siehe Kapitel „Schmerzen"). Pflegende haben hier die Aufgabe, eine Obstipation durch vorausschauendes Handeln und den Einsatz prophylaktischer Maßnahmen zu verhindern. Vor allem während einer Opioidtherapie sollte die Stuhlausscheidung der PatientInnen gut beobachtet und dementsprechend gehandelt werden. Bei einer opioidbedingten Obstipation muss eine Laxantiengabe erfolgen. Hier ist auch keine Toleranzentwicklung bzgl. der Laxantien zu befürchten (vgl. Kränzle et al. 2018, S. 285).

## Ursachen

Neben der Einnahme von Opioiden, Antidepressiva, Diuretika, Antibiotika und anderen Medikamenten kann Obstipation noch weitere Ursachen haben (vgl. Kränzle et al. 2018, S. 285):

- Flüssigkeitsmangel aufgrund von Fieber, Erbrechen, zu geringer Flüssigkeitsaufnahme
- eingeschränkte Mobilität aufgrund von Schwäche, Inaktivität und dadurch Verlust der Bauchpresse

- einseitige, ballaststoffarme Ernährung oder zu geringe Nahrungsaufnahme
- Veränderungen im Tagesablauf und in den Gewohnheiten
- krankheitsbedingt: Hyperkalzämie, Hypokaliämie, Dialyse, Tumor oder Metastasen im Darm, Verwachsungen im Bauchraum, Ileus
- psychisch aufgrund von Scham, Ekel, Abhängigkeitsgefühl, Angst vor schmerzhafter Stuhlentleerung, Verwirrtheit, Depression, ungewohnten Inkontinenzprodukten

## Anamnese

Folgende Aspekte sollten erhoben werden:

- Wie und wann waren die letzten Stuhlentleerungen?
- Stuhlbeschaffenheit, Farbe, Konsistenz, Beimengungen
- Beimengungen von Blut oder Schleim
- Schmerzen bei der Stuhlentleerung
- Wurden früher oder jetzt Abführmittel verwendet?
- Bestehen andere assoziierte Symptome?
- Besteht eine Immobilität oder Inkontinenz?
- Flüssigkeits- und Nahrungsaufnahme
- Welche Medikamente werden eingenommen (inkl. Naturprodukten)?
- Ist der Bauch gespannt, weich oder druckempfindlich?
- Sind Darmgeräusche vorhanden?

Bei der Anamnese muss vonseiten der Pflegenden behutsam vorgegangen werden, da dieses Thema für die Betroffenen mit einem hohen Schamgefühl verbunden ist. Außerdem muss bei PatientInnen, welche sich nicht verbal äußern können, eine sorgfältige Untersuchung des Abdomens vorgenommen werden (vgl. Feichtner 2022, S. 205).

## Therapie

Zur Behandlung einer Obstipation hat sich, wie in der Schmerztherapie, ein Stufenschema bewährt:

**Stufe 1:**
tägliche Einnahme von verdauungsfördernden Säften (Pflaume, Apfel, Sauerkraut usw.), Kaffee oder Tee mit Milchzucker, Müsli mit Dörrobst
Voraussetzung: ausreichende Trinkmenge

**Stufe 2:**
Stufe 1 + regelmäßig Macrogol oder Lactitol Monohydrat

**Stufe 3:**
Stufe 1 + Stufe 2 + Natriumpicosulfat

**Stufe 4:**
Stufe 1 + Stufe 2 + Stufe 3 + Klysma oder Einlauf (Einläufe sind kontraindiziert bei Erbrechen, Bauchschmerzen, Darmverschluss und Blutungen!) (vgl. Feichtner 2022, S. 206)

## Pflege

Die Pflege bei Obstipation bedeutet meist auch einen Eingriff in die Intimsphäre der PatientInnen. Je mehr das Angewiesen-Sein auf Hilfe in diesem Bereich zunimmt, desto größer wird auch das Abhängigkeitsgefühl. Das kann zu einer Fixierung auf die Stuhlproblematik führen, was durch ständiges Nachfragen vonseiten der Pflegenden unterstützt wird. Die Betroffenen wollen in diesem Bereich so lange wie möglich selbstständig bleiben und ihre Rituale beibehalten.

Angehörige sind häufig der Meinung, dass die Obstipation durch geringe Nahrungszufuhr und Bewegung verursacht wird, wollen dem entgegenwirken und verlieren dabei die Bedürfnisse der Betroffenen aus den Augen. Daher müssen Angehörige ebenso von den Pflegepersonen angeleitet und wenn möglich auch in die Pflege eingebunden werden.

Folgende Maßnahmen sind außerdem in der Pflege hilfreich:

- Stuhlausscheidung beobachten und auf eine regelmäßige Stuhlausscheidung (2- bis 3-mal pro Woche) achten.
- Äußert der/die PatientIn Stuhldrang, sofort reagieren.
- Bauchpresse durch das Aufstellen der Füße unterstützen.
- Kann der/die PatientIn die Toilette nicht mehr aufsuchen, wenn möglich anstatt der Leibschüssel den Leibstuhl verwenden.
- Aufkommende Schamgefühle respektieren und die Intimsphäre so gut wie möglich wahren.
- Falls möglich, auf eine ausreichende Trinkmenge und ballaststoffreiche Ernährung achten.
- Vermeiden von blähenden und stopfenden Lebensmitteln.
- Am Morgen ein Glas warmes Wasser auf nüchternen Magen trinken.
- Über den Tag verteilt 1 bis 2 Esslöffel Milchzucker trinken.
- Bei Schmerzen vor und nach dem Stuhlgang (im Zusammenhang mit Fissuren oder Hämorrhoiden) einen Salbenfleck mit Lokalanästhetika auflegen. Gekühlte Salbenflecke sind noch angenehmer und verstärken die Wirkung.
- Abführende Maßnahmen mit rektalen Suppositorien, Miniklistieren oder oralen Laxanzien nach Anordnung durchführen.
- Zur Förderung der Darmtätigkeit den Bauch im Uhrzeigersinn sanft massieren. Alternativ kann auch eine Fußreflexzonenmassage durchgeführt werden.
- PatientInnen sollten sich so viel wie möglich bewegen (vgl. Student/Napiwotzky 2011, S. 177–178).
- Bei Blähungen, Völlegefühl oder Bauchkrämpfen feuchtwarme Bauchwickel mit Fenchel-Melissen-Kümmeltee oder Einreibungen mit einer Kümmel-Fenchelsalbe durchführen.
- Eine sogenannte „Windsalbe“ herstellen (kann auch von Angehörigen hergestellt werden): 2 EL im Wasserbad geschmolzene Butter mit je 1 TL fein gemahlenen Fenchel-, Anis- und Kümmelfrüchten mischen und 10 Minuten lang erwärmen, durch ein Mulltuch drücken und anschließend stehen lassen, bis die Salbe fest wird. Danach den Bauch im Uhrzeigersinn damit massieren und die Region mit einem warmen Tuch oder einem vorgewärmten Kirschkernsäckchen warmhalten.

- Kann der/die PatientIn Nahrung zu sich nehmen, können die Speisen mit sekretionsfördernden Gewürzen (Anis, Fenchel, Kümmel, Koriander) angereichert werden. Wenn es vertragen wird, können auch Gewürze wie Ingwer und Galgant hinzugeführt werden, welche die Darmbewegung anregen (vgl. Huber/Casagrande 2011, S. 91).

Hat der/die PatientIn bereits die Finalphase erreicht, sind eigentlich keine stuhlentleerenden Maßnahmen mehr angebracht. Dies ist vor allem nicht notwendig, wenn im Vorfeld eine gute Obstipationsprophylaxe durchgeführt wurde. Lediglich, wenn das Wohlbefinden aufgrund der Obstipation eingeschränkt ist, ist eine Maßnahme indiziert. Nutzen und Schaden der abführenden Maßnahmen müssen also gut abgewogen werden (vgl. Kränzle et al. 2018, S. 287).

# Mundtrockenheit (Xerostomie)

Das Symptom Mundtrockenheit tritt bei fast allen PatientInnen in der terminalen Phase auf. Da der Mund als intimer Bereich und auch als eine der wahrnehmungsstärksten Zonen des Menschen gilt, werden Veränderungen als äußerst unangenehm oder sogar schmerzhaft empfunden (vgl. Hametner 2021, S. 24–25), was den Menschen wiederum in seiner Lebensqualität mehr oder weniger stark beeinträchtigt.

Im Zusammenhang mit Mundtrockenheit kann es auch zu Entzündungen der Mundschleimhaut, Pilzinfektionen (Candidiasis) und Geschmacksveränderungen kommen. Der/die PatientIn hat außerdem Schwierigkeiten beim Essen und Schlucken. Auch die Kommunikation kann durch starke Mundtrockenheit eingeschränkt sein, was zu einer sozialen Isolation führen kann. Die Behandlung der Xerostomie stellt für das Pflegepersonal eine große Herausforderung dar, sie zählt zu den am schwierigsten behandelbaren Symptomen in der Palliativpflege (vgl. Feichtner 2022, S. 156).

## Ursachen

Mundtrockenheit kann folgende Ursachen haben (vgl. Feichtner 2022, S. 156):

- verminderte Speichelproduktion
- xerogene Medikamente wie Opioide, Antiemetika, Antidepressiva, Anticholinergika, Antihistaminika, Spasmolytika und Diuretika
- hoch dosierte, lokale Strahlentherapie
- Mundatmung (v. a. im Sterbeprozess)
- Dehydratation
- Angst, Depression

## Pflege

Grundsätzlich sollte regelmäßig eine Mundinspektion vonseiten der Pflege durchgeführt werden, um Veränderungen der Mundschleimhaut feststellen zu können. Im palliativen Bereich sollte dies aber besonders behutsam und nur mit dem Einverständnis der PatientInnen erfolgen. Bei allen Pflegemaßnahmen gilt es außerdem, die Wünsche der PatientInnen zu berücksichtigen. Zu deren Vorlieben und Abneigungen können

Angehörige wichtige Informationen geben. Sie können auch in die Mundpflege miteingebunden und angeleitet werden, da sie gerade im Sterbeprozess häufig darunter leiden, dass der/die Sterbende nichts mehr zu sich nimmt. Auf diesem Wege können sie ihren Lieben noch etwas Gutes tun und ihnen Zuwendung geben (vgl. Student/Napiwotzky 2011, S. 164).

Es gibt eine Vielzahl von Möglichkeiten, die in der Pflege bei Xerostomie ergriffen werden können:

- Dem Patienten/der Patientin sollte über den Tag verteilt ausreichend zu trinken angeboten werden. Dies erfolgt zumeist nur in kleinen Schlucken. Dabei sollte die vom/von der Kranken gewünschte Flüssigkeit gewählt werden (Tees, Säfte, aber auch Bier, Sekt, Wein, klare Suppen, Joghurt usw.).

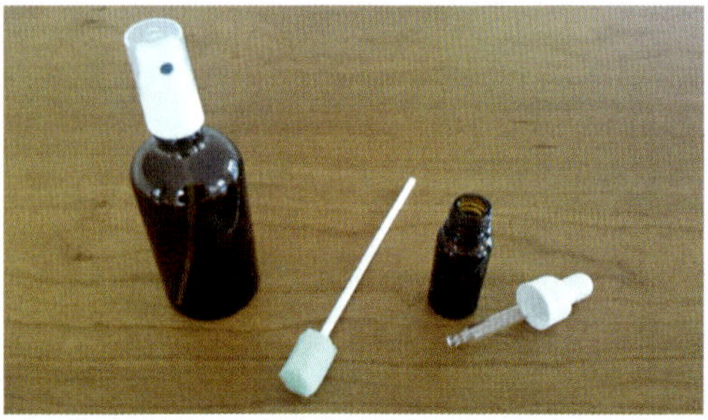

Abb. 27: **Mundpflegeutensilien** (Martina Paminger)

- Mundpflege: sollte häufig (z. B. 1- bis 2-mal pro Stunde) und sorgfältig durchgeführt werden. Dazu können wiederum die Lieblingsgetränke des Patienten/der Patientin verwendet werden. Das Anfeuchten der Mundschleimhaut kann mittels Pipetten, Mundpflegestäbchen oder Sprühfläschchen erfolgen.
- Nimmt der/die PatientIn Medikamente ein, die Mundtrockenheit verursachen oder verstärken, sollte veranlasst werden, dass diese reduziert oder sogar abgesetzt werden.
- Es besteht auch die Möglichkeit der Behandlung durch einen künstlichen Speichelersatz, wobei dieser nicht von allen PatientInnen toleriert wird und nur zu einer begrenzten Linderung führt. Außerdem darf er bei muslimischen PatientInnen nicht angewendet werden, da das Präparat teilweise aus Schweinemucosa besteht.
- Bei PatientInnen mit Schluckproblemen kann die Befeuchtung der Mundhöhle mit Eiswürfeln aus Getränken oder Fruchtstückchen erfolgen (vgl. Feichtner 2022, S. 157). Ist der/die PatientIn wahrnehmungsbeeinträchtigt, kann das Gefrorene in ein Stofftaschentuch oder eine Kompresse eingewickelt und dem Patienten/der Patientin in den Mund gelegt werden. Die Enden des Stoffes hängen dabei aus dem Mund. So kann der/die PatientIn selbstständig daran saugen (vgl. Student/Napiwotzky 2011, S. 165).
- Statt Eiswürfeln können auch Eislutscher hergestellt werden. Dazu werden Lieblingsgetränke in ein Laborröhrchen gefüllt, ein Stiel hineingegeben und eingefroren.
- Zur Anregung der Speichelbildung kann Vitamin C oder Zitronensäure verwendet werden. Ist die Mundschleimhaut jedoch entzündet, dürfen diese Mittel nicht angewendet werden. Auch das Spülen mit Pfefferminzwasser oder Retsina (geharzter Wein) regt die Speichelproduktion an. Pfefferminz hemmt jedoch die Wirkung mancher Antiemetika.
- Durch das Spülen mit Bouillon wird die Mundschleimhaut angefettet, somit kann Feuchtigkeit besser gespeichert werden.
- Viele PatientInnen essen gerne Creme-Eis, was eine kühlende und auch fettende Wirkung hat.
- Hydrogele, welche für die Wundbehandlung verwendet werden, können auch zum Befeuchten der Mundschleimhaut aufgetragen werden und eignen sich gut zur Anwendung über Nacht.

- Mithilfe der Basalen Stimulation kann durch Massage des Kiefers in Richtung Mund die Speichelproduktion angeregt werden.
- PatientInnen können, wenn es ihnen möglich ist, zuckerfreien Kaugummi kauen oder zuckerfreie Bonbons lutschen.
- Gekühltes oder gefrorenes Naturjoghurt kann helfen (vgl. Feichtner 2022, S. 157).
- Zahnprothesen sollten immer sauber und feucht eingesetzt werden.
- Im PatientInnenzimmer sollte für eine gute Luftfeuchtigkeit gesorgt werden (vgl. Student/Napiwotzky 2011, S. 165).
- Es kann auch eine Aromalampe mit Zitronen- oder Orangenöl aufgestellt werden. Allein die Vorstellung von deren Geschmack kann bereits einen vermehrten Speichelfluss auslösen (vgl. Metz et al. 2002, S. 128).

Für die **Lippenpflege** können Rosenhonig, Olivenöl oder eine Lippenpomade aufgetragen werden.

Bei **Mundgeruch** können Chlorophyll-Dragees oder wenige Tropfen einer Chlorophylllösung Abhilfe schaffen. Im alltäglichen Gebrauch eignet sich aber auch das Kauen von Kaffeebohnen. In der Aromapflege gibt es Mundspülflüssigkeiten, die von ausgebildeten Fachkräften selbst hergestellt werden können.

Bei **Belägen im Mund** ist das häufigste Mittel der Wahl, den Mund mit Schlagobers oder mit Ölen zu reinigen. Hier muss im Besonderen auf die Wünsche und Vorlieben der PatientInnen eingegangen werden. Beläge lassen sich aber auch gut mit kohlensäurehaltigen Getränken (Cola, Sekt) oder mit Vitamin-C-Brausetabletten lösen. Bei intakter Mundschleimhaut eignen sich auch Kiwi- und Ananasstückchen. Ist die Mundschleimhaut wund, können Erdbeeren oder Himbeeren (evtl. püriert) verwendet werden. Zum Lösen von Belägen eignet sich Rosenhonig, da dieser ein borkenauflösendes Ferment enthält und gleichzeitig Flüssigkeit aus den umgebenden Kapillaren in den Mundraum zieht.

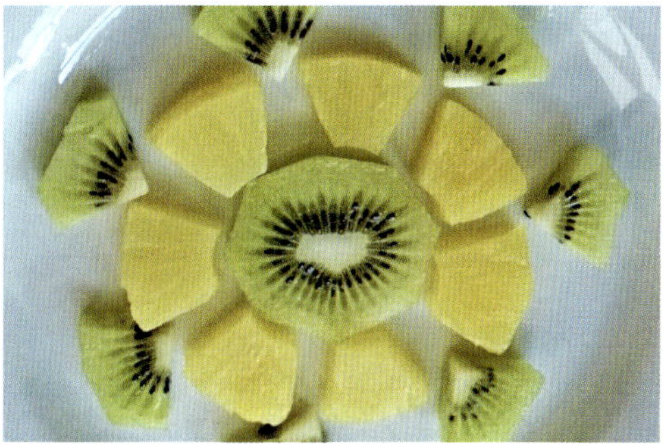

Abb. 28: **Kiwi und Ananas zum Lösen von Belägen im Mund bei intakter Mundschleimhaut** (Martina Paminger)

**Merke:** Bei der Mundpflege im palliativen Kontext sind Kreativität und großes Einfühlungsvermögen vonseiten der Pflegenden gefordert. So können sie wesentlich zum Wohlbefinden der PatientInnen beitragen (vgl. Feichtner 2022, S. 158–159).

# Terminale Dehydratation

In der Medizin ist es selbstverständlich, dass bei Flüssigkeitsverlust ein Ausgleich in Form von oraler oder parenteraler Flüssigkeitsgabe erfolgt. Für jeden Menschen ist es eine schlimme Vorstellung, an Durst zu leiden (vgl. Wüller et al. 2014, S. 186). Vor allem für die Angehörigen stellt es oft eine große Herausforderung dar, wenn der/die Betroffene kaum mehr Flüssigkeit zu sich nimmt. Die Angst, er/sie könnte verdursten, ist groß. Es ist daher besonders wichtig, dass die Angehörigen über die Vor- und Nachteile einer terminalen Dehydratation aufgeklärt werden.

**Vorteile:**

- Durch die verminderte Magensaftsekretion müssen die PatientInnen weniger erbrechen.
- Die verminderte Schleimproduktion in den Atemwegen verursacht einen geringeren Hustenreiz. Dadurch verringert sich auch die Gefahr eines möglichen Lungenödems, welches mit Atemnot einhergeht.
- Ödeme und Aszites werden reduziert.
- Durch die verminderte Urinproduktion wird den PatientInnen das Legen eines Blasenkatheters erspart. Außerdem werden sie weniger durch den Wechsel der Inkontinenzversorgung oder den Toilettengang belastet.
- Die PatientInnen werden schläfriger, wodurch sie weniger durch Unruhe belastet sind.
- Die vermehrte Endorphinproduktion wirkt schmerzlindernd.

**Nachteile:**

- Es kommt zu einer erhöhten Dekubitusgefahr.
- Durch Störungen des Elektrolythaushalts können vermehrt Muskelkrämpfe auftreten.
- Die herabgesetzte Nierenfunktion kann zu einer Medikamentenakkumulation (Akkumulation = Anhäufung von Stoffen im Körper) führen.
- Es kann zu Obstipation aufgrund von Flüssigkeitsmangel im Darm kommen.
- Zäher, trockener Schleim kann auftreten.
- Der/die PatientIn weist Bewusstseinsstörungen auf und ist verwirrt, schwach und lethargisch.
- Manchmal kann auch Fieber auftreten.

Bei Muskelkrämpfen, Medikamentenakkumulation und Verwirrtheit kann durch eine Flüssigkeitssubstitution (500 ml NaCl über 24 Stunden) versucht werden, eine Verbesserung der Symptome zu erzielen (vgl. Student/Napiwotzky 2011, S. 182).

Es gibt jedoch Situationen, in denen eine Rehydrierung indiziert ist (vgl. Feichtner 2022, S. 161):

- großer Flüssigkeitsverlust innerhalb kürzester Zeit aufgrund von Erbrechen und/oder Diarrhoe
- erhöhte Harnausscheidung (mehr als 2 Liter innerhalb von 24 Stunden) aufgrund einer Hyperkalzämie
- plötzlich auftretende Verwirrtheit

Im Zusammenhang mit der terminalen Dehydratation sind wiederum eine gute interdisziplinäre Zusammenarbeit und, wie bereits erwähnt, eine sorgfältige, einfühlsame Aufklärung und Begleitung der PatientInnen und Angehörigen besonders wichtig.

# Delirantes Syndrom, Verwirrtheit, Unruhe

Das delirante Syndrom ist ein Symptom, das häufig bei PatientInnen in der Sterbephase auftritt. Meist ist die Belastung bei diesem Symptom für die Betroffenen, die

Angehörigen und die betreuenden Personen sehr hoch, da ein Delir in Form von akut einsetzender Verwirrtheit, Bewusstseinstrübung, Orientierungsstörungen und Störungen des Denkprozesses, optischen Halluzinationen und Hypoaktivität wechselnd mit Hyperaktivität auftritt.

Ursachen dafür können eine Tumorerkrankung, Nebenwirkungen von Medikamenten, eine Strahlen-/Chemotherapie, metabolische Störungen oder Organversagen sein (vgl. Wüller et al. 2014, S. 184–185). Weitere mögliche Ursachen können unzureichend behandelte Schmerzen, Erschöpfung, Traumata, Angst, Depressionen, Alkohol- oder Nikotinentzug, spirituelle Probleme, Juckreiz, Atemnot, psychiatrische Erkrankungen, unbequeme Lage oder Harndrang sein.

Zu Beginn eines deliranten Syndroms reagiert der/die PatientIn gereizt, zeigt ausweichendes Verhalten, zieht sich zurück und wird zunehmend verwirrter. Hinzu kommen Ängstlichkeit und Unruhe (vgl. Feichtner 2022, S. 212). Typisch ist auch, dass sich ein Delir rasch entwickelt und sich in der Nacht meist verschlimmert (vgl. Wüller et al. 2014, S. 185).

Das delirante Syndrom wird häufig mit Demenz verwechselt. Demenz entwickelt sich aber im Gegensatz zum Delir schleichend. Ein Delir entwickelt sich innerhalb von Stunden bis Tagen. Damit es zu keinen Verwechslungen kommt, gibt es spezielle Assessmentinstrumente zur Erfassung eines Delirs (Confusion Assessment Method Intensive Care Unit oder Memorial Delirium Assessment Scale).

**Merke:** Treten bei PatientInnen akute Veränderungen im Verhalten (hyperaktiv oder hypoaktiv) und im Wachzustand auf, so müssen Pflegende immer an die Möglichkeit eines deliranten Syndroms denken (vgl. Feichtner 2022, S. 212–213).

## Therapie und Pflege

Die Medizin versucht in erster Linie die Ursache eines Delirs zu behandeln, z. B. indem metabolische Störungen ausgeglichen werden oder die medikamentöse Behandlung umgestellt wird. Mit Medikamenten, wie z. B. Haloperidol, Sedativa oder Benzodiazepinen, erfolgt eine direkte Behandlung des Delirs (vgl. Wüller et al. 2014, S. 185).

Vor der medikamentösen Behandlung eines Delirs sollte beobachtet werden, ob nicht bereits pflegerische Maßnahmen zu einer Linderung der Symptome führen. Des Weiteren sollten in der Behandlung Ziele festgelegt werden, die vom gesamten interdisziplinären Team verfolgt werden müssen (z. B. Verbesserung der nächtlichen Schlafqualität) (vgl. Feichtner 2022, S. 214).

Folgende Pflegemaßnahmen können zur Behandlung eines deliranten Syndroms durchgeführt werden:

- Aufklärung von PatientInnen und deren Angehörigen über mögliche Ursachen. Dabei sollte v. a. auf den Patienten/die Patientin beruhigend eingegangen werden, da es ansonsten aufgrund von Konzentrationsstörungen zu einer vermehrten Unruhe kommen kann.
- Das PatientInnenzimmer sollte ruhig und hell gestaltet werden, um illusionären Verkennungen entgegenzuwirken. Gedämpftes Licht ist auch in der Nacht notwendig.
- Räumliche und zeitliche Orientierungshilfen sollten angebracht werden (Uhr, Kalender, Fotos). Diese und vor allem persönliche Objekte sollten im Gesichtsfeld

des Patienten/der Patientin angebracht werden (vgl. Wüller et al. 2014, S. 185). Eine sichere Umgebung schützt den Patienten/die Patientin vor weiteren Stressfaktoren und trägt zur Beruhigung bei.

- Um Schlafstörungen zu vermeiden, sollten unnötige Maßnahmen in der Nacht vermieden werden.
- Pflegepersonen sollten sich bei der Kontaktaufnahme immer mit ihrem Namen vorstellen. Außerdem sollten sie in einfachen und kurzen Sätzen mit den Betroffenen sprechen.
- Angehörige und ehrenamtliche MitarbeiterInnen sollen in die Pflege miteinbogen werden (z. B. für Sitzwachen), da die PatientInnen häufig eine 1:1-Betreuung benötigen.
- Wenig Wechsel im Pflegepersonal bei der Betreuung. Vertraute Personen vermitteln den Betroffenen Sicherheit und Orientierung.
- Kommunikation auf Augenhöhe
- Angstmachendes sollte vermieden werden.
- Die PatientInnen müssen auch in der deliranten Phase ernst genommen werden. Eine respektvolle Haltung seitens der Pflegepersonen muss selbstverständlich sein.
- Vermeiden eines Umgebungswechsels (v. a. in der deliranten Phase)
- Verspüren die PatientInnen einen starken Bewegungsdrang, sollte vonseiten der Betreuungspersonen ermöglicht werden, dass sie diesem nachgehen können. Oft wollen sich die Betroffenen nur aufsetzen und den Boden unter ihren Füßen spüren. Die Betroffenen sollten nie in ihrer Bewegung eingeschränkt werden.
- Die Betroffenen müssen auf Schmerzen beobachtet und gegebenenfalls behandelt werden.
- Ein eventueller Flüssigkeitsmangel muss ausgeglichen werden, wenn dies möglich ist.
- Überwachen von Stuhl- und Harnausscheidung, da eine volle Blase oder Stuhldrang die Unruhe verstärken kann
- Alle Pflegemaßnahmen sollten in Ruhe durchgeführt werden.

**Merke:** Ein Delir muss von den Betroffenen nicht immer als Leiderfahrung erlebt werden. Vor allem in der Sterbephase kann es zu positiven Halluzinationen und Wahrnehmungen (z. B. Sehen von bereits verstorbenen Menschen) kommen. Dies wird dann nicht als Delir, sondern als Sterbebett-Phänomen bezeichnet (vgl. Feichtner 2022, S. 214–217).

# Fatigue

Der Begriff Fatigue wird für extreme Müdigkeit verwendet. Sie ist ein häufiges Symptom bei Krebserkrankungen sowie chronischen und schweren Erkrankungen. PatientInnen versuchen sehr häufig, ihre Müdigkeit zu verheimlichen. Deshalb ist es für das Pflegepersonal besonders wichtig, die PatientInnen auf dieses Symptom hin zu beobachten (vgl. Kränzle et al. 2018, S. 278–279).

## Symptome

Für den Patienten/die Patientin ist Fatigue ein sehr belastendes Symptom, welches sich auch nicht durch Schlaf bessert und somit zu einer Einschränkung der Lebensqualität führt. Hinzu kommt, dass den Angehörigen oder Bezugspersonen häufig das Verständnis dafür fehlt, da ihnen das Leiden nicht bekannt ist und es auch nicht nachempfunden werden kann. Außerdem muss beachtet werden, dass es sich bei Fatigue nicht um eine Depression handelt (vgl. Hametner 2021, S. 31–32).

Fatigue äußert sich folgendermaßen (vgl. Kränzle et al. 2018, S. 279):

- enormes Müdigkeitsgefühl, Ruhebedürfnis und vermehrtes Schlafbedürfnis
- mangelnde Energie, Schwäche, Kraftlosigkeit
- fehlende Motivation, Energielosigkeit und allgemeines Desinteresse (auch Desinteresse am Leben)
- Traurigkeit, Angst
- Entfremdung von Angehörigen und FreundInnen
- Konzentrationsstörungen, Schwierigkeiten beim Denken, Schlafprobleme

## Ursachen

Ursachen für Fatigue können zum einen krankheitsbedingt sein (z. B. infolge von Tumorerkrankungen, kardialen oder pulmonalen Erkrankungen). Es kann sich aber auch um endokrine Störungen, wie z. B. Hyper- oder Hypoglykämie, Schilddrüsenunterfunktion usw., handeln. Weiters können eine Anämie, eine Infektion, Fieber oder eine eingeschränkte Lungenfunktion hinter der Symptomatik stehen.

Zu den therapiebedingten Ursachen zählen Operationen, Zytostatika- oder Strahlentherapie, Immun- und biologische Therapien, wie z. B. Interferontherapie, und Medikamente (Opioide, Neuroleptika, Psychopharmaka, Sedativa usw.).

Weitere Ursachen können Angst, Niedergeschlagenheit, Stress, Schlafstörungen, Immobilität, Mangelernährung, Kachexie, Dehydratation, Verschiebungen im Elektrolythaushalt, Schmerzen sowie prägende Ereignisse aus der Vergangenheit oder im Hier und Jetzt sein (vgl. Kränzle et al. 2018, S. 279).

## Therapie und Pflege

Zu Beginn sollte die Ursache abgeklärt werden. Ist diese bekannt, kann dementsprechend therapeutisch vorgegangen werden, z. B. indem eine Anämie oder Elektrolytverschiebungen korrigiert, Medikamente abgesetzt oder Infektionen behandelt werden. In der Praxis haben sich außerdem Medikamente wie Antidepressiva, Steroide oder Psychostimulanzien bewährt.

Wie bei den Symptomen Schmerz oder Übelkeit und Erbrechen kann auch hier die Intensität des Zustands anhand einer Analogskala (0 = keine Erschöpfung/Müdigkeit bis 10 = totale Erschöpfung/Müdigkeit) angegeben werden. Daneben ist es aber auch wichtig zu erheben, in welchen Situationen die Müdigkeit auftritt, wie diese erlebt wird, wie lange sie andauert, ob es erleichternde und verstärkende Faktoren gibt und ob Begleitsymptome auftreten.

Für Pflegende ist zuerst wichtig, das Symptom Fatigue wahrzunehmen und anzuerkennen. Weiters müssen sowohl die PatientInnen als auch die Angehörigen/Bezugspersonen informiert, aufgeklärt und beraten werden. Pflegende sollten den Betroffenen bei Erzählungen bzgl. ihres Zustands gut zuhören und gemeinsam eine Strategie entwickeln, wie mit dem Symptom umgegangen werden kann (Prioritäten setzen, Ausgewogenheit von Ruhe und Aktivität, Ernährung, Flüssigkeitszufuhr). Zur weiteren Unterstützung können Selbsthilfegruppen, Broschüren, Internet usw. behilflich sein (vgl. Kränzle et al. 2018, S. 280–281). Zur Behandlung von Fatigue können auch komplementäre Methoden wie Entspannung, Massage und Aromatherapie (z. B. Angelikawurzel zur Kräftigung auf körperlicher und seelischer Ebene) eingesetzt werden (vgl. Huber/Casagrande 2011, S. 131).

Nehmen die Erschöpfung und die Schläfrigkeit beim Patienten/bei der Patientin zu, kann dies ein Zeichen dafür sein, dass er/sie sich dem Lebensende nähert. Dann gilt es wiederum für die Pflegepersonen, den Betroffenen und deren Familien beratend zur Seite zu stehen. Es muss ihnen erklärt werden, dass es sich bei der zunehmenden Müdigkeit und Erschöpfung um einen normalen Prozess handelt. In der Betreuung stehen nun das Wohlbefinden und die Wünsche der Betroffenen im Mittelpunkt (vgl. Jevon 2013, S. 95).

# Atemnot

Bei einer Atemnot (Dyspnoe) haben die Betroffenen das Gefühl, zu wenig Luft zu bekommen (vgl. Student/Napiwotzky 2011, S. 187). Dabei handelt es sich um ein subjektives Symptom, d. h., nur der/die PatientIn kann beurteilen, wie schwer sich die Dyspnoe anfühlt (vgl. Kränzle et al. 2018, S. 281).

Ausgelöst wird die Atemnot durch ein Missverhältnis zwischen Atmungsbedarf und -leistung. Durch die Atemnot kommt es wiederum zu einer Verminderung der Lebensqualität, da die Betroffenen Angst haben zu ersticken. In der Terminal- und Finalphase nimmt die Schwere der Atemnot zu (vgl. Feichtner 2022, S. 162).

## Ursachen

Bei der Atemnot unterscheidet man zwischen pulmonalen Ursachen, wie Pleuraergüssen, COPD, Atelektasen, Pneumonie, Lungenembolie, Obstruktion der Bronchien, Pneumothorax, Brustwandinfiltration oder Lungenfibrose, und kardialen Ursachen, wie Linksherzinsuffizienz, Perikarderguss, Perikardinfiltration oder oberer Einflussstauung. Es kommen aber auch neuromuskuläre Ursachen wie Amyotrophe Lateralsklerose oder eine muskuläre Schwäche bei Kachexie infrage. Weitere Ursachen können eine Anämie, Aszites, Hepatomegalie, Obstruktion der oberen Luftwege oder Fieber sein. Atemnot kann auch durch psychosoziale Faktoren wie Angst, Engegefühl, Einsamkeit, Aufregung usw. ausgelöst werden. Liegt eine zentrale Atemstörung, z. B. aufgrund eines erhöhten Hirndrucks, vor, dann führt dies zu einer Atemdepression, einer Eintrübung des Patienten/der Patientin und einer Atemlähmung (vgl. Student/Napiwotzky 2011, S. 188).

## Symptome

Eine Atemnot kann plötzlich einsetzen oder anhaltend bestehen. Durch körperliche oder psychische Belastung kann eine Atemnotattacke ausgelöst werden.

Dyspnoe äußert sich durch Lufthunger, Kurzatmigkeit und Beklemmungsgefühle. Durch die Atemnot werden Angst (oder sogar Todesangst) und Unruhe ausgelöst (vgl. Student/Napiwotzky 2011, S. 187–188). Die Betroffenen empfinden eine verstärkte Atemnot, da es durch Funktionseinschränkungen der Lunge zu einer vermehrten Atemarbeit kommt und somit die Körperzellen nicht ausreichend mit Sauerstoff versorgt werden. Kommt noch Angst hinzu, werden vermehrt Stresshormone ausgeschüttet, welche wiederum einen erhöhten Sauerstoffverbrauch verursachen. Somit kommt es zum sogenannten Teufelskreis aus Atemnot und Angst (vgl. Feichtner 2022, S. 165).

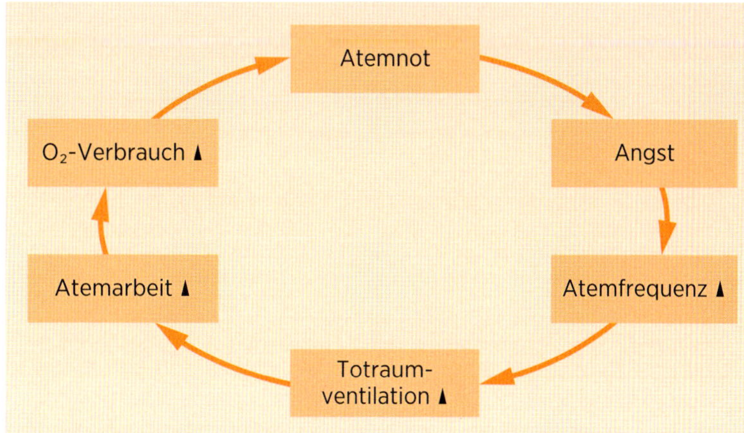


Abb. 29: **Teufelskreis aus Atemnot und Angst** (https://link.springer.com/article/10.1007/s15223-014-0464-z)

## Einschätzung der Atemnot

Zur Einschätzung der Intensität der Atemnot können Assessmentinstrumente wie die Numerische Rating-Skala oder die BORG-Skala verwendet werden.

| **Borg-Skala** | | **Interpretationshilfen** | | | |
|---|---|---|---|---|---|
| | | **Intensität** | **körperliche Anstrengung** | **Atemnot** | **Zeit** |
| 0<br>0,5<br>1<br>2<br>3 | Keine Anstrengung/Atemnot<br>Sehr, sehr leicht<br>Sehr leicht<br>Leicht<br>Mäßig | | ▸ sich unterfordert fühlen<br>▸ den Eindruck haben, noch um einiges länger weitertrainieren zu können | die Atmung ist noch nicht oder nur leicht wahrnehmbar | Stunden |
| 4<br>5<br>6 | Etwas anstrengend/ziemlich<br>Anstrengend/schwer | | ▸ deutliche körperliche Anstrengung<br>▸ zunehmende Ermüdung<br>▸ man ist froh, wenn der Durchgang/die Zeit vorbei ist | die Atmung ist deutlich spürbar, aber noch kontrollierbar | Minuten |
| 7<br>8<br>9<br>10 | Sehr anstrengend/schwer<br><br>Sehr, sehr anstrengend/schwer<br>Maximal | | ▸ sich körperlich überlastet fühlen: ggf. Schmerzen, Unwohlsein<br>▸ die Anstrengung zwingt zum baldigen bzw. sofortigen Abbruch der Belastung | die Atemnot zwingt zum baldigen bzw. sofortigen Abbruch der Belastung | Sekunden |

Abb. 30: **BORG-Skala** (http://www.atemmuskeltraining.com/de/patienten/stenoseatmung/borg-skala)

Zur Beurteilung einer Dyspnoe werden folgende Kriterien herangezogen (vgl. Feichtner 2022, S. 164):

- Atemfrequenz und Atemtiefe
- Atemgeräusche
- Atemqualität und -tiefe
- Bewusstseinslage
- Hautfarbe
- Gesichtsausdruck
- Körperhaltung
- Laborparameter (Sauerstoffsättigung, Entzündungszeichen, Blutzucker usw.)

## Therapie

In erster Linie müssen mögliche reversible Ursachen ausgeschlossen bzw. therapiert werden. Des Weiteren werden Medikamente, welche auf das Atemzentrum beruhigend und angstreduzierend wirken, verabreicht. Es erfolgt eine Dauermedikation mit Opioiden (vgl. Student/Napiwotzky 2011, S. 191), da diese die Atemarbeit und Angst reduzieren, was wiederum zu einem verringerten Sauerstoffbedarf führt. Auch der Einsatz von Benzodiazepinen führt zu Entspannung und Angstreduzierung. Für Atemnotattacken sollten schnell wirksame Bedarfsmedikamente in Reichweite des Patienten/der Patientin bereitgestellt werden. Das vermittelt ihm/ihr ein Gefühl von Sicherheit und wirkt der Angst entgegen. Neben der medikamentösen Therapie gibt es auch palliative Maßnahmen zur Linderung der Atemnot. Dazu zählen unter anderem die Aszitespunktion sowie die Strahlen- oder Chemotherapie (vgl. Feichtner 2022, S. 166).

Bzgl. Sauerstoffgabe muss bedacht werden, dass eine Dyspnoe durch erhöhte Kohlendioxidwerte im arteriellen Blut und durch Angst ausgelöst wird. Aufgrund des erhöhten Kohlendioxids kommt es zu einer schnellen und oberflächlichen Atmung, um das Kohlendioxid abzuatmen. Da hier also kein Sauerstoffmangel vorliegt, ist eine Sauerstoffgabe nicht sinnvoll. Ist jedoch ein Sauerstoffmangel nachweislich vorhanden (Zyanose), kann durch Sauerstoffgabe eine Linderung der Atemnot bewirkt werden. Ausschlaggebend ist das subjektive Empfinden der Betroffenen, ob eine Sauerstoffgabe hilft oder nicht. Es ist zu bedenken, dass eine Sauerstoffgabe auch mit Nachteilen verbunden ist. Sie kann zu einer psychischen Abhängigkeit führen. Bei der Verwendung einer Sauerstoffmaske ist außerdem die Kommunikation gestört. Eine Sauerstoffgabe kann zu einer Austrocknung der Schleimhäute führen, was wiederum zu einer Verschlechterung einer evtl. bereits bestehenden Xerostomie beiträgt (vgl. Student/Napiwotzky 2011, S. 191–192). Die Verabreichung von Sauerstoff unterliegt außerdem der ärztlichen Anordnung (außer in Notfällen). Als Alternative können Ventilatoren eingesetzt werden, da diese die Rezeptoren in der Wange und im Nasopharynx stimulieren und dadurch zu einer Linderung der Atemnot führen (vgl. Feichtner 2022, S. 166, 169).

## Pflege

Die Aufgabe von Pflegenden bei Dyspnoe besteht in der Linderung und Vorbeugung. Pflegende müssen im Zusammenhang mit Dyspnoe darauf achten, dass sie selber ihren Atemrhythmus beibehalten. Auch Angehörige müssen darauf hingewiesen werden, sich auf die eigene, ruhige Atmung zu konzentrieren, da sonst bei ihnen ebenfalls Anzeichen einer Dyspnoe auftreten können. In der Betreuung von PatientInnen mit Atemnot ist es besonders wichtig, dass Pflegende Ruhe ausstrahlen und vermitteln, da sich diese auf die PatientInnen und Angehörigen überträgt und ihnen Sicherheit vermittelt. Dies ist vor allem zur Unterbrechung des Teufelskreises besonders wichtig.

Zur Einschätzung der Atemnot müssen Pflegende über die Grunderkrankung Bescheid wissen. Kommt es nämlich zu einem plötzlichen Auftreten einer Atemnot mit rascher Zunahme, kann dies ein Hinweis auf eine Lungenembolie sein. Dies hat eine andere Bedeutung, als wenn bereits eine Lungenerkrankung (wie z. B. COPD) besteht. In jedem Fall ist aber ein rasches Handeln erforderlich.

Bei akuter Atemnot müssen folgende Punkte beachtet werden:

- Der/die PatientIn sollte nicht allein gelassen werden, die Pflegenden sollten Ruhe und Sicherheit vermitteln und auf keinen Fall Hektik verbreiten.
- Als angenehm wird eine Kühlung des Gesichts, z. B. mit einem kalten Waschlappen, empfunden.
- PatientInnen in der Lippenbremse anleiten
- für Frischluftzufuhr sorgen
- Pflegende müssen darauf achten, beim eigenen Atemrhythmus zu bleiben.
- Pflegende sollten den Betroffenen nicht allzu nahe kommen, da diese sich sonst beengt fühlen. Sichtwege sollten freigehalten werden. Für eine „Weite“ im Raum sollte gesorgt werden (Türen, Fenster öffnen).
- Der/die PatientIn und die Angehörigen müssen über alle pflegerischen Interventionen informiert werden.
- Wenn möglich, Angehörige aus dem Zimmer schicken und KollegInnen bitten, diese in der Zeit zu begleiten.

Zur Linderung der Atemnot können folgende Maßnahmen getroffen werden:

- entlastende Positionierungen (Oberkörper hoch, Kutschersitz, Reitersitz, Herrschersitz, Torwartstellung usw.)
- Einsatz von Positionierungshilfsmitteln (Rollen, Kissen, Luftballons usw.)
- beruhigende Fuß- oder Handmassagen
- PatientInnen darauf hinweisen, dass sie sich auf das Ausatmen konzentrieren sollen, da das Einatmen dann von selbst erfolgt (vgl. Feichtner 2022, S. 169–170)

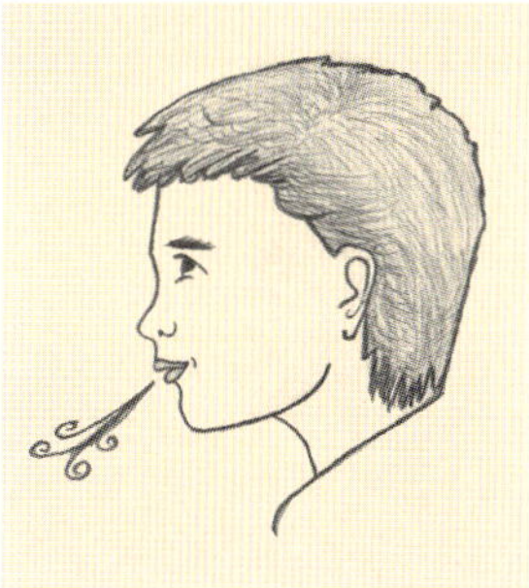
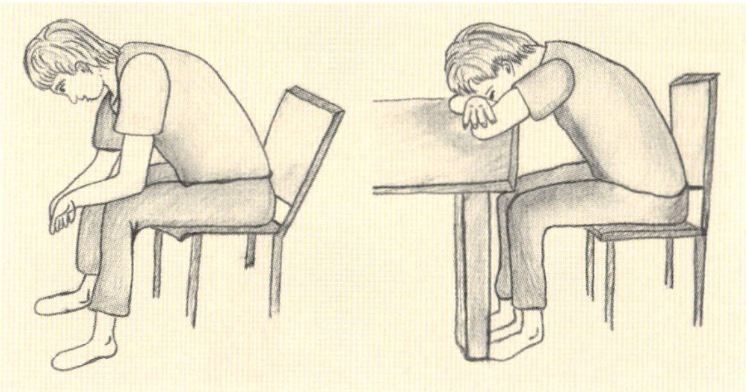
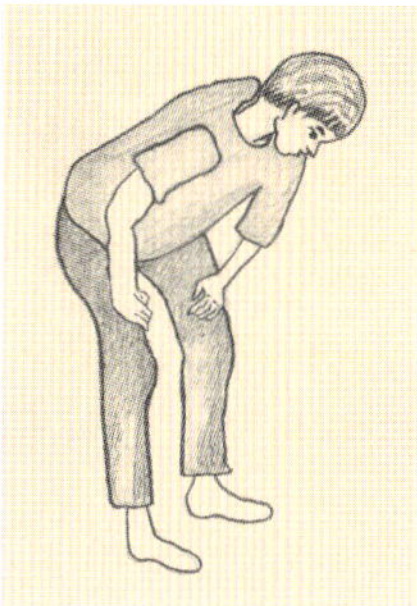

Abb. 31: **Lippenbremse** (https://blog.daab.de/lippenbremse-und-kutschersitz-hilfe-bei-atemnot/)
Abb. 32: **Kutschersitz** (https://blog.daab.de/lippenbremse-und-kutschersitz-hilfe-bei-atemnot/)
Abb. 33: **Torwartstellung** (https://blog.daab.de/lippenbremse-und-kutschersitz-hilfe-bei-atemnot/)

- bei Pflegehandlungen den Betroffenen immer wieder Verschnaufpausen geben
- nur leichte Bettdecken und Kleidung verwenden
- helles Krankenzimmer mit wenigen Möbeln und Naturbildern
- immer für frische Luft im Zimmer sorgen und die PatientInnenzimmer nicht zu viel heizen
- Vorhänge zurückziehen, um den Blick ins Freie zu ermöglichen
- für eine sorgfältige Mund- und Lippenpflege sorgen (vgl. Student/Napiwotzky 2011, S. 191)
- beruhigende und entkrampfende Einreibungen auf Brust und Rücken, z. B. mit Lavendelöl
- zurückhaltende Raumbeduftung mit ätherischen Ölen (Lavendel, Weihrauch, Thymian usw.) – bei einer akuten Atemnot sollten keine ätherischen Öle verwendet werden
- behutsames Abklopfen des Rückens mit verdünntem Essig, um den Atem anzuregen
- Anbieten einer beruhigenden Teemischung mit je 50 g Lavendelblüten, Kamillenblüten und Melissenblättern
- beruhigendes Kräuterkissen (vgl. Huber/Casagrande 2011, S. 95–96)

**Aufgabe:** Nehmen Sie einen Strohhalm in den Mund und halten Sie sich gleichzeitig die Nase zu. Versuchen Sie nun so lange wie möglich durch den Strohhalm zu atmen. Wie lange können Sie die Atmung beibehalten? Wie geht es Ihnen dabei? Welche Empfindungen verspüren Sie?

**Fallbeispiel:** Frau M. ist 72 Jahre alt und seit ihrem 19. Lebensjahr starke Raucherin. Seit Jahren leidet sie bereits an einer chronisch-obstruktiven Lungenerkrankung (COPD). Zu Hause wurde sie bisher von ihrem Gatten betreut. Bei der Körperpflege wurde sie jeden Tag von der Hauskrankenpflege unterstützt. In letzter Zeit wurde Frau M. immer schwächer, sie kann das Bett nur mehr mit Hilfe für kurze Zeit verlassen und leidet dabei unter einer starken Dyspnoe. Aufgrund ihres Zustands wurde sie gestern stationär im Krankenhaus aufgenommen. Am Vormittag hatte Frau M. bereits einige Untersuchungen. Als am Nachmittag ihre Tochter zu Besuch kommt, findet sie ihre Mutter schwer atmend und sitzend im Bett vor. Sie klingelt nach dem Pflegepersonal. Als Sie das Patientenzimmer betreten, klagt die Tochter: „Um Gottes Willen, tun Sie doch etwas! Meine Mutter bekommt keine Luft mehr! Sie erstickt! Was haben Sie mit ihr gemacht?“

Wie reagieren Sie in dieser Situation? Welche Maßnahmen ergreifen Sie bei Frau M.? Überlegen Sie in Kleingruppen Ihre Vorgehensweise und vergleichen Sie Ihre Ergebnisse anschließend in der Großgruppe.

Für Angehörige ist neben der Atemnot auch die **terminale Rasselatmung**, welche häufig in den letzten Lebenstagen bzw. -stunden auftritt, sehr belastend. Durch das Geräusch haben sie die Befürchtung, dass der/die PatientIn ersticken muss. Die terminale Rasselatmung tritt jedoch aufgrund des fehlenden Husten- oder Schluckreflexes durch die Bewusstseinstrübung auf. Es ist daher wichtig, dass Angehörige bereits zu Beginn des Sterbeprozesses über mögliche Veränderungen der Atmung aufgeklärt und immer wieder auf den entspannten Gesichtsausdruck des/der Betroffenen hingewiesen werden.

Therapeutisch kann eine terminale Rasselatmung mit Medikamenten, wie z. B. Scopolamin, behandelt werden. Da diese aber zu einer Zunahme der Mundtrockenheit führen, muss auf eine sorgfältige Mundpflege geachtet werden. Ein behutsamer Positionswechsel kann ebenfalls zu einer Erleichterung der terminalen Rasselatmung führen. Zu beachten ist dabei, dass die Zunge nicht nach hinten fällt und so einen zusätzlichen Sekretstau auslöst. Eine leichte Halbseitenpositionierung ist am geeignetsten.

Das Absaugen sollte vermieden werden, da dadurch ein Reiz gesetzt wird, der zu einer vermehrten Sekretbildung und zu einer Zunahme der Rasselatmung führt. Außerdem ist der/die PatientIn durch das Absaugen enormem Stress ausgesetzt. Abgesaugt wird lediglich bei großen sichtbaren Sekretmengen im Pharynx (vgl. Feichtner 2022, S. 170–171).

# Exulzerierende Wunden

Exulzerierende Wunden treten häufig bei Tumoren oder Dekubitalgeschwüren auf. Die Heilung dieser Wunden ist meistens nicht realistisch, da die Betroffenen oftmals bereits einen reduzierten Allgemeinzustand haben und die Wunden sich rasch verschlechtern. Im palliativen Setting hat daher eine kreative Wundversorgung oberste Priorität. Dies erfordert von den Pflegepersonen eine hohe Expertise im Wundmanagement. Nicht nur für die PatientInnen, sondern auch für die Angehörigen und die Pflegepersonen stellen exulzerierende Wunden bzw. Tumorwunden eine enorme Belastung dar (vgl. Feichtner 2022, S. 183).

## Ursachen

Exulzerierende Wunden können folgende Ursachen haben:

- Folge eines primären Hauttumors (meistens Tumoren der Brust, Sarkome und Melanome)
- direkte Tumorinfiltration der Haut aufgrund eines darunter liegenden Tumors
- metastatische Aussaat eines entfernten Primärtumors (vgl. Feichtner 2022, S. 183)
- schlechte Wundheilung nach einer Operation
- Dekubiti (vgl. Kränzle et al. 2018, S. 294)

## Mögliche Probleme

Mögliche Probleme bei exulzerierenden Wunden können sein:

- schnelles Wachstum
- Schmerzen
- Nekrosen- und Kraterbildung
- Exsudation
- Geruch
- Fisteln
- Blutungen

Zu den körperlichen Problemen kommen auch noch psychische Belastungen hinzu:

- Ekel und Scham und damit einhergehend Isolation
- Angst vor Blutung, vor schmerzhaftem Verbandwechsel
- Das Fortschreiten der Erkrankung wird den Betroffenen und den Angehörigen vor Augen geführt.
- zerstörtes Körperbild (vgl. Feichtner 2022, S. 183–185)

## Psychosoziale Begleitmaßnahmen

In der Begleitung von Menschen mit exulzerierenden Wunden ist es besonders wichtig, deren Wut, Verzweiflung und Scham mitauszuhalten. Dazu ist es notwendig, sich mit den eigenen Ekelgefühlen und Grenzen auseinanderzusetzen. Die Betroffenen reagieren äußerst sensibel auf unachtsame Bemerkungen oder nonverbales Verhalten, dadurch kann das Vertrauensverhältnis gefährdet sein. Eine große Unterstützung für Pflegepersonen kann der Austausch über individuelle Belastungen im Pflegeteam sein. Es kann außerdem hilfreich sein, den Verbandwechsel zu zweit durchzuführen oder sich täglich mit KollegInnen abzuwechseln. Die Betroffenen brauchen Pflegepersonen, die ihnen bei den unterschiedlichen Bewältigungsstrategien (Rückzug, Verdrängen, Wut usw.) mit Empathie, Wertschätzung und Respekt begegnen.

Weiters sind noch folgende Begleitmaßnahmen von Bedeutung (vgl. Feichtner 2022, S. 186–187):

- PatientInnen die Gelegenheit geben, über ihre Empfindungen und Ängste zu sprechen. Nicht selten muss dafür der Anstoß vonseiten der Pflegepersonen erfolgen.
- Raum für Trauerreaktionen und Gefühlsregungen geben. Der wertschätzende Umgang mit diesen Gefühlen ist dabei Voraussetzung.
- Die individuellen Bewältigungsstrategien der Betroffenen erkennen und deren Ressourcen fördern
- Gemeinsam erleichternde Maßnahmen für die PatientInnen finden
- Bezugspersonen miteinbeziehen, insofern dies möglich ist. So kann die Isolation der PatientInnen vermindert werden.
- Der Verbandwechsel sollte den Angehörigen nicht zugemutet werden.

## Wundanamnese und Wundassessment

Um die Gesamtsituation und die individuellen Bedürfnisse der Betroffenen realistisch einschätzen zu können, bedarf es zu Beginn der Behandlung einer ausführlichen Wundanamnese. Dabei werden die Dauer, die Ätiologie und die subjektive Bedeutung der Wunde für die PatientInnen erfasst.

Beim Wundassessment geht es darum, den Erfolg der gesetzten Maßnahmen und eventuelle Veränderungen zu beurteilen. Dazu müssen die exulzerierenden Wunden bei jedem Verbandwechsel eingeschätzt und deren Parameter dokumentiert werden. Im Vordergrund steht auch hier wiederum die Lebensqualität der Betroffenen. In einer fortgeschrittenen palliativen Situation erscheint es daher nicht mehr als sinnvoll, die tägliche Größenzunahme einer Wunde zu dokumentieren. Parameter wie der Wundgeruch oder die Blutungsneigung können jedoch nach wie vor relevant sein.

Das Wundassessment beinhaltet folgende Parameter:

- Wundlokalisation
- Wundgröße
- Beschreibung des Wundgrundes (z. B.: Sind Beläge sichtbar, gibt es Infektionszeichen wie Rötung oder Geruch?)
- Wundrand
- Wundumgebung (Entzündungszeichen, Ödeme, livide Verfärbungen)
- Wundbeschaffenheit (z. B. Nekrosen)
- Blutungsneigung
- Tumorinfiltrationen, Knoten oder Verhärtungen
- Exsudat (Frequenz des Verbandwechsels)
- Ziel der Wundbehandlung

Von einer Fotodokumentation sollte Abstand genommen werden, da dies für die Betroffenen zusätzlich beschämend sein kann.

## Ziele

Das Ziel der Wundbehandlung richtet sich nach den Symptomen bzw. den Hauptbelastungen für die PatientInnen (vgl. Feichtner 2022, S. 187–189).

Die Heilung der Wunde ist kein realistisches Behandlungsziel. Bei der Wundbehandlung geht es in erster Linie um die Lebensqualität der PatientInnen. Daher sollte vor Beginn der Wundbehandlung ein vorrangiges Behandlungsziel definiert werden, welches sich aus den Symptomen und Belastungen des Patienten/der Patientin ergibt (vgl. Feichtner 2022, S. 192).

Mögliche Ziele können sein (vgl. Kränzle et al. 2018, S. 294–295):

- Linderung von Schmerzen
- Eindämmung von Gerüchen
- Absorption von Wundsekret
- Vermeidung von Infektionen (auch der umgebenden Haut)
- ein kosmetisch akzeptabler Verband
- Die Belastungen durch den Verbandwechsel so gering wie möglich zu halten (z. B. Schmerzen, Blutung, die Häufigkeit und Dauer der Verbandwechsel)
- Vermeidung von sozialer Isolation der PatientInnen und Wiederherstellung von deren Selbstständigkeit und Würde
- Verbesserung von Lebensqualität und Wohlbefinden

Um die Ziele bestmöglich zu erreichen, bedarf es unter anderem einer gewissenhaften Auswahl des Verbandmaterials. Um einen atraumatischen Verbandswechsel gewährleisten zu können, werden nonadhäsive Verbandmaterialien bevorzugt. So werden ein Festkleben an der Wunde und damit einhergehende Folgen wie Schmerzen oder Blutungen vermieden (vgl. Feichtner 2022, S. 193).

## Schmerzen

Exulzerierende Wunden und die umgebende Haut sind äußerst schmerzsensibel. Oftmals reicht eine leichte Berührung oder lediglich ein Luftzug aus, um heftige Schmerzen auszulösen. Um Schmerzen beim Verbandwechsel so gering wie möglich zu halten, sollten folgende Maßnahmen beachtet werden (vgl. Feichtner 2022, S. 193–194):

- systemische Analgesie mindestens 30 Minuten vor dem Verbandwechsel
- topisch angebrachte Anästhetika oder Analgetika (evtl. in Gel-Form) vor dem Verbandwechsel
- atraumatisches Ablösen des Verbandes mit angewärmter Kochsalzlösung bzw. Ringerlösung oder durch die Verwendung von Schaumstoffverbänden mit Ibuprofen lt. Arztanordnung
- während des Verbandwechsels Pausen einlegen, aber die Wunde nicht unnötig lange offenlassen, damit eine Austrocknung oder Auskühlung vermieden wird
- Verbandwechsel sollte nicht allzu lange dauern

## Blutungen

Exulzerierende Wunden haben eine hohe Blutungsneigung, deshalb muss bei jedem Verbandwechsel mit einer mehr oder weniger großen Blutung gerechnet werden. Durch einen nicht zu stillenden Blutverlust kann es sogar zu einer lebensbedrohlichen Situation kommen. Vor allem Wunden in Gefäßnähe oder Tumorinfiltrationen im Kopf- und Halsbereich sind besonders gefährdet, eine sogenannte terminale Blutung auszulösen. Das betreuende Team sollte immer auf eine solche Krisensituation vorbereitet sein, indem im Vorfeld ein vorausschauender Notfall- und Krisenplan erstellt wird, welcher mit den PatientInnen und deren Angehörigen besprochen werden muss.

Bei kleinen, lokalen Blutungen genügt oft eine sanfte Kompression über 5 bis 10 Minuten, um eine Blutstillung zu erreichen. Dies kann jedoch für die PatientInnen mit Schmerzen verbunden sein. Als Alternative bietet sich das Auflegen von Eiswürfeln oder eines Kühlelements auf dem alten Verband an. Meistens gehen einer terminalen Blutung kleinere, lokale Blutungen voraus.

Für das Vorbeugen von Blutungen ist wiederum ein atraumatischer Verbandwechsel notwendig (vgl. Feichtner 2022, S. 194–195).

## Geruchsreduktion

Der Wundgeruch entsteht durch den Zellzerfall in der Wunde und/oder durch eine Keimbesiedelung der Wunde.

Dieser stellt eine der größten Belastungen für die PatientInnen dar, da sie sich dafür schämen und sich daher isolieren. Die Betroffenen ekeln sich vor dem eigenen Körper. Der Geruch kann so intensiv sein, dass er sich in Kleidung und Mobiliar festsetzt. Die Angehörigen und Bezugspersonen der Betroffenen stehen der Situation hilflos gegenüber und können ebenso Scham und Ekel empfinden. Dadurch kommt es zu einer Distanzierung, was wiederum von den Betroffenen als besonders verletzend empfunden wird. Nicht selten kommt es daher bei den PatientInnen zum Sterbewunsch. Auch für Pflegepersonen stellt der Wundgeruch eine große Herausforderung dar, was dazu führt, dass sie den Kontakt zu den PatientInnen so gut es geht meiden. Aufgrund dieser belastenden Situation ist es größter Bedeutung, dass der Wundgeruch möglichst frühzeitig und effektiv eingedämmt wird.

Um den Geruch der Wunde einzudämmen, stehen folgende Maßnahmen zur Verfügung:

- Spülen der Wunde mit Prontosan oder einer Metronidazol-Infusionslösung bzw. Auflegen von getränkten Kompressen mit den bereits erwähnten Lösungen, mit einer Chlorophyll-Lösung 2,5 % oder mit grünem Tee
- Metronidazol gibt es auch als Gel bis 2 %, welches topisch angebracht werden kann.
- Metronidazol-Lösung kann auch mittels einer kleinen Sprühflasche auf die Wunde aufgetragen werden.
- Bei starker Geruchsbildung oder schwer zugänglichen Wundhöhlen kann eine systemische Gabe von Metronidazol sinnvoll sein.
- Gemörserte Kohletabletten können in einen Teefilter gegeben und auf die trockenen Kompressen gelegt werden.
- Aktivkohlekompressen mit oder ohne Silber
- medizinischer Honig kann lokal aufgebracht werden
- silberimprägnierte Hydropolymerverbände
- Calciumalginat-Watte für Wundhöhlen
- Kurzfristig kann die Wunde auch mit einer Haushalts- oder Klarsichtfolie abgedeckt und diese kann an den Rändern mit Zinkcreme fixiert werden. Somit kann z. B. ein Besuch ermöglicht werden.
- Werden bei stark sezernierenden Wunden Drainage- oder Stomabeutel verwendet, können in die Beutel Süßstoff in Tablettenform oder geruchsneutralisierende Gleitmittel gegeben werden. Die Stomabeutel sollten über Aktivkohlefilter verfügen.

Um die Raumluft zu verbessern, können folgende Maßnahmen ergriffen werden:

- regelmäßig lüften
- Im Raum kann ein Teller mit gemörserter Aktivkohle, Katzenstreu, Kaffeepulver oder Soda (leicht angefeuchtet) aufgestellt werden. Weiters eigenen sich auch Rasierschaum, Balsamico-Essig oder Backpulver bzw. Natron in Wasserschalen.
- aus einem halben Liter Wasser und etwas Weichspüler einen Raumspray herstellen
- mit Salbei räuchern
- Duftlampen nach Vorlieben der PatientInnen verwenden, jedoch keine Duftmischungen. Duftlampen können jedoch auch zu einer üblen Geruchsmischung führen, vor allem wenn ungeeignete Duftöle eingesetzt werden. Geeignet sind Zitrusdüfte, Bergamotte, Minze, Lavendel oder Patchouli.

Die aufgezählten Maßnahmen müssen mehrmals täglich durchgeführt werden (vgl. Feichtner 2022, S. 195–198).

# Trauer

Trauer ist die Reaktion auf einen Verlust. Trauer muss nicht nur mit dem Verlust eines geliebten Menschen zu tun haben, sondern kann in unterschiedlichen Situationen auftreten, z. B. beim Verlust des Arbeitsplatzes, beim Umzug in eine andere Stadt oder in eine Langzeiteinrichtung, wenn eine Beziehung in die Brüche geht, nach Amputationen, wenn Kinder ein geliebtes Spielzeug verlieren usw. (vgl. Feichtner 2022, S. 277).

**Aufgabe:** Nehmen Sie sich ein paar Minuten Zeit und überlegen Sie, welche Verlusterlebnisse Sie in Ihrem Leben bereits hatten und bei welchen Sie Trauer empfunden haben.
Wie sind Sie damit umgegangen?
Wie haben Sie Ihre Trauer bewältigt?
Was haben oder hätten Sie dabei gebraucht?

In früheren Zeiten wurden Verstorbene zu Hause aufgebahrt und alle Verwandten, Bekannten und NachbarInnen wurden eingeladen, sich von dem/der Verstorbenen zu verabschieden. Dabei wurden Rituale wie das Rosenkranzbeten oder das Abhalten der Totenwache gemeinsam durchgeführt. Die Angehörigen hatten dadurch das Gefühl, in ihrer Trauer nicht allein zu sein und von anderen dabei begleitet zu werden. In der heutigen Zeit findet das Trauern häufig im Privaten statt. Die Gesellschaft möchte den Schmerz der Trauernden nicht mitansehen. Das Mitteilen des Schmerzes und das „Teilen" der Trauer wäre für die Trauernden aber ein wichtiger Aspekt zur Trauerverarbeitung. Man spricht auch von Trauerarbeit. Die Verarbeitung der Trauer und das Hindurchgehen durch die Trauer benötigen viel Zeit. Der/die Trauernde muss lernen, den Verlust anzunehmen und sich in seinem neuen Selbst- und Weltbezug zurechtzufinden. In diesem Zusammenhang wurden Trauermodelle entwickelt, um den Verlauf des Trauerprozesses zu veranschaulichen. Der Trauerprozess muss jedoch immer individuell betrachtet werden und lässt sich nicht in ein Schema einordnen (vgl. Feichtner 2022, S. 277–278).

Die fünf Phasen des Sterbens nach Elisabeth Kübler-Ross beschreiben Verhalten, Reflexion, Auflehnung und Akzeptanz des/der Sterbenden sowie ihre/seine Wünsche und Ängste. Da dieses Phasenmodell das soziale Umfeld miteinbezieht, kann man es auch für die Begleitung im Trauerprozess verwenden. An dieses Modell lehnt sich auch das Trauerphasenmodell nach Verena Kast sehr stark an (vgl. Wikipedia).

## Trauerphasenmodell nach Verena Kast

Verena Kast (*1943) ist eine Schweizer Psychologin und Professorin für Psychologie an der Universität Zürich. Sie ist außerdem Dozentin und Lehranalytikerin am dortigen C. G.-Jung-Institut und Autorin mehrerer Bücher. Sie verfolgt in ihrem Trauerphasenmodell das Ziel, dass möglichst viel von der Beziehung und den Eigenheiten des/der Verstorbenen in das Leben der Trauernden integriert wird. Dadurch wird ein neuer Selbst- und Weltbezug hergestellt (vgl. Feichtner 2022, S. 278).

Jeder Prozess ist durch einen klaren Beginn und ein klares Ende gekennzeichnet. Ausschlaggebend für den weiteren Verlauf der Trauer ist der Beginn, da hier der Verlust, die Trennung und der Abschied stattfinden. Am Ende des Trauerprozesses sollte eine Neuorientierung stattfinden. Es ist jedoch sehr unterschiedlich, wie lange dieser Prozess andauert, ebenso kann die Dauer der einzelnen Phasen variieren. Die Phasen sind nur als Richtwerte zu verstehen, da sie situativen und individuellen Schwankungen unterliegen. Die Bewältigung der Trauer ist außerdem von der Persönlichkeit der trauernden Person, vom Todesumstand und der Art der Beziehung zwischen dem/der Verstorbenen und dem/der Zurückgebliebenen abhängig (vgl. Specht-Tomann/Tropper 2013, S. 192–193).

## Phase des Nicht-wahrhaben-Wollens

Erhält ein Mensch die Nachricht vom Tod einer geliebten Person, kommt es zunächst zu einem schockähnlichen Zustand. Der/die Betroffene kann den Tod nicht realisieren. Da die eigenen Gefühle nicht oder kaum wahrgenommen werden, verfällt die Person in eine psychische Starre. Ihre Welt ist aus den Fugen geraten. Der tiefe innere Schmerz kann aufgrund dieser Erstarrung noch nicht ausgelebt werden. Körperlich weist die Person Symptome des Schocks auf: erhöhter Puls, Schwitzen, Übelkeit, Erbrechen, Unruhe. Meist dauert diese Phase einige Stunden bis Wochen an, bei einem plötzlich eingetretenen Todesfall deutlich länger.

Begleitende sollten die Trauernden in dieser Phase nicht alleinlassen. Sie sollen einfach nur da sein, ihnen Wärme und Mitgefühl vermitteln, ohne viel zu fragen. Die Trauernden sollen ihre Gefühle zulassen dürfen, soweit es ihnen möglich ist. Ansonsten ist es notwendig, die scheinbare Empfindungslosigkeit, die Starre mitauszuhalten. Auch Begleitende dürfen ihre Gefühle zum Ausdruck bringen. Des Weiteren sollten sie die alltäglichen Besorgungen übernehmen, dafür sorgen, dass der Tagesrhythmus der Trauernden aufrechterhalten bleibt, und sie dort unterstützen, wo sie überfordert sind. Häufig benötigen sie auch Hilfestellungen in der Regelung der Dinge, die im Zusammenhang mit dem Todesfall stehen (vgl. Specht-Tomann/Tropper 2013, S. 193–195).

## Phase der aufbrechenden Emotionen

Die Empfindungslosigkeit und die Starre lösen sich nun auf. Alle Gefühle (Schmerz, Wut, Freude, Traurigkeit, Angst) gelangen an die Oberfläche. Sehr häufig kommen jene Gefühle zutage, welche zur Persönlichkeit der trauernden Person passen. Ängstliche Personen kämpfen mit starken Angstgefühlen, von denen sie geradezu überrollt werden. Strukturierte Menschen neigen eher zu Zorn und Wut, was sich in Form von Beschuldigungen gegen andere (Ärzte/Ärztinnen, Pflegepersonal usw.) äußern kann. Durch diese Schuldzuweisungen kann der Schmerz zunächst etwas gelindert werden, bis er wieder zum Ausbruch kommt. Der Zorn kann sich auch auf den/die Verstorbene/n richten, da sie sich von ihm/ihr im Stich gelassen fühlen. Dies führt wiederum zu Schuldgefühlen, da man über Tote nicht schlecht denken darf. Schuldgefühle können sich aber auch dahingehend äußern, dass man das Gefühl hat, nicht genügend für die verstorbene Person getan zu haben. „Habe ich etwas verabsäumt?“, „Habe ich etwas übersehen?“, „Habe ich zu wenig für ihn/sie getan?“ sind häufige Gedanken der Hinterbliebenen. Generell zeigen Trauernde in dieser Phase eine große Stimmungslabilität. Gefühle von Gereiztheit wechseln sich mit Apathie, Depression oder Euphorie („Es war so eine schöne Zeit mit ihm/ihr!“) ab. Die Dauer der Phase kann sehr unterschiedlich sein, sie liegt meistens zwischen einigen Wochen und einigen Monaten.

Begleitende sollten, so schwer es auch ist, die Gefühlsausbrüche zulassen. Sie sollten auch nicht von ungelösten Problemen, Schuld und Konflikten ablenken, da es sonst zum Verdrängen kommen und der Trauerprozess dadurch verzögert werden kann. Die Trauernden dürfen ihre Probleme aussprechen, auch ihre Schuldgefühle, welche ihnen nicht ausgeredet werden sollen. Schuldgefühle sollten einfach zur Kenntnis genommen werden. Auch in dieser Phase gilt es wieder, einfach da zu sein und zuzuhören. Wenn sich Trauernde erinnern, sollen Begleitende daran teilhaben und ihnen Anregungen für Hilfen, wie Tagebuch schreiben, spazieren gehen, Entspannungsübungen usw., geben. Wichtig ist, dass Begleitende keine Interpretationen oder wertenden Stellungnahmen vornehmen (vgl. Specht-Tomann/Tropper 2013, S. 195–197).

## Phase des Suchens und Sich-Trennens

In dieser Phase wird der/die Verstorbene gesucht, indem die Trauernden Orte aufsuchen, an denen sich der/die Verstorbene sich oft aufgehalten hat, oder indem in den Gesichtern von fremden Menschen Ähnlichkeiten mit dem/der Verstorbenen gesucht werden. Gewohnheiten des/der Verstorbenen werden übernommen, um sich mit ihm/ihr zu identifizieren. Es werden aber auch Möglichkeiten gesucht, um die Beziehung zum/zur Verstorbenen aufrechtzuerhalten. Dies geschieht durch Erzählungen und Geschichten. All das Gute aus der Beziehung zum/zur Verstorbenen wird ins Leben integriert und daran festgehalten. Die Trauernden führen innere Zwiegespräche, in denen sie um Rat fragen oder offene Punkte klären. So wird der verstorbene Mensch zum inneren Begleiter. Durch die intensive Auseinandersetzung mit dem/der Verstorbenen kann diese/r in Tagträumen herbeifantasiert werden oder den Trauernden nachts als Traumgestalt erscheinen. Dies ist für die Hinterbliebenen oft so real, dass sie ein intensives Begegnungsgefühl verspüren, was als sehr schmerzlich, aber auch sehr schön empfunden wird.

In dieser Phase des intensiven Suchens trifft der/die Trauernde früher oder später die Entscheidung, das eigene Leben weiterzuleben oder in der Trauer zu verharren. Wird in diesem Trauerabschnitt vieles gefunden, was vom/von der Verstorbenen weiterlebt und weitergegeben werden kann, erfolgt eine Trennung von der verstorbenen Person. Das intensive Suchen löst bei den Trauernden eine innere Spannung und Unruhe aus. Jedoch können auch Augenblicke der Verzweiflung überhandnehmen. Auch suizidale Gedanken kommen in dieser Phase häufig vor, vor allem, wenn bei der Suche nichts gefunden wird. In der Trauerbegleitung dürfen die Suchenden daher nicht alleingelassen werden. Diese Zeit des Suchens, Findens und Sich-Trennens kann einige Wochen bis Monate dauern. Selbst nach Jahren können sich Trauernde noch auf der Suche befinden. Dabei muss es sich aber nicht um eine pathologische Trauer handeln. Es hängt immer von den Reaktionsweisen der Trauernden und deren Erlebnisfähigkeit ab, ob ein Trauerverlauf „normal“ oder „nicht normal“ ist.

Trauernde sollen in der Begleitung alle Erlebnisse der Vergangenheit ansprechen dürfen, auch wenn sie dies immer wieder tun. Das erfordert von den begleitenden Personen viel Geduld und immer ein offenes Ohr. Das Suchen erfolgt auf unterschiedliche Art und Weise. Fantasien, die den Tod des/der Verstorbenen bezweifeln, sollten zugelassen werden. Bei suizidalen Äußerungen bedarf es einer kontinuierlichen Begleitung. Den Trauerden muss in dieser Phase viel Zeit gelassen werden, sie dürfen nicht dazu gedrängt werden, den Verlust zu akzeptieren. Bei der Neuorientierung sollten sie ebenfalls unterstützt werden (vgl. Specht-Tomann/Tropper 2013, S. 179–199, 201).

## Phase des neuen Selbst- und Weltbezugs

In dieser Phase wird dem/der Verstorbenen ein bestimmter Platz im Leben der Hinterbliebenen eingeräumt, d. h., der Tod der geliebten Person wird langsam akzeptiert. Da auch nicht mehr ständig die Gedanken um die verstorbene Person kreisen, kann das eigene Leben wieder gestaltet werden. Jedoch ist durch das Durchgehen durch die Trauer ein neues Selbstverständnis entstanden und der Bezug zur Welt hat sich verändert. Der Verlust wird ins Leben integriert (vgl. Specht-Tomann/Tropper 2013, S. 201) und der/die Verstorbene wird zum „inneren Begleiter“. Dadurch bleibt die Beziehung zu ihm/ihr aufrecht (vgl. Feichtner 2022, S. 279).

Begleitende müssen in dieser Phase die Trauernden dahingehend unterstützen, dass sie sich wieder allein zurechtfinden. Das bedeutet, dass die begleitenden Personen sich nicht an der Hilflosigkeit der Trauernden festhalten, sondern diese loslassen, aber für eventuelle Rückfälle sensibel bleiben sollen. Die Trauerbegleitung soll gemeinsam und behutsam beendet werden (vgl. Specht-Tomann/Tropper 2013, S. 203).

## Ursachen für einen erschwerten Trauerverlauf

Es gibt verschiedenste Faktoren, welche den Trauerverlauf erschweren können und eine professionelle Unterstützung notwendig machen. Dabei kann es sich um Faktoren handeln, die bereits vor dem Eintritt des Verlustes vorhanden waren, wie z. B. mehrere vorangegangene Verlusterfahrungen, Verluste, die nicht angemessen betrauert werden konnten, oder eine psychische Erkrankung, wie z. B. eine Depression. Auch die Todesumstände spielen eine wesentliche Rolle. Dies kann ein plötzlicher, unerwarteter Todesfall, der Verlust eines Kindes oder der Tod durch Suizid, Unfall oder Mord sein. Auch das Alter und das Geschlecht spielen eine Rolle. Frauen sind gefährdeter als Männer, den Tod eines Kindes nicht zu verkraften. Hingegen haben Männer größerer Schwierigkeiten, ihre Trauer mitzuteilen. Wenn der Gesundheitszustand durch Drogen- oder Alkoholabhängigkeit gefährdet ist, kann das ebenfalls den Trauerverlauf erschweren. Weiters können die Persönlichkeit, der sozioökonomische Status (z. B. die finanzielle Situation) sowie die kulturellen und religiösen Faktoren die Trauer beeinflussen. Zu einem erschwerten Trauerverlauf kann es außerdem kommen, wenn die Hinterbliebenen nach dem Verlust sozial isoliert sind, mit zusätzlichen Belastungen wie z. B. einer Schwangerschaft oder finanziellen Problemen konfrontiert sind, wenn keine Verabschiedung möglich war, wenn es zu einer Reaktivierung von früheren Traumata kommt, wenn keine Trauer gezeigt werden darf oder wenn keine Lebensperspektiven vorhanden sind (vgl. Feichtner 2022, S. 287–288).

## Komplikationen im Trauerverlauf

Oft ist es schwierig, zwischen einem „normalen“ und einem „komplizierten“ Trauerverlauf zu unterscheiden. Unbewältigte Trauer ist aber häufig die Ursache für depressive Verstimmtheit. Werden Trauerprozesse verdrängt, häufen sich immer mehr Emotionen in der trauernden Person an, die nicht nach außen gelangen und die seelische Ausdruckskraft der Trauernden blockieren. Nach vielen Jahren kann es dann häufig durch ein belangloses Ereignis zum Ausbruch der verdrängten Trauer kommen (vgl. Specht-Tomann/Tropper 2013, S. 204). Bei alten Menschen ist dies häufig im Rahmen der Biografiearbeit der Fall.

### Phase des Nicht-wahrhaben-Wollens

Kommen in der Phase nach der Schockstarre und dem Nicht-wahrhaben-Wollen die Gefühle der trauernden Person nicht ans Tageslicht, spricht man von einer aufgeschobenen Trauer. Dies geschieht, indem sich die Trauernden in eine übermäßige Geschäftigkeit flüchten. Es wird am „alten“ Leben festgehalten, als hätte sich nichts verändert. Von der Gesellschaft wird dieses Verhalten als große „Tapferkeit“ anerkannt, was wiederum die Situation erschwert. Das liegt darin begründet, dass viele Mitmenschen den Umgang mit Trauernden, die ihre Gefühle zeigen, scheuen, und dadurch notwendige Hilfestellungen vom Umfeld ausbleiben. Viele fürchten sich vor den aufbrechenden Emotionen und trauen sich eine Begleitung nicht zu.

Manche Trauernden bleiben in der Schockstarre stecken, indem sie sich um andere Menschen mit Verlusterlebnissen sorgen. Solange sie sich um andere kümmern können, geht es ihnen gut. So lenken sie sich vom eigenen Verlust ab und die eigene Trauerbewältigung wird verschoben. Die Gefahr besteht jedoch darin, dass die Trauer dann aufbricht, wenn niemand da ist, der sie auffangen kann. Eine weitere Gefahr kann sein, dass sie durch ihre große Bedürftigkeit nach Gebrauchtwerden nicht wahrnehmen, wenn andere Trauernde wieder selbstständig werden und ihre eigenen Wege gehen. Sie werden von der Krisensituation des Mitmenschen abhängig. Dies kann zu folgenschweren Verstrickungen führen bzw. für beide Seiten entwicklungshemmend sein.

Aufgeschobene Trauer kann sich auch in einer großen Leere äußern. Das heißt, der anfängliche Schock wird nicht durch das Aufbrechen der Emotionen abgelöst, sondern es entwickelt sich eine innere Leere, alltägliche Handlungen werden automatisch verrichtet und Gefühle nicht empfunden. Es breitet sich langsam eine Depression und Schwere über diese Menschen aus. Sie interessieren sich für nichts mehr, vernachlässigen sich selber, die Familie, Freunde und sogar die eigenen Kinder (vgl. Specht-Tomann/Tropper 2013, S. 205–207).

## Phase der aufbrechenden Emotionen

In dieser Phase geht es nicht darum, dass die betroffenen Personen ihre Trauer verdrängen, sondern in der Trauer stehen bleiben. Der Schmerz wird als so stark empfunden, dass daneben nichts mehr Platz hat. Eine depressive Verstimmtheit kann auch hier vorkommen. Durch das Stehenbleiben in der Trauer wird ein ganz bestimmtes Gefühl ausgeblendet. Daher spricht man auch von einer gehemmten Trauer. Die Trauernden können zwar den Schmerz, die Verzweiflung und die Hilflosigkeit zulassen, jedoch negative Gefühle wie Wut, Zorn, Hass oder Schuld werden innerlich gestoppt. Es hängt wiederum von den Prägungen eines Menschen und seiner Weltanschauung ab, ob er solche Gefühle zulassen kann. Häufig kommen negative Gefühle in Träumen zum Ausdruck, da sie hier frei ausgelebt werden können. Zur Problemlösung ist der Hinweis auf diese Träume hilfreich. In diesem Zusammenhang kann es zu Schlafstörungen kommen, da man im Schlaf den abgelehnten Gefühlen begegnet.

Eine weitere Komplikation, die zum Verharren in dieser Phase führt, ist das Nicht-umgehen-Können mit den Schuldgefühlen. Die Trauernden fühlen sich der Möglichkeit beraubt, Schuldgefühle dem/der Verstorbenen gegenüber zu lösen. Verstärkt wird diese Schuldproblematik dann, wenn zwischen dem/der Trauernden und dem/der Verstorbenen vieles unausgesprochen und ungeklärt geblieben ist. Die Trauernden sind in ihren Schuldgefühlen so gefangen, dass die anderen Gefühle nicht ausgelebt werden können. Das Emotionschaos, das für diese Phase typisch ist, kann nicht ausgelebt werden, Gefühle wie Zorn werden ausgespart. Dadurch bleiben die Betroffenen in dieser Trauerphase hängen und werden immer wieder von Gefühlen überwältigt. Sie sehen dann meistens in der Einnahme von Medikamenten den einzigen Ausweg. Begleitende sollten den Betroffenen die Schuldgefühle nicht ausreden und diese auch nicht relativieren. Die Trauernden sollten ihre Schuldgefühle aussprechen dürfen, damit sie akzeptiert und in ihr Leben integriert werden können (vgl. Specht-Tomann/Tropper 2013, S. 207–208).

## Phase des Suchens und Sich-Trennens

Den Schritt des Sich-Trennens und des Verabschiedens können manche Trauernden nicht vollziehen. Das führt dazu, dass sie zu ewig Suchenden werden und keine Neugestaltung des Lebens erfolgen kann. Die Erinnerungen an die verstorbene Person und an die gemeinsam verbrachte Zeit werden nicht ins Leben integriert, sondern bestimmen das Leben der Hinterbliebenen. Ungelöste Probleme und Konflikte sowie Schuldgefühle werden konserviert. Eine Neuorientierung kann nicht erfolgen. Das Verhaften in dieser Phase führt zu einer chronischen Trauer. Ein Abschiednehmen vom/von der Verstorbenen findet nicht statt und so bleiben Gefühle wie Depression, Aggression, Schuldgefühle usw. bestehen (vgl. Specht-Tomann/Tropper 2013, S. 210–211).

## Allgemeine Aufgaben in der Trauerbegleitung

Jede Pflegeperson sollte ihren Umgang mit eigenen Verlusterlebnissen reflektieren. Außerdem sollte sie ihre eigene Trauer nicht umgehen, wenn ein/eine PatientIn verstirbt, da auch im Rahmen einer professionellen Betreuung eine Beziehung entsteht. Werden solche Verluste von den professionell Pflegenden nicht verarbeitet, kann dies zu einem Burn-out-Syndrom führen.

TrauerbegleiterInnen müssen gesprächsbereit sein und geduldig zuhören können, auch wenn ihnen immer wieder dasselbe erzählt wird. Trauernde empfinden dies als entlastend. Weiters müssen die unterschiedlichen Trauerrektionen zugelassen und akzeptiert werden. Dazu müssen Begleitende eine Atmosphäre schaffen, in der dies zugelassen werden kann. Dabei kann es vorkommen, dass die Trauernden regelrecht von ihren Gefühlen überrollt werden. Die Begleitenden können sie dann anleiten, bewusst ihren Atem wahrzunehmen. Durch das Erspüren der eigenen Atmung lenken sie die Konzentration auf ihre Mitte und der überwältigende Schmerz wird reduziert. Berührungen werden ebenfalls sehr gerne angenommen. Verspürt eine trauernde Person z. B. Wut gegenüber dem/der Verstorbenen, kommen häufig Schuldgefühle hinzu. Daher ist es für die Trauerenden wichtig zu wissen, dass Gefühle wie Wut, Angst, Hilflosigkeit, Schlaflosigkeit usw. normal sind. Begleitende sollten immer von sich aus Hilfe anbieten, da diese gerade von Trauernden, die Hilfe am meisten benötigen, am wenigsten eingefordert wird. Häufig fehlt ihnen dafür die Kraft.

Das Gestalten der Abschiedssituation ist ebenfalls eine wesentliche Aufgabe der Pflegenden. Dabei ist es wichtig, die Trauernden miteinzubeziehen. Durch das Berühren des/der Verstorbenen kann der Tod erstmals realisiert werden. Konnten Trauernde, aus welchen Gründen auch immer, nicht Abschied nehmen, obwohl sie dies gerne getan hätten, kann dies zu einem erschwerten Trauerverlauf führen.

Trauernde können auch spezielle Angebote zur Trauerbegleitung in Anspruch nehmen:

- Einzelbegleitung durch haupt- oder ehrenamtliche MitarbeiterInnen
- Trauercafé
- Trauergruppen
- Selbsthilfegruppen für Trauernde
  (vgl. Feichtner 2022, S. 290–291)

# Das kann ich!

| | |
|---|---|
| Ich kann Schmerzen nach dem Entstehungsort und der Zeit einteilen. | |
| Ich weiß, welche Faktoren sich auf das Schmerzgeschehen auswirken können. | |
| Ich weiß, was der Begriff „Total pain“ bedeutet und in welche Dimensionen sich der Schmerz einteilen lässt. | |
| Ich weiß über die Schmerzanamnese und deren Bedeutung Bescheid. | |
| Ich weiß, welche Beobachtungskriterien zur Einschätzung der Schmerzintensität berücksichtigt werden müssen. | |
| Ich weiß, bei welchen PatientInnen es einer Fremdeinschätzung zur Schmerzbeurteilung bedarf und worauf dabei zu achten ist. | |
| Ich weiß, was ein Schmerztagebuch bzw. -protokoll ist, und kenne dessen Bedeutung. | |
| Ich kenne die grundlegenden Aufgaben, welche vonseiten der Pflege in der Schmerztherapie durchgeführt werden müssen. | |
| Ich kenne die häufigsten Nebenwirkungen von Analgetika bzw. Opioiden und weiß, welche vorbeugenden Maßnahmen diesbezüglich zu treffen sind. | |
| Ich kann nicht-medikamentöse und komplementäre Methoden zur Schmerzbehandlung nennen. | |
| Ich kann die unterschiedlichen Ursachen für Übelkeit und Erbrechen nennen. | |
| Ich weiß, welche Punkte bei der Anamnese von Übelkeit und Erbrechen erhoben werden müssen. | |
| Ich kann das Erbrechen bzw. das Erbrochene anhand verschiedener Merkmale einschätzen. | |
| Ich weiß, welche Aspekte bei der Therapie von Übelkeit und Erbrechen beachtet werden müssen. | |
| Ich kenne Pflegemaßnahmen bei Übelkeit und Erbrechen und kann diese praktisch anwenden. | |
| Ich kann Ursachen für eine mögliche Obstipation im palliativen Kontext nennen. | |
| Ich weiß, welche Fragen zur Anamnese bei Obstipation gestellt werden sollen. | |
| Ich kenne das Stufenschema zur Behandlung einer Obstipation. | |
| Ich weiß, welche psychosozialen und pflegerischen Maßnahmen bei Obstipation hilfreich sind. | |
| Ich kann mögliche Folgen der Xerostomie nennen. | |
| Ich kann mögliche Ursachen der Xerostomie nennen. | |
| Ich kann mehrere Pflegeangebote bei Xerostomie nennen und diese praktisch anwenden. | |
| Ich kenne die Vor- und Nachteile einer terminalen Dehydratation. | |
| Ich weiß über Indikationen für eine Rehydrierung Bescheid. | |
| Ich kenne die Symptome eines deliranten Syndroms. | |
| Ich weiß über mögliche Ursachen eines Delirs Bescheid. | |

| | |
|---|---|
| Ich kenne verschiedene Pflegemaßnahmen im Zusammenhang mit dem deliranten Syndrom und deren Bedeutung. | |
| Ich kenne die Symptome von Fatigue. | |
| Ich kenne krankheits-, therapiebedingte und weitere Ursachen der Fatigue. | |
| Ich weiß, welche medizinischen und pflegerischen Maßnahmen bei Fatigue von Bedeutung sind. | |
| Ich weiß, aus welchen Gründen es im palliativen Kontext zu einer Atemnot kommen kann. | |
| Ich kann die Symptome einer Atemnot erkennen. | |
| Ich kann den Teufelskreis von Atemnot und Angst erklären. | |
| Ich weiß, anhand welcher Kriterien eine Atemnot beurteilt wird. | |
| Ich kenne die wichtigsten therapeutischen Maßnahmen bei Atemnot. | |
| Ich kenne Sofortmaßnahmen bei einer akuten Atemnot und kann diese anwenden. | |
| Ich kenne lindernde Maßnahmen bei Atemnot und kann diese anwenden. | |
| Ich kann eine terminale Rasselatmung beschreiben und kann pflegerische Maßnahmen erläutern. | |
| Ich kenne Ursachen für exulzerierende Wunden. | |
| Ich weiß, welche Probleme und Belastungen im Zusammenhang mit exulzerierenden Wunden auftreten können. | |
| Ich weiß, welche psychosozialen Begleitmaßnahmen bei PatientInnen mit exulzerierenden Wunden von Bedeutung sind. | |
| Ich weiß, welche Parameter im Rahmen des Wundassessments bei exulzerierenden Wunden erhoben werden müssen. | |
| Ich kenne die Ziele, welche bei der Behandlung von exulzerierenden Wunden verfolgt werden müssen. | |
| Ich kann Pflegemaßnahmen bei Schmerzen, Blutungen sowie zur Geruchsreduktion bei exulzerierenden Wunden nennen und praktisch anwenden. | |
| Ich kann den Begriff „Trauer“ erklären. | |
| Ich kann das Trauerphasenmodell nach Verena Kast erklären. | |
| Ich weiß, was Begleitende in den einzelnen Phasen der Trauer beachten sollten. | |
| Ich kenne Ursachen für einen erschwerten Trauerverlauf. | |
| Ich kann Komplikationen im Trauerverlauf erklären und erkennen. | |
| Ich kann Aufgaben in der Trauerbegleitung erklären und umsetzen. | |

# Lernfeld 8

# Pflege von chronisch kranken Menschen

# Pflege bei Diabetes mellitus

Menschen, die an der Stoffwechselerkrankung Diabetes mellitus leiden, benötigen besondere Beachtung in der Pflege und Betreuung. Bereits im Band „Pflegeassistenz“ (Reiter et al. 2024) wurde genauer auf die Klassifikation von Diabetes eingegangen.

## Einteilung (vgl. Nauck et al. 2017, S. 94)

Generell wird zwischen **Diabetes Typ 1** (absoluter Insulinmangel) und **Diabetes Typ 2** unterschieden. Bei Diabetes Typ 2 ist die Ursache vorwiegend Insulinresistenz. Es wird zwar Insulin produziert, jedoch ist die Zelle gegenüber dem Hormon vermindert empfindlich und kann den Blutzucker nur unzureichend senken oder die Bauchspeicheldrüse (Pankreas) schüttet zu wenig Insulin aus.

**Weitere Formen** von Diabetes sind:

- Gestationsdiabetes (während der Schwangerschaft)
- medikamentös verursachter Diabetes, z. B. durch Cortison, Neuroleptika
- Diabetes infolge von Erkrankungen der Bauchspeicheldrüse
- Diabetes durch hormonelle Erkrankungen der Nebennieren, z. B. Cushing-Syndrom

**Merke:** Die Kombination verschiedener Symptome wie Übergewicht (Adipositas), Bluthochdruck (Hypertonie), erhöhte Blutfettwerte und Diabetes mellitus werden unter dem Begriff „metabolisches Syndrom“ zusammengefasst. Beim metabolischen Syndrom ist das Risiko für Herz-Kreislauf-Erkrankungen erhöht. Herz-Kreislauf-Erkrankungen zählen zu den häufigsten Krankheiten in Österreich und sind mit 25 % die häufigste Todesursache (vgl. BMASGK 2018d).

Auf die Diagnosestellung, Therapie und eventuelle Notfälle im Zusammenhang mit der Erkrankung wird an dieser Stelle nicht explizit eingegangen, da diese Themen bereits ausführlich im Band „Pflegeassistenz“ behandelt wurden.

## Folgeerkrankungen

Es gibt Komplikationen, die mit Diabetes mellitus assoziiert sind und im Lauf der Jahre häufig als Folgeerkrankungen auftreten. Welche diese Folgeerkrankungen sind und welche Relevanz sie für die Pflege und Betreuung haben, wird im Folgenden genauer beschrieben.

Eine gute Blutzuckereinstellung ist für einen möglichst folgenarmen Verlauf oberste Priorität. Ebenso sollten die PatientInnen auf den Blutdruck und das Cholesterin achten. Da der überwiegende Teil der Typ-2-DiabetikerInnen die Krankheit aufgrund des Lebensstils entwickelt, ist eine Anpassung des Lebensstils eine der ersten Maßnahmen, um die Erkrankung in den Griff zu bekommen.

In der folgenden Darstellung sind die häufigsten Folgeerkrankungen eines Diabetikers/einer Diabetikerin dargestellt.

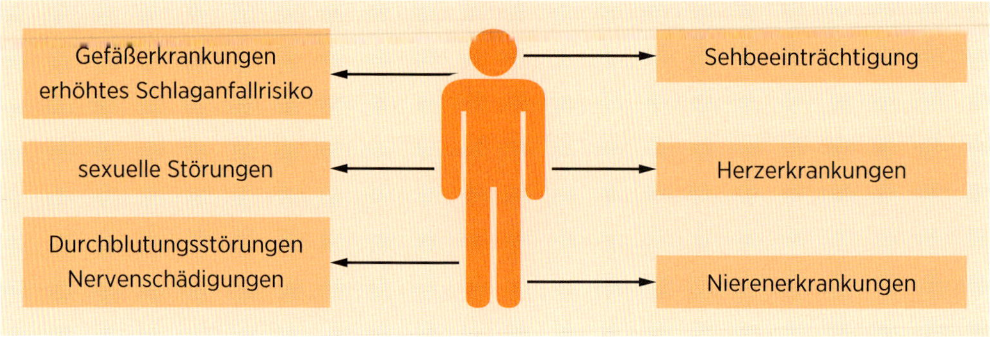


Abb. 34: **Folgeerkrankungen bei Diabetes mellitus**

Bei PatientInnen mit länger bestehendem, nicht diagnostiziertem Diabetes treten häufig bereits Folgeerkrankungen auf, die dann erst zur Diagnosestellung führen. Ein erhöhter Blutzuckerspiegel tut per se nicht weh!

**Fallbeispiel:** Frau Meier, 78 Jahre alt, ist mit ihrem Körpergewicht von 95 kg adipös. Sie bewegt sich nicht gerne, liebt es, ausgiebig Kaffee und Kuchen zu genießen, und leidet schon seit zehn Jahren an erhöhtem Blutdruck. Ihr Hausarzt hat ihr vor Jahren schon empfohlen abzunehmen. Da ihr dies nicht gefiel, mied sie den Kontakt zum Arzt, so gut es ging. Nun hat Frau Meier jedoch eine gerötete, entzündete offene Stelle am Fuß. Der Arzt betrachtet die Wunde und nimmt Frau Meier Blut ab. Es wird Diabetes mellitus Typ 2 diagnostiziert.

Bei diesem Beispiel wurde die Erkrankung erst festgestellt, als bereits ein Folgeschaden (diabetischer Fuß) vorhanden war. Eine hohe Blutzuckerkonzentration kann zu Gefäßschäden führen.

**Merke:** Bei Schädigung der kleinen Gefäße spricht man von **Mikroangiopathie**, die Schädigung von größeren Gefäßen nennt man **Makroangiopathie**.

## Diabetische Retinopathie

Schädigungen der kleinen Gefäße machen sich häufig in Form einer Sehverschlechterung bemerkbar. Man spricht von der **diabetischen Retinopathie**. Dabei werden die kleinen Gefäße im Augenhintergrund zunehmend geschädigt. **Sehstörungen**, wie verschwommenes Sehen und das Sehen von dunklen Flecken, können auftreten. Es kann zu einer Netzhautablösung bis zur Erblindung kommen. Menschen mit einer Sehbeeinträchtigung und Diabetes mellitus benötigen häufig Unterstützung im Alltag. Diese betrifft neben der Hilfe im hauswirtschaftlichen Bereich häufig die tägliche Hautinspektion, die Medikamenteneinnahme, das Messen des Blutzuckerspiegels und die Insulingabe (vgl. dazu Kap. „Störungen des Sehens“, Lernfeld 1 im Band „Pflegeassistenz“).

## Diabetische Nephropathie/Niereninsuffizienz

Auch die Niere kann durch eine zunehmende Schädigung der kleinen Gefäße bei ständig erhöhtem Blutzucker Schaden nehmen. Man spricht von der **diabetischen Nephropathie**. Die Aufgabe der Niere, Stoffe zu filtern, wird nicht mehr so wirksam ausgeführt wie bei Nierengesunden und der Wasser-Elektrolyt-Haushalt kann aus den Fugen geraten. Es kommt zu einer zunehmenden Einschränkung der Nierenfunktion (**chronische Niereninsuffizienz**). Harnpflichtige Substanzen (Harnstoff, Kreatinin und Harnsäure) können bei einer Funktionseinschränkung nicht mehr im erforderlichen Maße ausgeschieden werden und bleiben im Körper. Dies führt zu einem Anstieg der Substanzen im Blut und zu einer **Urämie**. Störungen im Wasserhaushalt führen zu Ödemen. Auch ein hoher Blutdruck (**Hypertonie**) entsteht in Folge einer Niereninsuffizienz, da die blutdruckregulierenden Hormone, welche in der Niere (Renin-Angiotensin-Aldosteron-System) gebildet werden, ebenfalls betroffen sind. Im Falle eines vollständigen Nierenversagens muss der/die PatientIn zur Blutwäsche (**Dialyse**). Menschen mit Diabetes mellitus leiden häufig unter einer chronischen Niereninsuffizienz. Der Verlauf ist progredient und meist irreversibel. Das bedeutet, dass die Funktion der Niere mehr und mehr eingeschränkt wird. Die Beobachtung spielt bei PatientInnen mit eingeschränkter Nierenfunktion eine wichtige Rolle.

Pflegerisch ist bei Menschen mit Niereninsuffizienz Folgendes zu beachten:

- manche Medikamente werden über die Nieren verstoffwechselt, daher kann es zu Problemen kommen: Überdosierung trotz geringer Dosis = Kumulation
- Flüssigkeitsmenge: Wird mehr zugeführt als ausgeschieden, kommt es zu Ödemen. Die Flüssigkeitsmenge wird nach Arztanordnung der Ausscheidungsmenge angepasst. Zu wenig Flüssigkeitszufuhr kann zu Schwindel und Müdigkeit führen. Es kann ein Einfuhr-Ausfuhr-Protokoll geführt werden, um die Flüssigkeitsbilanz zu bestimmen.
- Beobachten der Ausscheidungsmenge
- Beobachten des Körpergewichts: Eine Zunahme des Körpergewichts kann auf vermehrte Einlagerung von Wasser im Gewebe hinweisen.
- Reduktion der Kochsalzzufuhr: Kochsalz bindet Flüssigkeit in den Zellen – Ödeme können entstehen, zudem wird das Durstgefühl erhöht
- Reduktion der Eiweißzufuhr
- vermehrter Juckreiz (Pruritus) kann durch die Niereninsuffizienz bedingt sein

## Arteriosklerose

Sind die Gefäßwände beschädigt, können sich daran Ablagerungen bilden. Diese „Gefäßverkalkung“ (Arteriosklerose) schränkt zunehmend den Blutfluss ein. Die Versorgung von Organen mit Sauerstoff und Nährstoffen wird vermindert, das führt mitunter zu Problemen wie Durchblutungsstörungen der Beine, des Herzens, der Niere oder des Gehirns. Werden die **Herzkranzgefäße** vermindert durchblutet, kann dies vor allem bei Anstrengung zu anfallsartigen Schmerzen (Angina pectoris – Brustenge) bis hin zum Herzinfarkt führen.

Eine Minderversorgung der Gefäße im Gehirn kann einen **Schlaganfall** begünstigen. Häufig wird ein Schlaganfall auch durch eine aufgrund von Arteriosklerose verengte Halsschlagader (Arteria carotis communis) verursacht.

Werden die Gefäße in den Beinen zunehmend schlechter durchblutet, treten Durchblutungsstörungen wie die **periphere arterielle Verschlusskrankheit (PAVK)** auf. PatientInnen, die an einer PAVK leiden, sind mit Fortschreiten der Erkrankung im Alltag immer mehr eingeschränkt. Während die Erkrankten anfangs keine oder kaum Symptome haben, wird das Gehen im Verlauf der Krankheit immer schmerzhafter. Es müssen nach wenigen Metern Gehstrecke Pausen eingelegt werden, da die Beine aufgrund der Mangeldurchblutung zu schmerzen beginnen. Im Verlauf der Krankheit kann es vorkommen, dass bereits ein Ruheschmerz auftritt. Die Beine sind oft kalt und es treten Hautdefekte auf, die schlecht heilen. Schlecht heilende Wunden und absterbendes Gewebe sind die Folge einer fortgeschrittenen PAVK. Im schlechtesten Fall müssen Zehen, der Fuß oder das Bein amputiert werden.

**Merke:** Kompressionstherapie durch Strümpfe oder Bandagen bei PatientInnen mit PAVK vermindert die Durchblutung zusätzlich und ist in der Regel **nicht** angebracht! Bei Unklarheiten muss der behandelnde Arzt/die behandelnde Ärztin konsultiert werden.

### Diabetische Polyneuropathie

Die diabetische Polyneuropathie, eine Nervenerkrankung, ausgelöst durch einen schlecht eingestellten Blutzuckerspiegel bei Diabetes mellitus, kann sich unterschiedlich äußern. PatientInnen klagen über ein brennendes Gefühl in den Beinen, über Gefühlsstörungen, wie Kribbeln in den Beinen, bis hin zu Sensibilitätsstörungen oder Schmerzen. Besondere Gefahr birgt eine Polyneuropathie, wenn Verletzungen oder Verbrennungen an den Beinen und Füßen auftreten und diese aufgrund der Schmerzunempfindlichkeit nicht oder verzögert wahrgenommen werden (z. B. wenn Schuhe drücken oder wenn Badewasser zu heiß ist).

### Diabetisches Fußsyndrom

Das diabetische Fußsyndrom, als Spätfolge von Diabetes, wird durch die PAVK und durch Polyneuropathien verursacht. Eine rechtzeitige Diagnosestellung, ob eine PAVK oder Polyneuropathie vorliegt, ist zur Prophylaxe des diabetischen Fußsyndroms sehr wichtig. Ist eine Hautläsion am Bein oder Fuß eines Patienten/einer Patientin mit Diabetes mellitus einmal vorhanden, ist die Wundheilung aufgrund der Grunderkrankung zumeist sehr schlecht.

## Wichtige Verhaltenstipps für PatientInnen

In Anbetracht der genannten Folgeschäden gibt es für DiabetikerInnen wichtige Verhaltensregeln, die eingehalten werden sollen. Ist der/die Betroffene selbst nicht in der Lage dazu, muss die Pflegekraft dies übernehmen:

- **Tägliche Kontrolle der Haut**, besonders der Füße, auf Rötungen, Schwellungen, Verletzungen. Hier sind besonders die Fußsohlen und die Zehenzwischenräume gut zu beobachten.
- PatientInnen sollen **nicht barfuß laufen**. Durch die verminderte Sensibilität besteht die Gefahr, dass sich der/die Betroffene etwas eintritt oder die Haut verletzt. Eine verminderte Durchblutung kann eine schlechte Wundheilung und langwierige Behandlungen mit sich bringen.
- **Schuhe und Strümpfe** sollen nicht einengen. Es gibt im gut sortierten Fachhandel oder bei BandagistInnen spezielle Schuhe für DiabetikerInnen. Die Schuhe sollen dem Fuß gut angepasst werden (durch Schnüren oder Klettverschluss), sollen weich sein, eine gepolsterte Sohle haben und keine Druckstellen verursachen. Die Materialien sollen

atmungsaktiv sein. Strümpfe aus Wolle oder Baumwolle eignen sich besser als synthetische. Die Strümpfe sollen täglich gewechselt werden!

- Die **Pflege der Füße** ist bei DiabetikerInnen sehr wichtig. Die Füße sollten nicht zu lange in zu heißem Wasser gebadet werden. Die Wassertemperatur sollte maximal 37° C betragen. Durch die gestörte Sensibilität (Neuropathie) ist das Risiko von Verbrennungen erhöht. Zudem sollten die Füße nicht länger als 3 Minuten im Wasser sein, um ein Aufweichen der Haut, vor allem der Fersen, zu verhindern. Mazerierte, aufgeweichte Haut ist ein Risiko für Hautinfekte. Es ist sehr wichtig, die Füße gut abzutrocknen. Besonders in den Zehenzwischenräumen können sich Pilze ansiedeln. Eine fettende Creme soll zur Pflege der Füße verwendet werden.
- Die **Fußpflege**, sprich die Behandlung von Hühneraugen, Hornhaut und die Nagelpflege, soll bei DiabetikerInnen nur von Fachkräften (PodologInnen oder Ärzten/Ärztinnen) durchgeführt werden. Verletzungen der Zehen oder des Fußes können zu schwerwiegenden Komplikationen und bis zur Amputation führen.
- Weiters ist es wichtig, dass sich Menschen mit Diabetes viel bewegen, sich bewusst ernähren und das Rauchen einschränken bzw. ganz damit aufhören.
- Um Folgeerkrankungen rechtzeitig zu erkennen, sollten Menschen mit Diabetes mellitus jährlich folgende fachärztlichen Untersuchungen wahrnehmen:
  - Augenuntersuchung
  - Untersuchung auf PAVK
  - Untersuchung der Nieren
  - Untersuchung der Gefäße
  - Untersuchung auf Polyneuropathie
- Zudem sollte der Blutzucker laufend kontrolliert und gut eingestellt werden.

## Wundversorgung (vgl. Reiter et al. 2014, S. 432–438)

Wunden können auf unterschiedliche Art entstehen und führen zu einem Defekt der Haut. Es werden **akute Wunden** (heilen in der Regel innerhalb von 3 Wochen spontan ab) und **chronische Wunden** (bestehen länger als 3 Wochen) unterschieden.

Bei Diabetes mellitus ist das Risiko für Hautdefekte erhöht. Durch die herabgesetzte Sensibilität, besonders an den Füßen, können Druckstellen entstehen, ohne dass der/die Betroffene es spürt. Zudem heilen Wunden durch die verminderte Durchblutung und die herabgesetzte Abwehr schlechter ab und können chronisch werden.

**Ursachen** für Wunden können sein:

- mechanisch: durch Reibung, Scherkräfte, Druckstellen, Schnitt-, Riss-, Quetsch- und Schürfwunden
- thermisch: Verbrennungen, Erfrierungen
- chemisch: Verätzungen
- strahlenbedingt: Bestrahlungen durch radioaktive Substanzen

**Aseptische Wunden** sind nicht keimbesiedelt. **Septische Wunden** sind keimbesiedelt und zeigen die typischen Entzündungszeichen (Rötung, Schmerz, Schwellung, Überwärmung und Funktionseinschränkung).

Beim **Verbandswechsel** sind folgende Punkte zu beachten:

- PatientIn informieren
- alle benötigten Utensilien vorbereiten
- Verbandsmaterialien werden auf einem sauberen Nachttisch oder Wagen griffbereit abgelegt (nicht im Bett!)
- Fenster und Türen schließen
- Die Wundversorgung sollte zügig vor sich gehen, da Keime aus der Umgebung in die Wunde gelangen können.
- Händehygiene beachten
- beim Verbandswechsel Handschuhe tragen
- Sämtliche Verbandsmaterialien, die direkten Kontakt zur Wunde haben, sind steril zu verwenden.
- angefangene Verbandsmaterialien verwerfen
- fachgerechter Umgang mit den Materialien je nach Herstellerangabe
- Auf einen wirtschaftlichen Umgang mit den Verbandsmaterialien ist immer zu achten, daher sollte vorab eine genaue Wundinspektion durchgeführt und eine darauf bezogene Wunddokumentation erstellt werden. Die Wundauflage richtet sich nach der Wunde: exsudierende (nässende) Wunden benötigen eine andere Auflage als trockene Wunden, infizierte Wunden benötigen eine andere Versorgung als aseptische Wunden.
- Der Abwurfsack für den verschmutzten Verband und sonstige Abfälle sollte in unmittelbarer Nähe angebracht sein (Mülleimer neben das Bett stellen oder Müllbeutel an das Nachttischchen kleben).
- Werden die Verbandsstoffe beim Klienten/bei der Klientin belassen, müssen diese an einem sauberen, staubfreien Ort aufbewahrt werden.
- Nach dem Verbandswechsel werden alle Arbeitsflächen desinfiziert.

Der Verbandswechsel selbst erfolgt in folgenden Schritten:

1. **Vorbereiten** des Patienten/der Patientin (Informieren und Positionieren) und der benötigten Utensilien
2. **Entfernen des Verbands:** Verband wird vorsichtig und schmerzfrei gelöst, anschließend sofort im vorbereiteten Abwurf entsorgt. Keine Zwischenlagerung!
3. **Handschuhwechsel!**
4. **Wundinspektion:** Bevor eine Wundreinigung stattfindet, ist die Wunde genau zu beurteilen. Auf Entzündungszeichen oder Blutungen und Nekrosen wird geachtet.
5. **Wundreinigung:** Bei aseptischen Wunden wird die Wunde von innen nach außen gereinigt. Dazu eignen sich am besten sterile Tupfer und eine Wundspüllösung sowie NaCl® oder Ringerlösung®. Septische Wunden werden von außen nach innen gereinigt.
6. **Anlegen des neuen Verbands:** Es wird eine neue sterile Wundauflage angebracht und mit Pflaster, Schlauchverbänden oder Fixierbinden fixiert.
7. **Nachbereitung:** Nach dem Verbandswechsel muss die Arbeitsfläche desinfiziert, der Abfall entsorgt und ggf. der Verbandwagen gereinigt und nachgefüllt werden.

Wie häufig ein Verband zu wechseln ist, hängt von verschiedenen Faktoren ab. Grundsätzlich gilt, dass ein Verbandswechsel so selten wie möglich durchgeführt werden sollte.

Gewechselt wird der Verband:

- wenn sich der Verband löst
- wenn der Verband durchnässt ist
- bei Anzeichen einer Infektion im Wundbereich
- laut der Anordnung durch den Arzt/die Ärztin bzw. den/die WundmanagerIn
- nach den Herstellerangaben, je nach verwendetem Verbandsmaterial

## Diabetes und Alter (vgl. Zeyfang et al. 2016, S. 170–175)

Mehr als die Hälfte der DiabetikerInnen in Deutschland sind über 65 Jahre alt. Über 20 % der 75- bis 80-jährigen Menschen in Deutschland leiden unter Diabetes mellitus. In der Betreuung von gerontologischen PatientInnen ist die multiprofessionelle Zusammenarbeit besonders wichtig. Der/die DiabetologIn, der Hausarzt/die Hausärztin, Pflegekräfte und Angehörige sind für eine erfolgreiche Behandlung von großer Bedeutung.

Die Gruppe der alten und älteren PatientInnen wird, je nach funktionalen Defiziten, in drei Gruppen eingeteilt:

- Zur Gruppe der **„Go-Goes“** zählen Menschen mit gutem funktionellem Status. Es sind demnach selbstständige alte Menschen, die unabhängig sind.
- **„Slow-Goes“** sind Menschen mit leichten funktionellen Einschränkungen, die teilweise von Hilfe abhängig sind.
- **„No-Goes“** sind stark funktionell eingeschränkt und bedürfen ständiger Unterstützung und Betreuung.

**Umgang mit betagten DiabetespatientInnen:**
Je nach Grad der funktionellen Einschränkung sind unterschiedliche Hilfestellungen im Umgang mit der Erkrankung erforderlich. Auch richtet sich die Therapie nach dem Grad der Betreuungsbedürftigkeit. Die professionelle Pflegekraft sollte überprüfen, ob und wie der/die Betroffene mit der Blutzuckermessung, der Medikamenteneinnahme und eventuell der Insulinverabreichung zurechtkommt. Wird eine Unsicherheit oder ein Defizit erkannt, sollte unterstützend eingegriffen werden.

Für „Go-Goes“ gelten dieselben Richtlinien zum Umgang mit Diabetes mellitus wie für jüngere PatientInnen. Für „Slow-Goes“ und „No-Goes“ richten sich die Blutzuckerzielwerte nach dem Wohlbefinden des Patienten/der Patientin. Strenge Therapieschemata sind bei in der Funktionalität eingeschränkten älteren Menschen nur dann besonders wichtig, wenn Folgeschäden drohen und verhindert werden sollen (z. B. Amputation). Die Lebensqualität steht im Mittelpunkt der medizinischen und pflegerischen Arbeit. Eine Hypoglykämie sollte jedoch in jedem Fall verhindert werden.

In der Therapie spielen neben der Medikation (Medikamente oder Insulin) die Bewegung und die Ernährung eine Rolle. Jede Form der Bewegung ist für das Wohlbefinden und den Blutzucker positiv zu sehen. Es liegt daher auch in der Aufgabe der Pflegepersonen, diese zu fördern. Bei der Ernährung ist in jedem Fall darauf zu achten, Unter- und Mangelernährung zu vermeiden. Leichtes Übergewicht (bis zu einem BMI von 30) kann bei älteren DiabetespatientInnen toleriert werden.

# Das kann ich!

| | |
|---|---|
| Ich weiß, welche Folgeerkrankungen bei Diabetes mellitus auftreten können. | |
| Ich weiß, was Mikroangiopathien sind, und kann diese näher beschreiben. | |
| Ich kann beschreiben, welche pflegerische Unterstützung bei diabetischer Retinopathie nötig sein kann. | |
| Ich weiß, welche Beobachtungen für Pflegepersonen bei NierenpatientInnen besonders wichtig sind. | |
| Ich kann definieren, was Makroangiopathien sind, und kann diese näher beschreiben. | |
| Ich weiß, was bei der durch Arteriosklerose verursachten PAVK für die Pflege zu beachten ist. | |
| Ich kann Verhaltenstipps, die Menschen mit Diabetes mellitus befolgen sollen, um Komplikationen zu vermeiden, beschreiben. | |
| Ich kann beschreiben, wie das diabetische Fußsyndrom entsteht. | |
| Ich weiß, was bei einem Verbandswechsel zu beachten ist. | |
| Ich kann beschreiben, wie ein Verbandswechsel durchzuführen ist. | |
| Ich weiß, wovon es abhängt, wie häufig ein Verbandswechsel durchgeführt wird. | |
| Ich weiß, welche Besonderheiten der Umgang mit Diabetes beim alten Menschen erfordert. | |
| Ich kann einen einfachen Verbandswechsel fachgerecht durchführen. | |

# Lernfeld 9

# Pflege von akut kranken Menschen

# Pflege von Menschen mit Demenz, psychiatrischen Erkrankungen und Behinderungen im Setting Krankenhaus

Die Aufnahme in ein Krankenhaus ist für viele Menschen eine Erfahrung, die mit negativen Gefühlen verbunden ist (siehe auch Lernfeld 6 im Band „Pflegeassistenz"). Viele fremde Menschen stellen Fragen und sprechen in einer medizinischen Fachsprache. Oft ist es auch die Zeitnot, die das Personal antreibt und den PatientInnen Unruhe vermittelt. Besonders Menschen mit eingeschränkter Wahrnehmung sind in dieser Situation mit einer Vielzahl von Reizen konfrontiert, die zu Irritation, Überforderung und Aggression führen können. Professionelle Pflegekräfte müssen sich daher im Klaren sein, dass gerade diese Personengruppen besondere Rahmenbedingungen und Empathie brauchen. Jede Abweichung vom Alltag bedeutet Stress, mit dem psychisch labile, aber auch demenziell erkrankte Personen schwer umgehen können (Näheres zu Stress siehe Band „Pflegeassistenz", Lernfeld 1). Um unnötige Eskalationen zu vermeiden, ist es nötig, sich im Vorfeld Gedanken zu machen, was diese Personen brauchen, um sich im Krankenhaus zurechtzufinden.

**Aufgabe:** Überlegen Sie in Kleingruppen, was

- Menschen mit Demenz
- Menschen mit psychiatrischen Erkrankungen (z.B. Schizophrenie, bipolare affektive Störung)
- Menschen mit körperlichen Beeinträchtigungen
- Menschen mit geistigen Beeinträchtigungen

brauchen, um sich im Krankenhaus zurechtzufinden und um Ängste und Unsicherheiten zu minimieren. Welche Geräusche, Gerüche und anderen Reize können eventuell als Bedrohung gesehen werden? Was kann seitens der Pflege getan werden, um den Stress für diese Personengruppen zu reduzieren? Welche Unterstützungen in den ABEDL brauchen diese Menschen mehr als Personen ohne Einschränkungen?

Dietz et al. (2018) haben in einer Studie festgestellt, dass Menschen mit Demenz beim Erkennen von Umweltgeräuschen Probleme haben und diese daher oft falsch interpretieren. Diese Tatsache ist für die Betreuung von Menschen mit Demenz vor allem bei einer Aufnahme ins Krankenhaus oder beim Einzug in eine Betreuungseinrichtung unbedingt zu berücksichtigen.

# Perioperative Pflege

Die perioperative Pflege umfasst sämtliche Pflegemaßnahmen vor, während und nach einer Operation, wobei die Pflege während der Operation (intraoperative Pflege) von speziell ausgebildetem Pflegepersonal (Operations- und Anästhesiefachkräften) durchgeführt wird.

Die präoperative Pflege beginnt bereits mit der Aufnahme des Patienten/der Patientin und sollte ihn/sie bestmöglich auf die Operation vorbereiten und helfen, Komplikationen während und nach der Operation vorzubeugen. Die präoperative Pflege ist meist sehr kurz, da der/die PatientIn häufig erst am OP-Tag zur Aufnahme kommt. Bei einem Notfall muss gänzlich darauf verzichtet werden (vgl. Keller 2021, S. 752).

## Voruntersuchungen und Aufklärung

Vor geplanten Operationen erfolgt in der Regel eine Blutabnahme, bei der je nach Krankenhausstandards Blutbild, Gerinnungsfaktoren, Elektrolyte, Enzyme, Nierenwerte usw. bestimmt werden. Ebenso werden diverse vorbereitende Untersuchungen, wie ein EKG und ein Thorax-Röntgen durchgeführt. Weitere Voruntersuchungen richten sich nach den klinikinternen Hausstandards und dienen dazu, das Narkose- und Operationsrisiko zu minimieren. Auch die Pflegeanamnese ist ein wichtiger Bestandteil.

Vor der Operation erfolgt ein chirurgisches und anästhesiologisches Aufklärungsgespräch. Dabei sprechen die Fachärzte/-ärztinnen mit dem Patienten/der Patientin über den geplanten Eingriff sowie über mögliche Alternativen, Komplikationen und Risiken. Anschließend muss das Einverständnisformular vom Patienten/von der Patientin unterzeichnet werden. Bei Kindern erfolgt dies durch den/die Erziehungsberechtigte/n (vgl. Keller 2021, S. 752).

## Psychische Begleitung

Da eine bevorstehende Operation für die Betroffenen eine Ausnahmesituation bedeutet, sollten Pflegepersonen auf deren Ängste und Sorgen eingehen. Dies sollte bereits beim Aufnahmegespräch erfolgen. Dabei sollte dem Patienten/der Patientin das weitere Vorgehen erklärt werden. Offene Fragen sollen geklärt und, wenn nötig, nochmals ein Gespräch mit dem Arzt/der Ärztin ermöglicht werden. Pflegende sollten offen und ehrlich mit den PatientInnen umgehen und bei zeitlichen Verschiebungen deren Unmut zulassen. Bei Amputationen, Tracheostoma- oder Enterostomaanlage eventuell Kontakt zu Selbsthilfegruppen ermöglichen.

Kinder und Jugendliche sollten ihrem Alter entsprechend miteinbezogen und ihre Fragen kindgerecht oder spielerisch (z. B. anhand eines Bilderbuchs) beantwortet werden. Gerade für Kinder ist ein Krankenhausaufenthalt immer eine Ausnahmesituation. Daher ist es wichtig, dass immer eine Bezugsperson anwesend ist. Im besten Fall wird ein Elternteil mit aufgenommen. Besonders hilfreich ist es auch, wenn das Kind die Station im Vorfeld bereits besuchen konnte.

Angehörige dürfen in der psychischen Begleitung auch nicht außer Acht gelassen werden. Pflegende müssen daher auch deren Sorgen und Ängste wahrnehmen. Beim Aufklärungsgespräch können Angehörige auf Wunsch des Patienten/der Patientin auch anwesend sein. Auch nach der Operation sollten die Angehörigen so schnell wie möglich über den Gesundheitszustand des Patienten/der Patientin informiert werden. Außerdem können sie in einfachen Pflegetätigkeiten angeleitet werden (vgl. Keller 2021, S. 752–753).

## Präoperative Pflege

In der präoperativen Phase (vor der OP) müssen Pflegeinterventionen von den Pflegepersonen durchgeführt werden, um Komplikationen während und nach einer Operation möglichst vorzubeugen.

## Körperpflege

Um Hautkeime zu reduzieren, ist eine gründliche Körperreinigung vor der Operation wichtig. Dies sollte, wenn möglich, durch Duschen oder Baden am Operationstag ermöglicht werden. Dabei muss der/die PatientIn darauf aufmerksam gemacht werden, dass der Nabel bei abdominellen Operationen gründlich gereinigt werden muss. Wenn nötig, muss der/die PatientIn dabei unterstützt werden. Nach der Körperpflege sollte die Haut nicht eingecremt werden, da dadurch eine Desinfektion erschwert wird. Nach der Körperpflege muss der/die PatientIn frische Wäsche anziehen. Wichtig ist auch, dass Make-up und Nagellack entfernt werden, damit eine Beurteilung der Hautfarbe und der Durchblutung des Nagelbettes erfolgen kann (vgl. Keller 2021, S. 753).

## Rasur bzw. Haarentfernung

Haare im Operationsfeld müssen entfernt werden, damit es übersichtlich ist und Infektionen verhindert werden. Um Mikroverletzungen zu verhindern, wird meist keine Rasur mehr durchgeführt, sondern eine Haarkürzung vorgenommen. Dabei wird ein spezielles Gerät (Clipper) verwendet. Die Haarentfernung erfolgt am OP-Tag, am besten möglichst unmittelbar vor dem Eingriff, um die Infektionsrate so gering wie möglich zu halten. Es kann zur Haarentfernung auch eine Enthaarungscreme verwendet werden. Dabei entstehen keine Mikroläsionen. Sie darf jedoch nicht in der Nähe von Schleimhäuten angewendet werden und es kann zu allergischen Reaktionen kommen. Daher sollten Enthaarungscremes am Vortag der Operation auf Hautstellen außerhalb des OP-Gebietes auf Verträglichkeit überprüft werden.

Bei der Rasur bzw. Haarentfernung im Operationsgebiet sollten die krankenhausüblichen Rasurschemata beachtet werden. Grundsätzlich gilt aber, dass die Haare mind. 30 cm rund um das Operationsgebiet entfernt werden. Um Verletzungen zu vermeiden, sollte in Haarwuchsrichtung rasiert werden. Besondere Vorsicht ist bei Hautunebenheiten oder -falten sowie Sehnen- und Knochenkanten gegeben. Bei Bauchoperationen, bei denen das Operationsgebiet evtl. erweitert werden muss, sollten die Haare großzügig entfernt werden. Bei Kopfoperationen sollte die rasierte Fläche aus kosmetischen Gründen so klein wie möglich und so groß wie nötig sein, das Rasieren der Augenbrauen ist nicht notwendig (vgl. Keller 2021, S. 753–754).

## Nahrungskarenz

Sechs Stunden vor der Operation sollte der/die PatientIn nichts mehr essen und zwei Stunden vorher nichts mehr trinken. Findet die Operation erst am Nachmittag statt, darf der/die PatientIn noch ein leichtes Frühstück nach ärztlicher Anordnung einnehmen. Wird die Operation unter einer Regionalanästhesie durchgeführt, muss er/sie nicht nüchtern sein. Bei Säuglingen und Kleinkindern entscheidet der Arzt/die Ärztin, wann die letzte Nahrungszufuhr erfolgt. Entscheidend ist generell, ob eine Operation außerhalb des Magen-Darm-Trakts oder am Magen-Darm-Trakt erfolgt. Wird bei einer Operation der Darm oder der Magen eröffnet, dann wird bereits mehrere Tage vor der Operation die Nahrungszufuhr abgebaut. Gleichzeitig erfolgt eine Darmreinigung. Dazu gibt es in den einzelnen Krankenhäusern sogenannte Standards und im Einzelfall entscheidet der/die OperateurIn oder der/die AnästhesistIn, wie lange die Nahrungs- und Flüssigkeitskarenz dauern soll. Hat sich ein/e PatientIn nicht an die Nahrungskarenz gehalten, muss der/die OperateurIn oder der/die AnästhesistIn umgehend darüber informiert werden (vgl. Keller 2021, S. 754).

## Darmvorbereitung

Eine Darmvorbereitung bzw. -reinigung sollte durchgeführt werden, um eine intraoperative Darmentleerung zu verhindern. Dadurch werden die Operationsbedingungen verbessert und die Infektionsgefahr wird reduziert. Auch zur präoperativen Darmreinigung gibt es klinikinterne Standards (vgl. Keller 2021, S. 754).

Bei kleinen Eingriffen, welche außerhalb des Abdomens erfolgen, ist keine darmentleerende Maßnahme notwendig.

Bei Eingriffen außerhalb des Intestinaltrakts wird meist eine Leerung der Rektumampulle mittels eines Miniklistiers, welches am Vorabend oder am Morgen durchgeführt wird, empfohlen. Damit wird eine intraoperative Darmentleerung verhindert.

Bei Eingriffen im oberen Intestinaltrakt, bei denen auch das Peritoneum eröffnet wird (Magen, Galle usw.), werden ein Klistier mittels eines Darmrohres zur Dickdarmentleerung und ein orales Laxans verabreicht. Somit wird das Peritonitisrisiko bei einer eventuellen Verletzung des Darms gesenkt.

Bei Eingriffen am Dickdarm wird neben dem Nahrungsabbau eine orthograde Darmlavage durchgeführt, um den gesamten Dickdarm zu reinigen. Diese kann z. B. erfolgen, indem der/die PatientIn mehrere Liter einer Spüllösung trinkt und anschließend abführt.

Die Pflegeperson achtet darauf, dass die Stuhlentleerung so erfolgt, dass die Nachtruhe des/der PatientIn möglichst ungestört verläuft (vgl. Keller 2021, S. 754).

## Einüben postoperativer Fähigkeiten

Postoperative Fähigkeiten werden bereits präoperativ eingeübt, da der/die PatientIn nach einer Operation müde und nur eingeschränkt aufnahmefähig ist. Außerdem kommen postoperative Schmerzen hinzu. Es werden Atem- und Abhusttechniken, das postoperative Aufstehen, das Gehen mit Gehhilfen, der Umgang mit Sonden, Kathetern und Schienen gezeigt und erklärt. Weiters werden die Klingel und der Notruf sowie der postoperative Nahrungsaufbau erklärt (vgl. Keller 2021, S. 754).

## Vorbereitung und Prämedikation

Es werden alle benötigten Unterlagen wie PatientInnenakte, Einverständniserklärung, Labor- und andere Untersuchungsbefunde und Röntgenbilder für die Operation vorbereitet. Schmuck, Brille oder Kontaktlinsen, Zahnprothese und Hörgerät müssen abgelegt und gemeinsam mit den sonstigen Wertgegenständen verschlossen aufbewahrt werden (Brille und Hörgerät werden evtl. erst in der Schleuse abgelegt).

Dem/der PatientIn wird eine Prämedikation zur Angstlösung und Beruhigung verabreicht. Außerdem dient sie zur erleichterten Einleitung der Narkose. In der Prämedikationsvisite legt der/die AnästhesistIn die Art des Medikaments, die Dosis und den Zeitpunkt der Verabreichung fest. Die Aufgabe der Pflegeperson besteht darin, die Prämedikation zu verabreichen (vgl. Keller 2021, S. 755).

Zuvor sollte sie aber nochmals das Operations- bzw. Rasurgebiet kontrollieren, dem Patienten/der Patientin ein frisches Klinikhemd reichen (vgl. I Care Pflege 2020, S. 806), beim Aus- und Ankleiden behilflich sein, ihm/ihr die medizinischen Thromboseprophylaxe-Strümpfe und Kopfhaube anziehen und bei Bedarf eine Netzhose mit Vorlage reichen. Der/die PatientIn sollte vor Einnahme der Prämedikation nochmals auf die Toilette gehen. Wegen des erhöhten Sturzrisikos nach Einnahme der Prämedikation ist darauf zu achten, dass er/sie das Bett nicht mehr bzw. nur in Begleitung einer Pflegeperson verlässt. Aufgrund der Sedierung muss der/die PatientIn engmaschig beobachtet werden (vgl. Keller 2021, S. 755).

## Legen einer peripheren Venenverweilkanüle

Die periphere Venenverweilkanüle (VVK oder PVK) wird meistens im klinischen Bereich verwendet, zum Beispiel für die Infusionstherapie. Die PVK kann so lange verwendet werden, wie sie klinisch benötigt wird, vorausgesetzt, es gibt keine Anzeichen für Komplikationen (vgl. Keller 2021, S. 736). Die häufigste Komplikation ist eine Thrombophlebitis (oberflächliche Venenentzündung) (vgl. I Care Pflege 2020, S. 610–611). „Eine weitere Komplikation ist das Paravasat/die Paravasation, wenn die Infusion neben das punktierte Gefäß ins Gewebe läuft (‚Infusion läuft para‘), durch fehlerhafte Punktion oder ‚Verrutschen‘ der Verweilkanüle. Der Patient klagt über Schmerzen, um die Kanüle bildet sich eine Schwellung und die Infusion läuft nicht richtig.“ (Keller 2021, S. 738)

Die ärztliche Tätigkeit kann an fachlich geschultes Personal delegiert werden. Gegebenenfalls wird die venöse Blutabnahme mit der Anlage einer VVK verbunden (vgl. I Care Pflege 2020, S. 610–611).

Es gibt verschiedene Größen von Venenverweilkanülen, die farblich codiert sind:

Tab. 7: **Venenverweilkanülen** (I Care Pflege 2020, S. 612)

| Größe in Gauge | Farbe | Außendurchmesser | Innendurchmesser | Stichlänge | Anwendung |
|---|---|---|---|---|---|
| 24 | gelb | 0,7 mm | 0,4 mm | 19 mm | Säuglinge und Kinder |
| 22 | blau | 0,9 mm | 0,6 mm | 25 mm | |
| 20 | rosa | 1,1 mm | 0,8 mm | 33 mm | Kinder, Erwachsene mit schlechten Venenverhältnissen |
| 18 | grün | 1,3 mm | 1,0 mm | 33 mm | Infusionstherapie bei Erwachsenen |
| 17 | schwarz | 1,5 mm | 1,1 mm | 45 mm | |
| 16 | weiß | 1,7 mm | 1,3 mm | 50 mm | Zur hohen Volumengabe in kürzester Zeit, z. B. Polytrauma, zur Gabe von Elektrolytkonzentraten |
| 14 | orange | 2,2 mm | 1,7 mm | 50 mm | |

**Materialvorbereitung:**

- Flüssigkeitsdichte Unterlage
- Unsterile Einmalhandschuhe
- Haut- und Händedesinfektionsmittel
- Stauschlauch
- Keimarme Tupfer
- Venenverweilkanülen, mindestens 2 Größen
- Sterile Verschlusskappe
- Durchsichtiges Fixierpflaster
- 5 ml NaCl 0,9 % zum Anspülen (vgl. I Care Pflege 2020, S. 612)
- Fertiges Verbandsset, z. B. von Applica i. v.®
- Abwurfbehälter (vgl. Keller 2021, S. 737)

**Vorbereitung:**

PatientIn informieren und ggf. störende Kleidung entfernen (vgl. Keller 2021, S. 737)

**Position des/der PatientIn:**
Günstig ist die Rückenlage oder auf einem Lehnstuhl sitzend

**Auswahl der Punktionsstelle:**
Generell gilt: Die Punktionsorte müssen unversehrt sein (keine Narben, Hämatome). Auch an einem Shuntarm wird keine Punktion durchgeführt (vgl. I Care Pflege 2020, S. 611).

- „Punktionsorte erster Wahl sind die Venen des Handrückens und des Unterarms
- Punktionsorte zweiter Wahl sind die Ellenbeugen- und Fußvenen" (I Care Pflege 2020, S. 610).

**Merke:** Die Suche der geeigneten Vene beginnt distal am Arm (Handrücken), damit für weitere Punktionen die Blutbahn zum Herzen hin unverletzt bleibt (vgl. I Care Pflege 2020, S. 610–611).

**Legen der peripheren Verweilkanüle:**

- „Händedesinfektion durchführen, unsterile Handschuhe anziehen
- Vene stauen, peripherer Puls kontrollieren
- Punktionsstelle wählen und desinfizieren
- Haut um die Punktionsstelle spannen
- Verweilkanüle rasch im 45°-Winkel einstechen und Vene punktieren
- Verweilkanüle vorschieben, wenn Blut im transparenten Kanülenansatz sichtbar ist
- Punktionsnadel leicht zurück-, aber nicht herausziehen, gleichzeitig Plastikkanüle ins Venenlumen vorschieben
- Stauschlauch lösen
- Punktionsnadel entfernen, dabei Vene auf Höhe der Kanülenspitze komprimieren
- Verweilkanüle mit NaCl 0,9 % anspülen" (Keller 2021, S. 738)
- Infusion anschließen oder mit steriler Verschlusskappe verschließen
- Venenverweilkanüle fixieren und im Bereich der Einstichstelle mit einem sterilen Verband versorgen

**Nachbereitung:**

- Punktionsstelle auf Veränderungen (Schwellung/Schmerzen) beobachten
- Material entsorgen
- Dokumentation (vgl. Keller 2021, S. 738)

**Pflegemaßnahmen einer peripheren Verweilkanüle:**
Tägliche Kontrolle der Verweilkanüle auf Notwendigkeit, Durchfeuchtung des Verbandes, Inspektion der Einstichstelle (Entzündungszeichen).

Ein Verbandswechsel wird sofort bei Durchfeuchtung, Blut- oder Flüssigkeitsansammlung durchgeführt. Ohne Komplikationen erfolgt der Wechsel bei Gazeverband alle 72 Std., bei Folienverband lt. Herstellerangaben, in der Regel alle 7 Tage (vgl. Keller 2021, S. 738).

## Transport in den OP

Vor dem Transport in den OP müssen vom Pflegepersonal nochmals alle nötigen Unterlagen kontrolliert werden. In den OP werden die Patientenkurve, die Einverständniserklärungen (Operation, Narkose), das Anästhesieprotokoll mit Prämedikationsanordnung, alle aktuellen Befunde (Labor, EKG usw.), die alten Krankenunterlagen und, falls vorhanden, eine präoperative Checkliste (je nach Hausstandard) mitgegeben. Außerdem muss der/die PatientIn ein Patientenidentifikationsarmbändchen tragen. (vgl. I Care Pflege 2020, S.803).

Neben den Unterlagen müssen je nach Operation Bauchbinden, Positionierungsmittel usw. mitgeführt werden. Das Bett sollte frisch bezogen und mit dem Namen des Patienten/der Patientin sowie der Station versehen sein. Der/die PatientIn wird zur OP-Schleuse gebracht und dem dort zuständigen Pflegepersonal übergeben. Das Pflegepersonal informiert das OP-Personal über Namen des Patienten/der Patientin, die Station, den geplanten Eingriff und Besonderheiten (Schwerhörigkeit, Nicht-Verstehen der deutschen Sprache usw.) (vgl. I Care Pflege 2020, S.806–807). Das Umbetten auf den OP-Tisch geschieht heute meist mittels einer Umbettanlage. Wichtig ist, dass das Pflegepersonal dabei auf die Wahrung der Intimsphäre achtet. Das PatientInnenbett wird danach in die Bettenzentrale oder den Aufwachraum gebracht. Kinder können von den Eltern bis zur Schleuse begleitet werden (vgl. Keller 2021, S.755).

## Postoperative Pflege

Auch in der postoperativen Pflege (nach der OP) ist es oberstes Prinzip, dass mögliche Komplikationen frühzeitig erkannt und verhindert werden. Außerdem sollte sich der/die PatientIn durch die Betreuung sicher fühlen und möglichst rasch seine/ihre Selbstständigkeit wiedererlangen (vgl. Keller 2021, S.755).

### Übernahme aus dem Aufwachraum

Sobald der/die PatientIn wach, ansprechbar und orientiert ist sowie die Vitalzeichen stabil sind und die OP-Wunde keine Komplikationen aufweist, erfolgt eine Verlegung vom Aufwachraum auf die Station. Bei Kindern sollten bereits die Eltern im Aufwachraum anwesend sein, sodass das Kind diese beim Aufwachen sieht.

Die Übernahme vom Aufwachraum darf nur von Pflegefachkräften erfolgen. Vorher muss aber noch das Zimmer vorbereitet werden. Dort sollten bereits ein Blutdruckmessgerät, Infusionsständer, eine Urinflasche oder Leibschüssel und eine Nierenschale mit Zellstoff bereitgestellt werden.

Nach der Begrüßung des Patienten/der Patientin im Aufwachraum wird dessen/deren Identität kontrolliert. Von der Anästhesiepflegekraft werden Informationen über Art, Verlauf und eventuelle Komplikationen der Operation und Anästhesie eingeholt. Weiters ist es wichtig zu wissen, welche Infusionen bereits verabreicht wurden und ob der/die PatientIn Transfusionen benötigt hat. Das Pflegepersonal sollte auch über liegende Sonden, Drainagen und Katheter sowie deren Fördermenge informiert werden. Wie der Verlauf der Aufwachphase war und ob Maßnahmen wie eine Sauerstoff- oder Schmerzmittelgabe erforderlich waren, ist ebenfalls von Bedeutung. Abschließend sollten noch die angeordnete Therapie und Kontrollen (z.B. Laborkontrollen), spezielle Positionierungen, Infusions- und Schmerztherapie besprochen werden. Beim Transport auf die Station sollten die Pflegekräfte mit dem Patienten/der Patientin sprechen, um Bewusstseinsveränderungen rasch zu erkennen. Das Bett wird im Zimmer wieder in die richtige Position gebracht und die Rufanlage wird in Reichweite bereitgestellt (vgl. Keller 2021, S.756).

## Postoperative Überwachung

Bei der postoperativen Überwachung gilt die sogenannte Vierer-Regel, um Komplikationen zu vermeiden bzw. frühzeitig zu erkennen:

- in der 1. postoperativen Stunde 4-mal alle 15 Minuten
- in der 2. und 3. postoperativen Stunde 4-mal alle 30 Minuten
- in der 4. bis 7. postoperativen Stunde 4-mal alle 60 Minuten
- in der 8. bis 11. postoperativen Stunde 4-mal alle 4 Stunden

Ab dem ersten postoperativen Tag kann das Überwachungsintervall auf 2- bis 3-mal täglich verlängert werden, wenn die Vitalzeichen und der Allgemeinzustand des Patienten/der Patientin stabil sind (vgl. Keller 2021, S. 757).

Es werden folgende Parameter überwacht:

- **Bewusstsein:** Kontrolliert werden von den Pflegepersonen dabei die Ansprechbarkeit und Orientierung des Patienten/der Patientin. Dadurch können ein Narkoseüberhang oder neurologische Störungen ausgeschlossen bzw. bei Schläfrigkeit, Sprachstörungen oder einer Ateminsuffizienz sofort dementsprechende Maßnahmen eingeleitet werden.
- **Kreislauffunktion:** Puls, Blutdruck und Atmung werden engmaschig (siehe Vierer-Regel) überwacht. Abweichungen können auf einen Volumenmangel, welcher sich durch Schocksymptome, Durst und Verwirrtheitszustände äußert, oder eine Hypoxie (veränderte Atemgeräusche, Dyspnoe, Zyanose, Blässe und Unruhe) hinweisen. Atmet der/die PatientIn ausreichend? Postoperativ kann es zu einer Ateminsuffizienz kommen. Eine oberflächliche Atmung deutet oft auf Schmerzen hin. Es kann aber auch zu Erbrechen und somit zu einer Aspiration kommen.
- **Wunde:** Bei jedem Kontakt mit dem Patienten/der Patientin sollte der Wundverband auf Nachblutungen kontrolliert werden. Bei liegenden Drainagen sollte auch deren Füllstand (Menge und Aussehen) beobachtet werden. Außerdem müssen die Lage, die Funktion und die Fixierung der Drainage (v. a. bei unruhigen Kindern, daher sollte eine Bezugsperson anwesend sein) kontrolliert werden. Bei Verdacht auf eine Nachblutung muss sofort der/die behandelnde Arzt/Ärztin informiert werden. Bei Eingriffen an Extremitäten sollte auf Einschnürungen des Verbands sowie auf Blässe oder zyanotische Verfärbung der Finger oder Zehen geachtet werden.
- **Ausscheidung:** Bei PatientInnen mit liegendem Dauerkatheter muss auf einen ungehinderten Abfluss geachtet und die Ausscheidungsmenge regelmäßig kontrolliert werden. Hat der/die PatientIn keinen Dauerkatheter, muss er/sie nach spätestens 8 Stunden postoperativ spontan urinieren können, da es sich sonst um einen postoperativen Harnverhalt handeln kann. Eine Stuhlausscheidung sollte (abhängig von der Operation) spätestens am 2. bis 3. postoperativen Tag erfolgen. Um eine Magen-Darm-Atonie auszuschließen, sollte auch eine Beobachtung bzgl. Übelkeit und Erbrechen erfolgen (vgl. Keller 2021, S. 756–757). Vor allem bei Kindern ist dies besonders wichtig, da eine Aspiration vermieden werden muss (vgl. I Care Pflege 2020, S. 811).
- **Körpertemperatur:** Aufgrund des sogenannten Resorptionsfiebers ist nach einer Operation eine erhöhte Körpertemperatur (bis 38,5° C) normal. Dies sollte aber nicht länger als 5 Tage nach der Operation anhalten. Daher sollte zweimal täglich bis zum 5. postoperativen Tag eine Kontrolle der Körpertemperatur erfolgen. Hält das Resorptionsfieber länger an, könnte dies ein Hinweis auf eine Wundinfektion oder sogar eine Sepsis sein (vgl. I Care Pflege 2020, S. 811).

- **Schmerzen:** Postoperative Schmerzen können unterschiedliche Ursachen haben: Wundschmerz aufgrund der operativen Gewebeverletzung, Hämatome, Infektionen, arterielle Minderdurchblutung, Nervenschädigung, ein zu enger (Gips-)Verband, schlechte Positionierung, Blähungen, Harnverhalt usw. Es ist daher wichtig, dass der/die PatientIn regelmäßig nach der Schmerzsituation gefragt wird. Dies kann auch mithilfe eines Assessmentinstruments erfolgen. Der/die PatientIn muss aber auch auf nonverbale Schmerzzeichen (Schonhaltung, Mimik usw.) beobachtet werden. Meist wird vom/von der behandelnden Arzt/Ärztin oder AnästhesistIn eine Schmerztherapie zu festen Zeiten angeordnet, diese sollte vom Pflegepersonal auf Wirkung und Nebenwirkungen beobachtet werden. Vor Mobilisation, Körperpflege oder Verbandswechsel sollten rechtzeitig verordnete Bedarfsmedikamente verabreicht werden. Eine enge Zusammenarbeit mit dem diplomierten Pflegepersonal bzw. Arzt/Ärztin ist hierbei sehr wichtig. Der/die PatientIn sollte in der Schmerzsituation Sicherheit und Zuwendung erfahren (vgl. Keller 2021, S. 760).

Nach ärztlicher Anordnung können noch Laborkontrollen (Blutbild, Gerinnung, Elektrolyte, Blutgase, Blutzucker) oder weitere Untersuchungen (EKG, Röntgen, Sonografie usw.) durchgeführt werden (vgl. Keller 2021, S. 757).

## Postoperative Positionierung und Mobilisation

Wie die postoperative Positionierung erfolgen soll, hängt von der Art der Operation ab. Wenn keine spezielle Anordnung besteht, erfolgt eine Standardpositionierung in Rückenlage mit leicht erhöhtem Oberkörper. Zur Bauchdeckenentlastung kann eine Knierolle gegeben werden. Nach einer Wirbelsäulenoperation muss eine flache Rückenpositionierung durchgeführt werden (vgl. I Care Pflege 2020, S. 809). Bei Kindern ist in der frühen postoperativen Phase eine flache Rückenpositionierung mit zur Seite positioniertem Kopf erforderlich, damit eine Aspiration bei eventuellem Erbrechen vermieden wird (vgl. Keller 2021, S. 758). Wurde eine Operation an den Extremitäten durchgeführt, werden diese auf oder in einer Schiene positioniert (vgl. I Care Pflege 2020, S. 809).

Eine Mobilisation sollte in der postoperativen Phase so früh wie möglich durchgeführt werden, um Komplikationen wie eine Pneumonie oder Thrombose zu vermeiden. Außerdem trägt sie zu einer schnelleren Genesung bei. Man unterscheidet eine Sofortmobilisation (am OP-Tag) von einer Frühmobilisation (am ersten postoperativen Tag), welche vom Arzt/von der Ärztin angeordnet werden. Pflegende müssen vor der Mobilisation rechtzeitig das angeordnete Schmerzmittel verabreichen. Außerdem sollten vor der Mobilisation die Vitalzeichen kontrolliert werden. Bei der Mobilisation müssen Katheter und Drainagen gesichert werden, damit ein Hinunterfallen oder Herausziehen verhindert wird. Der/die PatientIn wird anschließend schrittweise und unter ständiger Beobachtung mobilisiert. Zuerst soll er/sie am Bettrand sitzen und die Beine bewegen, dann vor dem Bettrand auf der Stelle gehen. Dies dient dazu, den venösen Rückfluss zu fördern. Nach Operationen am Abdomen und am Thorax erfolgt die Mobilisation en bloc (im Ganzen), damit ein Zug auf die Wunde vermieden wird. Gleichzeitig kann der/die PatientIn mit seinen/ihren Händen einen leichten Gegendruck auf die Wunde ausüben.

Müssen PatientInnen Bettruhe halten, werden sie von den Pflegenden zu aktiven Bewegungsübungen im Bett angeleitet oder passiv durchbewegt. Kinder mit Bettruhe sollten durch Eltern oder Pflegende alters- und situationsgerecht beschäftigt werden. Muss das Kind lange im Krankenhaus bleiben, erhält es sogar Unterricht (vgl. Keller 2021, S. 758–759).

## Postoperativer Kostaufbau

In vielen Krankenanstalten gibt es bezüglich des Nahrungsaufbaus nach Operationen Standards, nach denen gehandelt wird. Erfolgte eine Operation außerhalb des Abdomens, darf der/die PatientIn rasch wieder essen und trinken. Bei einer Regionalanästhesie darf sofort wieder gegessen und getrunken werden. Nach einer Allgemeinanästhesie außerhalb des Abdomens darf der/die PatientIn trinken und leichte Nahrung zu sich nehmen, sobald die Schutzreflexe vollständig zurückgekehrt sind. Dies ist normalerweise nach ca. 6 Stunden der Fall. Ab dem ersten postoperativen Tag ist bereits wieder Normalkost möglich.

Nach abdominellen Operationen ist eine Flüssigkeits- und Nahrungskarenz angezeigt. Die Dauer ist abhängig davon, ob eine Eröffnung des Magen-Darm-Traktes erfolgte oder nicht. Wurde der Magen-Darm-Trakt nicht eröffnet, darf bei funktionierendem Darm (Darmgeräusche vorhanden, PatientIn hatte bereits Stuhlausscheidung, es besteht keine Übelkeit und kein Erbrechen) mit dem Kostaufbau begonnen werden. Bei Eröffnung des Magen-Darm-Traktes müssen die Anastomosen verheilt sein, damit mit dem Kostaufbau begonnen werden darf. Um dies zu überprüfen, wird eine Röntgenuntersuchung mit Kontrastmittel durchgeführt. Evtl. muss der/die PatientIn auch abgeführt werden.

Komplikationen beim Kostaufbau sind Schmerzen, Übelkeit, Erbrechen, Völlegefühl, Obstipation usw. Auffälligkeiten müssen sofort an den Arzt/die Ärztin weitergeleitet werden.

Kinder können eine Flüssigkeits- und Nahrungskarenz oft nicht nachvollziehen. Deshalb ist es ratsam, dass andere Kinder nicht in deren Beisein essen oder trinken, damit das Hunger- und Durstgefühl nicht verstärkt wird (vgl. Keller 2021, S. 759–760).

## Umgang mit Wunddrainagen

Wunddrainagen werden in das Wundgebiet bzw. in eine Körper- oder Abszesshöhle eingebracht, um Blut, Sekrete oder andere Körperflüssigkeiten ableiten zu können. Bei operativen Eingriffen werden sie angelegt, damit Komplikationen vermieden werden und die Wundheilung gefördert wird. Man unterscheidet grundsätzlich zwischen Drainagen mit oder ohne Sog. Bei Drainagen mit Sog (z. B. Redon-Drainage) werden Wundflüssigkeiten und Blut aus dem Gewebe abgesaugt. Bei Drainagen ohne Sog (z. B. Robinson-Drainage) wird das Sekret durch die Schwerkraft in den Sekretbeutel gesogen.

Pflegende müssen liegende Drainagen sichern, indem sie am Bett ohne Zug fixiert werden. Drainagen ohne Sog müssen immer unter dem Patientenniveau hängen. Außerdem muss darauf geachtet werden, dass die Ableitungsschläuche nicht abgeknickt sind, in langen Schlaufen durchhängen oder gar den Boden berühren. Wird der/die PatientIn aus dem Aufwachraum ins Zimmer gebracht, werden alle Drainagen entleert oder gewechselt bzw. der Sekretstand der hängenden Drainagen mit Datum und Uhrzeit versehen, um einen Richtwert bzw. eine Ausgangssituation zu haben. Sind mehrere Drainagen vorhanden, müssen diese durchnummeriert werden. Im weiteren Verlauf müssen bei den Drainagen regelmäßig die Durchgängigkeit und Zugfreiheit der Schläuche, die Festigkeit der Verbindung, eine sichere Position und ggf. die Sogstärke kontrolliert werden. Wichtig ist neben der Kontrolle der Menge auch Farbe, Konsistenz, Beimengungen und Geruch des Wundsekrets zu beobachten. Auch der Verband über der Drainage muss beobachtet werden. Die entleerten Sekrete müssen nach der jeweiligen Drainage getrennt dokumentiert werden. Wird eine Flüssigkeitsbilanzierung durchgeführt, müssen die Drainagesekrete als Ausscheidungen mitbilanziert werden. Bei Auffälligkeiten ist sofort der Arzt/die Ärztin zu informieren (vgl. I Care Pflege 2020, S. 657–659). Die

Entfernung der Wunddrainagen wird meist am zweiten oder dritten postoperativen Tag durchgeführt. Dies ist jedoch eine ärztliche Aufgabe (vgl. Keller 2021, S. 762).

Beachtenswertes im Umgang mit Wunddrainagen:

- Jede Handhabung an der Drainage erfolgt unter aseptischen Bedingungen.
- Der Verbandswechsel muss steril erfolgen.
- Die Drainage ist auf Durchgängigkeit, Lage und Fixation zu überprüfen.
- Zug an den Schläuchen ist zu vermeiden.
- Die Drainagegefäße sind unter dem PatientInnenniveau zu befestigen, wobei Bodenkontakt zu vermeiden ist.
- Sogdrainagen sind auszuwechseln, falls sich zu wenig Unterdruck im Saugglas befindet.
- Regelmäßige Beobachtung und Dokumentation des drainierten Sekretes auf Menge, Beimengungen, Aussehen und Geruch (vgl. I Care Pflege 2020, S. 661).

# Subkutane Flüssigkeitssubstitution

(vgl. pA Medien GmbH 2022)

Bei einer subkutanen Infusion wird Flüssigkeit in die Subkutis (Unterhautfettgewebe) eingebracht. Dadurch entsteht ein lokales Ödem. Die Infusionslösung gelangt so langsam und kontinuierlich aus dem interstitiellen Raum über die Blutgefäße in den gesamten Organismus.

Im Gegensatz zu einer intravenösen Infusion wird der Blutkreislauf nicht in kurzer Zeit mit größeren Flüssigkeitsmengen belastet. Die subkutane Infusion ist daher meist gut verträglich.

Genutzt wird diese Methode der Flüssigkeitssubstitution, wenn Menschen nicht mehr in der Lage sind, ihren Flüssigkeitsbedarf durch orale Aufnahme zu decken.

Infundiert werden isotone Infusionslösungen wie z. B. ELONORM®. Andere Lösungen wie NaCl 0,9 % oder Ringer-Laktat sind für die intravenöse Applikation zugelassen (vgl. pqsg.de; Tschiggerl 2018).

## Indikationen

Ältere Menschen haben ein vermindertes Durstgefühl und die Fähigkeit des Körpers, Flüssigkeit zu speichern, ist bei ihnen reduziert.

Bei Vorliegen folgender Faktoren kann daher eine subkutane Flüssigkeitssubstitution sinnvoll sein:

- Rehydrierung nach Flüssigkeitsverlust oder -mangel aufgrund von Fieber oder Durchfallerkrankungen
- Beeinträchtigung der oralen Flüssigkeitszufuhr
- Gefahr der Exsikkose
- wenn eine PEG-Anlage nicht möglich oder kontraindiziert ist
- wenn eine intravenöse Infusion nicht möglich oder kontraindiziert ist

Symptome einer drohenden oder bereits bestehenden Dehydrierung können Verwirrtheit, Vergesslichkeit und mobile Unsicherheit sein.

## Komplikationen

Bei zu schneller Fließgeschwindigkeit der subkutanen Infusion kann es zu einem starken Druckgefühl in der Umgebung der Einstichstelle kommen. Wird die Flüssigkeit intramuskulär appliziert, können Schmerzen auftreten.

Weiters kann es zu folgenden Problemen kommen:

- Hämatombildung
- lokale Gewebeverhärtung (Indurationen) der Haut
- lokale Infektion
- allergische Reaktion und Kontaktallergie durch das Punktionsmaterial

## Vorbereitung

Nach der Kontrolle der ärztlichen Anordnung sind zur Durchführung einer subkutanen Infusion folgende Materialien vorzubereiten:

| Nr. | Bezeichnung | Beschreibung |
|---|---|---|
| 1 | Einmalhandschuhe | Zum Eigenschutz |
| 2 | Desinfektionsmittel | Zur Händedesinfektion |
| 3 | Sterile Infusionsflasche | Behältnis der Infusionslösung |
| 4 | Materialtablett | Zur Bereitstellung der benötigten Materialien |
| 5 | Verordnete Infusionslösung | Wie Elonorm |
| 6 | Infusionsbesteck | Verbindung zwischen Infusionsbehälter und parenteralem Zugang |
| 7 | Fixierpflaster | Zum Fixieren der Butterfly-Kanüle |
| 8 | Sterile Tupfer | Zur Kompression der Einstichstelle nach Abschluss der Injektion |
| 9 | Infusionsständer | Fahrbare Halterung für Infusionsflaschen |
| 10 | Sterile Butterfly-Kanüle | Zur Applikation der Infusionslösung |
| 11 | Pflaster | Schutz der Einstichstelle nach der Durchführung |
| 12 | Abwurf | Zur Entsorgung der benutzten Kanülen |

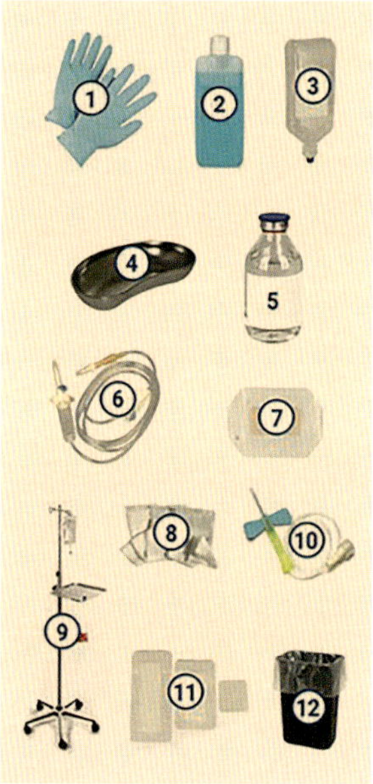


Abb. 35: **Subkutane Infusion – Materialien** (pA Medien GmbH 2022)

## Applikationsstellen

Zur Applikation von Subkutan-Infusionen eignen sich Körperbereiche, die über ein ausreichendes Unterhautfettgewebe verfügen. Dazu gehören beispielsweise:

- Außen- und Vorderseite der Oberschenkel
- Abdominalbereich unter Einhaltung eines Abstandes zum Bauchnabel von 3 bis 5 cm
- Flanken
- Außen- und Vorderseite der Oberarme

## Durchführung

Bei der Durchführung einer subkutanen Infusion ist folgendes Prozedere einzuhalten:

1. Information des Pflegeempfängers
2. Vorbereitung und anschließende Nachbereitung des Arbeitsplatzes, um ein hygienisches und rückenschonendes sowie fachlich korrektes Arbeiten zu ermöglichen
3. Durchführung einer hygienischen Händedesinfektion
4. Definition der Einstichstelle. Diese sollte bei regelmäßiger Anwendung gewechselt werden, um die Regeneration der Haut zu gewährleisten.
5. Desinfektion der Einstichstelle unter Berücksichtigung der Einwirkzeit
6. Mit Daumen, Ringfinger und kleinem Finger eine Hautfalte bilden, ohne die Einstichstelle zu berühren. Die Hautfalte anheben.
7. Die Butterflykanüle im Winkel von 30–45°-Winkel einstechen. Bei längeren Kanülen empfiehlt sich der 30°-Winkel.
8. Fixieren der Butterfly-Kanüle und Einstellen der Tropfzahl durch Regulieren der Rollklemme
9. Kontrolle der Kanülenlage und des Befindens des Pflegeempfängers in regelmäßigen Abständen

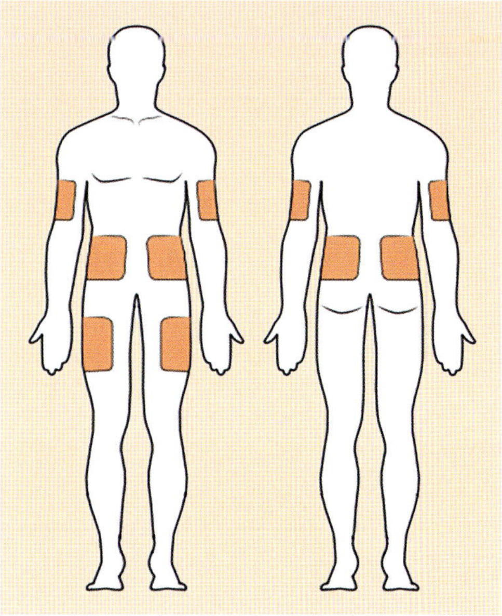

Abb. 36: **Subkutane Infusion – Applikationsstellen** (Braun, Subkutane Infusionen mit Introcan Safety® 3)

Wurde die verordnete Menge der Infusionslösung verabreicht, wird die subkutane Infusion entfernt:

1. Schließen der Rollklemme
2. Vorsichtige Entfernung des Fixierpflasters
3. Entfernen der Kanüle
4. Entsorgung der Kanüle im Abwurfbehälter
5. Leichte Kompression der Einstichstelle mit dem Tupfer
6. Einstichstelle mit einem Pflaster versorgen
7. Ggf. Dokumentation von Veränderungen, Auffälligkeiten, …

# Enterale Ernährung

**Enterale Ernährung** (griech. enteron = Darm) bedeutet, dass die Ernährung über den Verdauungstrakt erfolgt. Es wird darunter die Nahrungsverabreichung über eine Sonde, welche in den Magen oder Dünndarm eingebracht wird, verstanden. Sie steht im Gegensatz zur natürlichen Ernährung, welche über den Mund (oral) erfolgt. Die enterale Ernährung wird auch als künstliche Ernährung bezeichnet.

**Indikationen** für eine enterale Ernährung:

- wenn eine orale Nahrungsaufnahme nicht möglich ist, z. B. bei Schluckstörungen, Tumoren der Speiseröhre (Ösophagus), Bewusstlosigkeit
- wenn keine orale Nahrungsaufnahme erlaubt ist, z. B. prä- oder postoperativ
- wenn die Esseneinnahme verweigert wird, z. B. bei stark dementen Personen
- wenn eine besondere Diät notwendig ist

Die enterale Ernährung bietet einige **Vorteile** gegenüber der **parenteralen** Ernährung: Die physiologische Darmflora und der physiologische Nahrungstransport werden erhalten, die Magen-Darm-Peristaltik ist besser, es kommt zu keiner Atrophie der Darmschleimhaut, die Ernährung ist komplikationsärmer und kostengünstiger. Daher sollte die enterale Ernährung so rasch wie möglich begonnen werden (vgl. Keller 2021, S. 418–419).

## Sonden

Die Auswahl der Sonde hängt von der Grunderkrankung und der voraussichtlichen Ernährungsdauer ab.

Die **nasogastrale Sonde** wird vom Pflegepersonal gelegt. Das Einführen der Sonde erfolgt blind über Nase-Rachen-Speiseröhre in den Magen. Die Sonde ist für eine kurze Liegedauer bzw. Ernährung gedacht, bei der keine Aspirationsgefahr besteht, z. B. bei Verletzungen im Mund-Rachen-Raum.

Die **nasojejunale Sonde (Dünndarmsonde)** wird blind oder unter endoskopischer Durchleuchtung über Nase-Rachen-Speiseröhre-Magen ins Duodenum eingeführt. Sie ist für eine kurze Liegedauer bzw. bei Aspirationsgefahr, z. B. bei Magenentleerungsstörungen, vorgesehen.

Die **PEG** (perkutane endoskopische Gastrostomie) wird vom Arzt/von der Ärztin endoskopisch und durch eine Punktion des Magens durch die äußere Bauchwand gelegt. Es wird eine Verbindung zwischen Bauchwand und Magen hergestellt. Die Sonde wird bei längerdauernder Ernährung, z. B. bei Tumoren im Hals oder in der Speiseröhre, angelegt.

Die **Jet-PEG** oder **PEG/J** ist eine PEG mit Verlängerung ins Jejunum. Sie besitzt zwei Zugänge, einen in den Magen zum Ableiten des Magensaftes und einen in das Jejunum zur Ernährung. Sie wird vorwiegend bei erhöhter Reflux- und bei Aspirationsgefahr zur längerfristigen Ernährung angelegt.

Die Anlage der **PEJ** (perkutane endoskopische Jejunostomie) erfolgt endoskopisch wie bei der PEG durch den Arzt/die Ärztin. Die Ernährungssonde liegt nicht im Magen, sondern wird in das Jejunum vorgeschoben. Diese Form wird bei Operationen am Magen und bei Magenausgangsstenosen angelegt.

Die **FKJ** (Feinnadelkatheterjejunostomie) wird während einer Magen-OP mit einem speziellen Katheter angelegt, z. B. bei teilweiser oder vollständiger Magenresektion.

**Gastrotube** und **Stomabutton** stellen eine gute Alternative zur PEG dar. Zuerst wird eine PEG angelegt. Sobald der Stomakanal ausgeheilt ist, wird die PEG vom Arzt/von der Ärztin entfernt. Die folgenden Wechsel erfolgen durch die DGKP. Der Vorteil ist, dass sich anstatt der inneren Halteplatte ein Ballon befindet, welcher von außen mit destilliertem Wasser befüllt wird. Diese Form eignet sich gut für mobile Menschen und Kinder (vgl. Keller 2021, S. 419–420).

## Naso-/orogastrale Sonde

Die nasogastrale Sonde (transnasale Sonde) ist die häufigste Sondenanlage. Sie wird blind über das Nasenloch in den Magen eingeführt. Gibt es Probleme beim Legen der Sonde durch die Nase, wird eine orogastrale Sonde über den Mund in den Magen eingeführt. Diese Sonde eignet sich nur für eine kurzfristige Liegedauer.

Mögliche **Indikationen** für eine naso-/orogastrale Sonde sind:

- zur Ernährung (z. B. bei Schluckstörungen nach einem apoplektischen Insult)
- zum Absaugen von Magensaft vor einer Notfall-OP
- nach einer Magen-OP zum Ableiten von Magensekret
- zur diagnostischen Magensaftgewinnung
- zur Magenspülung

**Auswahl der Sonde:**
Handelt es sich um Erwachsene, beträgt die Sondenlänge 90–110 cm. Wird eine naso-jejunale Sonde gelegt, muss diese 120 cm lang sein. Der Durchmesser soll 8–12 Ch (Charrière) betragen. Bei Säuglingen und Kleinkindern soll die Länge 40–60 cm, der Durchmesser 5 Ch, bei größeren Kindern 8–12 Ch betragen.

Für eine einmalige oder kurze Anwendung (bis 24 Std.) eignen sich Sonden aus **PVC.** Ein Nachteil ist, dass PVC sich durch Körperflüssigkeiten verändert, außerdem wird die Sonde hart. Bei längerfristigen Anwendungen (ca. 2–3 Wochen) werden Sonden aus Polyurethan oder Silikon gewählt. Diese Sonden haben lt. Hersteller eine maximale Liegedauer von 4–8 Wochen. Grundsätzlich werden Sonden mit einem Lumen gelegt, doppellumige Sonden werden zur Magenspülung verwendet.

**Vorbereiten der Materialien:**

- Händedesinfektionsmittel
- Handschuhe, evtl. Schutzkittel oder Einmalschürze
- Schutztuch für Bett und Kleider
- Nierentasse, Zellstoff
- Spatel und Taschenlampe zur Mundinspektion
- evtl. schleimhautabschwellende Nasentropfen und Schleimhautanästhetikum für Nase und Rachen
- Magensonde und evtl. Reservesonde je nach Anordnung und Indikation
- Gleitmittel, Glas mit Wasser, Strohhalm
- Stethoskop
- 20- bis 50-ml-Spritze bei Erwachsenen
- Indikatorpapier zur Prüfung des pH-Wertes
- Alkoholtupfer zum Entfetten der Haut an der Fixationsstelle
- Pflaster und Schere
- Klemme zum Verschließen der Sonde
- Ablaufbeutel mit Halterung
- Permanent-Marker zur Markierung der Sonde
- ggf. Utensilien für Untersuchungen

**Vorbereitung des Patienten/der Patientin:**

- Information über Notwendigkeit und Vorgangsweise der Maßnahme durch den Arzt/die Ärztin und Einwilligung des Patienten/der Patientin bzw. des/der gesetzlichen VertreterIn (bei Kindern in der Regel die Eltern) einholen.
- PatientIn sollte nüchtern sein.
- Wache PatientInnen mit dem Oberkörper hoch oder sitzend positionieren.
- Ggf. Zahnprothese entfernen.
- PatientIn soll sich schnäuzen, unter Umständen ist eine Nasenpflege oder das Eintropfen von abschwellenden Nasentropfen erforderlich.
- Evtl. Nasenschleimhaut anästhesieren.
- Bett- bzw. Kleiderschutz griffbereit halten.

**Sondenlänge abmessen:**

- Bei **nasal gelegter Sonde** wird die Sonde an der Nasenspitze angelegt, dann zum Ohrläppchen und bis zur Magengrube messen.
- Bei **orogastraler Sonde** wird die Sonde vom Mundwinkel über das Ohrläppchen zur Magengrube gemessen.
- Länge markieren (vgl. Keller 2021, S. 419–421).

**Legen einer nasogastralen Sonde:**
Zum Eigenschutz Handschuhe und ev. Schutzkittel anziehen. Nasenloch oder Sonde mit Gleitmittel versehen. Die Nasenhöhle kann mit einem anästhesierenden Spray unempfindlich gemacht werden; dabei ist es wichtig, dass die Einwirkzeit beachtet wird. Aufgrund der Aspirationsgefahr darf der Rachen nicht betäubt werden. Falls erforderlich, soll sich der/die PatientIn die Nase putzen.

**Schritt 1:** Der/die PatientIn ist in sitzender Position, eine Hand stützt und führt den Kopf des Patienten/der Patientin, während die zweite Hand die Sonde vorsichtig ohne Gewaltanwendung und mit Gefühl waagrecht in die Nase einführt. Dabei wird der Kopf an der Stirn etwas nach rückwärts geführt und die Sonde ca. 10 cm bis in den Mundrachen (Mesopharynx) geschoben.

**Schritt 2:** Jetzt soll der/die PatientIn den Kopf leicht nach vorne zur Brust neigen und dann schlucken oder, wenn erlaubt, einen Schluck Wasser/Tee mit dem Strohhalm trinken. Während des Schluckens wird die Sonde bis zur Markierung weitergeschoben (vgl. I Care Pflege 2020, S. 649–650).

**Legen einer orogastralen Sonde:**
Das Legen dieser Sonde erfolgt über den Mund, der/die PatientIn wird aufgefordert, die Zunge herauszustrecken, dann wird die Sonde auf den Zungengrund rechts oder links des Zäpfchens (Uvula) gelegt. Zäpfchen und weicher Gaumen sollen mit der Sonde nicht berührt werden, da sonst ein Würgereflex ausgelöst wird. Dann wird ab **Schritt 2** wie beim Legen der nasogastralen Sonde vorgegangen (vgl. Keller 2021, S. 422).

**Während des Legens der Sonde ist Folgendes zu beachten:**

- Der/die PatientIn ist genau zu beobachten, Atemnot oder Schmerzen sind Alarmzeichen, die Sonde muss sofort zurückgezogen werden.
- Bei Würgereiz soll der/die PatientIn durchatmen, am besten ist es, ihn/sie abzulenken (vgl. Keller 2021, S. 422).

- Es darf beim Einführen keine Gewalt angewendet werden.
- Nach dem Legen die Sonde ev. provisorisch fixieren, dann werden Lage- und Funktionskontrolle durchgeführt (vgl. I Care Pflege 2020, S. 650).

**Lage der Sonde überprüfen** (vgl. Keller 2021, S. 422):

- Inspektion des Mund-Rachen-Raums zum Ausschluss einer dort aufgerollten Sonde (vgl. I Care Pflege 2020, S. 651).
- Impulsartiges Einspritzen von ca. 20–50 ml Luft über die Sonde mittels Spritze. Durch gleichzeitiges Auskultieren der Magengrube mit einem Stethoskop ist die austretende Luft im Magen als gurgelndes, blubberndes Geräusch hörbar.
- Bei Unklarheit kann mit einer Spritze Sekret zur pH-Wert-Kontrolle aspiriert werden. Das Sekret wird auf pH-Indikatorpapier aufgetragen. Eine saure Reaktion (pH-Wert von 2) deutet auf die Lage der Sonde im Magen hin. Bei alkalischer Reaktion (pH-Wert von 7) liegt die Sonde im Dünndarm.
- Eine sichere Maßnahme ist die Röntgenkontrolle, falls die Sonde einen Röntgenstreifen hat.

**Fixierung der Sonde:**
Bei der Fixierung ist zu beachten, dass die Sonde keine Druckstellen an den Nasenflügeln und am Nasensteg verursacht. Die Fixierung erfolgt mit hautfreundlichen Pflastern oder speziellen Fixierungspflastern. Die Sonde wird nicht direkt auf die Haut geklebt, sondern es wird mit dem Pflaster ein Steg gebildet und die Sonde so angebracht, dass sie das Gesichtsfeld des Patienten/der Patientin nicht stört. Zur Sicherheit sollte die Sonde mehrfach mit einem hautfreundlichen, elastischen Pflaster an Nasenrücken und Wange fixiert werden. Die Sonde kann dann hinter das Ohr gegeben werden. Die Sonde muss zug- und druckfrei befestigt werden (vgl. Keller 2021, S. 422).

Eine **orogastrale Sonde** wird mit einer Schlaufe neben dem Mundwinkel fixiert. Bei Säuglingen und Kleinkindern erfolgt die Fixierung unter der Nase. Ist die Sonde in der richtigen Lage und funktioniert gut, kann sie bis zum Gebrauch zugestöpselt oder an einem Auffangbeutel angeschlossen werden (vgl. I Care Pflege 2020, S. 650).

**Nachsorge:**

- Vitalzeichenkontrolle
- Materialien entsorgen
- Patienten/Patientin über den Umgang mit der Magensonde aufklären
- Dokumentation: Art der Sonde, Sondengröße, Sondenlage, Zeitpunkt der Anlage, Probleme und Komplikationen beim Legen (vgl. Kelller 2021, S. 422)

**Komplikationen beim Legen einer Sonde** (vgl. Keller 2021, S. 423):

- Schleimhautverletzungen und -blutungen
- Bradykardie durch Vagusreizung
- Sonde kann in die Luftröhre (Trachea) gelangen, löst heftigen Hustenreiz und Atemnot aus
- Würgereiz, Erbrechen und Gefahr der Aspiration
- Lageverschiebung, z. B. aufgerollte Sonde im Mund oder in der Speiseröhre

**Komplikationen während der Liegezeit der Sonde:**

- **Dislokation** (falsche Lage) durch ungeplantes oder eigenmächtiges Verschieben oder Entfernen der Sonde durch verwirrte Menschen, wodurch die Aspirationsgefahr erhöht wird.
- **Okklusion** (Verstopfung der Sonde) – regelmäßiges Durchspülen der Sonde beugt einer Okklusion vor (vgl. Keller 2021, S. 427).
- **Lokale Probleme** sind Schleimhautschäden, Druckgefühl, Schmerzen sowie Schluckbeeinträchtigung. Auch die Nasenatmung ist beeinträchtigt.
- **Gewebsschäden** wie Druckstellen und Hautverletzungen treten bei längerer Liegezeit der Sonde auf und sind meist Folge einer unsachgemäßen Fixierung.
- **Reflux von Mageninhalt:** Da durch die Sonde der Mageneingang nicht richtig verschlossen ist, kann es zu einer Aspiration kommen.
- **Gefahr von Soor und Parotitis** aufgrund fehlender oraler Nahrungszufuhr (vgl. Keller 2021, S. 423).

**Pflegemaßnahmen bei liegender naso-/orogastraler Sonde:**
Bei der **Entlastungssonde** wird das abfließende Sekret auf Menge, Aussehen, Konsistenz, Geruch und Beimengungen überprüft. Bei einer **Ernährungssonde** muss vor jeder Nahrungszufuhr die Lage der Sonde kontrolliert werden.

Wenn der/die PatientIn nicht isst, muss eine Soor- und Parotitisprophylaxe durchgeführt werden.

Täglich muss eine Mund- und Nasenpflege durchgeführt werden (vgl. Keller 2021, S. 422–423). Die Haut und Schleimhaut der Nase ist auf Entzündungszeichen und Druckstellen zu inspizieren, Borken werden durch Einträufeln mit NaCl 0,9 % aufgeweicht. Ein angefeuchtetes Wattestäbchen wird mit drehenden Bewegungen in das Nasenloch ein- und wieder ausgeführt. Danach wird mit einem Wattestäbchen Nasensalbe von innen nach außen aufgetragen (vgl. Keller 2021, S. 361). Die Sonde wird von der Klebestelle gelöst, Kleberückstände werden mit Alkoholtupfern von Haut und Sonde entfernt (vgl. I Care Pflege 2020, S. 652). Danach wird die Sonde gereinigt. Achtung: Die Sonde darf nicht verschoben werden, Markierung beachten. Die Fixierung wechseln, die Klebestelle wird an einer anderen Stelle angebracht (vgl. Keller 2021, S. 423). Um ein Verstopfen der Sonde zu verhindern, muss sie vor und nach dem Verabreichen von Sondennahrung und/oder Medikamenten mit 20 ml abgekochtem Wasser durchgespült werden (vgl. Keller 2021, S. 427).

**Entfernen der naso-/orogastralen Sonde:**
Einmalhandschuhe anziehen. Um zu verhindern, dass der in der Sonde befindliche Magensaft beim Herausziehen der Sonde die Schleimhaut reizt, wird sie vorher mit Wasser durchgespült. Danach wird die Fixierung der Sonde gelöst und der Zellstoff je nach Lage der Sonde an Nase bzw. Mund gehalten. Die Sonde wird nun zügig herausgezogen, mit Zellstoff aufgenommen und verworfen. Danach kann sich der/die PatientIn schnäuzen, wenn notwendig, wird eine Nasenpflege durchgeführt. Bei orogastraler Sonde evtl. Mund ausspülen. An der Haut verbliebene Pflasterreste entfernen.

**Indikationen zum Wechsel der Sonde:**
Die naso-/orogastrale Sonde ist zu wechseln, wenn die lt. Hersteller angegebene Liegedauer erreicht ist, wenn die Sonde verstopft ist und nicht mehr durchgängig gemacht werden kann oder (unabsichtlich) entfernt wurde (vgl. Keller 2021, S. 423).

## Perkutane endoskopische Gastrostomie (PEG)

Die perkutane endoskopische Gastrostomie, kurz PEG, ist eine häufig genutzte Form zur langfristigen künstlichen Ernährung, z. B. bei ausgeprägten Schluckstörungen, Erkrankungen oder Tumoren im Mund-, Rachen- oder Speiseröhrenbereich sowie bei KomapatientInnen (vgl. I Care Pflege 2020, S. 653). Der Unterschied zur nasogastralen Sonde besteht darin, dass die PEG-Sonde eine direkte Verbindung vom Magen zur Bauchdecke herstellt. Es handelt sich hier um eine komplikationsarme, einfache Technik. Die Sonde wird vom Arzt/von der Ärztin gelegt (vgl. Keller 2021, S. 420–423). Sie bietet viele Vorteile gegenüber der nasogastralen Sonde (vgl. Keller 2021, S. 423):

- Die orale Nahrungsaufnahme kann trotz PEG problemlos erfolgen.
- Schlucktrainings können ungehindert durchgeführt werden.
- Es kommt nicht zu Druckstellen oder einer Reizung von Nasen- und Rachenschleimhaut.
- Die Sonde ist nicht für jeden sichtbar.
- Die Handhabung ist relativ einfach.

Mögliche **Indikationen** für die Anlage einer PEG (vgl. Keller 2021, S. 420):

- **neurologische Störungen:** z. B. Schädel-Hirn-Trauma, Multiple Sklerose, apallisches Syndrom, Koma
- **muskuläre Störungen:** z. B. Myasthenie
- **mechanische Ursachen:** z. B. Tumoren im Mund-, Rachenraum, Kehlkopf, in der Speiseröhre
- **sonstige Ursachen:** z. B. Kachexie bei Tumoren
- Wenn eine orale Nahrungszufuhr länger als 30 Tage nicht möglich ist (vgl. I Care Pflege 2020, S. 653)

**Kontraindikationen:**

- schwere Gerinnungsstörung
- akutes Abdomen und andere akute Krankheiten
- Ileus (Darmverschluss), Darmatonie (Darmlähmung)
- akute Pankreatitis (Bauchspeicheldrüsenentzündung)
- aktives Ulcus ventriculi/duodeni (Magengeschwür, Zwölffingerdarmgeschwür)
- schwere erosive Gastritis (spezielle Form der Magenschleimhautentzündung)
- Magenausgangsstenosen
- Tumorinfiltration im Punktionsbereich
- massiver Aszites
- ggf. unruhige PatientInnen (vgl. Rosenbaum et al. 2015)

Die Anlage einer PEG wird vom Arzt/von der Ärztin mittels Gastroskopie durchgeführt. Unter Sicht wird von außen über die Bauchwand mittels einer Kanüle der Magen punktiert und so eine Verbindung zwischen Bauchdecke und Magen geschaffen. Die Sonde wird mit dem Endoskop mittels einer Fadenschlinge über den Mund und die Speiseröhre in den Magen und über die abdominelle Punktionsstelle hinausgeleitet. Um ein Verrutschen zu verhindern, wird die Sonde innen an der Magenwand und außen an der Bauchwand mit einer kleinen Halteplatte fixiert (vgl. Keller 2021, S. 420).

**Vorbereitung zum Anlegen einer PEG:**

- Vor dem Eingriff muss ein Aufklärungsgespräch durch den Arzt/die Ärztin über Eigenschaften, Bedeutung, mögliche Komplikationen, Vor- und Nachteile sowie Risiken und Alternativen der PEG erfolgen. Des Weiteren muss eine Einverständniserklärung in schriftlicher Form eingeholt werden (vgl. Keller 2021, S. 423). Bei nicht einwilligungsfähigen PatientInnen (z. B. bei Koma, Demenz) wird die Einwilligung vom/von der gesetzlichen VertreterIn/BetreuerIn eingeholt. Es muss jedoch der vermutliche Wille des Patienten/der Patientin berücksichtigt werden. Ist eine Patientenverfügung vorhanden, ist diese zu berücksichtigen (vgl. Keller 2021, S. 147–148).
- lt. Arztanordnung werden gerinnungshemmende Medikamente, H2-Blocker, Protonenpumpenhemmer sowie Antazida vor dem Eingriff abgesetzt
- aktuelle Gerinnungswerte erheben
- PatientIn muss 6 Std. vorher nüchtern sein
- evtl. Haare im Bauchbereich kürzen
- vor dem Eingriff eine sorgfältige Mundpflege durchführen

**Pflegemaßnahmen nach der PEG-Anlage** (vgl. Keller 2021, S. 423):

- Vitalzeichenkontrolle
- Eintrittsstelle auf Nachblutung und Entzündungszeichen beobachten
- Abdomen auf Schmerz und Abwehrspannung beobachten
- bei gastraler PEG und PEJ 24 Std. Nahrungs- und Flüssigkeitskarenz
- bei Jet-PEG (PEG/J) kann sofort Nahrung und Flüssigkeit verabreicht werden, wenn von ärztlicher Seite nichts anderes verordnet ist
- Einige Stunden nach dem Eingriff äußere Halteplatte ggf. etwas lockern, es soll nur ein leichter Zug vorhanden sein. Zwischen Haut und äußerer Halteplatte sollte ein kleiner Zwischenraum von ca. 0,5 mm sein.

**Beachtenswertes zum Verbandswechsel:**
Vor den Pflegeinterventionen muss sich die Pflegeperson unter Zuhilfenahme der Pflegedokumentation ein genaues Bild vom Patienten/von der Patientin machen. Wesentlich sind die Information und die Einwilligung über die bevorstehenden Pflegemaßnahmen (vgl. Keller 2021, S. 423). Je nach Auffassungsvermögen des Patienten/der Patientin sind die Pflegehandlungen unter Umständen mit dem/der gesetzlichen VertreterIn zu besprechen (vgl. Keller 2021, S. 147–148).

Ziele eines sterilen Verbandswechsels sind die Vermeidung von Infektionen, die Wundbeurteilung und Kontrolle der Wunde, die Wundheilung sowie die Erhaltung einer intakten Haut. Im Rahmen des Verbandswechsels ist die Wunde auf Veränderungen zu beurteilen, diese sind zu dokumentieren. Veränderungen müssen an den Arzt/die Ärztin weitergeleitet werden (vgl. Keller 2021, S. 772).

Für den Verbandswechsel ist zu empfehlen, dass sich die Pflegeperson an den jeweiligen aktuellen Pflegestandard der betreffenden Einrichtung hält. Des Weiteren ist zu überlegen, ob es sich um eine neu angelegte PEG handelt und ob sich die betroffene Person in einem Krankenhaus, zu Hause oder in einem Seniorenheim befindet. Außerdem holt sich die Pflegeperson Informationen über die aktuelle Immunlage und ob bereits Komplikationen an der PEG-Eintrittsstelle aufgetreten oder zu erwarten sind (vgl. Keller 2021, S. 423).

Vorgehen nach den Vorgaben der Kommission für Krankenhaushygiene und Infektionsprävention am Robert-Koch-Institut:

- Bei neu angelegter PEG-Sonde muss ca. 10 Tage lang täglich ein steriler Verbandswechsel durchgeführt werden.
- Nach 7–10 Tagen ist die anfängliche Wundheilung abgeschlossen, dann kann der sterile Verbandswechsel alle 2–3 Tage erfolgen.
- Ist der Stomakanal vollständig abgeheilt und granuliert (dies ist nach 2–4 Wochen der Fall), ist ein Verbandswechsel nicht mehr erforderlich.
- Eine zu häufige Desinfektion der Wundstelle und das Auftragen von Salben sollte unterlassen werden, dadurch können sich Mykosen und Ekzeme bilden, außerdem wird die Bildung einer physiologischen Keimflora erschwert.
- Zur Pflege der äußeren Haut wird warmes Wasser und eine milde Seife verwendet, auch NaCl 0,9 % eignet sich dazu.
- Vor dem Verbandswechsel ist darauf zu achten, dass die Sondeneintrittsstelle völlig trocken ist. Feuchter Verband muss entfernt werden, er begünstigt lokale Infektionen (vgl. Keller 2021, S. 424).

**Durchführung des Verbandswechsels:**

- Beim Verbandswechsel sind Fenster und Türen im PatientInnenzimmer zu schließen. Es werden keine Putzarbeiten oder andere pflegerische Tätigkeiten im Zimmer durchgeführt und BesucherInnen hinausgebeten.
- unmittelbar vor dem Verbandswechsel hygienische Händedesinfektion durchführen und Einmalhandschuhe anziehen (vgl. Keller 2021, S. 772)
- alten Verband entfernen
- äußere Halteplatte öffnen, Sonde aus der Halteplatte nehmen
- Die Reinigung erfolgt je nach Alter der PEG-Anlage: Sonde, Eintrittsstelle sowie Umgebung und Unterseite der Halteplatte mit NaCl 0,9 %, reinem Wasser oder bei Bedarf mit Desinfektionsmittel reinigen (siehe Herstellerangaben, welche Desinfektionsmittel sich zur Desinfektion der Sonde eignen).
- Beobachtung der Eintrittsstelle auf Entzündungszeichen, Sekretabsonderung und Hypergranulation
- Die PEG-Sonde wird mobilisiert, d. h. sie wird um 180°/360° um die eigene Achse gedreht und 2–3 cm hin- und hergeschoben. **Vorsicht:** Eine Jet-PEG darf aufgrund von Dislokation nicht gedreht werden, sie wird durch Vor- und Zurückziehen mobilisiert. Durch das Mobilisieren wird ein Einwachsen der inneren Halteplatte (Buried-Bumper-Syndrom) verhindert.
- wenn erforderlich, sterile Schlitzkompresse zischen äußere Halteplatte und Haut legen
- Die Sonde wird zurückgezogen, bis ein leichter Widerstand fühlbar wird.
- Sonde in Halteplatte einlegen, Halteplatte soll ca. 0,5 cm von der Bauchhaut entfernt liegen
- keinen starken Zug auf die Sonde ausüben, da es zu Druckschäden an der Mageninnenwand kommen kann
- evtl. Wundabdeckung

- evtl. mit einem Pflasterstreifen eine zusätzliche Fixierung anbringen, um Zug an der Sonde zu verhindern
- Dokumentation des Verbandswechsels und der Beschaffenheit von Eintrittsstelle und Haut (vgl. Keller 2021, S. 424).

**Merke:** Zu beachten ist, dass bei der PEG bis ca. zum 10. Tag der tägliche Verbandwechsel und die Reinigung der Wundumgebung steril erfolgen müssen (vgl. Keller 2021, S. 424).

**Vorgehensweise bei entzündeter Eintrittsstelle** (vgl. Keller 2021, S. 424):

- Hier ist ein aseptischer Verbandswechsel zwingend notwendig.
- Die Haut wird mit alkoholischem Hautdesinfektionsmittel desinfiziert (z. B. Lavasept®).
- Zwischen äußerer Halteplatte und Haut wird eine sterile Schlitzkompresse mit Silberbeschichtung eingelegt.
- Vermeidung einer feuchten Kammer
- Zug und übermäßige Bewegung der Sonde ebenfalls vermeiden.

## Gastrotube und Stomabutton

Beim Gastrotube und Stomabutton handelt es sich um eine Austauschsonde von geringer Länge, welche mit einem Ballon, der sich an der Mageninnenwand entfaltet, in der Lage fixiert wird. Die Buttonsonde eignet sich gut für mobile Menschen mit neurologischen oder onkologischen Erkrankungen, auch für Kinder eignet sie sich besser, da sie sehr diskret getragen werden kann (vgl. Keller 2021, S. 420).

**Pflegemaßnahmen bei Gastrotube und Stomabutton** (vgl. Keller 2021, S. 425):

- Immer einen Gastrotube oder Stomabutton in Reserve zu Hause haben (falls Ballon defekt ist).
- Zur **Blockung** des Ballons wird ausschließlich destilliertes Wasser (5–7,5 ml) eingespritzt (Herstellerangaben beachten). Es darf keine Luft injiziert werden!
- Das **Ballonvolumen** wird einmal in der Woche kontrolliert. Beim Entblocken wird darauf geachtet, ob noch die gleiche Menge destilliertes Wasser enthalten ist, die eingefüllt wurde, dann wird neues destilliertes Wasser eingespritzt.
- Gastrotube zurückziehen, bis ein leichter Widerstand fühlbar wird, die äußere Halteplatte liegt ca. 0,5 cm über dem Hautniveau.
- Die Ernährungs- und Medikamentenverabreichung erfolgt über die zentrale Öffnung mittels passenden Überleitungsgeräten.
- Die Sonde soll täglich mit 20 ml abgekochtem Wasser (stilles Mineralwasser) durchgespült werden (auch wenn sie nicht benutzt wird).
- Die Reinigung erfolgt täglich mit warmem Wasser, anschließend wird gut abgetrocknet, auch Duschen ist möglich. Normalerweise wird kein Verband angelegt.
- Gastrotube oder Stomabutton werden täglich um 360° gedreht, um die freie Beweglichkeit im Stomakanal zu gewährleisten.
- Die Liegezeit beträgt je nach individueller Haltbarkeit ca. ein Jahr, dann ist ein Wechsel erforderlich.

**Wechseln von Gastrotube oder Stomabutton:**
Der Wechsel darf den Angehörigen des gehobenen Dienstes für Gesundheits- und Krankenpflege vom Arzt/von der Ärztin übertragen werden, vorausgesetzt, dass diese anatomische, pathophysiologische und hygienische Kenntnisse zum Wechsel von Gastrotube oder Stomabutton haben. Gegebenenfalls kann der Wechsel zu Hause von den Angehörigen durchgeführt werden, da es keine innere Halteplatte wie bei der PEG gibt, sondern einen Ballon, der mit destilliertem Wasser geblockt wird (vgl. Keller 2021, S. 420).

## Enterale Nahrungsverabreichung

Die **Menge** der notwendigen Sondennahrung, welche der/die PatientIn verabreicht bekommt, ergibt sich aus seinem/ihrem Energiebedarf. Eine mögliche orale Nahrungs- und Flüssigkeitsaufnahme muss mitberücksichtigt werden. Die **Art** der Sondennahrung ergibt sich aus dem Energie- und Flüssigkeitsbedarf, der Verdauungs- und Stoffwechselleistung und möglichen Allergien oder Unverträglichkeiten. Für die **Verabreichungsform** der Sondennahrung sind die Sondenlage und die Mobilität des Patienten/der Patientin ausschlaggebend (vgl. Keller 2021, S. 429).

Die Berechnung des Ernährungsplans und die Auswahl der Verabreichungsform sind von folgenden Faktoren abhängig (vgl. I Care Pflege 2020, S. 465–467):

- vom Kalorien- und Flüssigkeitsbedarf
- von der zusätzlichen oralen Flüssigkeits- und Nahrungszufuhr
- von Verdauungs- und Stoffwechselaktivität
- von etwaigen Unverträglichkeiten
- von der Lage der Sonde
- von der Selbstständigkeit und Mobilität des Patienten/der Patientin

**Nahrungsaufbau:**
Bei der Verabreichung der Sondenkost muss mit kleinen Mengen begonnen werden, z. B. 20–25 ml/Std. Wird die am ersten Tag verabreichte Nahrungsmenge gut vertragen, kann die Häufigkeit und Menge der Nahrung gesteigert werden. Nach 4–6 Tagen kann bei komplikationslosem Verlauf die Nahrung bedarfsdeckend verabreicht werden (vgl. Keller 2021, S. 426).

Beispiel eines Kostaufbaus:
„1.Tag bei kontinuierlicher Gabe 20–25 ml/Std.: Tagesmenge (19 Std.) 380–475 ml
Als Bolus nur bei gastraler Sonde 5 × 50–100 ml: Tagesmenge 250–500 ml
2.Tag bei kontinuierlicher Gabe 40–50 ml/Std.: Tagesmenge (17–19 Std.) ca. 720–900 ml
Als Bolus nur bei gastraler Sonde 5 × 100–200 ml: Tagesmenge 500–1.000 ml
3.Tag bei kontinuierlicher Gabe 60–75 ml/Std.: Tagesmenge (17–19 Std.)
ca. 1.080–1.350 ml
Als Bolus nur bei gastraler Sonde 6 × 200–250 ml: Tagesmenge 1.200–1.500 ml
4.Tag bei kontinuierlicher Gabe 80–100 ml/Std.: Tagesmenge (19 Std.) ca. 1.440–1.800 ml
Als Bolus nur bei gastraler Sonde 8 × 200–250 ml: Tagesmenge 1.600–2.000 ml
5. u. 6. Tag bei kontinuierlicher Gabe 100–125 ml/Std.: Tagesmenge (16 Std.)
1.600–2.000 ml
Als Bolus nur bei gastraler Sonde 8 × 250 ml: Tagesmenge 2.000 ml“
(Keller 2021, S. 426).

**Positionierung bei der Nahrungsverabreichung über Ernährungssonden:**
Wird die Sondennahrung im Bolus verabreicht, sollte der/die PatientIn auf einem Stuhl oder im Bett sitzen oder in halb sitzender Position sein und diese Position nach der Nahrungsverabreichung mindestens eine halbe Stunde lang beibehalten (vgl. Keller 2021, S. 426). Bei bettlägerigen PatientInnen ist darauf zu achten, dass sie mit erhöhtem Oberkörper positioniert werden (30–40°) (vgl. I Care Pflege 2020, S. 468).

**Möglichkeiten zur Sondennahrungsverabreichung (Applikation)** (vgl. Keller 2021, S. 425–427):
**Kontinuierliche Verabreichung:** Über den Tag verteilt werden kleine Mengen von Nahrung und Flüssigkeit, z. B. 100 ml/Std., verabreicht, in der Nacht werden einige Stunden Pause eingelegt. Die kontinuierliche Verabreichung hat den Vorteil, dass sie oft besser vertragen wird. Komplikationen wie Übelkeit, Erbrechen oder Durchfall kommen seltener vor. Sie ist gut für DiabetikerInnen geeignet. Es ist jedoch eine unphysiologische Art der Nahrungsverabreichung, da Magen und Darm nie richtig leer werden und somit auch kein Hunger- oder Sättigungsgefühl entsteht.

**Intermittierende Verabreichung (Bolusverabreichung):** Zwischen den Nahrungsgaben wird einige Stunden pausiert. Dadurch ist der/die PatientIn unabhängiger. Diese Art ist nur für gastrale Nahrungsverabreichung geeignet. Sie entspricht unserem physiologischen Essverhalten. Die Sondennahrung kann zu den gewohnten Mahlzeiten verabreicht werden. Die Verabreichungsdauer soll wie bei der normalen Nahrungsaufnahme ca. 20 Minuten dauern.

**Instrumente zur Verabreichung von Sondennahrung:**

- durch die Schwerkraft
- durch eine Ernährungspumpe
- über eine Blasenspritze

Bei der **Verabreichung über die Schwerkraft** treten weniger hygienebedingte Probleme auf. Zur Nahrungsverabreichung wird ein passendes Überleitungsgerät benötigt. Die Tropfgeschwindigkeit wird mittels Rollklemme eingestellt und sollte 500 ml in 30–45 Minuten betragen. Die Einlaufgeschwindigkeit muss engmaschig überprüft werden. Die **Verabreichung über die Ernährungspumpe** hat den Vorteil, dass die Nahrungsverabreichung in ml/Std. eingestellt wird, komplikationsärmer und weniger zeitaufwendig ist. Es gibt auch Ernährungspumpen, bei welchen eine Bolusverabreichung eingestellt werden kann. Das unkontrollierte Einlaufen ist nahezu unmöglich (vgl. Keller 2021, S. 425–427).

**Vorgehen bei der Verabreichung der Sondennahrung durch Ernährungspumpe und Schwerkraft** (vgl. Keller 2021, S. 426–427):

- Vor der Verabreichung der Sondennahrung muss sich die Pflegeperson einen Überblick aus der Pflegedokumentation verschaffen, wie die vorherige Sondennahrung vertragen wurde.
- Information des Patienten/der Patientin über die Nahrungsverabreichung
- Positionierung (wenn von ärztlicher Seite erlaubt, sitzend oder mit erhöhtem Oberkörper)
- hygienische Händedesinfektion
- Sondennahrung aus Beutel oder Flasche mit dem Überleitungssystem verbinden, diesen befüllen, dann Rollklemme schließen und an Infusionsständer hängen.

- Wird eine Pumpe verwendet, muss das System korrekt in die Pumpe eingelegt und die Einlaufgeschwindigkeit eingestellt werden.
- Für die Durchgängigkeit wird die Sonde mit 20 ml abgekochtem Wasser durchgespült (bei Kindern entsprechend weniger).
- Das Überleitungssystem wird nun an die Sonde angeschlossen und die Rollklemme wird geöffnet. Ritsch-Ratsch-Klemme an der Sonde öffnen, Starttaste der Ernährungspumpe drücken.
- Nach Ende der Verabreichung der Sondennahrung wird die Sonde mit 20 ml abgekochtem Wasser oder stillem Mineralwasser durchgespült. Schwarzer und grüner Tee sowie fruchtsäurehaltige Flüssigkeiten eignen sich nicht zum Durchspülen (Sondennahrung kann ausflocken und die Sonde verstopfen).

Bei der **Verabreichung über die Blasenspritze** besteht die Gefahr, dass es zu hygienischen Problemen kommt. Bolusgaben können zu rasch verabreicht werden, dies kann zu Übelkeit, Völlegefühl, Durchfall und Dumpingsyndrom (Reihe von Symptomen, u. a. krankhaft beschleunigte Magenentleerungsstörung) führen, daher max. 100 ml in ca. 5–10 Min. verabreichen (vgl. Keller 2021, S. 426).

**Vorgehen bei der Nahrungsverabreichung durch eine Blasenspritze** (vgl. Keller 2021, S. 427):

- Die vorher angeführten Schritte wie Information, Lagerung, Händedesinfektion und Durchspülen der Sonde beachten!
- Nahrung wird mit der Spritze aufgezogen.
- Serviette unter den Sondenansatz legen und Sonde mit Spritze verbinden.
- Ritsch-Ratsch-Klemme öffnen und die Sondennahrung sehr langsam mit der Spritze verabreichen.
- Die angeordnete Menge wird pro Bolus innerhalb von 10–20 Min. verabreicht.
- Sonde mit 20 ml abgekochtem Wasser oder stillem Mineralwasser spülen.

**Merke:** Vor und nach der Nahrungsverabreichung muss die Sonde mit 20 ml abgekochtem Wasser gespült werden (vgl. Keller 2021, S. 427).

**Flüssigkeitsverabreichung und zusätzlicher Flüssigkeitsbedarf:**
Neben der Sondennahrung kann noch Flüssigkeit in Form von Tee, Kaffee, Apfelsaft u. a. (ab und zu auch Bier, Wein) verabreicht werden. Es sollten die Wünsche des Patienten/der Patientin berücksichtigt werden. Es ist jedoch auf Kontraindikationen und Verträglichkeit zu achten. Wesentlich ist, dass auch hier die Sonde vorher mit abgekochtem Wasser oder stillem Mineralwasser durchgespült wird.

Der zusätzliche Flüssigkeitsbedarf hängt vom Gesamtflüssigkeitsbedarf des Patienten/der Patientin pro Tag ab. Von diesem Bedarf wird die mit der Sondennahrung verabreichte Wassermenge abgezogen (siehe Sondenkostflasche). In der Regel sind 420–480 ml Wasser pro 500 ml Sondennahrung enthalten (vgl. Keller 2021, S. 427).

**Berechnung der Gesamtflüssigkeitsmenge pro Tag:**

„100 ml je kg für die ersten 10 kg KG

Je 50 ml für die zweiten 10 kg KG

15 ml für jedes weitere kg KG“ (Keller 2021, S. 405).

**Beispiel:** Die Person wiegt 55 kg

(100 ml × 10 kg) + (50 ml × 10 kg) + (15 ml × 35 kg)
1000 ml + 500 ml + 525 ml = 2.025 ml

(vgl. Keller 2021, S. 405)

**Hygienemaßnahmen im Umgang mit Sondennahrung und Zubehör:**
Da die Sondennahrung leicht mit Keimen verunreinigt wird, sind folgende hygienische Maßnahmen zu beachten und einzuhalten (vgl. Keller 2021, S. 427):

- Die Sondennahrung muss vor Sonneneinstrahlung und direkter Wärme geschützt werden.
- Die angebrochene Sondennahrung darf höchstens 24 Stunden lang im Kühlschrank aufbewahrt werden.
- Vor jedem Umgang mit der Nahrung erfolgt eine Händedesinfektion.
- Vor der Verabreichung werden das Ablaufdatum und der Verschluss auf Intaktheit kontrolliert.
- Die Sondennahrung darf nicht kalt, sondern muss bei Raumtemperatur verabreicht werden.
- Sondennahrung soll in max. 8 Std. einlaufen, bei sehr langsamer Verabreichung sollte kühlschrankkalte Sondennahrung verwendet werden.
- Wurde die Sondennahrung erwärmt, muss sie innerhalb von 4–5 Stunden verabreicht werden.
- abgekochtes Wasser/Tee zum Durchspülen oder als Flüssigkeitsersatz verwenden
- Nach Gebrauch werden Spritze und Adapter mit heißer Spülmittellösung oder im Geschirrspüler bei 60° gewaschen.
- Überleitungssysteme zur Pumpen- und Schwerkraftapplikation sowie Einmalartikel wie Blasenspritze und Adapter werden nach 24 Stunden erneuert.
- Der Sondenansatz ist regelmäßig mit warmem Wasser und einer Bürste (Zahnbürste) zu reinigen.

**Verabreichung von Medikamenten über enterale Sonden:**
Medikamente dürfen nur nach Rücksprache mit dem Arzt/der Ärztin appliziert werden. Die Pflegeperson hat zu beachten, dass sich durch das Mörsern oder Zerkleinern von Retardtabletten, Dragees oder Kapseln die Wirkung dieser Arzneimittel verändern kann, daher dürfen Medikamente mit Retardwirkung und Tabletten, welche eine Magensaftresistenz aufweisen, nicht gemörsert werden (vgl. I Care Pflege 2020, S. 657)! Bei Unsicherheit ist in der Apotheke nachzufragen. Wenn möglich, sind flüssige Arzneimittel zu bevorzugen. Vor der Verabreichung sollte geprüft werden, ob die Medikamente über die Sonde verabreicht werden dürfen (wegen der Wirksamkeit) (vgl. Keller 2021, S. 713).

Zu beachten ist (vgl. Keller 2021, S. 713):

- Medikamente kurz vor der Verabreichung herrichten.
- Medikamente dürfen **nicht** mit der Sondennahrung verabreicht oder gemischt werden.
- Medikamente nicht miteinander mischen.
- Jede Tablette wird einzeln gemörsert, in 10–15 ml Wasser aufgelöst und jedes Medikament einzeln verabreicht.

- Brausetabletten werden mit 50–100 ml Wasser aufgelöst (sonst reizt das Medikament die Schleimhaut).
- Mit Zucker umhüllte Dragees dürfen gemörsert werden.
- Hartgelatinekapseln werden geöffnet und der Inhalt in 10–15 ml Wasser aufgelöst.
- Ein Medikament nach dem anderen langsam einspritzen.
- Nach jedem Medikament muss mit 10 ml Wasser nachgespült werden.
- Medikamente vor, zu oder nach der Mahlzeit verabreichen. Achtung: Manche Medikamente müssen nüchtern verabreicht werden, d. h., der/die PatientIn darf 30 Min. nach der Verabreichung keine Sondennahrung erhalten.
- Darauf achten, dass möglichst wenig Luft bei der Medikamentengabe eingebracht wird.
- Die Sonde wird vor und nach der Medikamentengabe mit 20 ml abgekochten Wasser durchgespült.

## Sondennahrung

„Sondennahrung: Flüssige Nahrung, die über eine enterale Sonde verabreicht werden kann" (Keller 2021, S. 428). In Kliniken ist die industriell hergestellte Sondennahrung am geläufigsten, sie ist bilanziert und ihre Inhaltsstoffe sind genau deklariert.

Bei der **Auswahl der Sondennahrung** zur enteralen Ernährung sollten die Verdauungs- und Resorptionsfunktion des Magen-Darm-Trakts, der Volumenbedarf, die Lage der Sonde und krankheitsspezifische Aspekte berücksichtigt werden. Auch das Alter des Patienten/der Patientin ist zu berücksichtigen (z. B. handelt es sich um eine/n Erwachsene/n oder um ein Kind) (vgl. Keller 2021, S. 428–430).

**Selbst hergestellte Sondennahrung**
Dabei handelt es sich um übliche Küchenkost, welche püriert und verdünnt wird. Sie findet hauptsächlich in der ambulanten Pflege Anwendung, wenn z. B. Angehörige ihren Kranken etwas kochen möchten.

Gegenüber der industriell hergestellten Sondennahrung hat sie einige Nachteile:

- Sie ist zeitaufwendiger.
- Die Zusammensetzung ist nicht überprüfbar (Nährstoffe, Mineralstoffe, Vitamine).
- Es besteht die Gefahr der mikrobiellen Verunreinigung.
- Die hohe Verdünnung mit Wasser kann zu einer Überwässerung führen.

**Industriell hergestellte Sonden- und Trinknahrung**
Sie gehört nach der Diätverordnung zu den Lebensmitteln. Der Hersteller muss die Sonden- und Trinknahrung kennzeichnen und z. B. Nähr- und Mineralstoffe, Vitamine und andere Beigaben angeben.

Bei der Sondennahrung gibt es Unterscheidungen nach dem **Energiegehalt:**

- normokalorisch: 1 kcal/ml Sondennahrung
- hochkalorisch: 1,2–2 kcal/ml Sondennahrung (hersteller- und produktabhängig)
- niederkalorisch: < 1 kcal/ml Sondennahrung

Nach der **Höhe der Nährstoffe:**

- **Nährstoffdefinierte Diäten (NDD):** Es muss noch eine ausreichende Verdauungs- und Resorptionsleistung des Magen-Darm-Trakts vorhanden sein, da in dieser Nahrung Eiweiß, Fett und Kohlenhydrate in natürlicher Form vorliegen. Die Nahrung enthält auch Ballaststoffe. Nährstoffdefinierte Diäten können bei allen gastralen und intestinalen Sonden und als Trinknahrung gegeben werden.
- **Chemisch definierte Diäten (CDD):** Der Darm muss keine Verdauungsarbeit leisten, die Resorptionsfähigkeit muss jedoch intakt sein, da die Nährstoffe in resorbierbaren, ballaststofffreien Bestandteilen vorliegen (vgl. Keller 2021, S. 428–430).

## Komplikationen

**Dysfunktion der Sonde**
Beim Verabreichen der Sondennahrung können Probleme auftreten, welche durch ungenügend zerkleinerte Medikamente oder mangelhaftes Durchspülen der Sonde entstehen. Die Verkrustungen oder Verstopfungen dürfen nicht mit starkem Duck gelöst werden. Nach Absprache mit dem Arzt/der Ärztin eignet sich lauwarmes kohlensäurehaltiges Mineralwasser, welches vorsichtig eingespritzt wird. Führt dies nicht zum Erfolg, muss die Sonde gewechselt werden (vgl. Keller 2021, S. 427).

**Hypergranulation** (Gewebeneubildung, „wildes Fleisch")
Hypergranulationsgewebe kommt relativ häufig an der Austrittsstelle der Sonde vor. Ursachen können häufige Manipulation, intensive mechanische Reinigung, ständiger Zug an der Sonde oder zu feste Dauerfixierung sein.

**Maßnahmen:** Zug und Manipulationen an der Sonde vermeiden bzw. auf ein Mindestmaß reduzieren. Nach ärztlicher Anordnung werden Silbernitrat-Ätzstift, Kochsalzlösung 5,85 % oder steroidhaltige Salben angewendet. Auch eine chirurgische Abtragung kann erwogen werden.

**Buried-Bumper-Syndrom**
Bei dieser Komplikation bei der PEG/PEJ-Sonde ist die innere Halteplatte zum Teil oder ganz in die Magenschleimhaut eingewachsen. Die Nahrungszufuhr über die Sonde ist erschwert oder kaum mehr möglich. Die Ernährungspumpe gibt ständig Alarm. Die Sonde lässt sich nur mehr schwer mobilisieren.

Als **Prophylaxe** muss die Sonde bei jedem Verbandswechsel oder mindestens jeden dritten Tag mobilisiert werden. Bei einem bestehenden Buried-Bumper-Syndrom kann nur mehr chirurgisch vorgegangen werden.

**Reflux und Erbrechen**
Hier sind die Ursachen häufig zu schnelles Verabreichen der Nahrung, zu flache Lagerung des Patienten/der Patientin oder zu große Nahrungsmengen. Des Weiteren kann eine Motilitätsstörung im Magen/Darm oder eine Gastritis die Ursache sein.

**Maßnahmen:** Einen Tag Nahrungskarenz und Gabe von Tee. Die Nahrungsmenge reduzieren und mittels Ernährungspumpe kontinuierlich verabreichen, Oberkörper bei der Verabreichung in 30–40°-Lage positionieren. Peristaltikfördernde Medikamente lt. ärztlicher Anordnung, evtl. Umstellung auf jejunale Sonde.

**Diarrhoe/Durchfall**
Die Ursache für Diarrhoe kann eine zu kalt oder zu rasch verabreichte Sondennahrung, z. B. Bolusgabe, oder eine mit Keimen verunreinigte Sondennahrung sein. Außerdem

kommt Diarrhoe bei bestimmten Medikamenten, z. B. Antibiotika, aber auch bei Nahrungsunverträglichkeit oder Allergien (Laktoseintoleranz) vor.

**Maßnahmen:** Einen Tag Nahrungskarenz und Gabe von Tee. Die Nahrungsmenge etwas verringern und darauf achten, dass sie Zimmertemperatur hat, zweckmäßig ist eine kontinuierliche Verabreichung mittels Ernährungspumpe. Nahrung mit unverträglichen Nährstoffen meiden, die Hygienerichtlinien überprüfen, Ballaststoffe einsetzten oder weglassen, Medikamente auf sachgemäße Verabreichung überprüfen, Rücksprache mit dem Arzt/der Ärztin halten (vgl. Keller 2021, S. 425–428).

**Obstipation**
Gründe für eine Obstipation können eine zu geringe Ballaststoffaufnahme, eine zu geringe Flüssigkeitszufuhr, Bewegungsmangel, aber auch eine Nebenwirkung von Schmerzmitteln (v. a. Opiate) sein.

**Maßnahmen:** Es werden die allgemeinen Maßnahmen zur Obstipationsprophylaxe empfohlen, ggf. Umstellung der Sondenkost, Medikamente laut Arztanordnung.

**Aspiration**
Aspiration wird vor allem durch Magenentleerungsstörungen und/oder eingeschränkten Schluckreflex verursacht.

**Maßnahmen:** Sitzend oder den Oberkörper während und nach der Nahrungsapplikation um 30–40° erhöht positionieren (vgl. I Care Pflege 2020, S. 468). Die Nahrung kontinuierlich verabreichen, möglichst kleine Bolusgaben geben, evtl. Schlucktraining (vgl. Keller 2021, S. 428).

# Katheter

Das Setzen und Entfernen von transurethralen Dauerkathetern bei Erwachsenen, nicht bei Kindern, ist in § 83a GuKG niedergeschrieben. Die Tätigkeit kann neben dem gehobenen Dienst nach Übertragung durch eine Ärztin/einen Arzt auch von PflegefachassistentInnen eigenverantwortlich als „Tätigkeit im Rahmen der Mitwirkung bei Diagnostik und Therapie“ durchgeführt werden. Achtung: PflegeassistentInnen dürfen lediglich die Pflege eines Dauerkatheters durchführen!

## Katheter-Arten

**Einmalkatheter:** dient zur einmaligen Verwendung. Auch beim „Einmalkatheterismus“ muss die Hygiene korrekt eingehalten werden!

Abb. 37: **VaPro Einmalkatheter Fa. Hollister**

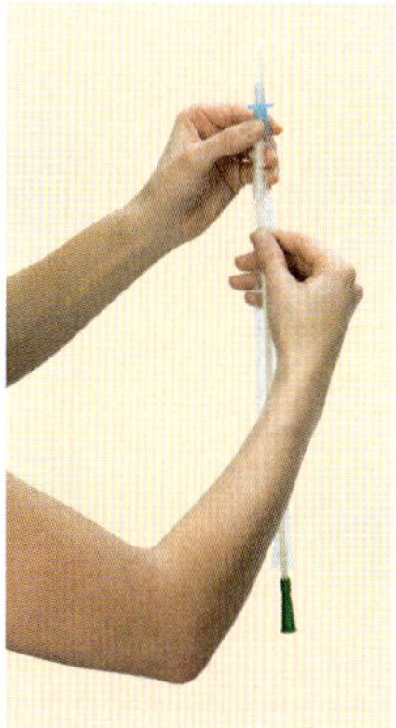

Abb. 38: **VaPro Einmalkatheter Fa. Hollister**

**Latexkatheter:** sollte nach 5–7 Tagen (oder lt. Herstellerangaben) gegen einen Silikonkatheter oder bei entsprechender Indikation gegen einen suprapubischen Katheter ausgetauscht werden.

**Silikonkatheter:** empfohlenes Wechselintervall sind 4–8 Wochen (oder lt. Herstellerangaben)

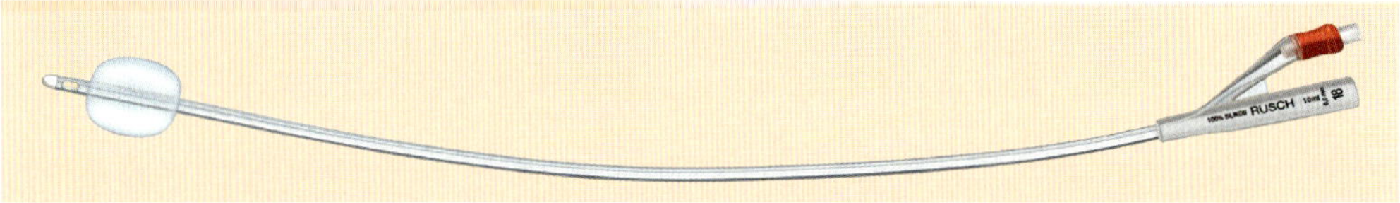

Abb. 39: **Silikonkatheter von Ruesch mit gerader Spitze zur Dauerkatheterisierung von Frauen**

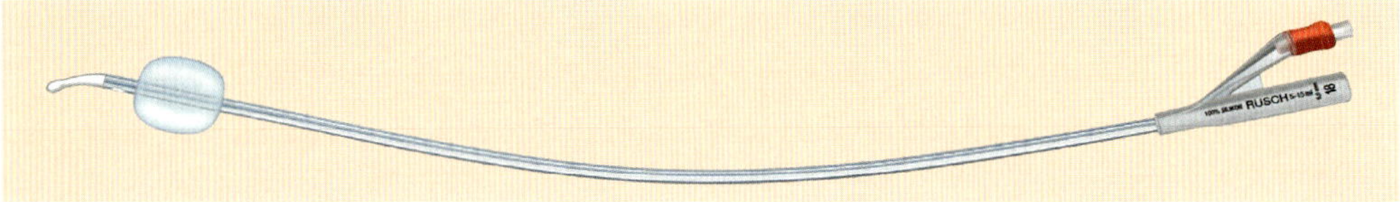

Abb. 40: **Silikonkatheter von Ruesch mit gebogener Spitze zur langfristigen Katheterisierung von Männern**

Achtung: Männer zu katheterisieren ist dem gehobenen Dienst vorbehalten und darf nicht durch PFA übernommen werden.

Generell muss ein Dauerkatheter nicht routinemäßig erneuert werden. Man richtet sich auch hier nach Verschmutzung, Obstruktion, Inkrustation oder nach den Angaben des Herstellers.

Der Durchmesser eines Dauerkatheters wird in Charrière (Ch) angegeben. Die Größe eines Katheters hängt vom Patienten/von der Patientin ab. Üblicherweise bekommen Kinder ab 10 Jahren Ch 8–10, Frauen Ch 10–12 und Männer Ch 12–16.

## Setzen/Wechseln eines Blasenverweilkatheters

Vorgangsweise (vgl. Institut für Krankenhaushygiene und Mikrobiologie 2013):

- Die Wahrung der Intimsphäre muss gewährleistet sein.
- Am besten wird der Dauerkatheter von zwei geschulten Personen gelegt.
- Der/die PatientIn ist über die Katheterisierung und den Umgang mit dem Ableitungssystem zu informieren.
- Der sterile Katheter muss unter aseptischen und atraumatischen Bedingungen gelegt werden.
- Der/die PatientIn liegt in Rückenlage im Bett oder auf einer Untersuchungsliege.
- Sie/er wird gebeten, die Beine aufzustellen und die Knie nach außen fallen zu lassen
- wenn notwendig, gründliche Reinigung der Genitalregion (Wasser + Seifenlösung)
- Vorbereiten der Utensilien: steriles Katheterset mit Nierentasse, Abdecktuch, Kugeltupfer, Pinzette, sterile Handschuhe, Katheter in der entsprechenden Größe, Harnbeutel
- ausreichende Arbeitsfläche muss vorhanden sein
- Tupfer mit Schleimhautdesinfektionsmittel tränken
- hygienische Händedesinfektion
- sterile Handschuhe anziehen
- Desinfektion bei der Frau: Die großen Schamlippen werden von der Symphyse weg zum Anus desinfiziert und im Anschluss mit Daumen und Zeigefinger der einen Hand gespreizt. Die Desinfektion der kleinen Schamlippen erfolgt mit der freien

Hand und einem neuen Tupfer in der gleichen Weise. Zum Schluss wird die Harnröhrenmundung mit einem weiteren Tupfer behandelt und der letzte Tupfer wird in den Vaginaleingang eingebracht.

- Es kann ein steriles Gleitmittel in die Harnröhre ein- bzw. auf den Katheter aufgebracht werden. Häufig ist dieses dem Dauerkatheter beigepackt.
- Die Assistenz öffnet die Katheter-Verpackung.
- Sie fassen nun den Katheter mit der sterilen Pinzette oder dem sterilen Handschuh ca. 5 cm hinter der Spitze.
- Der Katheter wird vorsichtig eingeführt, bis der Harn fließt.
- Der Harnablaufbeutel wird von der Assistenz aseptisch an den Dauerkatheter angeschlossen. Es ist darauf zu achten, dass der Auslass geschlossen ist!
- Der Ballon wird mit destilliertem Wasser oder Glycerin-Lösung aufgeblockt (5–7 ml oder lt. Herstellerangaben).
- Katheter leicht zurückziehen
- Nötigenfalls kann der Katheter ohne Zug am Oberschenkel des Patienten/der Patientin fixiert werden.

## Entfernen eines Blasenverweilkatheters

Vorgangsweise:

- Einmalhandschuhe anziehen
- Nierentasse zwischen die Beine, in die Nähe der Harnröhrenöffnung stellen
- Ballon mittels 10-ml-Einmalspritze entleeren
- Katheter vorsichtig herausziehen und entsorgen

Nach dem Entfernen des transurethralen Blasenkatheters ist darauf zu achten, dass der/die PatientIn innerhalb einer festgelegten Zeitspanne eine Spontanmiktion hat (Gefahr des Harnverhalts). Die Patientenbeobachtung ist wichtig. Sobald eine Spontanmiktion stattgefunden hat, ist diese zu dokumentieren.

# Harnstreifentest

Harnstreifentests werden zur schnellen Diagnosestellung in verschiedenen Settings der Pflege herangezogen. Harnwegsinfekte, Nierenerkrankungen oder Nierenbeteiligung (z. B. bei Diabetes mellitus) können rasch erkannt und einer weiteren Untersuchung und Therapie zugeführt werden. Der Test wird auf Arztanordnung durchgeführt.

Durch den Test wird ersichtlich, welche Stoffe im Harn enthalten sind:

- Erythrozyten oder Leukozyten
- Nitrit
- Protein (Eiweiß)
- Glukose (Zucker)
- Azeton (Keton)

Erythrozyten, also Blut im Harn, Leukozyten oder Proteine können auf Entzündungen der Blase oder der Nieren hindeuten. Proteine, Glukose oder Azeton im Harn können bei Diabetes mellitus auftreten.

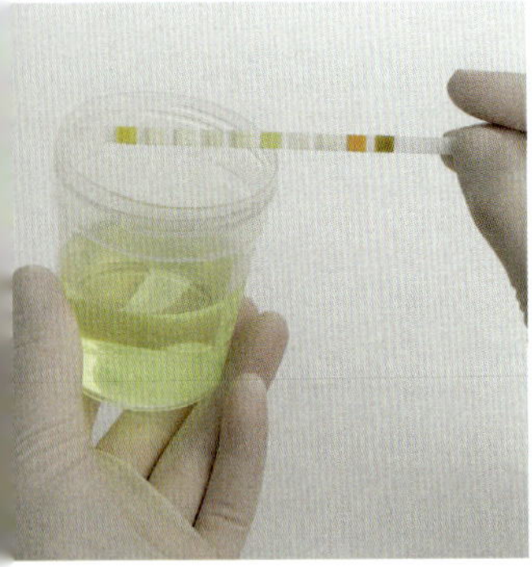

Abb. 41: **Combur 10 Test, Abstreifen des Tests**

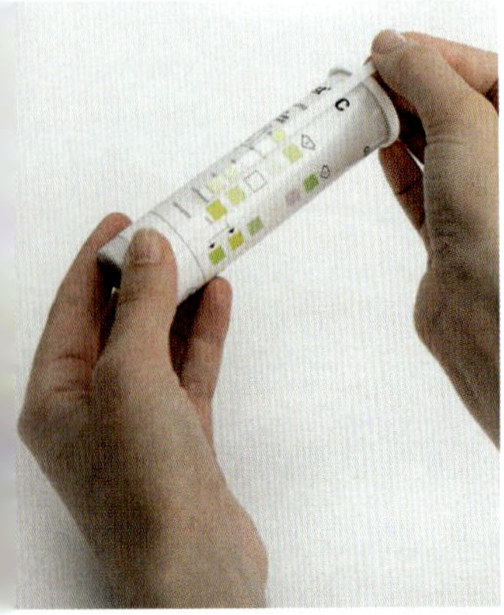

Abb. 42: **Combur 5 Test, Ablesevorgang** (Roche Diagnostics Deutschland GmbH)

**Durchführung des Harnstreifentests:**

- Der Harn sollte so wenig wie möglich mit Keimen verunreinigt werden.
- Ein sauberes Gefäß (Harnbecher aus der Apotheke) dient zum Auffangen des Urins. Joghurtbecher oder Marmeladegläser könnten auch als Auffangbehälter verwendet werden, haben aber das Risiko, dass Restverschmutzungen zu einer Verfälschung des Ergebnisses führen.
- Vor der Probengewinnung sollte der Intimbereich gereinigt werden.
- Der/die PatientIn wird auf die Toilette geschickt.
- Der erste Teil des Harns soll in die Toilette abfließen, der Mittelstrahl wird aufgefangen, der Rest des Blaseninhalts wird wieder in die Toilette abgelassen.
- Ist eine Gewinnung des Mittelstrahlharns nicht möglich, z. B. wenn der/die PatientIn unter körperlichen oder kognitiven Einschränkungen leidet, wird der Harn mittels Einmalkatheterismus gewonnen.
- Die gewonnene Harnprobe wird untersucht (Handschuhe anziehen!).
- Der Teststreifen wird in die Harnprobe eingetaucht.
- Nach 60–120 Sekunden (je nach Herstellerangaben) kann das Testergebnis abgelesen werden.
- Der Teststreifen wird zum Vergleich an die Skala des Behälters mit den Teststreifen gehalten.
- Der Streifenbehälter muss stets verschlossen und trocken gelagert werden, der kontaminierte Streifen soll das Gefäß nicht berühren.
- Der Teststreifen wird nach dem Ablesen und dem Dokumentieren verworfen.

# Das kann ich!

| | |
|---|---|
| Ich kann beschreiben, was es für Menschen mit körperlichen, psychiatrischen und kognitiven Einschränkungen bedeutet, wenn sie ins Krankenhaus kommen, und was getan werden kann, um den Aufenthalt möglichst stress- und angstfrei zu gestalten. | |
| Ich weiß über Voruntersuchungen und Aufklärung in der präoperativen Phase Bescheid. | |
| Ich kenne präoperative Pflegeinterventionen und kann diese in der Praxis anwenden. | |
| Ich weiß, worauf bei der Übernahme eines Patienten/einer Patientin aus dem Aufwachraum zu achten ist. | |
| Ich weiß, welche Parameter in der postoperativen Phase überwacht werden müssen und in welchen Zeitintervallen diese kontrolliert werden müssen. | |
| Ich weiß, wie die postoperative Positionierung und Mobilisation sowie der postoperative Nahrungsaufbau erfolgen soll. | |
| Ich weiß, worauf im Umgang mit Wunddrainagen zu achten ist. | |
| Ich weiß, was man unter subkutaner Flüssigkeitssubstitution versteht, und kann Indikationen nennen. | |
| Ich weiß, was bei der Vorbereitung, der Durchführung und der Nachbereitung einer subkutanen Infusion zu berücksichtigen ist. | |
| Ich kann Vorbereitung, Nachsorge und Pflegemaßnahmen bei liegender naso-/orogastraler Sonde durchführen. | |
| Ich weiß, was beim Verbandswechsel bei der PEG zu beachten ist, und kann diesen praktisch durchführen. | |
| Ich kann Pflegemaßnahmen bei Gastrotube und Stomabutton erläutern. | |
| Ich kenne Möglichkeiten zur Verabreichung der Sondennahrung und kann diese praktisch durchführen. | |
| Ich weiß, was bei der Medikamentenverabreichung zu beachten ist. | |
| Ich kann Hygienemaßnahmen im Umgang mit Sondennahrung und Zubehör erläutern. | |
| Ich kann die Unterschiede bei den verschiedenen Sondennahrungsarten erklären. | |
| Ich kann sonden- und sondennahrungsbedingte Komplikationen darlegen und erforderliche Maßnahmen beschreiben. | |
| Ich kenne die verschiedenen Arten von Blasenkathetern und ihren Einsatzbereich. | |
| Ich kann transurethrale Blasenkatheter bei der Frau setzen und wechseln und weiß, worauf dabei geachtet werden muss (Vorbereitung, Durchführung, Nachbereitung). | |
| Ich kenne die korrekte Handhabung beim Entfernen eines transurethralen Dauerkatheters. | |
| Ich weiß, wie ein Harnstreifentest korrekt durchgeführt wird und was damit bestimmt werden kann. | |

## Lernfeld 10

# In der Organisation zur nachhaltigen Qualitätssicherung beitragen

# Stellen- und Arbeitsplatzbeschreibung

Im Band „Pflegeassistenz" wurden im Kapitel „Ablauforganisation" (Lernfeld 8) die Begriffe Stelle und Stellenbildung bereits kurz beschrieben. Eine Stellenbeschreibung definiert die Tätigkeit bzw. die Tätigkeitsfelder einer Stelle. Eine Arbeitsplatzbeschreibung beinhaltet eine detaillierte Definition bzw. Beschreibung der vom/von der StelleninhaberIn durchzuführenden Tätigkeiten (vgl. wissen.de 2018).

## Stelle versus Arbeitsplatz

Eine **Stelle** ist die kleinste auf Dauer angelegte und vom Personenwechsel unabhängige Aktionseinheit einer Organisation. Die Aufgaben, die der Stelle zugeordnet werden, müssen für längere Zeit bewältigt werden (Unterschied zu Projekten). Eine Stellenbildung erfolgt durch das Zusammenstellen von Aufgaben für den Funktionsbereich (Stelle) einer Person (StelleninhaberIn).

Unter einem **Arbeitsplatz** versteht man den Ort, an dem die Aufgaben bewältigt werden. So kann eine Stelle mehrere Arbeitsplätze beinhalten (MitarbeiterInnen, die auf mehreren Stationen arbeiten), es können aber auch mehrere Stellen an einem Arbeitsplatz sein (Schichtbetrieb) (vgl. Freie Universität Berlin 2015).

Um das Arbeitsaufkommen bewältigen zu können, werden einem bestimmten Bereich sogenannte **Planstellen** zugeordnet. Planstellen sind jene Stellen, die für die Sollorganisation eines bestimmten Bereichs (z. B. einer Station) erforderlich sind. Diese sind im **Stellenplan** abgebildet. Der Stellenplan bestimmt die höchstzulässige Personalkapazität für den jeweiligen Bereich (vgl. Trinkl-Groschedl 2001, S. 4).

Eine **Stellenbeschreibung** ist die verbindliche und in einheitlicher Form abgefasste Festlegung der Eingliederung einer Stelle in den Organisationsaufbau. Sie beinhaltet die Ziele, Aufgaben und Kompetenzen des Stelleinhabers/der Stelleninhaberin sowie die wichtigsten Beziehungen zu anderen Stellen. Die Formulierung sollte knapp und eindeutig sein, die Stellenbeschreibung soll regelmäßig überprüft werden. Sie darf nicht handschriftlich verfasst sein und die Seiten müssen nummeriert sein. Durch die Unterschrift des Stelleninhabers/der Stelleninhaberin und des/der Vorgesetzten wird sie anerkannt.

Die **Arbeitsplatzbeschreibung** ist die schriftliche Darstellung der Tätigkeiten, die an einem Arbeitsplatz durchzuführen sind. Die einzelnen Arbeitsbereiche und konkreten Arbeiten werden aufgeschlüsselt. Eine Arbeitsplatzbeschreibung ist eine systematische, klare und möglichst objektive Beschreibung des Ist-Zustands (vgl. wissen.de 2018). Die Formulierungen in der Arbeitsplatzbeschreibung sollen kurz und bündig sein. Eine Arbeitsplatzbeschreibung wird dann eingesetzt, wenn gleichartige Aufgaben von mehreren MitarbeiterInnen ausgeführt werden (können) (vgl. Trinkl-Groschedl 2001, S. 4). Mit einer klar definierten Arbeitsplatzbeschreibung weiß jede/r MitarbeiterIn genau über den Aufgaben- und Verantwortungsbereich und die erforderlichen Kompetenzen Bescheid. So können auch neue MitarbeiterInnen besser eingearbeitet werden. Die Inhalte der Arbeitsplatzbeschreibung sind auch für Stellenausschreibungen nützlich (vgl. PMSG PersonalMarkt Services GmbH).

**Fallbeispiel:** In einem Krankenhaus arbeiten auf einer Station 20 Gesundheits- und KrankenpflegerInnen, eine Stationsleitung und eine stellvertretende Stationsleitung. Alle Gesundheits- und KrankenpflegerInnen führen vergleichbare Tätigkeiten in unterschiedlichen Diensten (Schichten) aus. Die Tätigkeiten, die alle Gesundheits- und KrankenpflegerInnen im Wechseldienst ausführen, können in einer Arbeitsplatzbeschreibung zusammengefasst werden.

In der Praxis werden die Begriffe Stellenbeschreibung und Arbeitsplatzbeschreibung häufig synonym verwendet. Das erklärt sich daraus, dass die Inhalte der Stellenbeschreibung und der Arbeitsplatzbeschreibung oft in einem Dokument vereint werden.

**Aufgabe:** Versuchen Sie, die Aufgaben (Tagesablauf), die Sie in Ihrem letzten Praktikum zu bewältigen hatten, in einer Arbeitsplatzbeschreibung zusammenzufassen! Bearbeiten Sie folgende Fragestellungen:

1. Welchen Ausbildungsstand erfordern die Tätigkeiten?
2. Wer übernimmt die Tätigkeiten, wenn kein/e Auszubildende/r zur Verfügung steht?
3. Woher wissen die zuständigen Pflegepersonen, welche Tätigkeiten sie ausführen müssen?
4. Was würde Ihnen im nächsten Praktikum helfen, um konkret zu wissen, was Ihre Aufgaben in diesem Arbeitsbereich sind?

Präsentieren Sie Ihre Ergebnisse im Plenum!

Zeitrahmen Bearbeitung: 60 min | Zeitrahmen Präsentation: 5 min | Diskussion im Plenum: 5 min

# Anleitung in der Pflege

Teil des Berufsbildes von PflegefachassistentInnen ist die Anleitung und Instruktion von PflegeempfängerInnen sowie von pflegenden An- und Zugehörigen. In Lernfeld 4 wurden bereits Einleitendes zum Thema Schulung und Information erwähnt. Im Folgenden wird auf bestimmte Begrifflichkeiten im Zusammenhang mit Anleitung und Instruktion näher eingegangen.

Im beruflichen Alltag werden Begriffe wie Information, Aufklärung, Anleitung oder Beratung häufig synonym verwendet. Es gibt aber klare Unterschiede dieser Begrifflichkeiten und die Verwendung der korrekten Bezeichnung ist Teil der professionellen Sprache.

## Information/Auskunft

Eine Information zu geben oder eine Auskunft zu erteilen bedeutet, einer anderen Person Wissen zur Verfügung zu stellen, um sie über etwas zu unterrichten oder zu benachrichtigen. Im pflegerischen Kontext werden Informationen meist im direkten Kontakt weitergegeben. Sie können aber auch über andere Kanäle wie telefonisch, über elektronische Kommunikationsmittel oder in schriftlicher Form (z. B. Informationsblätter) erfolgen. Bei der Weitergabe einer Information trägt der/die Informierende keine Verantwortung dafür, ob die Information verstanden wird. Ziel der Informationsweitergabe ist lediglich die Wissensweitergabe.

## Aufklärung

Bei der Aufklärung im pflegerischen Kontext steht die Wissenserweiterung einer bestimmten Zielgruppe im Vordergrund. Es wird davon ausgegangen, dass beim/bei der PflegeempfängerIn ein Wissensdefizit in einem bestimmten Bereich oder zu einem bestimmten Thema besteht. Grundsätzlich hat jede/r PflegeempfängerIn das Recht, über alle Interventionen informiert oder aufgeklärt zu werden. Durch Aufklärung (z. B. über die Wichtigkeit der Mitarbeit) soll ein Problemverständnis erzeugt werden. Ziel der Aufklärung ist es, dass der/die PflegeempfängerIn seine/ihre Einstellung bzw. sein/ihr Verhalten ändert, weil er/sie versteht, welche Vorteile diese Verhaltensänderung für ihn/sie bringt.

## Schulung/Anleitung/Instruktion/Edukation

Durch **Schulung** soll der/die PflegeempfängerIn und/oder seine/ihre An-/Zugehörigen ein krankheits- und problembezogenes Wissen erhalten, um Fähigkeiten und Fertigkeiten zu entwickeln, die im Umgang mit spezifischen medizinischen und/oder pflegerischen Interventionen erforderlich sind. Dazu gehört auch die Feststellung und Interpretation von krankheitsbezogenen Symptomen (z. B. Erkennen von Anzeichen für eine Hypoglykämie) und/oder des Pflegebedarfs (z. B. Erkennen eines Sturzrisikos). Ziel von Schulungen ist es, Bewältigungs- und Selbstmanagementkompetenzen zu vermitteln. Es sollen Pflegetechniken erlernt werden, die im Alltagsleben selbstständig angewendet werden können. Durch **Anleitung** oder **Instruktion** wird die Aneignung dieser alltagspraktischen Handlungskompetenz unterstützt. Eine Schulung kann Teil eines Beratungsprozesses sein, aber auch als eigener Prozess gestaltet werden. Zum Schulungsprozess gehören die Einschätzung der Schulungssituation, eine Zielvorgabe, die Durchführung von Lernsituationen und eine Erfolgsüberprüfung.

In der Praxis kommen häufig auch sogenannte Mikroschulungen zum Einsatz. Das sind kleine Lerneinheiten für ein oder zwei PflegeempfängerInnen. Auch hier werden bestimmte Pflegetätigkeiten angeleitet oder kleine Wissenseinheiten vermittelt. Durch die geringe TeilnehmerInnenanzahl kann die Schulung individuell gestaltet werden. Es kann auf die Ressourcen und Fragen der zu schulenden Personen optimal eingegangen werden. Die Pflegefachkraft bespricht zunächst mit den PflegeempfängerInnen die relevanten Inhalte und demonstriert das Vorgehen. Danach führt der/die PflegeempfängerIn die Handlung selbst durch. Abschließend werden offene Fragen geklärt und ein Wissenstest (Zusammenfassen der wichtigsten Inhalte durch den/die PflegeempfängerIn) wird durchgeführt. Schulungen von PflegeempfängerInnen und/oder deren An- und Zugehörigen werden von Pflegefachkräften durchgeführt.

Der Begriff **Edukation** wird im Schulungskontext ebenfalls genannt. Das zugrunde liegende englische Wort „education" bedeutet „Bildung".

Möglichkeiten zur Überprüfung der Wirksamkeit von Maßnahmen im Rahmen der Schulung/Edukation:

- Die geschulte Person erklärt einer anderen ihr bekannten Person (z. B. dem Partner, der Tochter) im Beisein der Pflegefachkraft eine gelernte pflegebezogene Tätigkeit (z. B. das Anziehen von medizinischen Thrombosestrümpfen oder die Mobilisation aus dem Bett).
- Die geschulte Person erklärt der schulenden Pflegefachkraft eine bestimmte Technik (z. B. die Insulininjektion).

- Die geschulte Person zeigt der schulenden Pflegefachkraft eine gelernte pflegebezogene Tätigkeit vor (z. B. das Wechseln der Stomaplatte bei der Stomaversorgung).
- Die schulende Pflegefachkraft führt nach der Schulung einen schriftlichen Test mit der geschulten Person durch (z. B. in Form eines Fragebogens oder ein Wissensquiz).
- Die schulende Pflegefachkraft lässt die geschulte Person die wesentlichen Inhalte der Schulung zusammenfassen.

## Beratung

Beratung hat das Ziel, Strategien zur Problemlösung zu entwickeln. Sie findet innerhalb eines bestimmten Zeitraums statt und ist nicht dauerhaft angelegt. Bei der Beratung steht die gemeinsame Suche nach Lösungsstrategien im Vordergrund. Sie kann den TeilnehmerInnen einen Perspektivenwechsel ermöglichen, indem die individuelle Situation durch den/die BeraterIn differenziert und aus einer anderen Perspektiven betrachtet wird (Außenblick). Die Wissensvermittlung ist auch Teil der Beratung. So kann das Verständnis für die individuelle Pflegesituation erhöht werden und es können Lösungsmöglichkeiten entwickelt werden. Der Ansatz des Empowerments setzt auf die Stärkung der Ressourcen und Selbstmanagementkompetenzen der TeilnehmerInnen. Die ratsuchende Person wird zur Problembewältigung befähigt und beim Erwerb der dazu notwendigen Kompetenzen unterstützt. Bei der Beratung werden Lösungsansätze nicht vorgegeben, sondern gemeinsam erarbeitet. Beratung ist nicht direktiv, sondern begleitend ausgerichtet.

In der Pflege wird Beratung häufig von PflegeexpertInnen (z. B. Diabetesberatung) durchgeführt, die ein vertieftes Wissen und zusätzliche Ausbildungen in diesem Bereich mitbringen. Damit ein zielorientiertes, strukturiertes und geplantes Vermitteln von Wissen möglich ist, sind bestimmte Rahmenbedingungen erforderlich. Dazu gehört vonseiten der beratenden Person die Fähigkeit, Kenntnisse und Fertigkeiten verständlich zu vermitteln. Die beratende Person muss persönliche, soziale und methodische Fähigkeiten, die in Arbeits- und/oder Lernsituationen eingesetzt werden, und Fachkompetenz mitbringen. Unter Fachkompetenz versteht man ein breites fachliches Wissen das Schulungsthema betreffend sowie praktische Erfahrung und Techniken zur Unterstützung in der praktischen Anleitung. Die beratende Person muss in der Anwendung von Kommunikationsmodellen und -techniken sicher sein und die Fähigkeit zur selbstständigen Planung und Steuerung des Schulungs-/Beratungsprozesses mitbringen (siehe Abb. 43).

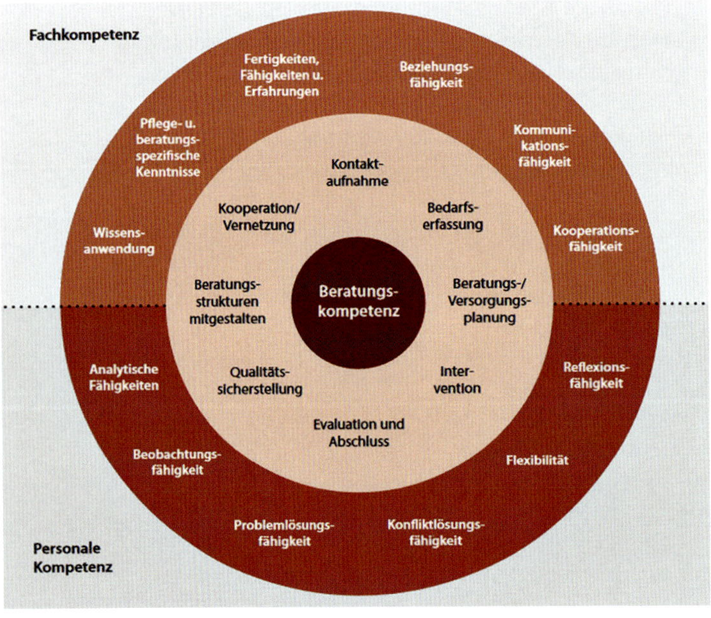


Abb. 43: **Beratungskompetenz** (Büscher et al. 2016, S. 21)

**Merke:** Übergeordnetes Ziel einer Beratung ist die Befähigung von PflegeempfängerInnen und/oder deren An-/Zugehörigen, Entscheidungen zur Bewältigung individueller Pflegesituationen treffen und entsprechend handeln zu können. Beachte: Die Aufgabe der Beratung von An- und Zugehörigen fällt in den Kompetenzbereich des gehobenen Dienstes!
(Vgl. Büscher et al. 2016, S. 8–16; Schewior-Popp et al. 2017, S. 34)

**Aufgabe:** Versuchen Sie anhand eines praktischen Beispiels festzulegen, welche Inhalte eine Information, eine Aufklärung, eine Anleitung/Schulung zu diesem Thema haben müsste!

Wie würden Sie überprüfen, was vom vermittelten Wissen beim Pflegeempfänger/bei der Pflegeempfängerin bzw. bei den An-/Zugehörigen angekommen ist?

Welche strukturellen Rahmenbedingungen (zeitlich, räumlich, ...) und welche personellen Rahmenbedingungen (Ausbildung, Erfahrung, ExpertInnenwissen, ...) sind dazu erforderlich?

Fassen Sie die Ergebnisse schriftlich zusammen und besprechen Sie Ihre Ideen im Plenum!

# Die Rolle der Pflege im multiprofessionellen Versorgungsteam

Im Gesundheitswesen arbeiten verschiedene Berufsgruppen zusammen, mit dem Ziel, die PatientInnen, KlientInnen, BewohnerInnen (je nach Setting) so optimal wie möglich zu versorgen. Diese Form der Zusammenarbeit wird interdisziplinäre oder multiprofessionelle Zusammenarbeit genannt. Jede Berufsgruppe hat dabei ihre eigene Fachkompetenz, die zum Einsatz kommt. Aufgrund der eingeschränkten Ressourcen wird eine gute Abstimmung im multiprofessionellen Team immer wichtiger. In allen Bereichen der medizinisch-pflegerisch-therapeutischen Versorgung, vor allem im extramuralen Bereich, im Bereich der Palliativversorgung und in der Rehabilitation, ist die interprofessionelle Zusammenarbeit bereits Teil der täglichen Arbeit.

**Merke:** Die Zusammenarbeit verschiedener Berufsgruppen nennt man **interdisziplinäre** oder **multiprofessionelle Zusammenarbeit.**

Zum multiprofessionellen Team zählen unter anderem folgende Berufsgruppen:

- Hilfsdienste wie Stützkräfte, Reinigungs- oder Hauswirtschaftsdienste
- Betreuungsdienste
- Heimhilfen
- PflegeassistentInnen
- PflegefachassistentInnen
- Diplompflegepersonen
- TherapeutInnen (Physiotherapie, Logopädie, Ergotherapie)
- SeelsorgerInnen
- Ärzte/Ärztinnen

In der Zusammenarbeit mit den anderen Berufsgruppen im Gesundheitswesen sind folgende Punkte besonders bedeutend:

- Wesentlich ist es, ein gemeinsames Ziel zu definieren und zu verfolgen.
- Eine gute, lückenlose Dokumentation dient der Kommunikation.
- Erfahrungen und Probleme müssen im interdisziplinären Team ausgetauscht und besprochen werden. Dieser Erfahrungsaustausch dient der PatientInnensicherheit, der Qualitätssicherung, dem Vermeiden von Konflikten und unterstützt das Lernen voneinander.
- Da jede/r im Team einen wichtigen Beitrag zur Erreichung des Ziels leistet, ist ein wertschätzender Umgang erforderlich.
- Die Einhaltung der gesetzlichen Kompetenzen verhindert Fehler, Unklarheiten und Konflikte.

Aktuell befindet sich die Rolle der Pflegenden in einer Phase des Umbruchs. Neben der Reform der Ausbildung in der Gesundheits- und Krankenpflege mit der Novelle des GuKG 2016, in der beschlossen wurde, dass die Ausbildung des gehobenen Dienstes für Gesundheits- und Krankenpflege künftig auf universitärer Ebene stattfindet, der Aufwertung des Berufes der Pflegehilfe zur Pflegeassistenz sowie der Einführung des Berufsbildes der Pflegefachassistenz ändern sich auch die Personen, die in der Pflege arbeiten. Die MitarbeiterInnen werden zunehmend mündiger, sie hinterfragen ihr Tun und sind nicht mehr nur Ausführende.

Historisch gesehen befand sich die Pflege lange Zeit als weiblicher Beruf in der Rolle der Dienenden im Schatten der männlich dominierten Medizin. Wissenschaftlich zu arbeiten war der Medizin vorbehalten. Langsam gelingt es jedoch, die Traditionen aufzubrechen. Die Pflegewissenschaft ist ein Element, das der Pflege ermöglicht, besser als eigenständiger Bereich wahrgenommen zu werden. Die Aufgaben der Pflege sind vielfältig und längst nicht mehr nur im Bereich der Unterstützung der MedizinerInnen zu sehen. Zudem ist die Gruppe der Pflegenden zahlenmäßig die stärkste in allen Settings, in denen Pflege und Betreuung stattfindet. Pflegepersonen verbringen durchschnittlich mehr Zeit am Patienten/an der Patientin als Ärzte/Ärztinnen und TherapeutInnen.

Die Rolle der Pflegepersonen ist so vielfältig, dass hier nur ein Auszug aus der Arbeit einer Pflegeperson im multiprofessionellen Team dargestellt werden kann:

- **Fachliche Kompetenz in der Pflege:** Die Angehörigen des gehobenen Dienstes für Gesundheits- und Krankenpflege haben die Aufgabe, den Pflegeprozess nach neuesten pflegewissenschaftlichen Erkenntnissen zu planen und durchzuführen bzw. die Durchführung zu veranlassen. Bei der PatientInnenbeobachtung sowie bei der Planung und Umsetzung der Pflege ist eine Zusammenarbeit mit sozialen Diensten (z. B. Heimhilfe) und Pflegediensten (Pflegeassistenz und Pflegefachassistenz) wesentlich. Idealerweise bespricht die Pflegekraft mit dem Patienten/der Patientin die zu erwartenden Pflegeziele, stimmt die Maßnahmen mit den Betroffenen ab, beobachtet laufend Problemstellungen und Ressourcen und evaluiert die Pflegehandlungen regelmäßig. Sollten andere Berufsgruppen wie Ärzte/Ärztinnen, PsychologInnen, SozialarbeiterInnen, TherapeutInnen oder mobile DienstleisterInnen (Haushaltshilfe, FriseurIn, FußpflegerIn etc.) zusätzlich nötig sein, um eine optimale Versorgung zu erreichen, ist es die Aufgabe der Pflegeperson, den Kontakt herzustellen und die Versorgung in die Wege zu leiten.
- **Anleitung und Schulung von Auszubildenden im eigenen Berufsfeld:** Um qualifizierten Nachwuchs in den eigenen Reihen zu bekommen, ist es unerlässlich, Auszubildende im Rahmen der vorgesehenen Praktika auf die künftigen Aufgaben vorzubereiten.

- **Fachliche Kompetenz im Bereich der Diagnostik und Therapie:** Auch im Kompetenzbereich der Diagnostik und Therapie spielt die Beobachtung eine große Rolle. Bei der Zusammenarbeit mit dem Arzt/der Ärztin ist sowohl auf eine korrekte Ausführung der delegierten Tätigkeiten als auch auf eine reflektierte und kritische Auseinandersetzung mit der Tätigkeit und den Beobachtungen zu achten. Wird beispielsweise ein neues Medikament angeordnet, muss die Pflegekraft beobachten, wie der/die Betroffene darauf anspricht. Gibt es Probleme mit der Einnahme oder der Wirkung (z. B. Neben- oder Wechselwirkungen), ist unverzüglich mit dem Arzt/der Ärztin Rücksprache zu halten. So wie für die Pflege die Anordnung durch den Arzt/die Ärztin notwendig ist, ist für diese/n die Rückmeldung durch die Pflegeperson ein wichtiger Teil der Zusammenarbeit.

**Aufgabe:** Finden Sie mit Ihrem Sitznachbarn/Ihrer Sitznachbarin weitere Beispiele für Bereiche der Diagnostik und Therapie, in denen eine enge Zusammenarbeit zwischen Pflege und Arzt/Ärztin erforderlich ist.

- **Wertschätzender Umgang mit KollegInnen aus anderen Berufsgruppen:** Grundsätzlich sollte Wertschätzung im interdisziplinären Kontext einen sehr großen Stellenwert haben. Jede Berufsgruppe hat ihre Aufgaben – von der Reinigung über die Therapie bis hin zur Pflege. Jede Aufgabe ist ein wichtiger Teil vom großen Ganzen. Die einzelnen Berufsgruppen ergänzen sich, um für eine möglichst umfassende Versorgung der KlientInnen zu sorgen.
- **Rolle als KoordinatorIn:** Die Koordinierung ist beispielsweise im Setting der häuslichen Pflege besonders relevant. Die Pflegeperson stimmt zeitlich ab, wann welche Berufsgruppe zu einer Klientin/einem Klienten kommt. So ist es beispielsweise nicht sinnvoll, wenn der Transportdienst kommt, um den Klienten/die Klientin abzuholen, wenn die Pflegeassistenz gerade mit der Körperpflege beschäftigt ist oder wenn an einem Tag drei Dienste (z. B. Pflege, Besuchsdienst, Therapie) und an einem anderen Tag niemand kommt. Bei sozialen Problemstellungen, psychiatrischen Erkrankungen oder Suchterkrankungen ist in der häuslichen Betreuung oft eine enge Zusammenarbeit mit den zuständigen SozialarbeiterInnen erforderlich. Diese können auf Anregung der Pflegeperson beigezogen werden oder umgekehrt.
- **Rolle als Co-TherapeutIn:** Bezogen auf die Weiterführung von Tätigkeiten anderer Berufsgruppen hat gerade im Bereich der Therapie die Pflegekraft die Rolle als Co-TherapeutIn, damit Therapie nicht nur stattfindet, wenn der/die TherapeutIn da ist, sondern auch außerhalb dieser Zeit. Dies ist nötig, um das Training effektiv zu machen. Hier ist eine gute Absprache sehr wichtig, um Fehler zu vermeiden.Bei der Beratung, Anleitung und Unterstützung von Pflegebedürftigen und deren An- und Zugehörigen steht nicht zuletzt der/die Betroffene im Mittelpunkt der interdisziplinären Zusammenarbeit. Respektvoller Umgang, Geduld, Zuhören und die Absprache mit den KollegInnen aus den anderen Bereichen können helfen, Probleme zu vermeiden und das Optimum für die Betroffenen zu erreichen.

Im multiprofessionellen Team sollte jede Berufsgruppe den gleichen Stellenwert haben. Unabhängig von der Ausbildung hat jede/r AkteurIn seine/ihre Aufgabe zu erfüllen. Das Ziel im multiprofessionellen Team ist die optimale Versorgung der PatientInnen/BewohnerInnen/KlientInnen. Dieses kann nur erreicht werden, wenn eine gute Abstimmung im Team stattfindet. Dazu zählen das direkte Gespräch und die Dokumentation. Teambesprechungen, bei denen Personen aus allen Berufssparten involviert sind, tragen zu einem wertvollen Austausch und zur Qualitätssteigerung bei.

# Pflegevisite (vgl. Heering 2018)

Die Pflegevisite ist ein Instrument, das von der professionellen Pflege zur Qualitätssicherung eingesetzt wird. Den meisten Menschen ist die Arztvisite im Krankenhaus bekannt. Die Pflegevisite läuft ähnlich ab, nur wird diese von Pflegekräften durchgeführt. Pflegevisiten können im stationären Akutbereich, im Langzeitpflegebereich oder in der mobilen Pflege stattfinden. Je nach Einrichtung werden sie regelmäßig (z. B. halbjährlich, jährlich) oder anlassbezogen durchgeführt.

Es gibt zahlreiche Definitionen für den Begriff Pflegevisite, wie z. B.:

- „Die Pflegevisite ist ein regelmäßiger Besuch bzw. ein Gespräch mit dem Patienten über den Pflegeprozess. Sie dient der gemeinsamen Benennung der Pflegeprobleme und Ressourcen bzw. der Pflegediagnosen, der Vereinbarung von gewünschten Pflegezielen, der Art, Menge und Häufigkeit der nötigen Pflegemaßnahmen und schließlich der Überprüfung der Angemessenheit, Wirtschaftlichkeit und Wirksamkeit der Pflege." (Heering 2018, S. 307)
- „Die Pflegevisite ist ein inhaltlich und gestalterisch flexibles Instrument zur Überprüfung der Umsetzung des Pflegeprozesses sowie der Sicherung und Weiterentwicklung von Pflegequalität. Die Pflegevisite erfolgt in festgelegten Abständen auf der Basis von strukturierten Gesprächen und Beobachtungen im direkten pflegerischen Umfeld durch Pflegefachkräfte, unter Mitwirkung des Klienten und ggf. seiner Angehörigen bzw. Bezugspersonen." (Panka 2013, S. 13)

Pflegevisiten können geplant in regelmäßigen Intervallen oder anlassbezogen erfolgen. Gründe für eine anlassbezogene Pflegevisite in der stationären Langzeitpflege können beispielsweise sein:

- Einzug eines Bewohners/einer Bewohnerin
- Rückverlegung aus dem Krankenhaus
- unerwartete gesundheitliche Veränderung
- schwer kalkulierbare gesundheitliche Risikofaktoren (Dekubitus-/Sturzgefahr)
- auf Wunsch des Bewohners/der Bewohnerin, der Angehörigen, der Bezugspflegeperson

Man unterscheidet die Mikropflegevisite von der Makropflegevisite. Eine Mikropflegevisite dient der Überprüfung eines Teilbereiches des Pflegeprozesses. So kann etwa die Kontrolle der Pflegedokumentation oder das Gespräch mit dem Pflegempfänger/der Pflegeempfängerin im Fokus einer Mikropflegevisite stehen. Eine Makropflegevisite umfasst die Überprüfung des gesamten Pflegeprozesses sowie der Bereiche „Umgebung des Pflegeempfängers" und „Pflegezustand/Zufriedenheit des Pflegeempfängers".

Es wird mit dem/der PatientIn und eventuell mit Angehörigen und der Pflegeperson (idealerweise sind es zwei Pflegepersonen, wobei eine die Gegebenheiten kennt, z. B. PflegeassistentIn, PflegefachassistentIn und DGKP) besprochen, welche Fortschritte der/die KlientIn macht, welche Ziele erreicht werden sollen und wie der Pflegeprozess umgesetzt wird. Wünsche und Anliegen der Betroffenen und Angehörigen können besprochen und Pflegemaßnahmen erörtert werden. Veränderungen in der Pflegeplanung können sich im Rahmen der Pflegevisite ergeben.

Ziele der Pflegevisite sind:

- Überprüfung der Effektivität der Pflegeplanung und eventuell erforderliche Adaption
- Erhöhung der KundInnenzufriedenheit
- Steigerung der Lebensqualität der Pflegebedürftigen
- Erkennen und Verhindern von Pflegefehlern (z. B. wenn die Pflegevisite im Rahmen der Begleitung von 24-Stunden-Betreuungen eingesetzt wird)
- Unklarheiten und Probleme können vor Ort geklärt werden
- Erzielen einer höheren Adhärenz (Ziele, die der/die KlientIn mitbestimmen kann, werden eher eingehalten)

# Primärversorgung

Primärversorgungszentren als erste Anlaufstelle für Gesundheits- und Krankheitsthemen sind in Österreich gerade im Aufbau begriffen, während sie sich in Großbritannien oder Schweden schon viele Jahre bewährt haben. Die Mitarbeit von Pflegekräften in der Primärversorgung wird künftig einen größeren Stellenwert einnehmen. In Primärversorgungszentren sollen neben einem Kernteam aus Ärzten/Ärztinnen, Pflegekräften und OrdinationsassistentInnen auch PhysiotherapeutInnen, ErgotherapeutInnen, LogopädInnen, DiätologInnen, PsychologInnen und SozialarbeiterInnen für die PatientInnen zur Verfügung stehen und eng in einem Team zusammenarbeiten.

Ziele von Primärversorgungszentren sind:

- eine bessere, wohnortnahe medizinische Versorgung
- längere Öffnungszeiten als bisherige Hausarztordinationen
- Prävention, Behandlung und Rehabilitation werden von einer Stelle angeboten bzw. koordiniert
- Krankenhausambulanzen werden entlastet
- weniger stationäre Aufenthalte in den Spitälern

# Nahtstellen

Nahtstellen sind jene Bereiche, wo sich verschiedene Fachbereiche berühren oder überschneiden. Manchmal ist auch von Schnittstellen die Rede. In der Praxis finden sich Nahtstellen in der Zusammenarbeit von Krankenhäusern, Ambulanzen, Reha-Einrichtungen, Haus- und Fachärzten/-ärztinnen, SozialarbeiterInnen und Pflege- und Betreuungseinrichtungen (Seniorenbetreuung und Behindertenbetreuung).

Ziele einer gut funktionierenden Zusammenarbeit sind:

- eine gute Qualität in der Versorgung von Menschen zu erreichen und
- die Kosten im Gesundheitsbereich nicht unnötig zu steigern (z. B. „Drehtüreffekt“ vermeiden).

Nahtstellen im Gesundheitsbereich können in folgenden Bereichen auftreten:

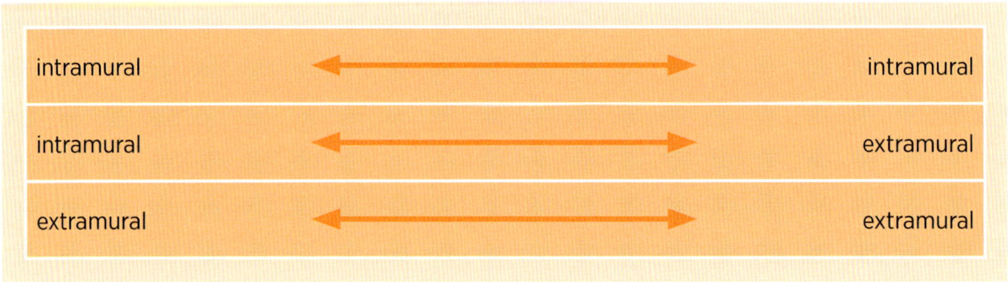


Abb. 44: **Nahtstellen**

**Aufgabe:** Welche konkreten Berührungspunkte ergeben sich Ihrer Meinung nach in den genannten Settings intramural-intramural, intramural-extramural, extramural-extramural? Überlegen Sie sich Beispiele und diskutieren Sie in der Gruppe. Welche Möglichkeiten sehen Sie, damit die Zusammenarbeit an den Nahtstellen gut funktionieren kann?

Grundlagen zum Nahtstellenmanagement wurden bereits im Band „Pflegeassistenz" (Reiter et al. 2024) erklärt.

Hilfreich ist es bei der Kooperation der unterschiedlichen Leistungsanbieter, wenn die Bereiche untereinander gut kommunizieren. Dazu können neben **regelmäßigen Besprechungen** auch eine **einheitliche Dokumentation** und eine **Abstimmung der elektronischen Datenverarbeitung** (EDV) beitragen. Bei mangelnder Kommunikation kann es zum Verlust von Informationen kommen, sodass beispielsweise ein/e PatientIn **mehrmals dieselben Fragen** beantworten muss oder **zweimal die gleiche Untersuchung** durchgeführt wird. Dies kann bei Verlegung innerhalb einer Einrichtung passieren oder wenn PatientInnen im extramuralen Bereich mehrere Ärzte/Ärztinnen (Haus- und Facharzt/-ärztin) kontaktieren.

Szenarien, in denen eine gute Abstimmung an den Nahtstellen erforderlich ist, sind:

- Aufnahme in eine oder Entlassung aus einer Einrichtung des Gesundheits- und Sozialbereichs
- präoperative Diagnostik
- Diagnosestellung (sektorenübergreifend)

Besonders bei Menschen mit einem Pflege- und Betreuungsbedarf ist eine gute Abstimmung zwischen intramuralem und extramuralem Bereich wichtig. Pflege und Betreuung zu Hause braucht eine Zeit der Vorausplanung. Nicht alle Hilfsmittel und Hilfsdienste sind ad hoc verfügbar. Um die Entlassung für den/die Betroffene/n und sein/ihr Umfeld gut vorzubereiten, bedarf es guter Planung.

Gutes Nahtstellenmanagement spart Ressourcen wie:

- Zeit (keine unnötigen Mehrfachuntersuchungen oder Transporte)
- Personal
- Finanzen
- Stress für die Betroffenen

# Settingangepasste Pflegemodelle

Im Teil 1 dieses Lehrbuches, dem Band „Pflegeassistenz“ (Reiter et al. 2024), gibt es eine kurze Einführung in die Pflegemodelle und eine nähere Beschreibung der Pflegemodelle von Orem sowie Roper, Logan und Tierney. Diese sind jedoch nicht die einzigen Pflegemodelle, die den Pflegekräften zur Verfügung stehen. Je nach Setting eignen sich unterschiedliche Pflegemodelle.

## Das Pflegemodell nach Leininger

Madeleine Leininger (1925–2012) war eine amerikanische Diplomkrankenpflegerin und hat das **Sunrise-Modell zur transkulturellen Pflege** entwickelt. Sie erkannte früh, dass Kultur eine große Rolle in der Pflege von Menschen spielt, wobei der Begriff „Kultur“ sehr vielfältig ist. Normen, Werte, Erziehung, Bildung, wirtschaftliche Faktoren, politische und technische, soziale und familiäre oder religiöse und spirituelle Einflüsse spielen bei der Pflege eine Rolle. Pflege in Österreich ist beispielsweise anders als in Japan. Wenn Menschen aus anderen Kulturkreisen gepflegt werden, ist dies in die Pflege miteinzubeziehen (vgl. von Bose/Terpstra 2012, S. 11–16).

## Das Pflegemodell nach Friedemann

Marie-Luise Friedemann, geboren und aufgewachsen in der Schweiz, emigrierte in die USA und entwickelte dort die Theorie der **Familien- und Umweltzentrierten Pflege**. Die Familie und das soziale Umfeld spielen bei diesem Pflegemodell eine wichtige Rolle. Vor allem in der häuslichen Pflege und in der Pflege von Kindern ist das familiäre Netz entscheidend für den Verlauf. Krankheit und Pflegebedürftigkeit betreffen das gesamte familiäre System, nicht nur den/die Erkrankte/n. Professionelle Pflegekräfte sollen die Familien und die Umwelt bei der Pflege miteinbeziehen. Ziel ist es, Familien zu befähigen, die Pflegesituation zu meistern (Empowerment), um wieder ins Gleichgewicht zu kommen. Die Pflegeperson ist unterstützend für die Familien da und geht auf deren Bedürfnisse ein (vgl. Friedemann/Köhlen 2018, S. 23–29).

## Das Pflegemodell nach Peplau

Hildegard Peplau (1909–1999) stammte aus den USA und war Pflegekraft im psychiatrischen Bereich. Dies beeinflusste auch ihre Theorie, die die Beziehung und die Interaktion in der Pflege in den Mittelpunkt stellt (**Interaktionsmodell**).

Peplau beschreibt vier Phasen im Beziehungsaufbau:

- Die **Orientierungsphase**, in der die Pflegekraft Ängste, Unsicherheiten, Bedürfnisse und Wünsche erkennt und unterstützt.
- Die **Identifikationsphase**, in der sich der/die Betroffene mit der eigenen Situation auseinandersetzt und von der Pflegekraft dabei unterstützt wird. Es werden gemeinsam Pflegeziele festgelegt. Die Pflegekraft akzeptiert dabei die Entscheidungen des Patienten/der Patientin.

- In der **Nutzungsphase** nutzt der/die PatientIn die angebotene Pflege und wird von der Pflegekraft unterstützt.
- Zuletzt löst sich der/die PatientIn in der **Ablösungsphase** aus der Rolle des/der Pflegebedürftigen. Er/sie wird beispielsweise entlassen und das Pflegeproblem ist gelöst oder er/sie kann seine/ihre Situation selbstständig bewältigen.

Neben den vier Phasen des Beziehungsaufbaus beschreibt Peplau auch die **Rollen**, die eine Pflegekraft im Zusammenhang mit der Interaktion erfüllt:

- der/die **Fremde/Unbekannte** am Beginn der Pflege
- **Ressource/Hilfsperson**
- der/die **Lehrende**
- der/die **Führende**
- der/die **BeraterIn**
- der/die **StellvertreterIn/Ersatzperson**

Peplaus Pflegetheorie ist noch heute besonders in der psychiatrischen Pflege häufig zu finden. Erstmals standen bei der Theorie nicht die Bedürfnisse, sondern die Beziehung im Mittelpunkt des pflegerischen Handelns (vgl. Deutscher Pflegeverband).

# Praxisanleitung

Zu den Aufgaben von PflegeassistentInnen gehört es auch, Auszubildende der Pflegeassistenz- und Sozialbetreuungsberufe anzuleiten. Der Anleitungsprozess in der Praxis folgt klaren Regeln. So kann der Erwerb beruflicher Handlungskompetenz unterstützt werden. Durch die gezielte Gestaltung von Lernsituationen in der Praxis kann das Handeln in Zusammenhängen gelernt und so das Grundverständnis für Handlungsabläufe verstärkt werden.

Vor allem bei folgenden Handlungen ist eine gezielte Anleitungssituation in der Praxis wichtig:

- bei sehr komplexen Handlungen – ein Zerlegen dieser Handlungen in kleinere Handlungseinheiten ermöglicht den Auszubildenden schrittweises Einüben
- bei sehr diffizilen Handlungen, die deshalb ein äußerst sorgfältiges Einüben erfordern
- wenn Auszubildende innerhalb komplexer Handlungssituationen lediglich bei der Durchführung von Einzeltätigkeiten unsicher sind und daher eine Wiederholung/Übung ausschließlich dieser Einzeltätigkeiten ausreicht

## Planung der praktischen Anleitungssituation

Um eine konkrete Anleitungssituation individuell planen zu können, ist die Beantwortung folgender Fragen sinnvoll:

Tab. 8: **W-Fragen**

| Fragestellung | Ziele |
|---|---|
| Was? | Konkrete Benennung des Themas der geplanten Anleitung |
| Wer? | Wer wird zur Durchführung benötigt – Auszubildende/r, Praxisanleitung, PflegeempfängerIn, ggf. ExpertInnen, An-/Zugehörige etc. |
| Wo/Wann/ Wie oft? | Festlegung des genauen Ortes, der konkreten Zeit, der Häufigkeit und des Zeitpunktes eventueller Wiederholungen |
| Weshalb? | Klare Formulierung des angestrebten Lernziels |
| Wie? | Formulierung der methodischen Vorgehensweise (Bekanntmachen mit Materialien, Demonstrieren, Reflektieren, Ausprobieren, Wiederholen etc.) |
| Womit? | Benennung notwendiger und vorgesehener Hilfsmittel (einschließlich Bedienungsanleitung von Geräten, Informationen über Medikamente etc.) |
| Woran ist die Zielerreichung erkennbar? | Festlegung aufgabenspezifischer Beurteilungskriterien |

Je nach Ausbildungsstand kann diese Vorbereitung gemeinsam erfolgen bzw. vom/von der Auszubildenden vorbereitet und mit der Praxisanleitung besprochen werden.

## Ablauf der praktischen Anleitungssituation

Gezielte Anleitungssituationen folgen im Ablauf den unten genannten systematisch aufeinanderfolgenden Teilschritten.

**Vorgespräch:** Im Vorgespräch werden mit dem/der Auszubildenden das Ziel, der konkrete Inhalt und die genaue Vorgehensweise der Anleitung besprochen. Der/die PraxisanleiterIn verschafft sich einen Überblick über Vorkenntnisse und Vorerfahrungen des/der Auszubildenden, diese werden in der Anleitungssituation berücksichtigt. Weiters werden klare Kriterien für die Beobachtung in den nachfolgenden Phasen der Anleitung festgelegt.

**Auszubildende beobachten die Praxisanleitung:** Ziel dieser Phase ist es, dass sich die Auszubildenden in der gezielten Beobachtung üben. Die Praxisanleitung demonstriert die ausgewählte Handlung im Zusammenhang, in Echtzeit und ohne begleitende Erläuterungen. Dadurch erhält der/die Auszubildende eine reale Vorstellung von der demonstrierten Handlung in Bezug auf die korrekte Durchführung und den erforderlichen Zeitrahmen. Danach erfolgen eine verlangsamte Wiederholung der Demonstration mit Erläuterungen und die Klärung eventueller Fragen. Abschließend erfolgt die erneute Demonstration der Handlung im Zusammenhang und in Echtzeit ohne begleitende Erläuterungen zur Reflexion.

**Auszubildende führen die Handlung unter Anleitung durch:** Der/die Auszubildende führt die Handlung möglichst ohne Unterbrechung unter Aufsicht der Praxisanleitung durch. Eine Unterbrechung erfolgt nur in begründeten Situationen (z. B. bei Selbst- oder Fremdgefährdung). Nach der Durchführung der Handlung erfolgt eine Reflexion, in der insbesondere auf fachliche Richtigkeit, Genauigkeit und Sorgfalt in der Durchführung eingegangen wird.

**Auszubildende führen die Handlung selbstständig durch:** Auch in dieser Phase stehen die Kriterien fachliche Richtigkeit, Genauigkeit und Sorgfalt in der Durchführung im Vordergrund. Der/die Auszubildende soll mit zunehmender praktischer Übung die Handlung in den Arbeitsalltag integrieren und ggf. erforderliche Abweichungen erkennen und adäquate Reaktionen zeigen können.

**Nachgespräch:** Im Nachgespräch erläutern die Auszubildenden in einer detaillierten Selbstreflexion, ob das gesetzte Ziel erreicht wurde, wie ihre Befindlichkeit in der Anleitungssituation war und was ggf. zur Erreichung der Kompetenz noch erforderlich ist. Seitens der Praxisanleitung erfolgt eine Reflexion zu den gleichen Themen. So kann eine Abgleichung zwischen Selbsteinschätzung (durch den/die Auszubildende/n) und Fremdeinschätzung (durch die Praxisanleitung) erfolgen. Wichtig ist auch, den Bezug zum theoretischen Hintergrundwissen herzustellen!

Im Buch „Pflegeassistenz“ (Reiter et al. 2024) finden Sie in Lernfeld 1 hilfreiche Tipps zum Thema „Feedback geben“.

Die gezielte Anleitungssituation wird in dafür vorgesehenen Formularen dokumentiert. So wird der Kompetenzerwerb nachvollziehbar und eventuell erforderliche Vertiefungen werden für den/die Auszubildende/n und die Praxisanleitung transparent (vgl. Institut für Gerontologische Forschung e. V. 2010, S. 1–4).

# Das kann ich!

| | | ✓ |
|---|---|---|
| Ich kann die Begriffe Stelle und Arbeitsplatz differenzieren. | | |
| Ich weiß, wie sich eine Stellenbeschreibung von einer Arbeitsplatzbeschreibung unterscheidet. | | |
| Ich kann die Begriffe Information/Auskunft, Aufklärung und Schulung/Anleitung unterscheiden. | | |
| Ich kenne die Kompetenzen als PFA im Bereich der Pflegeberatung. | | |
| Ich weiß, welche Rollen die Pflegekraft im multiprofessionellen Team einnehmen kann und was ihre jeweiligen Aufgaben sind. | | |
| Ich kann den Begriff „interdisziplinäre Zusammenarbeit" definieren. | | |
| Ich weiß, wer zum multiprofessionellen Team zählt. | | |
| Ich kann beschreiben, welche Punkte im Umgang mit anderen Berufsgruppen besonders bedeutend sind. | | |
| Ich weiß, was unter Pflegevisite zu verstehen ist, wo und wie oft diese stattfindet. | | |
| Ich weiß, wie eine Pflegevisite abläuft und was ihre Ziele sind. | | |
| Ich kann definieren, was Primärversorgung bedeutet. | | |
| Ich weiß, was der Begriff „Nahtstelle" bedeutet und in welchen Bereichen der Versorgung Nahtstellen zu finden sind. | | |
| Ich weiß, welche Maßnahmen für ein gutes Nahtstellenmanagement hilfreich sind. | | |
| Ich kann beschreiben, welche Vorteile ein gutes Nahtstellenmanagement mit sich bringt. | | |
| Ich weiß, was das Pflegemodell von Madeleine Leininger beinhaltet und wo es in der Pflege eingesetzt werden kann. | | |
| Ich weiß, was das Pflegemodell von Marie-Luise Friedemann beinhaltet und wo es in der Pflege eingesetzt werden kann. | | |
| Ich weiß, was das Pflegemodell von Hildegard Peplau beinhaltet und wo es in der Pflege eingesetzt werden kann. | | |
| Ich weiß, was für die Planung einer praktischen Anleitungssituation seitens des/der Auszubildenden und der anleitenden Person zu berücksichtigen ist. | | |
| Ich kenne den Ablauf einer praktischen Anleitungssituation. | | |

# Quellen- und Literaturverzeichnis


Abeck D. (2016): Neue Empfehlungen zur Säuglingspflege. In: Die Hebamme 29(05), S. 303–306.

AGES – Österreichische Agentur für Gesundheit und Ernährungssicherheit GmbH (2020): Richtig essen von Anfang an. Babys_erstes_Löffelchen_de_web.pdf (richtigessenvonanfangan.at) (05.02.2023).

AGES – Österreichische Agentur für Gesundheit und Ernährungssicherheit GmbH (2023a): Die österreichische Ernährungspyramide. https://www.ages.at/mensch/ernaehrung-lebensmittel/ernaehrungsempfehlungen/die-oesterreichische-ernaehrungspyramide#c8796 (05.02.2023).

AGES – Österreichische Agentur für Gesundheit und Ernährungssicherheit GmbH (2023b): Stillzeit. https://www.richtigessenvonanfangan.at/downloads/fuer-expertinnen/stillzeit/ (05.02.2023).

Aiglesberger M. (2023): Kriterien zur Erstellung der Schriftlichen Arbeit im Fachbereich. Unveröffentlichtes Vorlesungsmanuskript, Vinzentinum Linz.

Aiglesberger M. (2023a): Zitierregeln. Unveröffentlichtes Vorlesungsmanuskript, Vinzentinum Linz.

Apotheken-Umschau (2017): Rückenschmerzen: Aufbau der Wirbelsäule und wie hier Schmerzen entstehen. https://www.apotheken-umschau.de/Rueckenschmerzen/Rueckenschmerzen-Aufbau-der-Wirbelsaeule-und-wie-hier-Schmerzen-entstehen-12812_2.html (09.08.2018).

Arbeitskreis Gesundheitsfördernde Hochschulen: Prävention und Gesundheitsförderung. Der Setting-Ansatz in der Gesundheitsförderung. http://www.gesundheitsfoerdernde-hochschulen.de/B_Basiswissen_GF/B2_Setting-Ansatz.html (18.06.2018).

arbeitssicherheit.de: Verhaltensprävention. https://www.arbeitssicherheit.de/service/lexikon/artikel/verhaltenspraevention.html (04.06.2018).

AUVA: Arbeitsmedizin. https://www.auva.at/cdscontent/?contentid=10007.670986&viewmode=content (19.06.2018).

Bauer G. F./Jenny G. J. (2017): Anspruch und Wirklichkeit: Zum aktuellen Stand der Betrieblichen Gesundheitsförderung. In: Faller G. (Hrsg.): Lehrbuch Betriebliche Gesundheitsförderung. 3. vollständig überarbeitete Auflage. Bern: Hogrefe, S. 97–108.

Berzlanovich A./Schleicher B./Rásky É. (2014): Häusliche Gewalt aus forensischer Sicht: Wenn das eigene Zuhause zum Tatort wird. In: juridikum 3, S. 373–380.

BGF Netzwerk (2018a): 4. Gesundheitszirkel. http://www.netzwerk-bgf.at/cdscontent/?contentid=10007.701080 (30.07.2018).

BGF Netzwerk (2018b): Betriebliche Gesundheitsförderung. http://www.netzwerk-bgf.at/portal27bgfportal/content?contentid=10007.701059&vie (03.06.2018).

Bier A. (2011): Neuigkeiten aus der Forschung – Anlage zum Newsletter 11/2011. Europäisches Institut für Stillen und Laktation 11/2011.

Blattner A./Mayer M. (2018): Handbuch Betriebliche Gesundheitsförderung. 6. überarbeitete Auflage. Wien: Österreichisches Netzwerk für BFG.

BMASGK – Bundesministerium für Arbeit, Soziales, Gesundheit und Konsumentenschutz (2016): Die Ernährung des Säuglings im ersten Jahr. https://www.gesundheit.gv.at/r/leben/ernaehrung/gesunde-ernaehrung/Infografik-kinder-beikost-beginn-%28c%29-richtigessenvonanfangan.jpg?pamlyx (09.09.2018).

BMASGK – Bundesministerium für Arbeit, Soziales, Gesundheit und Konsumentenschutz (2018a): Vorsorgevollmacht. https://www.gesundheit.gv.at/gesundheitssystem/patientenrechte/vorsorgevollmacht (17.08.2018).

BMASGK – Bundesministerium für Arbeit, Soziales, Gesundheit und Konsumentenschutz (2018b): Allgemeines zum Thema „Pflegende Angehörige“. www.help.gv.at/Portal.Node/hlpd/public/content/36/Seite.360524.html (20.10.2018).

BMASGK – Bundesministerium für Arbeit, Soziales, Gesundheit und Konsumentenschutz (2018c): Richtlinie „Persönliche Assistenz am Arbeitsplatz“. https://www.sozialministeriumservice.at/cms/site/attachments/4/6/1/CH0006/CMS1199271113803/beilage_3__rl_persoenliche_assistenz_am_arbeitsplatz%5b1%5d.pdf (20.10.2018).

BMASGK – Bundesministerium für Arbeit, Soziales, Gesundheit und Konsumentenschutz (2018d): https://www.bmgf.gv.at/home/Gesundheit/Krankheiten/Herz-Kreislauf-Erkrankungen (12.03.2018).

BMASK – Bundesministerium für Arbeit, Soziales und Konsumentenschutz (Hrsg.) (2017): Österreichischer Pflegevorsorgebericht 2016. Wien.

BMF – Bundesministerium für Finanzen (2023a): Kindheit und Behinderung. https://www.oesterreich.gv.at/themen/menschen_mit_behinderungen/kindheit_und_behinderung.html (25.02.2023).

BMF – Bundesministerium für Finanzen (2023b): Sonstige Beihilfen für Menschen mit Behinderungen. https://www.oesterreich.gv.at/themen/steuern_und_finanzen/sonstige_beihilfen_und_foerderungen/5.html (25.02.2023).

BMG – Bundesministerium für Gesundheit (2010): Österreichischer Strukturplan Gesundheit 2010. http://www.kaz.bmg.gv.at/fileadmin/user_upload/Publikationen/oesg_2010_-_gesamt__stand_26.11.2010.pdf (19.05.2018).

BMGF – Bundesministerium für Gesundheit und Frauen (2020): Stillen – ein guter Beginn. Information für Mütter und Väter. 17. überarbeitete Auflage. https://www.richtigessenvonanfangan.at/fileadmin/user_upload/Stillen--ein-guter-Beginn-Information-fur-Mutter-und-Vater-_deutsch_.pdf (18.10.2018).

BMSGPK – Bundesministerium für Soziales, Gesundheit, Pflege und Konsumentenschutz (2023a): Notfall bei Kindern. https://www.gesundheit.gv.at/krankheiten/erste-hilfe/kindernotfaelle/notfall-bei-kindern.html#was-sind-die-hauptursachen-von-kindernotfaellen (05.02.2023).

BMSGPK – Bundesministerium für Soziales, Gesundheit, Pflege und Konsumentenschutz (2023b): Ernährung von Säuglingen. https://www.gesundheit.gv.at/leben/eltern/baby/baby-ernaehrung1. (05.02.2023).

BMVRDJ – Bundesministerium für Verfassung, Reformen, Deregulierung und Justiz (2018): Konsenspapiere mit Institutionen. https://www.justiz.gv.at/web2013/home/justiz/erwachsenenschutz/konsenspapiere-mit-institutionen~43.de.html (17.08.2018).

Böck M./Rieder A./Dorner E. (2011): Frailty. Definition, Erkennung und Bedeutung in der Gesundheitsförderung und Prävention. https://www.ooegkk.at/cdscontent/load?contentid=10008.611622&version=1423576220 (09.07.2018).

Böhmer F./Füsgen I. (Hrsg.) (2008): Geriatrie. Der ältere Patient mit seinen Besonderheiten. Wien/Köln/Weimar: Böhlau.

Brandenburg H./Dorschner S. (2015): Pflegewissenschaft. 1. Lehr- und Arbeitsbuch zur Einführung in die Pflegewissenschaft. 3. Auflage. Bern: Hans Huber.

Braune G./Adler S./Fritzsche T./Grünewald D./Heymann A./Hoffmann E./Knipprath U./Löseke E./Stege U./Urnauer H. (2013): Schmerztherapie. Ein Leitfaden für Pflegende in Praxis und Weiterbildung. Stuttgart: Kohlhammer.

Brause M./Horn A./Schaeffer D./Büscher A. (2010): Gesundheitsförderung in der Langzeitversorgung – Ein Blick auf die professionellen Pflegekräfte in der Altenpflege. http://lbihpr.lbg.ac.at/de/sites/files/lbihpr/docs/LTC/Gesundheitsf%C3%B6rderung%20in%20der%20station%C3%A4ren%20Langzeitversorgung%20-%20Teil%20II.pdf (15.06.2018).

Buchberger B./Heymann R./Huppertz H./Friepörtner K./Pomorin N./Wasem J. (2011): Effektivität von Maßnahmen der betrieblichen Gesundheitsförderung (BFG) zum Erhalt der Arbeitsfähigkeit von Pflegepersonal. Köln: Institut für Medizinische-Dokumentation und Informatik (DIMDI). https://portal.dimdi.de/de/hta/hta_berichte/hta299_bericht_de.pdf (19.06.2018).

Bürger Ch. (2014): Medikamentöse Freiheitsbeschränkungen und Abgrenzungsprobleme zum HeimAufG. Wien: Bewohnervertretung.

Büscher A./Oetting-Roß C./Sulmann D. (2016): Qualitätsrahmen für Beratung in der Pflege. Berlin: Zentrum für Qualität in der Pflege.

Charlier S. (Hrsg.) (2012): Fachpflege Gerontopsychiatrie. München: Elsevier/Urban & Fischer.

curaviva.ch: Die sieben Erreichbarkeitsstufen nach Erwin Böhm. https://www.curaviva.ch/files/SH41YZ5/pdf_die_sieben_erreichbarkeitsstufen_nach_erwin_boehm_pc.pdf (22.06.2018).

Dedding C./Schalkers I./Willekens T. (2012): Mitwirkung von Kindern im Krankenhaus. Ein Handbuch für die Praxis. https://www.kib.or.at/fileadmin/user_upload/2017/PDF/Handbuch_mitwirkung_von_kindern_a_d.pdf (16.06.2018).

Deutscher Pflegeverband (DPV): Pflegemodell von Hildegard Peplau. Psychodynamische Krankenpflege. In: Fachinformationen des Deutschen Pflegeverbandes (DPV) e. V. http://www.dpv-online.de/pdf/agergeb/Peplau (23.06.2018).

Diemer W. (2013): Grundlagen der Symptomkontrolle. In: Thöns M./Sitte T.: Repetitorium Palliativmedizin. Zur Vorbereitung auf die Prüfung Palliativmedizin. Berlin/Heidelberg: Springer, S. 13–25.

Dietz B./Kohl S./Mayer J./Metzger Ch./Förstl H./Diehl-Schmid J. (2018): Störung des Erkennens von Umweltgeräuschen bei Demenz. Ich höre aber ich verstehe nicht. In: Zeitschrift für Gerontologie und Geriatrie 5, S. 495–500.

Faller G. (Hrsg.) (2017a): Lehrbuch Betriebliche Gesundheitsförderung. 3. vollständig überarbeitete Auflage. Bern: Hogrefe.

Faller G. (2017b): Was ist eigentlich Betriebliche Gesundheitsförderung? In: Faller G. (Hrsg.): Lehrbuch Betriebliche Gesundheitsförderung. 3. vollständig überarbeitete Auflage. Bern: Hogrefe, S. 25–38.

Fazekas T. (2017): Fieberkrampf. https://www.netdoktor.at/krankheit/fieberkraempfe-7278 (09.09.2018).

Fehr Ch. (2017): Patientenrechte und Unterbringungsgesetz – „Weil Sie Rechte haben!“. Röthis: Verein ifs Sachwalterschaft, Bewohnervertretung und Patientenanwaltschaft.

Feichtner A. (2014): Lehrbuch der Palliativpflege. 4., überarbeitete und erweiterte Auflage. Wien: Facultas.

Feichtner A. (2018): Palliativpflege für Pflege- und andere Gesundheitsberufe. 5., überarbeitete und erweiterte Auflage. Wien: Facultas.

Feichtner A. (2022): Palliativpflege für Pflege- und andere Gesundheitsberufe. 6., überarbeitete und erweiterte Auflage. Wien: Facultas.

Fenzl R./Rásky É. (2016): Problembewusstsein stärken. In: Das österreichische Gesundheitswesen ÖKZ 12, S. 36–38.

FHGOÖ (2023a): Baustein Bachelorarbeit. Unveröffentlichtes Dokument der Fachhochschule für Gesundheitsberufe OÖ.

FHGOÖ (2023b): Baustein Proposal. Unveröffentlichtes Dokument der Fachhochschule für Gesundheitsberufe OÖ.

Fleischer M.-T. (2017): Jeder 4. Jugendliche hat psychische Probleme. www.gesund.at/familie/jugendliche-psyche/ (18.10.2018).

Fonds Gesundes Österreich: Verhältnis- und Verhaltensprävention. http://fgoe.org/glossar/verhaeltnis_verhaltenspraevention (03.06.2018).

Freie Universität Berlin (2015): Stellenbeschreibung. userpage.fu-berlin.de (16.06.2018).

Friauf E. (2023): Formen des Gedächtnisses. https://www.dasgehirn.info/denken/gedaechtnis/formen-des-gedaechtnisses (05.02.2023).

Friczewski F. (2017): Partizipation im Betrieb: Gesundheitszirkel & Co. In: Faller G. (Hrsg.): Lehrbuch Betriebliche Gesundheitsförderung. 3. vollständig überarbeitete Auflage. Bern: Hogrefe, S. 243–252.

Friedemann M./Köhlen Ch. (2018): Familien- und umweltbezogene Pflege. Die Theorie des systemischen Gleichgewichts und ihre Umsetzung. 4., überarb. u. erg. Aufl. Bern: Hogrefe.

gesundheit.gv.at – Öffentliches Gesundheitsportal Österreichs (2018): Betriebliche Gesundheitsförderung. https://www.gesundheit.gv.at/leben/lebenswelt/beruf/gesundheit-arbeit/betriebliche-gesundheitsfoerderung (20.06.2018).

gesundheit.gv.at – Öffentliches Gesundheitsportal Österreichs (2021): „Angehörigengespräch“ entlastet pflegende Angehörige. https://www.gesundheit.gv.at/news/aktuelles/aktuell-2021/angehoerigengespraech.html (27.12.2022).

Gewaltinfo.at (2018): Deutliche Warnsignale – Red Flags. https://www.gewaltinfo.at/hilfe-finden/medizinerinnen/gewalt_frauen/red_flags.php (26.07.2018).

Gortner L. (1998): Anatomische und physiologische Besonderheiten im Kindesalter. In: Notfall & Rettungsmedizin 1(6), S. 363–366.

GuKG (1997): Gesamte Rechtsvorschrift für Gesundheits- und Krankenpflegegesetz, Fassung vom 22.05.2018. https://www.ris.bka.gv.at/GeltendeFassung.wxe?Abfrage=Bundesnormen&Gesetzesnummer=10011026 (12.03.2018).

Haasenritter J./Eisenschink A. M./Kirchner E./Bauder-Mißbach/Brach M./Veith J./Sander S. (2009): Auswirkungen eines präoperativen Bewegungsschulungsprogramms nach dem für kinästhetische Mobilisation aufgebauten Viv-Arte-Lernmodell auf Mobilität, Schmerzen und postoperative Verweildauer bei Patienten mit elektiver medianer Laparotomie – Eine prospektive, randomisierte und kontrollierte Pilotstudie. In: Pflege 22, S. 19–28.

Hametner I. (2021): 100 Fragen zu Palliative Care. Die wichtigsten Grundlagen für Ihren Arbeitsalltag. 4., aktualisierte Auflage. Hannover: Schlütersche.

HandicapKids (2018): www.handicapkids.at/index.php (18.10.2018).

Heering C. (2018): Das Pflegevisitenbuch. 4. Auflage. Bern: Hofgrefe.

Heigl (2017): Österreichisches Netzwerk für Betriebliche Gesundheitsförderung (ÖNBGF). In: Faller G. (Hrsg.): Lehrbuch Betriebliche Gesundheitsförderung. 3. vollständig überarbeitete Auflage. Bern: Hogrefe.

HELP.gv.at (2018a): Erwachsenenschutzrecht (bisher: Sachwalterschaft). https://www.help.gv.at/Portal.Node/hlpd/public/content/194/Seite.1940288.html (17.08.2018).

HELP.gv.at (2018b): 2. Erwachsenenschutz-Gesetz – beschlossene Änderungen. https://www.help.gv.at/Portal.Node/hlpd/public/content/171/Seite.1710859.html (17.08.2018).

HELP.gv.at (2018c): Angehörige. https://www.help.gv.at/Portal.Node/hlpd/public/content/36/Seite.360524.html (02.04.2018).

https://futurenurse.hpage.com/neugeborene-und-kranke-kinder-pflegen/pflege-des-neugeborenen.html (09.09.2018).

Huber G./Casagrande Ch. (2011): Komplementäre Sterbebegleitung. Ganzheitliche Konzepte und naturheilkundliche Therapien. Stuttgart: Haug.

Hummelbrunner S. (2018): Sanitätsbroschüre. 2. Auflage. Linz: Ärztekammer für Oberösterreich.

I Care Pflege (2015): Stuttgart: Thieme.

I Care Pflege (2020): 2. Auflage. Stuttgart, New York: Thieme.

Infoline Gesundheitsförderung (2018): Die Luxemburger Deklaration zur betrieblichen Gesundheitsförderung. www.infoline-gesundheitsfoerderung.de/ca/j/hfv/ (18.06.2018).

Institut für Gerontologische Forschung e. V. (2010): Arbeitshilfe: Geplante Anleitung. Frankfurt am Main: INBAS-Sozialforschung GmbH.

Institut für Krankenhaushygiene und Mikrobiologie (2013): Harnkatheterismus Hygienerichtlinien zur Verhütung katheterassoziierter Harnwegsinfektionen. Fachrichtlinie Nr. 14.

Interessengemeinschaft pflegender Angehöriger p. A. Österreichisches Rotes Kreuz (2018): Vorsorgevollmacht. https://www.ig-pflege.at/downloads/service/formular_vorsorgevollmacht.pdf?m=1415795508 (17.08.2018).

Jacob T.: Atkinson-Shiffrin-Modell. http://smarter-learning.de/paedagogisch didaktischen grundlagen/lerntheoretische grundlagen/kognitivistische-lerntheorie/atkinson-shiffrin-modell/ (19.08.2018).

Jevon P. (2013): Pflege von sterbenden und verstorbenen Menschen. Hrsg. v. Offermanns P. und Bangert D. Bern: Hans Huber.

Jung R. (2012): Notfälle in der Pädiatrie. Vortrag.

Karwautz A. et al. (2015): Die psychische Gesundheit von österreichischen Jugendlichen. MHAT-Projekt. Wien: Universitätsklinik für Kinder- und Jugendpsychiatrie der Medizinischen Universität Wien.

Keller C. (2014): Beobachten, Beurteilen und Intervenieren. In: Lauster et al. (Hrsg.): Pflege heute. 6. Auflage. München: Urban & Fischer, S. 315–552.

Keller C. (2021): Pflegen. Grundlagen und Interventionen. 3. Auflage. München: Urban & Fischer.

Keller C./Menche N. (Hrsg.) (2017): Pflegen. Grundlagen und Interventionen. 2. Auflage. München: Urban & Fischer.

KiB children care: Die Each Charta. https://www.kib.or.at/fileadmin/user_upload/EACH_Web.pdf (16.06.2018).

Kickbusch I./Pelikan J./Haselbeck J./Apfel F./Tsouros D. (Hrsg.) (2016): Gesundheitskompetenz. Die Fakten. http://www.hauptverband.at/cdscontent/load?contentid=10008.628301&version=1456215959 (28.06.2018).

Kirschnick O. (2010): Pflegetechniken von A–Z. 4. Auflage. Stuttgart/New York: Thieme.

Klösch M./Eisenführer M./Aiglesberger M. (2018): Das Heranziehen elektronisch erfasster Patient-Reported Outcomes im onkologischen Setting. In: Pflege Professionell 15, S. 69–73.

Klumpp M. (2011): Vom Wesen der Trauer. In: Kränzle et al. (Hrsg.): Palliative Care. Handbuch für Pflege und Begleitung. 4. Auflage. Berlin/Heidelberg: Springer, S. 377–390.

Kränzle S./Schmid U./Seeger C. (Hrsg.) (2018): Palliative Care. Praxis, Weiterbildung, Studium. 6. Auflage. Berlin/Heidelberg: Springer.

Kuhn K. (2017): Der Betrieb als gesundheitsförderndes Setting: Historische Entwicklung der Betrieblichen Gesundheitsförderung. In: Faller G. (Hrsg.): Lehrbuch Betriebliche Gesundheitsförderung. 3. vollständig überarbeitete Auflage. Bern: Hogrefe, S. 39–56.

Land Oberösterreich (2013): Angehörigenentlastungsdienst. https://www.land-oberoesterreich.gv.at/Mediendateien/Formulare/DokumenteAbt_So/SO_Richtlinien_AED_Okt2013.pdf (10.04.2018).

Leitner A. (2017): Unterschiede zwischen Kindern und Erwachsenen, netdoktor.at. https://www.netdoktor.at/therapie/reha/unterschiede-zwischen-kindern-und-erwachsenen-6923256 (16.06.2018).

Lenhardt U. (2017): Akteure der Betrieblichen Gesundheitsförderung: Interessenlagen – Handlungsbedingungen – Sichtweisen. In: Faller G. (Hrsg.): Lehrbuch Betriebliche Gesundheitsförderung. 3. vollständig überarbeitete Auflage. Bern: Hogrefe, S. 203–214.

London F. (2010): Informieren, Schulen, Beraten. Praxishandbuch zur Pflegebezogenen Patientenedukation. 2. Auflage. Bern: Hans Huber.

Lorenzl S. (2014): Opiate gegen Schmerzen und Luftnot. In: Angewandte Schmerztherapie und Palliativmedizin 7(4), https://link.springer.com/article/10.1007/s15223-014-0464-z (16.08.2018).

Matolycz E. (2016): Pflege von alten Menschen. 2. Auflage. Berlin/Heidelberg: Springer.

Mayer H. (2019): Pflegeforschung anwenden. Elemente und Basiswissen für das Studium. 5., vollständig überarbeitete Auflage. Wien: Facultas.

Mayer H. (2022): Pflegeforschung anwenden. Elemente und Basiswissen für das Studium. 6., überarbeitete Auflage. Wien: Facultas.

Mayer H./Raphaelis S./Kobleder A. (2021): Literaturreviews für Gesundheitsberufe. Recherchieren – Bewerten – Erstellen. Wien: Facultas.

Menche N. (Hrsg.) (2019): Pflege Heute. 7. Auflage. München: Urban & Fischer.

Menche N./Keller C./Teigeler B. (2023): Pflege Heute. 8. Auflage. München: Urban & Fischer.

Metz Ch./Wild M./Heller A. (2002): Balsam für Leib und Seele. Pflegen in Hospiz- und Palliativer Betreuung. Freiburg im Breisgau: Lambertus.

Moldaschl M. F. (2017): Das Konzept der Widersprüchlichen Arbeitsanforderungen (WAA). Ein nichtlinearer Ansatz zur Analyse von Belastung und Bewältigung in der Arbeit. In: Faller G. (Hrsg.): Lehrbuch Betriebliche Gesundheitsförderung. 3. vollständig überarbeitete Auflage. Bern: Hogrefe, S. 139–152.

Müller R. (o. J.): Nikotin-, Alkohol- und Medikamentenkonsum bei Belastungen am Arbeitsplatz. http://www.med.uni-magdeburg.de/jkmg/wp-content/uploads/2013/03/JKM_Band6_Kapitel9_M%C3%BCller.pdf (20.02.2019).

Mullis P. (2010): Pubertät und Adoleszenz. 1. Symposium über Adoleszenzmedizin. Bern.

Naber S. (2018): Wirkungen tiergestützter Interventionen auf Menschen mit Demenz in ambulant betreuten Wohngemeinschaften. Dissertation Universität Kassel. https://kobra.bibliothek.uni-kassel.de/bitstream/urn:nbn:de:hebis:34-2018031354753/3/DissertationSabrinaNaber.pdf (29.06.2018).

Nagl-Cupal M./Daniel M./Hauprich J. (2015): Kinder und Jugendliche als pflegende Angehörige: Einblick in die Situation Betroffener und Möglichkeiten der Unterstützung. T. 2, Konzeptentwicklung und Planung von familienorientierten Unterstützungsmaßnahmen für Kinder und Jugendliche als pflegende Angehörige (Sozialpolitische Studienreihe, 19). Wien: ÖGB. https://nbn-resolving.org/urn:nbn:de:0168-ssoar-43949

Nauck M./Petermann A./Müller-Wieland D./Kerner W./Müller U./Landgraf R./Freckmann G./Heinemann L. (2017): Definition, Klassifikation und Diagnostik des Diabetes mellitus. In: Diabetologie 12, Suppl. 2, S. 94–100.

Nordlohne N. (2018): Einfach anders – Menschen mit Behinderung im Krankenhaus. http://www.lcv-oldenburg.de/ichsuchehilfe/behindert-im-krankenhaus/behindert-im-krankenhaus (21.10.2018).

ÖGGG – Österreichische Gesellschaft für Geriatrie und Gerontologie (2011): Österreichisches geriatrisches Basisassessment. Wien: Medizin Medien Austria GmbH.

ÖGWA – Österreichische Gesellschaft für wissenschaftliche Aromatherapie & Aromapflege: Definitionen & Richtlinien. Aromapflege. https://oegwa.at/pflege/definitionen-richtlinien/ (27.09.2018).

pA Medien GmbH (2022): Subkutane Infusion. https://www.praktischarzt.de/behandlung/subkutane-infusion/ (11.06.2023).

Panka Ch. (2013): Qualitätssicherung Pflegebegleitung und Pflegevisite. Hrsg. v. K. Krämmer K. Essen: Schlütersche.

Persönliche Assistenz GmbH (2023): Persönliche Assistenz. https://www.persoenliche-assistenz.at/home.html (25.02.2023).

Peter R. (2017): Von Handlungs- und Entscheidungsspielräumen, Belohnungen und betrieblicher Gerechtigkeit: Die Modelle Demand-Control und berufliche Gratifikationskrisen. In: Faller G. (Hrsg.): Lehrbuch Betriebliche Gesundheitsförderung. 3. vollständig überarbeitete Auflage. Bern: Hogrefe, S. 111–122.

Pflegeportal.ch (2018): Snoezelen. http://www.pflegeportal.ch/pflegeportal/Snoezelen.php?kc=0,22,5,0,0 (22.06.2018).

Philipp J./Zeiler M./Waldherr K./Nitsch M./Dür W./Karwautz A./Wagner G. (2014): The Mental Health in Austrian Teenagers (MHAT)-Study: preliminary results from a pilot study. In: Neuropsychiatrie 28, S. 198–207.

Pieck N. (2017): Betriebliche Gesundheitsförderung umsetzen – ein Überblick. In: Faller G. (Hrsg.): Lehrbuch Betriebliche Gesundheitsförderung. 3. vollständig überarbeitete Auflage. Bern: Hogrefe, S. 179–188.

Plessl-Schorn B. (Hrsg.) (2014): Patienten- und Angehörigenedukation. Aufgabe für Ausbildung und Praxis. Wien: Facultas.

PMSG PersonalMarkt Services GmbH: Wie sieht eine Arbeitsplatzbeschreibung aus? https://www.gehalt.de/news/wie-sieht-eine-arbeitsplatzbeschreibung-aus (16.06.2018).

pqsg.de – das Altenpflegemagazin im Internet: Standard „subkutane Infusion“. https://pqsg.de/seiten/openpqsg/hintergrund-standard-infusion-sc.htm (11.06.2023).

Rabes C. (2014): Pflege von Menschen mit Demenz. Die Integrative Validation nach Nicole Richard. https://www.bibliomed-pflege.de/zeitschriften/artikeldetailseite-ohne-heftzuweisung/29234-die-integrative-validation-nach-nicole-richard/ (22.06.2018).

Rappold E. et al. (2017): Arbeitshilfe Pflegedokumentation 2017. Wien: GÖG, BMGF.

Reiter M. (2016): Aktiv durchs ganze Jahr. Ein Praxisbuch für die Aktivierung im stationären und häuslichen Pflegebereich. Wien: Facultas.

Reiter M./Aiglesberger M./Hochleitner P./Kleiss D. (2014): Gesundheits- und Krankenpflege. Ein Lehrbuch für Pflegehilfe und Sozialberufe. 2. Auflage. Wien: Facultas.

Reiter M./Fenzl R.M./Hollinger I./Aiglesberger M./Paminger M. (2024): Pflegeassistenz. Lehrbuch für die Pflegeassistenz und das 1. Jahr der Pflegefachassistenz. 3., überarbeitete Auflage. Wien: Facultas.

RIS – Rechtsinformationssystem des Bundes (2018a): ABGB. https://www.ris.bka.gv.at/GeltendeFassung.wxe?Abfrage=Bundesnormen&Gesetzesnummer=10001622 (16.08.2018).

RIS – Rechtsinformationssystem des Bundes (2018b): Krankenanstalten Arbeitszeitgesetz. https://www.ris.bka.gv.at/GeltendeFassung.wxe?Abfrage=Bundesnormen&Gesetzesnummer=10009051 (16.08.2018).

RIS – Rechtsinformationssystem des Bundes (2018c): Arbeitszeitgesetz. https://www.ris.bka.gv.at/GeltendeFassung.wxe?Abfrage=Bundesnormen&Gesetzesnummer=10008238 (16.08.2018).

RIS – Rechtsinformationssystem des Bundes (2023): Modul SCHRIFTLICHE ARBEIT IM FACHBEREICH. II_301_2016_Anlage_3.pdf (bka.gv.at) (27.04.2023).

RIS – Rechtsinformationssystem des Bundes (2023a): Gesamte Rechtsvorschrift für Urheberrechtsgesetz. https://www.ris.bka.gv.at/GeltendeFassung.wxe?Abfrage=Bundesnormen&Gesetzesnummer=10001848 (04.05.2023).

Rosenbaum A./Riemann J./Schilling D. (2015): Die perkutane endoskopische Gastrostomie (PEG). In: Dtsch Med. Wochenschr. 140, S. 1072–1076.

Schewior-Popp S./Sitzmann F./Ullrich L. (2017): Thiemes Pflege – Das Lehrbuch für Pflegende in der Ausbildung. 13. Auflage. Stuttgart: Thieme.

Schigutt B./Püringer J. (2017): Evaluierung psychischer Belastungen: Ein neuer Weg der Betrieblichen Gesundheitsförderung? Aktuelle Entwicklungen in Österreich. In: Faller G. (Hrsg.): Lehrbuch Betriebliche Gesundheitsförderung. 3. vollständig überarbeitete Auflage. Bern: Hogrefe, S. 77–88.

Schlaffer P. (2015): Heimaufenthaltsgesetz. Information über den Umgang mit Freiheitsbeschränkungen in Altenheimen, Einrichtungen der Behindertenhilfe und Krankenanstalten. Wien: VertretungsNetz – Sachwalterschaft, Patientenanwaltschaft, Bewohnervertretung.

Schmid U. (2011a): Schmerzlinderung. In: Kränzle S./Schmid U./Seeger C. (Hrsg.) (2011): Palliative Care. Handbuch für Pflege und Begleitung. 4. Auflage. Berlin/Heidelberg: Springer, S. 262–276.

Schmid U. (2011b): Gastrointestinale Symptome. In: Kränzle S./Schmid U./Seeger C. (Hrsg.) (2011): Palliative Care. Handbuch für Pflege und Begleitung. 4. Auflage. Berlin/Heidelberg: Springer, S. 283–293.

Schmid U. (2011c): Fatigue. Kränzle S./Schmid U./Seeger C. (Hrsg.) (2011): Palliative Care. Handbuch für Pflege und Begleitung. 4. Auflage. Berlin/Heidelberg: Springer, S. 277–281.

Schuch G./Weihskircher G./Yu A. (2006): Ätherische Öle in der Pflege. In: Ganzheitliche Pflege. Die Chance für erfolgreiche Rehabilitation – eine multiprofessionelle Aufgabe. Handbuch für die Praxis. 6. Auflage. AUVA.

Seeger C. (2011): Biografisches Arbeiten in der Sterbebegleitung – Jedes Leben hinterlässt Spuren. In: Kränzle S./Schmid U./Seeger C. (Hrsg.) (2011): Palliative Care. Handbuch für Pflege und Begleitung. 4. Auflage. Berlin/Heidelberg: Springer, S. 79–94.

Silveira A./Sequeira T./Goncaleves J./Lopes Ferreira P. (2022): Patient reported outcomes in oncology: changing perspectives – a systematic review. In: Health and Quality of Life Outcomes, 20 (82), S. 1–15.

Simhofer D. (2016): Tiere als Therapeuten. https://www.gesund.at/psyche/tiere-als-therapeuten/ (22.06.2018).

Sozialministerium.at (2019): Betreuende und pflegende Angehörige. https://www.sozialministerium.at/site/Pension_Pflege/Pflege_und_Betreuung/Betreuende_und_pflegende_Angehoerige/ (20.02.2019).

Specht-Tomann M. (2009): Biografiearbeit in der Gesundheits-, Kranken- und Altenpflege. Heidelberg: Springer.

Specht-Tomann M./Tropper D. (2013): Zeit des Abschieds. Sterbe- und Trauerbegleitung. Ostfildern: Patmos.

Specht-Tomann M./Tropper D. (2016): Bis zuletzt an deiner Seite. Begleitung und Pflege schwerkranker und sterbender Menschen. München: mvgverlag.

Stampf A. (2014): Aromapflege. Eine beliebte komplementäre Pflegemethode. https://www.noeheime.at/fileadmin/bilder/Ueber_uns/Pflege/Fachtagung_2014/Handout_Aromapflege.pdf (27.09.2018).

Stangl W. (2018a): Gedächtnis. http://www.stangl.eu/psychologie/definition/Gedaechtnis.shtml (19.08.2018).

Stangl W. (2018b): Informationsaufnahme und -verarbeitung. http://arbeitsblaetter.stangl-taller.at/GEDAECHTNIS/Informationsverarbeitung.shtml (19.08.2018).

Stangl W. (2018c): Informationsverarbeitung. http://arbeitsblaetter.stangl-taller.at/GEDAECHTNIS/Informationsverarbeitung.shtml (19.08.2018).

Stangl W. (2023): Gedächtnis im Alter. https://arbeitsblaetter-news.stangl-taller.at/gedaechtnis-im-alter/ (05.02.2023).

Statistik Austria (2018): Erwerbstätigkeit. http://www.statistik.at/web_de/statistiken/menschen_und_gesellschaft/soziales/gender-statistik/erwerbstaetigkeit/index.html (05.04.2018).

Steinbach H. (2018): Gesundheitsförderung in der Pflege. Wien: Facultas.

Steinbach H. (2022): Gesundheitsförderung und Prävention für Pflege- und andere Gesundheitsberufe. 6. bearbeitete Auflage. Wien: Facultas.

Steinert E./Thiele G. (2008): Sozialarbeitsforschung für Studium und Praxis. Einführung in die qualitativen und quantitativen Methoden. Frankfurt am Main: Peter Lang.

Strasser S. (2016): Kryotherapie zur Prävention von oraler Mukositis bei Patienten unter Zytostatikatherapie mit kurzer Halbwertszeit. Unveröffentlichte Bachelorarbeit an der UMIT in Hall in Tirol.

Student J.-C./Napiwotzky A. (2011): Palliative Care wahrnehmen – verstehen – schützen. 2. Auflage. Stuttgart/New York: Thieme.

Thomm M. (2011): Schmerzanamnese, Methoden zur Schmerzerfassung und Dokumentation. In: Thomm M. (Hrsg.): Schmerzmanagement in der Pflege. Berlin/Heidelberg: Springer. https://link.springer.com/chapter/10.1007/978-3-642-01321-8_2 (13.08.2018).

Thöns M./Hait B. (2013): Anorexie-Kachexie-Syndrom. In: Thöns M./Sitte T. (Hrsg.): Repetitorium Palliativmedizin. Zur Vorbereitung auf die Prüfung Palliativmedizin. Berlin/Heidelberg: Springer, S. 111–129.

Thöns M./Sitte T. (Hrsg.) (2013): Repetitorium Palliativmedizin. Zur Vorbereitung auf die Prüfung Palliativmedizin. Berlin/Heidelberg: Springer.

Trinkl-Groschedl R. (2001): Arbeitsunterlage zum Erstellen von Arbeitsplatzbeschreibungen. Wien: Bundesministerium für öffentliche Leistung und Sport.

Tschiggerl W.M. (2018): Hypodermoklyse. Die Subcutaninfusion zur Flüssigkeitssubstitution in der Geriatrie. 3. überarbeitete Auflage. Klagenfurt.

Umweltbundesamt: Grenz-, Ziel- und Schwellenwerte. http://www.umweltbundesamt.at/grenzwerte/ (04.06.2018).

VertretungsNetz (2016): Ausfüllhilfe zur Meldung und Dokumentation von Freiheitsbeschränkungen. https://www.erwachsenenvertretung.at/wp-content/uploads/2016/01/Meldeformular-ab-2016-Ausf%C3%BCllhilfe-Text.pdf (05.02.2023).

von Bose A./Terpstra J. (2012): Muslimische Patienten pflegen. Praxisbuch für Betreuung und Kommunikation. Berlin/Heidelberg: Springer.

VVO – Verband der Versicherungsunternehmen Österreich (2017): Jeder vierte Haushaltsunfall passiert durch Ablenkung. https://www.vvo.at/vvo/vvo.nsf/sysPages/4D6CF4BE1DAA2F1EC12581A3002ECD1B (18.06.2018).

Waldmann (2018): Licht für die Pflege. Gutes Licht bereichert das Leben im Alter. http://www.derungslicht.com/waldmann-media/file/ff8081814a15bf61014ae3eacbf03dd5.de.0/seniorenpflege_de.pdf (22.06.2018).

Wallner J. (2018a): Das neue Erwachsenenschutzgesetz. Eine Zusammenfassung. https://www.oegari.at/web_files/dateiarchiv/1102/ZusammenfassungneuesErwachsenenschutzgesetz2018.pdf (16.08.2018).

Wallner J. (2018b): Einbindung des Patienten/der Patientin oder eines Vertreters/einer Vertreterin in Behandlungsentscheidungen. Ethikprogramm Barmherzige Brüder Österreich. www.bbethik.at, erwachsenenschutz.bbethik.at.

Wehner J.: Grundsätzliches zur Säuglingspflege. http://www.medizinfo.de/kinder/entwicklung/pflege.htm (09.09.2018).

Weideneder M. (2018): 5 Ideen zur betrieblichen Gesundheitsförderung. https://content.personal.de/betriebliche-gesundheitsfoerderung/ (03.06.2018).

Weltbank.at (2018): Fertility rate, total (births per woman). https://data.worldbank.org/indicator/SP.DYN.TFRT.IN?locations=AT (05.06.2018).

Wienemann E. (2017): Betriebliche Suchtprävention: Gesundheitsförderung und lösungsorientierte Interventionen. In: Faller G. (Hrsg.): Lehrbuch Betriebliche Gesundheitsförderung. 3. vollständig überarbeitete Auflage. Bern: Hogrefe, S. 345–354.

WienKAV.at (2013): https://www.wienkav.at/_cache/Doku/Allgmeine_Richtlinie_Apf_2_Okt_13_34286.pdf (23.06.2018).

WIFI Unternehmerservice der Wirtschaftskammer Wien (Hrsg.) (2017): Leitfaden: Burn On statt Burn Out. Unternehmen beugen vor. WIFI-Schriftenreihe Nr. 347. https://www.wko.at/service/unternehmensfuehrung-finanzierung-foerderungen/BURN_ON_statt_BURN_OUT1.html (20.07.2018).

Wikipedia: Trauer. https://de.wikipedia.org/wiki/Trauer (19.09.2018).

wissen.de (2018): Arbeitsplatzbeschreibung. https://www.wissen.de/was-ist-der-unterschied-zwischen-einer-stellenbeschreibung-und-einer-arbeitsplatzbeschreibung (16.06.2018).

Wüller J./Krumm N./Hack K./Reineke-Bracke H. (2014): Palliativpflege. München: Urban & Fischer.

Zeyfang A./Bahrmann A./Wernecke J. (2016): Diabetes mellitus im Alter. In: Diabetologie 11 (Suppl. 2), S. 170–176.

# Abbildungsverzeichnis

# Tabellenverzeichnis

# Stichwortverzeichnis

## A



## B



## C



## D



## E



## F

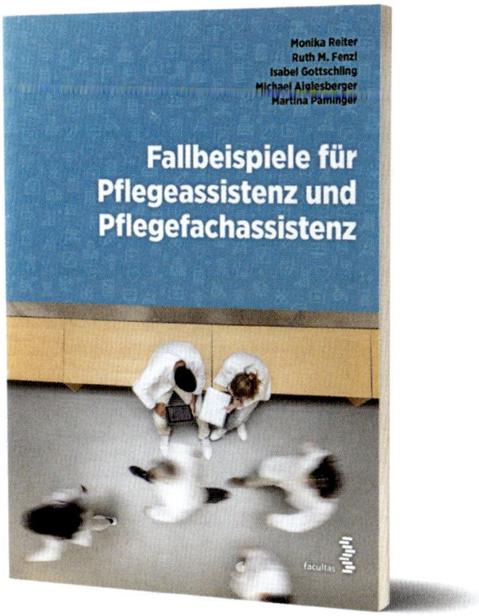


**Monika Reiter, Ruth M. Fenzl, Isabel Gottschling, Michael Aiglesberger, Martina Paminger**

## Fallbeispiele für Pflegeassistenz und Pflegefachassistenz

Angelehnt an die Lernfelder ist dieses Buch entsprechend dem Curriculum der österreichischen Ausbildung in den Pflegeassistenzberufen aufgebaut. Es soll Lernenden wie Lehrenden die Möglichkeit geben, gelernte Inhalte zu wiederholen und die Vernetzungskompetenz zu trainieren. Im Lösungsteil findet sich ein Verweis zu den entsprechenden Stellen in den Lehrbüchern Pflegeassistenz und Pflegefachassistenz von Reiter et al. Das Buch kann jedoch auch unabhängig von den beiden Lehrbüchern verwendet werden.

*facultas 2024*
*ca. 160 Seiten, broschiert*
*EUR 24,90 (A) / EUR 24,20 (D) / sFr 30,90 UVP*
*ISBN 978-3-7089-2485-4*
*E-ISBN 978-3-99111-870-1*

Erhältlich im Buchhandel und auf
**facultas.at**

facultas

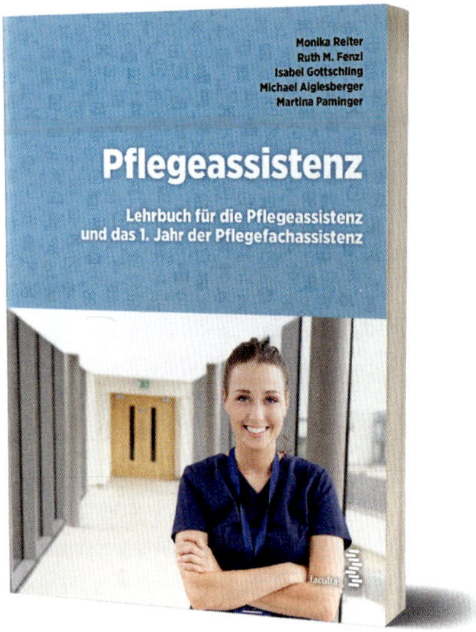


**Monika Reiter, Ruth M. Fenzl, Isabel Gottschling, Michael Aiglesberger, Martina Paminger**

# Pflegeassistenz

**Lehrbuch für die Pflegeassistenz und das 1. Jahr der Pflegefachassistenz**

---

In acht Lernfeldern beschreibt dieses Buch die Themenbereiche der Pflegeassistenzausbildung bzw. des 1. Ausbildungsjahres der Pflegefachassistenz. Die themenorientierte Darstellung fördert das vernetzte Denken: Zukünftige Pflegende lernen, Menschen in ihrer Ganzheitlichkeit wahrzunehmen und so individuell bedürfnisorientierte Pflege und Betreuung zu gewährleisten.

Lernfeld 1: Berufliche Identitätsentwicklung
Lernfeld 2: Der gesunde Mensch
Lernfeld 3: Der pflegebedürftige Mensch/Hygiene und Infektionslehre
Lernfeld 4: Menschen im Krankenhaus pflegen
Lernfeld 5: Menschen in Einrichtungen für Menschen mit Behinderungen pflegen/Psychische Erkrankungen/Enterale Ernährung/Kinaesthetics
Lernfeld 6: Menschen im Pflegewohnheim pflegen/Palliative Care und Pflege von verstorbenen Menschen
Lernfeld 7: Menschen zu Hause pflegen/Diabetes mellitus
Lernfeld 8: Berufstätig werden und bleiben/Erste Hilfe

---

*facultas 2024, 3., überarbeitete Auflage*
*592 Seiten, broschiert*
*EUR 54,90 (A) / 53,40 (D) / sFr 67,– UVP*
*ISBN 978-3-7089-2443-4*
*E-ISBN 978-3-99111-846-6*

Erhältlich im Buchhandel und auf
**facultas.at**

facultas